Biologische Grundlagen psychischer Störungen

# Biologische Grundlagen psychischer Störungen

2., überarbeitete Auflage

von

Thomas Köhler

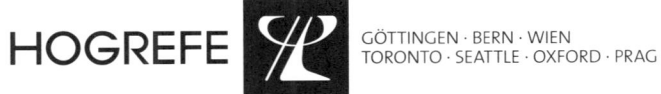

HOGREFE  GÖTTINGEN · BERN · WIEN
TORONTO · SEATTLE · OXFORD · PRAG

*Prof. Dr. med. Dr. phil. Thomas Köhler*, geb. 1949. Studium der Medizin, Psychologie und Mathematik in München. Anschließend als Arzt sowie als Assistent an den Universitäten in Düsseldorf und Würzburg tätig. Seit 1984 am Fachbereich Psychologie der Universität Hamburg. 1990 Habilitation. 1997 Ernennung zum a.o. Professor.

**Wichtiger Hinweis:** Der Verlag hat für die Wiedergabe aller in diesem Buch enthaltenen Informationen (Programme, Verfahren, Mengen, Dosierungen, Applikationen etc.) mit Autoren bzw. Herausgebern große Mühe darauf verwandt, diese Angaben genau entsprechend dem Wissensstand bei Fertigstellung des Werkes abzudrucken. Trotz sorgfältiger Manuskripterstellung und Korrektur des Satzes können Fehler nicht ganz ausgeschlossen werden. Autoren bzw. Herausgeber und Verlag übernehmen infolgedessen keine Verantwortung und keine daraus folgende oder sonstige Haftung, die auf irgendeine Art aus der Benutzung der in dem Werk enthaltenen Informationen oder Teilen davon entsteht. Geschützte Warennamen (Warenzeichen) werden nicht immer besonders kenntlich gemacht. Aus dem Fehlen eines solchen Hinweises kann also nicht geschlossen werden, dass es sich um einen freien Warennamen handele.

> **Bibliografische Information Der Deutschen Bibliothek**
>
> Die Deutsche Bibliothek verzeichnet diese Publikation in der Deutschen Nationalbibliografie; detaillierte bibliografische Daten sind im Internet über <http://dnb.ddb.de> abrufbar.

Die erste Auflage des Buches ist 1999 im Thieme Verlag (Stuttgart) erschienen.

© 2005 Hogrefe Verlag GmbH & Co. KG
Göttingen · Bern · Wien · Toronto · Seattle · Oxford · Prag
Rohnsweg 25, 37085 Göttingen

http://www.hogrefe.de
Aktuelle Informationen · Weitere Titel zum Thema · Ergänzende Materialien

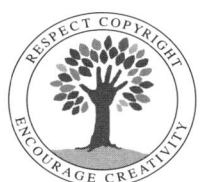

Das Werk einschließlich aller seiner Teile ist urheberrechtlich geschützt. Jede Verwertung außerhalb der engen Grenzen des Urheberrechtsgesetzes ist ohne Zustimmung des Verlages unzulässig und strafbar. Das gilt insbesondere für Vervielfältigungen, Übersetzungen, Mikroverfilmungen und die Einspeicherung und Verarbeitung in elektronischen Systemen.

Umschlaggrafik: © Bildagentur Mauritius GmbH, Mittenwald
Druck: Druckerei Hubert & Co, Göttingen
Printed in Germany
Auf säurefreiem Papier gedruckt

ISBN 3-8017-1912-X

# Vorwort zur 2. Auflage

Nachdem die im Thieme-Verlag erschienene erste Auflage dieser Monographie im Laufe des letzten Jahres vergriffen war, wird nun die zweite bei Hogrefe erscheinen. Damit bietet sich die Möglichkeit, auch wesentlich besser Psychologen und psychologische Psychotherapeuten zu erreichen. Dies ist insofern erfreulich und dringend erforderlich, als in den letzten Jahren in diesen Kreisen eine erheblich wohlwollendere Haltung gegenüber biologischen Sichtweisen zu beobachten ist. Gerade im Hinblick auf diese Leserschaft wurde versucht, medizinisch-biologische Sachverhalte – noch deutlicher als schon in der 1. Auflage – auch für diesbezüglich nicht speziell vorgebildete Personen verständlich darzustellen.

Wie schon im Vorwort zur ersten Auflage, scheint es sinnvoll, noch einmal in aller Deutlichkeit die Intention dieser Monographie heraus zu stellen: Es handelt sich nicht um ein Nachschlagewerk für Fachleute (schon gar nicht für biologische Psychiater). Solche Werke, von denen im amerikanischen Sprachraum einige zum Thema der biologischen Psychiatrie existieren, sind in der Regel erheblich umfangreicher, meist von einer Vielzahl von Autoren verfasst und meines Erachtens für nicht ausgesprochene Fachleute oft schwer verständlich. Hier soll hingegen eine Einführung in die biologischen Grundlagen psychischer Störungen gegeben werden, was zum einen die ausführlichere Behandlung von Sachverhalten erfordert, welche Kennern der Materie als ziemlich trivial erscheinen müssen; zudem sind zuweilen gewisse Vereinfachungen und Verkürzungen der komplexen Sachverhalte unvermeidlich. Auch kann nicht jeder biologische Aspekt jeglicher psychischer Störung dargestellt werden. Oft wurde versucht, zumindest diesbezügliche Andeutungen zu machen und in diesem Zusammenhang einschlägige Literaturhinweise zu geben. Es ist zuzugeben, dass die zahlreichen Quellenangaben im Text nicht unbedingt die Lesbarkeit fördern. Andererseits soll und darf es sich nicht um eine populärwissenschaftliche Einführung handeln; augenblicklich ist noch zu wenig gesichert, um es als nicht mehr Belege erforderndes Faktenwissen zu präsentieren.

Es ist sicher nicht überflüssig, an dieser Stelle darauf hinzuweisen, dass zahlreiche Medikamente – keineswegs immer vollständig, schon gar bezüglich der diversen Handelsnamen – aufgeführt sind, dass dies jedoch keineswegs als Therapieanweisung zu verstehen ist. Zwar werden wiederholt Indikationen, Nebenwirkungen und Kontraindikationen genannt, dies aber unsystematisch und nicht zuletzt insbesondere zur Verdeutlichung biopsychologischer Zusammenhänge. Selbstverständlich ist vor Einsatz eines der hier genannten Medikamente genaueste aktuelle Information einzuholen, z.B. aus der Roten Liste.

Gemäß der Intention, ein nicht allzu umfangreiches und damit auch gut bezahlbares Buch vorzulegen, wurde gegenüber der 1. Auflage keine Erweiterung des Stoffumfanges vorgenommen, sondern hauptsächlich eine Aktualisierung versucht; dies betrifft insbesondere die Einarbeitung neuerer Erkenntnisse zu den Wirkweisen psychotroper Substanzen und neuen Behandlungsmöglichkeiten von Abhängigkeit, weiter zur Glutamathypothese der Schizophrenie sowie zu den Wirkmechanismen und Indikationen der atypischen Neuroleptika.

Außerdem wurde gegenüber der letzten Auflage die Zahl der Tabellen erheblich erweitert, sodass nun insgesamt eine leserfreundlichere Fassung vorliegen sollte. Dennoch sollte man sich von der Erwartung frei machen, diese Monographie ohne wesentlichen Erkenntnisverlust diagonal lesen zu können.

Dem Hogrefe Verlag, insbesondere Herrn Dr. M. Vogtmeier danke ich für das Publikationsangebot, Frau Dipl.-Psych. S. Weidinger und Frau K. Tapella für wertvolle Hinweise und Korrekturen, Frau P. Guthova für Hilfe bei der Literaturbeschaffung, Herrn R. Gorzka für Anregungen und nützliche Literaturhinweise sowie Herrn Henrik Singmann für die engagierte und kompetente Unterstützung bei der Erstellung einer druckfähigen Vorlage.

Meinen Kollegen B. Dahme, J. Eckert und H. Berbalk bin ich sehr verbunden für die freundliche Unterstützung, meinem Kollegen R. Schwab zudem für seine unschätzbaren Tipps und Hilfestellungen bei der Texterfassung. Wie immer gilt ein Dank meiner lieben Frau Carmen, die unter erstaunlichem Wohlwollen freundlich wieder einmal die Abfassung einer Monographie begleitet hat.

Hamburg, im Mai 2005                                              Thomas Köhler

# Inhalt

| | | |
|---|---|---|
| **1** | **Geschichte, Grundlagen und Forschungsmethoden der biologischen Psychiatrie** | 13 |
| 1.1 | Geschichte der biologischen Psychiatrie | 13 |
| 1.2 | Biologische Grundlagen | 14 |
| 1.2.1 | Vorbemerkungen | 14 |
| 1.2.2 | Synaptische Übertragung | 14 |
| 1.2.3 | Bahnensysteme | 22 |
| 1.2.4 | Das „mesotelencephale Belohnungssystem" | 23 |
| 1.2.5 | Das vegetative Nervensystem und seine pharmakologische Beeinflussung | 24 |
| 1.3 | Methoden der biologischen Psychiatrie | 30 |
| 1.3.1 | Überblick | 30 |
| 1.3.2 | Bildgebende Verfahren | 30 |
| 1.3.3 | Spontan-EEG und evozierte Potentiale | 32 |
| 1.3.4 | Konzentrationsbestimmungen von Transmittermetaboliten | 32 |
| 1.3.5 | Rezeptorbindungsstudien | 33 |
| 1.3.6 | Pharmakologische Provokationstests | 33 |
| 1.3.7 | Bestimmung der Genexpression | 34 |
| 1.3.8 | Koppelungsstudien und molekulargenetische Methoden | 35 |
| **2** | **Demenzen** | 37 |
| 2.1 | Amnestisches, delirantes und demenzielles Syndrom | 37 |
| 2.2 | Demenz bei Alzheimer-Krankheit | 39 |
| 2.2.1 | Symptomatik; Subtypen; Verlauf | 39 |
| 2.2.2 | Diagnostik | 40 |
| 2.2.3 | Ersterkrankungsalter; Epidemiologie | 40 |
| 2.2.4 | Familiäre Häufung und Vererbung | 40 |
| 2.2.5 | Biologische Befunde bei Patienten mit Alzheimer-Krankheit | 40 |
| 2.2.6 | Biologische Erklärungsansätze | 42 |
| 2.2.7 | Therapie | 43 |
| 2.3 | Vaskuläre Demenz | 45 |
| 2.3.1 | Definition und Symptomatik; Diagnostik | 45 |
| 2.3.2 | Biologische Befunde | 45 |
| 2.3.3 | Ätiologie | 45 |
| 2.3.4 | Therapie | 46 |
| 2.4 | Weitere Formen von Demenz | 46 |
| 2.4.1 | Allgemeines | 46 |
| 2.4.2 | Pick-Krankheit | 46 |
| 2.4.3 | Creutzfeldt-Jakob-Krankheit | 47 |
| 2.4.4 | Huntington-Krankheit | 47 |
| 2.4.5 | Parkinson-Krankheit | 48 |
| 2.4.6 | Demenz bei HIV-Erkrankung (Aids-Demenz) | 48 |
| 2.4.7 | Weitere Ursachen für demenzielle Syndrome | 48 |
| 2.5 | Zusammenfassung | 49 |

| | | |
|---|---|---|
| **3** | **Psychotrope Substanzen und assoziierte Störungen** | 51 |
| 3.1 | Überblick | 51 |
| 3.2 | Alkohol | 52 |
| 3.2.1 | Allgemeines | 52 |
| 3.2.2 | Unmittelbare Wirkungen von Alkohol; akute Intoxikation | 54 |
| 3.2.3 | Alkoholtoleranz und Alkoholentzugssyndrome | 56 |
| 3.2.4 | Alkoholmissbrauch und Abhängigkeit: Ursachen | 58 |
| 3.2.5 | Folgen des Alkoholmissbrauchs | 60 |
| 3.2.6 | Biologische Therapien von Alkoholmissbrauch und Abhängigkeit | 62 |
| 3.3 | Opioide (Opiate) | 63 |
| 3.3.1 | Allgemeines | 63 |
| 3.3.2 | Unmittelbare Wirkungen der Opioide; akute Intoxikation | 65 |
| 3.3.3 | Opioidtoleranz und Opioidentzug | 68 |
| 3.3.4 | Opioidmissbrauch und Opioidabhängigkeit | 69 |
| 3.4 | Sedativa und Hypnotika | 71 |
| 3.4.1 | Allgemeines; Überblick | 71 |
| 3.4.2 | Unmittelbare Wirkungen der Sedativa; akute Intoxikation | 73 |
| 3.4.3 | Sedativa- und Hypnotikatoleranz; Entzugssymptomatik | 75 |
| 3.4.4 | Missbrauch und Abhängigkeit von Sedativa und Hypnotika | 76 |
| 3.5 | Störungen durch Kokain | 77 |
| 3.5.1 | Allgemeines | 77 |
| 3.5.2 | Unmittelbare Wirkungen von Kokain; akute Intoxikation | 78 |
| 3.5.3 | Kokaintoleranz und -entzugssymptomatik | 79 |
| 3.5.4 | Kokainmissbrauch und Kokainabhängigkeit | 80 |
| 3.6 | Psychostimulanzien (Amphetamine und verwandte Stoffe) | 81 |
| 3.6.1 | Allgemeines | 81 |
| 3.6.2 | Unmittelbare Wirkungen der Amphetamine | 82 |
| 3.6.3 | Toleranz und Entzugssymptomatik | 82 |
| 3.6.4 | Amphetaminmissbrauch und Amphetaminabhängigkeit | 83 |
| 3.7 | Cannabis (Cannabinoide) | 83 |
| 3.7.1 | Allgemeines | 83 |
| 3.7.2 | Unmittelbare Wirkungen; akute Intoxikation | 83 |
| 3.7.3 | Toleranz und Entzugssymptomatik | 84 |
| 3.7.4 | Missbrauch und Abhängigkeit von Cannabis | 84 |
| 3.8 | Halluzinogene | 86 |
| 3.8.1 | Allgemeines | 86 |
| 3.8.2 | Unmittelbare Wirkungen; akute Intoxikation | 88 |
| 3.8.3 | Toleranz und Entzugssymptomatik; Missbrauch und Abhängigkeit von Halluzinogenen | 89 |
| 3.9 | Nikotin und Tabak | 89 |
| 3.9.1 | Allgemeines | 89 |
| 3.9.2 | Unmittelbare Wirkungen | 90 |
| 3.9.3 | Toleranz und Entzugssymptomatik; Nikotinsucht und ihre Folgen | 91 |
| 3.10 | Flüchtige Lösungsmittel (Inhalanzien, „Schnüffelstoffe") | 92 |
| 3.11 | Zusammenfassung | 93 |

| | | |
|---|---|---|
| **4** | **Schizophrenie** | 100 |
| 4.1 | Symptomatik | 100 |
| 4.2 | Zusammenfassung zu Symptomgruppen; Unterformen | 101 |
| 4.3 | Erstmanifestationsalter und Verlauf | 102 |
| 4.4 | Epidemiologie | 103 |
| 4.5 | Familiäre Häufung und Vererbung | 103 |
| 4.6 | Biologische Befunde | 105 |
| 4.6.1 | Post-mortem Studien und morphologische Befunde mit bildgebenden Verfahren | 105 |
| 4.6.2 | Funktionelle Besonderheiten | 108 |
| 4.6.3 | Rezeptorbindungsstudien | 108 |
| 4.6.4 | Neurochemische Studien | 110 |
| 4.6.5 | Untersuchungen zu prä- und perinatalen Risikobedingungen; die Rolle von Schädel-Hirn-Traumen | 110 |
| 4.6.6 | Neurologische und psychophysiologische Untersuchungen | 112 |
| 4.7 | Die Dopaminhypothese der Schizophrenie; Exkurs über die Glutamathypothese | 113 |
| 4.7.1 | Ursprüngliche und modifizierte Formulierungen der Dopaminhypothese | 113 |
| 4.7.2 | Belege für die Dopaminhypothese | 113 |
| 4.7.3 | Vorstellungen zur Neuroleptikawirkung auf dem Hintergrund der Dopaminhypothese | 114 |
| 4.7.4 | Präzisierungen und Modifikationen der Dopaminhypothese | 116 |
| 4.7.5 | Verbindung der Dopaminhypothese zu anderen biologischen Befunden | 117 |
| 4.7.6 | Die Glutamathypothese der Schizophrenie | 117 |
| 4.8 | Biologische Erklärungsansätze | 119 |
| 4.9 | Biologische Therapie | 119 |
| 4.9.1 | Nicht-medikamentöse Behandlung | 119 |
| 4.9.2 | Medikamentöse Therapie | 120 |
| 4.10 | Zusammenfassung | 126 |
| | | |
| **5** | **Affektive Störungen** | 129 |
| 5.1 | Depressives und manisches Syndrom | 129 |
| 5.2 | Formen affektiver Störungen | 131 |
| 5.3 | Erstmanifestationsalter und Verlauf | 133 |
| 5.4 | Epidemiologie | 134 |
| 5.5 | Familiäre Häufung und Vererbung | 134 |
| 5.6 | Biologische Befunde bei Personen mit affektiven Störungen | 135 |
| 5.6.1 | Morphologische Besonderheiten | 135 |
| 5.6.2 | Funktionelle Besonderheiten | 137 |
| 5.6.3 | Rezeptorbindungsstudien | 138 |
| 5.6.4 | Neurochemische Studien | 138 |
| 5.6.5 | Untersuchungen zu Regulationsstörungen im Hormonsystem | 140 |
| 5.6.6 | Psychophysiologische Studien | 142 |
| 5.7 | Monoaminhypothesen affektiver Störungen | 143 |
| 5.7.1 | Neurochemie der Monoamintransmitter | 143 |
| 5.7.2 | Noradrenalin- und Serotoninmangelhypothesen depressiver Störungen und ihre Belege | 145 |
| 5.7.3 | Offene Fragen zu den Monoaminhypothesen | 147 |

| | | |
|---|---|---|
| 5.7.4 | Einwände gegen die Monoaminmangelhypothesen | 148 |
| 5.7.5 | Neuformulierungen der Monoaminhypothesen | 149 |
| 5.7.6 | Transmittermodelle der Manie und bipolarer Störungen | 150 |
| 5.8 | Biologische Erklärungsansätze affektiver Störungen | 151 |
| 5.9 | Biologische Therapien | 153 |
| 5.9.1 | Übersicht; Historisches | 153 |
| 5.9.2 | Antidepressiva | 154 |
| 5.9.3 | Weitere biologische Verfahren zur Behandlung depressiver Syndrome | 160 |
| 5.9.4 | Medikamente zur Phasenprophylaxe | 161 |
| 5.9.5 | Therapie manischer Syndrome | 163 |
| 5.10 | Zusammenfassung | 164 |
| | | |
| **6** | **Angst-, Zwangs- und Belastungsstörungen** | **168** |
| 6.1 | Allgemeines; Überblick | 168 |
| 6.2 | Phobien | 169 |
| 6.2.1 | Formen; Verläufe; Epidemiologie | 169 |
| 6.2.2 | Familiäre Häufung und Vererbung | 170 |
| 6.2.3 | Biologische Befunde bei Personen mit Phobien | 170 |
| 6.2.4 | Biologische Erklärungsansätze | 172 |
| 6.2.5 | Biologische Therapie | 172 |
| 6.3 | Panikstörung | 173 |
| 6.3.1 | Symptomatik; Verlauf; Epidemiologie | 173 |
| 6.3.2 | Familiäre Häufung und Vererbung | 173 |
| 6.3.3 | Pathophysiologie der Panikattacke | 173 |
| 6.3.4 | Weitere biologische Befunde bei Personen mit Panikstörung | 175 |
| 6.3.5 | Biologische Modelle von Panikstörungen | 176 |
| 6.3.6 | Biologische Therapie | 176 |
| 6.4 | Generalisierte Angststörung | 177 |
| 6.4.1 | Symptomatik; Verlauf; Epidemiologie | 177 |
| 6.4.2 | Familiäre Häufung und Vererbung | 177 |
| 6.4.3 | Biologische Befunde bei Personen mit generalisierter Angststörung | 178 |
| 6.4.4 | Tierexperimentelle Untersuchungen zur Angst | 178 |
| 6.4.5 | Biologische Erklärungsansätze | 178 |
| 6.4.6 | Biologische Therapie | 179 |
| 6.5 | Zwangsstörungen | 180 |
| 6.5.1 | Symptomatologie; Verlauf; Epidemiologie | 180 |
| 6.5.2 | Familiäre Häufung und Vererbung | 181 |
| 6.5.3 | Biologische Befunde | 181 |
| 6.5.4 | Biologische Erklärungsansätze | 183 |
| 6.5.5 | Biologische Therapien | 185 |
| 6.6 | Posttraumatische Belastungsstörung | 187 |
| 6.6.1 | Symptomatik; Verlauf; Epidemiologie | 187 |
| 6.6.2 | Familiäre Häufung und Vererbung | 187 |
| 6.6.3 | Biologische Befunde | 188 |
| 6.6.4 | Biologische Erklärungsansätze | 189 |
| 6.6.5 | Biologische Therapie | 190 |
| 6.7 | Zusammenfassung | 191 |

| | | |
|---|---|---|
| **7** | **Ess-, Schlaf- und sexuelle Funktionsstörungen** | 195 |
| 7.1 | Allgemeines; Vorbemerkungen | 195 |
| 7.2 | Essstörungen: Anorexia und Bulimia nervosa | 196 |
| 7.2.1 | Die Regulation des Essverhaltens | 196 |
| 7.2.2 | Symptomatik; Verlauf; Epidemiologie | 196 |
| 7.2.3 | Familiäre Häufung und Vererbung | 198 |
| 7.2.4 | Biologische Befunde bei Personen mit Essstörungen | 198 |
| 7.2.5 | Biologische Erklärungsansätze | 201 |
| 7.2.6 | Biologische Therapie | 202 |
| 7.3 | Schlafstörungen | 203 |
| 7.3.1 | Ablauf und Regulation des normalen Schlafs | 203 |
| 7.3.2 | Formen von Schlafstörungen; Symptomatik; Verlauf und Epidemiologie | 204 |
| 7.3.3 | Familiäre Häufung und Vererbung | 206 |
| 7.3.4 | Biologische Befunde bei Personen mit nichtorganischen Schlafstörungen | 206 |
| 7.3.5 | Biologische Erklärungsansätze | 206 |
| 7.3.6 | Biologische Therapien | 206 |
| 7.4 | Sexuelle Funktionsstörungen | 207 |
| 7.4.1 | Der sexuelle Funktionszyklus | 207 |
| 7.4.2 | Sexuelle Funktionsstörungen: Einteilung und Überblick | 210 |
| 7.4.3 | Appetenzstörungen | 210 |
| 7.4.4 | Störungen der Erregung | 211 |
| 7.4.5 | Orgasmusstörungen | 214 |
| 7.4.6 | Ejaculatio praecox | 215 |
| 7.4.7 | Dyspareunie | 215 |
| 7.5 | Zusammenfassung | 217 |
| **8** | **Persönlichkeitsstörungen; Störungen der Geschlechtsidentität und der Sexualpräferenz; biologische Determinanten für Homo- und Heterosexualität** | 221 |
| 8.1 | Vorbemerkungen; Überblick | 221 |
| 8.2 | Persönlichkeitsstörungen | 222 |
| 8.2.1 | Allgemeines | 222 |
| 8.2.2 | Schizotypische Persönlichkeitsstörung (Schizotypie) | 223 |
| 8.2.3 | Borderline-Persönlichkeitsstörung | 225 |
| 8.2.4 | Dissoziale (antisoziale) Persönlichkeitsstörung | 228 |
| 8.3 | Störungen der Geschlechtsidentität und der Geschlechtspräferenz | 232 |
| 8.3.1 | Vorbemerkungen | 232 |
| 8.3.2 | Transsexualismus | 233 |
| 8.3.3 | Pädophilie | 235 |
| 8.4 | Biologische Determinanten für Homo- und Heterosexualität | 236 |
| 8.4.1 | Vorbemerkungen | 236 |
| 8.4.2 | Definition | 236 |
| 8.4.3 | Familiäre Häufung und Vererbung | 236 |
| 8.4.4 | Biologische Befunde | 237 |
| 8.4.5 | Erklärungsansätze | 237 |
| 8.4.6 | Therapie | 238 |
| 8.5 | Zusammenfassung | 238 |

| | | |
|---|---|---:|
| **9** | **Intelligenzminderung, Entwicklungsstörungen und psychische Störungen mit Beginn in Kindheit und Jugend** | **242** |
| 9.1 | Vorbemerkungen | 242 |
| 9.2 | Intelligenzminderung | 243 |
| 9.2.1 | Definition; Symptomatik; Unterformen | 243 |
| 9.2.2 | Epidemiologie | 244 |
| 9.2.3 | Familiäre Häufung und Vererbung | 244 |
| 9.2.4 | Ätiologie | 245 |
| 9.2.5 | Biologische Therapie | 250 |
| 9.3 | Frühkindlicher Autismus | 250 |
| 9.3.1 | Definition; Symptomatik; Verlauf | 250 |
| 9.3.2 | Epidemiologie | 251 |
| 9.3.3 | Familiäre Häufung und Vererbung | 251 |
| 9.3.4 | Biologische Befunde | 252 |
| 9.3.5 | Biologische Erklärungsansätze | 253 |
| 9.3.6 | Biologische Therapie | 254 |
| 9.4 | Hyperkinetische und Aufmerksamkeitsstörungen | 255 |
| 9.4.1 | Definition und Symptomatik | 255 |
| 9.4.2 | Erstmanifestationsalter und Verlauf | 255 |
| 9.4.3 | Epidemiologie | 255 |
| 9.4.4 | Familiäre Häufung und Vererbung | 256 |
| 9.4.5 | Biologische Befunde | 256 |
| 9.4.6 | Biologische Erklärungsansätze | 258 |
| 9.4.7 | Biologische Therapie | 258 |
| 9.5 | Zusammenfassung | 259 |

**Literatur** ............................................................................... 262

**Stichwortverzeichnis** ............................................................................... 312

# 1 Geschichte, Grundlagen und Forschungsmethoden der biologischen Psychiatrie

## 1.1 Geschichte der biologischen Psychiatrie

*Vorstellungen in der Antike*: Die Auffassung, psychische Störungen über Veränderungen im Körper zu erklären, ist sehr alt. Man kann sie mit der Säftetheorie des Hippokrates beginnen lassen, der zu Folge ein bestimmtes Mengenverhältnis von Körperflüssigkeiten das Temperament bestimmt, Überschuss eines der Säfte einen psychopathologischen Zustand begründet, etwa der von schwarzer Galle die Melancholie (griechisch: melas = schwarz).

*Auffassungen im 19. Jahrhundert*: Direkteren Bezug zur heutigen biologischen Psychiatrie haben Arbeiten etwa aus der zweiten Hälfte des 19. Jahrhunderts, beispielsweise jene, in denen die Beziehung zwischen Progressiver Paralyse und Syphilis diskutiert wurde. Der von Krafft-Ebing 1897 geführte Nachweis, dass Inokulation von Eiter aus syphilitischen Geschwüren bei Paralysepatienten nicht zur Infektion führte, sie also bereits zuvor mit dem Erreger konfrontiert gewesen sein mussten, lässt sich mit gewissem Recht als Geburtsstunde der modernen biologischen Psychiatrie betrachten.

Bereits zuvor finden sich aber modern anmutende, heute weitgehend in Vergessenheit geratene biologische Auffassungen, etwa die neurochemischen Theorien psychopathologischer Zustände von Theodor Meynert oder Freuds neurophysiologisches Modell der Neurosenbildung, wie er es im erst posthum veröffentlichten „Entwurf einer Psychologie" niedergelegt hat (s. dazu etwa Köhler, 2000, S. 25 f.). Weitere Beiträge zur biologischen Psychiatrie, etwa die Versuche kortikaler Lokalisationen von Sprachstörungen durch P. Broca und C. Wernicke, sind ausführlich bei Trimble (1988, S. 6 ff.) dargestellt.

*Spätere Beiträge*: Als biologisch-psychiatrisch relevante Entdeckungen des frühen 20. Jahrhunderts lassen sich die Erkenntnisse zur Neurotransmission, die Einsichten in Struktur und Funktion des limbischen Systems, die Entwicklung der Elektroenzephalographie durch Berger, daneben die aus psychochirurgischen Eingriffen abgeleiteten Modellvorstellungen zu morphologischen Korrelaten psychischer Auffälligkeiten nennen. Auch die Entwicklung wirkungsvoller, wenngleich damals in ihren Wirkmechanismen schlecht verstandener biologischer Therapien, insbesondere Insulinschock und Elektrokrampftherapie, kann in diesem Zusammenhang nicht unerwähnt bleiben.

*Moderne biologische Theorien psychischer Störungen*: Sie bauen insbesondere auf den mittlerweile weit fortgeschrittenen Kenntnissen über die Neurotransmission und ihre möglichen pathologischen Veränderungen auf; letztlich wird man somit den Anfang der biologischen Psychiatrie in heutiger Gestalt in jene Zeit legen, wo einerseits deutlich verbesserte pharmakologische Beeinflussung psychischer Zustände möglich wurde, andererseits Anstrengungen unternommen wurden, diese Beeinflussung auf dem Hintergrund biochemischer Modelle psychischer Störungen zu verstehen. Als diesbezüglichen Zeitpunkt ließe sich deshalb die Entdeckung der antipsychotischen Eigenschaften des Chlorpromazin 1951 und die Formulierung der aus den Nebenwirkungen der Neuroleptikabehandlung abgeleiteten Dopaminhypothese der Schizophrenie ungefähr ein Jahrzehnt später angeben. In etwa den gleichen Zeitraum, die 50er bis mittleren 60er Jahre, fällt die Entdeckung der antidepressiven Eigenschaften des Imipramin durch R. Kuhn 1957 und die Entwicklung der Katecholaminmangelhypothese der Depression durch J. Schildkraut im Jahre 1965.

## 1.2 Biologische Grundlagen

### 1.2.1 Vorbemerkungen

Das biologische Wissen, das zum Verständnis der in den folgenden Kapiteln dargestellten Grundlagen psychischer Störungen nötig ist, umfasst v.a. gewisse Kenntnisse von Genetik, Anatomie, Hormonregulation und Neurotransmission. Sie werden – da großteils elementar und oft nicht in Einzelheiten erforderlich – als gegeben vorausgesetzt bzw. in den einzelnen Störungskapiteln nachgetragen. Lediglich die synaptische Übertragung zwischen Neuronen, Lage gewisser Bahnen, schließlich Struktur und Funktion des so genannten „Belohnungssystems" sollen als detailliert benötigtes Grundlagenwissen bereits hier genauer besprochen werden. Gewisse Auslassungen, Vereinfachungen und Ungenauigkeiten der Darstellung in dem knappen hier gesetzten Rahmen mögen mit Nachsicht betrachtet werden. Ziel allein ist es, auf dieser Basis pharmakologische Wirkungen und biochemische Modelle psychischer Störungen grundlegend verständlich zu machen.

### 1.2.2 Synaptische Übertragung

*Allgemeines zur Erregungsleitung und Übertragung in Nervenzellen*: Bekanntermaßen breitet sich in einer Nervenzelle die Erregung *elektrisch* durch kurzzeitige Änderung des Membranpotentials aus; im typischen Fall (nämlich des hier allein betrachteten *multipolaren* Neurons) läuft sie vom *Zellkörper weg* längs eines langen und dünnen Fortsatzes (des *Axons*), der sich an seinem Ende verzweigt und mit den so genannten *Endknöpfchen* nahe den Membranen anderer Neuronen (oder von Effektororganen) zu liegen kommt. Die Stellen, an denen Membranen verschiedener Neuronen so engen Kontakt haben, dass Übertragung der Erregung möglich ist, heißen *Synapsen* (von griechisch: synaptein = sich vereinigen). Typischerweise endet ein Axon mit seinen Verzweigungen an *vielen* verschiedenen Nervenzellen; jedes Neuron des Zentralnervensystems wird umgekehrt von einer *Vielzahl anderer Neurone erreicht*. Die häufigsten und hier allein genauer betrachteten Synapsen sind die *axo-dendritischen*, bei denen die Endknöpfe des ersten (präsynaptischen) Neurons an Ausbuchtungen nahe des Zellkörpers der postsynaptischen Nervenzelle ansetzen (den Dendriten). An den Synapsen findet Übertragung von Information statt, die sich in Form einer *Depolarisation* (Verminderung der Negativierung der postsynaptischen Membran) oder *Hyperpolarisation* (weiterer Negativierung und damit Herabsetzung der Erregbarkeit der postsynaptischen Membran) äußert. Die von den verschiedenen präsynaptischen Neuronen induzierten Veränderungen der postsynaptischen Membran addieren sich; resultiert eine genügend große Depolarisation, so kommt es zur Ausbildung eines *Aktionspotentials*, welches sich im Axon der zweiten, postsynaptischen Zelle ausbreitet.

Nach der Art der Übertragung unterscheidet man elektrische und chemische Synapsen. Bei ersteren fließt direkt ein Strom über verbindende Ionenkanäle vom prä- ins postsynaptische Neuron. Sie sind im ZNS seltener als die chemischen Synapsen (Kandel et al., 1991); nach bisherigen Erkenntnissen spielen Veränderungen elektrischer Synapsen als Korrelat psychischer Störungen keine Rolle. Im Weiteren werden deshalb nur chemische betrachtet.

*Aufbau chemischer Synapsen; Vesikel; Transmitterfreisetzung*: Bei chemischen Synapsen befindet sich zwischen prä- und postsynaptischem Neuron ein Zwischenraum, der nicht elektrisch überbrückt werden kann (*synaptischer Spalt*). Zur Weiterleitung der Information werden daher in der präsynaptischen Zelle Stoffe freigesetzt (*Transmitter oder Neurotransmitter*), die den Spalt überqueren und sich am postsynaptischen Neuron anlagern können.

Die Transmittermoleküle sind (im Regelfall) in den Endknöpfchen innerhalb so genannter *Vesikel* (lateinisch: vesicula = Bläschen) gespeichert. Die Zahl der Moleküle etwa des Transmitters Acetylcholin in einem Vesikel wird mit 2000–5000 angegeben (Schwartz, 1991b). Innerhalb der Vesikel sind die Moleküle offenbar vor Abbau geschützt. Dies ist u.a. bei Monoamintransmittern von Bedeutung, da sich im Cytoplasma das diese Stoffe inaktivierende Enzym Monoaminoxidase befindet; mit Zerstörung der Vesikel (wie durch Reserpin) setzt damit rascher Abbau ein.

Die *Freisetzung* der Transmitter in den synaptischen Spalt erfolgt, indem die Vesikel mit der Zellmembran verschmelzen und ihren Inhalt ins Zelläußere entleeren (so genannte Emeiocytose = „Zellerbrechen"). Dieser Vorgang wird durch ankommende Aktionspotentiale ausgelöst, wobei vermittelnder Mechanismus Einströmen von Calciumionen aus dem Extrazellulärraum ist. Aus der Zellmembran werden wiederum neue Vesikel gebildet (für Genaueres; s. Schwartz, 1991b).

*Transmitterarten*: Mittlerweile kennt man mehr als 50 Neurotransmitter, die (wie etwa Noradrenalin, Adrenalin, Serotonin oder Cholecystokinin) häufig weitere Funktionen erfüllen. Eine gängige Einteilung der wichtigsten Neurotransmitter ist die in *Aminosäuren* (Glycin, Glutaminsäure oder Glutamat, Gamma-Aminobuttersäure = GABA, eventuell Asparaginsäure oder Aspartat), *Monoamine* oder *biogene Amine* (Serotonin, Dopamin, Noradrenalin, Adrenalin), *Acetylcholin* (das eine eigene Gruppe bildet) und *Peptidtransmitter*. Zur letzten Gruppe zählen *endogene Opioide* mit Transmitterfunktion, weiter die in den Schmerzbahnen bedeutsame Substanz P; die Peptidtransmitter werden als *hochmolekulare* Stoffe häufig *niedermolekularen* Neurotransmittern wie Aminosäuren, Monoaminen und Acetylcholin gegenübergestellt.

Tabelle 1.1 Einteilung der Neurotransmitter

| Transmitterkategorie | Beispiele | Ausgangsprodukt |
|---|---|---|
| Monoamine | – Serotonin<br>– Dopamin<br>– Noradrenalin<br>– Adrenalin<br>– (Histamin) | – L-Tryptophan<br>– L-Tyrosin<br>– L-Tyrosin<br>– L-Tyrosin<br>– (L-Histidin) |
| Aminosäuretransmitter | – Glycin<br>– Glutamat<br>– GABA | – Glycin oder Serin<br>– Glutamin oder Ketoglutarat<br>– Glutamat |
| Acetylcholin | – Acetylcholin | – Cholin und Acetat (aktivierte Essigsäure) |
| Peptide (Neuropeptide) | – Endorphine<br>– Substanz P | – Aminosäuren |
| weitere hochmolekulare Transmitter | – Adenosin (Transmitter aus Gruppe der Nucleoside)<br>– eventuell Anandamid (endogenes Cannabinoid aus Gruppe der Lipidtransmitter) | – diverse Ausgangsstoffe |
| lösliche Gase | – CO, NO | |

Die Peptidtransmitter sind die wichtigste, aber keineswegs einzige Gruppe hochmolekularer Transmitter. Ebenso dazu gehört u.a. Adenosin sowie diverse Transmitter mit Lipidstruktur (z.B. möglicherweise das „endogene Cannabinoid" Anandamid; s. 3.7). Diese hochmolekularen Transmitter, die im Sinne einer „Koexistenz" zusammen mit niedrigmolekularen aus der präsynaptischen Zelle ausgeschüttet werden können, verändern weniger unmittelbar das Membranpotential, sondern greifen tiefer in den Zellstoffwechsel ein (insbesondere die Proteinsynthese durch Steuerung der Genexpression) und haben deshalb die Funktion von Neuromodulatoren.

Ein weiteres biogenes, u.a. als Transmitter fungierendes Amin ist Histamin. Blockade von Histaminrezeptoren, wie es bei der Behandlung von Allergien geschieht oder als Nebenwirkung zahlreicher Psychopharmaka vorkommt (z.B. von trizyklischen Antidepressiva, Neuroleptika) hat deutlich sedierenden Effekt. Wir kommen in Kapitel 5 auf antihistaminerge Effekte zurück.

Eine erst jüngst entdeckte Transmittergruppe, deren Wirkmechanismen mittlerweile besser verstanden werden, sind lösliche Gase wie Stickoxid und Kohlenmonoxid; auf sie wird gegebenenfalls im Rahmen der einzelnen Kapitel eingegangen.

*Typen von Neuronen hinsichtlich produzierter Transmitter*: Während man früher davon ausging, dass in *einem Neuron nur eine Art von Transmitter* produziert und aus den Endknöpfchen ausgeschüttet würde, ist dies mittlerweile in gewisser Weise zu revidieren: Eine Nervenzelle kann mehrere Transmitter enthalten, offenbar aber *nicht gleichzeitig verschiedene nieder- oder hochmolekulare*, also beispielsweise nicht zugleich Serotonin und Dopamin, wohl aber einen Monoamin und einen Peptidtransmitter (Schwartz, 1991a). Unter Vernachlässigung zusätzlicher Peptidtransmitter ist es daher unmissverständlich, von serotonergen oder dopaminergen Neuronen zu sprechen. Sie sind dadurch charakterisiert, dass sie mit dem jeweiligen Transmitter arbeiten („erg" von griechisch ergon = Arbeit), also ihn produzieren und ausschütten.

*Erregende und hemmende Synapsen; erregende und hemmende Transmitter*: Ob Freisetzung eines Transmitters an der postsynaptischen Nervenzelle eine Depolarisation (Erregung; unmissverständlicher: Exzitation) auslöst oder Hyperpolarisation (Dämpfung, Inhibition), hängt von den *Eigenschaften der Synapse* ab (genauer der Rezeptoren, s. unten). Es gibt deshalb nicht eigentlich erregende und hemmende Transmitter, sondern nur erregende und hemmende Rezeptoren. Offensichtlich aber treffen einige Transmitter bevorzugt auf hemmende Rezeptoren und werden daher etwas ungenau selbst als hemmende Transmitter bezeichnet. Der wichtigste im ZNS ist GABA; etwa 30% der Synapsen dort sind GABAerg (Benkert u. Hippius, 1996, S. 283). Ein vornehmlich oder ausschließlich erregender Transmitter ist hingegen Glutamat.

*Transmitterproduktion*: Sie geht nach Aufnahme von Ausgangsprodukten aus dem Extrazellulärraum (etwa gewissen Aminosäuren) im präsynaptischen Neuron vor sich. Generell scheinen niedermolekulare Transmitter (etwa Monoamine) eher in den Endknöpfchen synthetisiert zu werden (wohl teilweise Ausnahme: Dopamin), höhermolekulare, speziell die Peptide, in den Zellkörpern (Schwartz, 1991a).

Die *Aminosäuretransmitter* Glycin, Glutamat und GABA können teilweise mit der Nahrung aufgenommen werden; in der Regel werden sie aber in den Neuronen synthetisiert, und zwar Glycin aus Serin, Glutamat aus einem Zwischenprodukt des Zitronensäurezyklus ($\alpha$-Ketoglutarsäure). GABA (Gamma-Aminobuttersäure; englisch: gamma-aminobutyric acid) entsteht aus Glutamat durch Abspaltung einer der beiden Carboxylgruppen, und zwar der der Aminogruppe benachbarten; letztere steht damit in $\gamma$-Stellung zur verbleibenden Carboxylgruppe.

Die *Monoamine* werden aus *Aminosäuren* synthetisiert. Vorläufer von Serotonin ist Tryptophan (genauer: L-Tryptophan), welches aus dem Extrazellulärraum aufgenommen wird; es wird erst zu 5-Hydroxy-Tryptophan hydroxyliert, dieses decarboxyliert (die Carboxylgruppe abgespalten). Es entsteht 5-Hydroxy-Tryptamin, also Serotonin; in der Literatur findet sich 5-HT häufig als Synonym für Serotonin.

$$\text{Tryptophan} \xrightarrow{\text{Hydroxylierung}} \text{5-Hydroxy-Tryptophan} \xrightarrow{\text{Decarboxylierung}} \text{Serotonin (5-HT)}$$

Ausgangspunkt von Dopamin, Noradrenalin und Adrenalin ist die Aminosäure Tyrosin (genauer: L-Tyrosin). In einem ersten Schritt entsteht mittels des Enzyms Tyrosinhydroxylase über Hydroxylierung L-Dopa; durch Decarboxylierung bildet sich daraus Dopamin. In noradrenergen Neuronen wird das anfallende Dopamin durch eine Hydroxylierung weiter in Noradrenalin verwandelt; in adrenergen Neuronen findet eine weitere Umwandlung von Noradrenalin zu Adrenalin statt (für Genaueres, einschließlich Strukturformeln; s. Köhler, 2001, S. 87 f.).

In dopaminergen Neuronen:
$$\text{L-Tyrosin} \xrightarrow{\text{Hydroxylierung}} \text{L-Dopa} \xrightarrow{\text{Decarboxylierung}} \text{Dopamin}$$

Zusätzlich in noradrenergen Neuronen:
$$\text{Dopamin} \xrightarrow{\text{Hydroxylierung}} \text{Noradrenalin}$$

Zusätzlich in adrenergen Neuronen:
$$\text{Noradrenalin} \xrightarrow{\text{Methylierung}} \text{Adrenalin}$$

Monoamine unterscheiden sich von Aminosäuren also im Wesentlichen durch das *Fehlen einer Carboxylgruppe*. Somit sind sie selbst nicht mehr *liquorgängig* und lassen sich bei Mangelzuständen den Neuronen nicht direkt zuführen. Hingegen passieren ihre Vorstufen, die Aminosäuren, ebenso wie die hydroxylierten Aminosäuren L-5-Hydroxytryptophan und L-Dopa die Blut-Hirn-Schranke und können deshalb zur Anregung der Transmitterproduktion verabreicht werden (*Aminpräkursoren*). Am Bekanntesten in diesem Zusammenhang ist die Gabe von L-Dopa zur Beseitigung des Dopaminmangels bei der Parkinson-Krankheit.

*Acetylcholin* wird mittels des Enzyms Cholinacetyltransferase aus Cholin und aktivierter Essigsäure gebildet. Letzte fällt im Körper laufend an, ersterer Stoff wird mit der Nahrung aufgenommen. Bei verschiedenen Störungen vermutet man einen Acetylcholinmangel, insbesondere bei der Alzheimer-Krankheit (s. 2.2.5). Der Versuch, Präkursoren zu verabreichen und so die Verfügbarkeit von Acetycholin zu erhöhen, war bis jetzt wenig erfolgreich; Grund ist u.a., dass bei dieser Krankheit auch das synthetisierende Enzym Cholinacetyltransferase vermindert sein dürfte.

Peptidtransmitter bestehen aus durch Peptidbindung zusammengehaltenen Aminosäuren; ihre Synthese geschieht im Neuron. Peptidtransmitter können als weitgehend ungeladene Moleküle die Liquorschranke nicht durchqueren.

*Wirkung von Rezeptorbesetzung; Transmitteragonismus und -Antagonismus*: Wirkung können Transmitter an der postsynaptischen Zelle nur entfalten, wenn sie sich an so genannte *Rezeptoren* (lateinisch: recipere = empfangen) anlagern. Diese mittlerweile in ihrer Struktur weitgehend entschlüsselten Bindungsstellen sind Proteine, die an der äußeren Membran des postsynaptischen Neurons sitzen – oder, wie bei den G-Proteingebundenen Rezeptoren, zumindest einen extrazellulären Abschnitt besitzen (zu präsynaptischen Autorezeptoren; s. unten). Auf Grund ihrer pharmakologischen Struktur sind sie in der Lage, mit bestimmten Stoffen (*Liganden*), insbesondere den passenden *Transmittern*, eine *lockere Verbindung* einzugehen und dabei Umwandlung der Struktur zu erfahren. In diesem Fall resultiert aus der Verbindung eine *Änderung des Membranpotentials* in Rezeptornähe (Depolarisation bei erregenden, Hyperpolarisation bei hemmenden Synapsen).

An Rezeptoren können sich jedoch auch andere Substanzen anlagern, was man pharmakologisch zu nutzen versteht. Diese Stoffe üben teils Wirkung wie die Transmitter aus, beeinflussen also in derselben Weise das Membranpotential; man spricht von *Transmitteragonisten* (in diesem Fall von direkten). Beispiel wäre die Besetzung bestimmter Acetylcholinrezeptoren durch Nikotin mit gleichen Effekten wie Acetylcholin, etwa vegetativen; Nikotin wirkt also *cholinagonistisch*.

Andere Substanzen hingegen können an den Rezeptoren *antagonistisch* wirken, d.h. der Transmitterwirkung entgegenarbeiten. Das bekannteste Beispiel hierfür sind die Neuroleptika, die Dopaminrezeptoren besetzen, ohne postsynaptische Veränderungen hervorzurufen. Sie blockieren damit die Rezeptoren für die eigentlich biologisch dafür vorgesehen Liganden (Dopaminmoleküle), erschweren also die Weiterleitung von Erregung der präsynaptischen Zelle.

*Ionenkanal- und G-Protein-gebundene Rezeptoren*: Besetzung eines (postsynaptischen) Rezeptors durch einen geeigneten Transmitter (oder einen anderen, am Rezeptor agonistisch wirkenden Stoff) führt zu Veränderung des Membranpotentials an der postsynaptischen Zelle. Dies geschieht letztlich immer durch Einstrom oder Ausstrom von elektrisch geladenen Teilchen. Im Falle einer Depolarisation treten beispielsweise vermehrt Natriumionen in die Zelle ein; bei einer Hyperpolarisation strömt Kalium aus oder erfolgt Eintritt der negativ geladenen Chloridionen in den intrazellulären Raum. Ermöglicht wird dies durch Öffnung der entsprechenden *Ionenkanäle*. Nach der *Art, wie Rezeptorbesetzung zur Öffnung von Ionenkanälen führt*, unterscheidet man *zwei Typen* von Rezeptoren (s. auch Tabelle 1.2).

Bei den *Ionenkanal-gekoppelten (ionotropen)* Rezeptoren bewirkt die Besetzung der Bindungsstelle direkt Öffnung der Kanäle. Bekanntestes Beispiel dafür ist der *$GABA_A$-Rezeptor*; dieser sitzt einem Proteinkomplex auf, welcher einen Chloridionenkanal umgibt; durch Besetzung des Rezeptors mit einem GABA-Molekül verändert der Proteinkomplex seine Struktur und öffnet den Kanal. Auch die Rezeptoren für die anderen Aminosäuretransmitter wie Glutamat und Glycin sind vornehmlich direkt an einen Ionenkanal gekoppelt (stark verkürzt nach Benkert u. Hippius, 1996, S. 284 ff. sowie Kandel et al., 1991; zum $GABA_A$-Rezeptor bzw. $GABA_A$-Benzodiazepin-Rezeptorkomplex; s. auch 3.4.2).

Häufiger sind im ZNS *G-Protein-gekoppelte* oder *second-messenger-gekoppelte* oder *metabotrope* Rezeptoren. Hier führt Besetzung der Bindungsstelle durch einen geeigneten Liganden erst über eine Reihe von *Zwischenschritten* zu Veränderung von Ionenkanälen. Vereinfacht ausgedrückt, verändert sich in einem dem Rezeptor benachbarten Komplex ein G-Protein, welches die Bildung weiterer Botenstoffe (second messengers) veranlasst, die sich ineinander umwandeln (second messenger-Kaskade) und deren Endprodukt schließlich am Ionenkanal die Öffnung bewirkt. Der ganze Vorgang wird oft als *nachgeschaltete Signaltransduktion* zusammengefasst. Es gibt verschiedene G-Proteine, die offenbar jeweils spezifisch für den Rezeptortyp sind und auch zu verschiedenen Formen der Signaltransduktion führen. Beispiele für G-Protein-gekoppelte Rezeptoren sind die für Dopamin, Noradrenalin und Serotonin, wobei ein Subtyp der letzteren möglicherweise eine Ausnahme macht. Eine Anzahl psychoaktiver Substanzen, etwa die zur Prophylaxe gewisser affektiver Störungen eingesetzten Lithiumsalze, wirken nicht auf Rezeptorebene, sondern auf der nachgeschalteter Signaltransduktionsprozesse (stark verkürzt nach Benkert u. Hippius, 1996, S. 18 ff. sowie Kandel et al., 1991; s. speziell dazu Schwartz u. Kandel, 1991).

Etwas genauer, aber doch noch erheblich vereinfacht dargestellt, muss man sich die Prozesse etwa so vorstellen: Bei Kontakt des Transmitters mit dem Rezeptor löst sich von letzterem ein Protein ab (das G-Protein), welches wiederum das Enzym Adenylylcyclase (nicht ganz korrekt, aber klanglich angenehmer: Adenylatcyclase) beeinflusst. Bei einigen Formen von Rezeptoren wirkt das G-Protein inhibitorisch (z.B. bei den Dopaminrezeptoren vom Typ $D_2$, $D_3$ und $D_4$), hemmt also die Aktivität von Adenylatcyclase (wird daher $G_i$ genannt), bei anderen Formen von Rezeptoren (z.B. den $D_1$- und $D_5$-Rezeptoren) stimulatorisch auf das Enzym ($G_s$-Proteine). Adenylatcyclase bildet nach dem Kontakt mit einem $G_s$ vermehrt zyklisches Adenosinmonophosphat = cAMP (oder reduziert seine katalysatorische Aktivität, bildet weniger cAMP, nach Kontakt mit einem $G_i$); cAMP aktiviert weitere Enzyme (u.a. Proteinkinase), bis es schließlich zu Öffnung des Ionenkanals kommt (im Falle inhibitorischer G-Proteine durch geringere cAMP-Produktion zur Verengung geöffneter Kanäle). Von der Besetzung des Rezeptors durch den Transmitter bis zur Veränderung des Ionenkanals vergehen offenbar Sekunden, während bei den ionotropen Rezeptoren sich diese Reaktion in Sekundenbruchteilen abspielt.

Wichtig ist, dass man – wie erwähnt – in diesen Prozess pharmakologisch gut eingreifen kann. Anschauliches Beispiel ist der Phosphodiesterasehemmer Sildenafil (Viagra®). Phosphodiesterase ist ein Enzym, welches cAMP abbaut und damit (im Falle eines $G_s$-Proteins) die Wirkung der Rezeptorbesetzung schwächt; Phosphodiesterasehemmer verstärken oder verlängern deshalb die Wirkung der Rezeptorbesetzung. An den Arteriolen der Penisschwellkörper ist (indirekter) Transmitterstoff NO (Stickstoffmonoxid), welches mittels eines $G_s$-Proteins zur Bildung von cAMP und damit zur Erweiterung sowie zum Einstrom von Blut führt (im Wesentlichen nach Lüllmann et al., 2003).

Tabelle 1.2 Gegenüberstellung ionotroper und G-Protein-gebundener Rezeptoren

| | Ionenkanal-gekoppelte (ionotrope, Ligand-gesteuerte) Rezeptoren | G-Protein-gekoppelte (metabotrope) Rezeptoren |
|---|---|---|
| Beispiele | – $GABA_A$-R.<br>– Glutamat-R. (insbesondere NMDA-R.)<br>– nikotinerger Acetylcholin-R. | – $GABA_B$-R.<br>– muskarinerger Acetylcholin-R.<br>– sämtliche R. für Dopamin und Noradrenalin<br>– Großteil der Serotonin-R.<br>– Opioid-R. |
| Prinzip | – direkte Öffnung des Ionenkanals nach Rezeptorbesetzung durch Liganden (speziell durch zugehörigen Transmitter) | – Rezeptorbesetzung durch Liganden führt indirekt über second-messenger-Prozesse (nachgeschaltete Signaltransduktion) zu Veränderung des Ionenkanals<br>– insbesondere Abspaltung eines G-Proteins, Aktivierung oder Hemmung der Adenylylcyclase mit Beeinflussung der Bildung von cAMP<br>– Beendigung des Prozesses durch Phosphodiesterase |
| pharmakologische Beeinflussung | – Anregung durch externe Liganden mit ähnlicher Wirkung wie Transmitter<br>– Blockade des Rezeptors | – wie ionotrope Rezeptoren<br>– zusätzlich: Beeinflussung nachgeschalteter Signaltransduktion (z.B. durch Lithiumsalze, Phosphodiesterasehemmer) |

*Präsynaptische Autorezeptoren*: Vielfach finden sich an den Außenseiten der *präsynaptischen* Membran Rezeptoren, die spezifisch für den dort ausgeschütteten Transmitter sind und die *präsynaptische Zelle* über dessen Konzentration im Spalt *informieren*. Besetzung der G-Protein-gekoppelten Autorezeptoren für Monoamine führt zu verminderter Transmitterproduktion über Hemmung der synthetisierenden Enzyme und/oder zu verminderter Ausschüttung durch Dämpfung der Impulsfrequenz im präsynaptischen Neuron.

Pharmaka, die einen Rezeptor aktivieren, also agonistisch an den postsynaptischen Rezeptoren wirken, können somit *durch ihren Effekt am entsprechenden präsynaptischen Autorezeptor gleichzeitig antagonistisch* wirken; dies führt, wie bei den verschiedenen prä- und postsynaptisch lokalisierten Subtypen von Serotoninrezeptoren, zu höchst komplexen und im Einzelnen keineswegs immer verstandenen Wirkungen. Umgekehrt können Medikamente durch Blockade präsynaptischer Autorezeptoren agonistisch wirken, ein Mechanismus, der – neben der Monoamin-Wiederaufnahmehemmung – u.a. für die trizyklischen Antidepressiva diskutiert wird (s. 5.9.2).

*Subtypen von Rezeptoren*: Meist existieren für die einzelnen Transmitter *verschiedene Subtypen* von Rezeptoren, die alle vom betreffenden Transmitter selbst aktiviert werden, sich aber in ihren pharmakologischen und molekularbiologischen Eigenschaften unterscheiden. Bekanntestes Beispiel sind die *muskarinergen* und die *nikotinergen Acetycholinrezeptoren*. Erstere befinden sich u.a. an parasympathisch innervierten Effektororganen und können sowohl durch Acetylcholin wie Muskarin, aber nicht durch Nikotin, aktiviert werden; nikotinerge Rezeptoren sitzen u.a. an den postganglionären Neuronen im vegetativen Nervensystem und lassen sich durch Acetylcholin und Nikotin, nicht jedoch Muskarin stimulieren. Pharmakologisch unterscheidbare Rezeptoren zeigen i. Allg. auch molekularbiologische Unterschiede und weisen zudem unterschiedliche Verteilung im Nervensystem auf.

Vom Dopaminrezeptor sind im Augenblick mindestens 5, mit $D_1$ bis $D_5$ indizierte Subtypen bekannt. Die älteren Neuroleptika, wie etwa Haloperidol, zeigen besonders große Affinität zu den $D_2$-Rezeptoren, gewisse atypische Neuroleptika, etwa Clozapin, binden in höherem Maße an Rezeptoren des Typs $D_4$. $D_1$- und $D_5$-Rezeptoren werden als $D_1$-ähnliche Dopaminrezeptoren bezeichnet, die anderen zur Gruppe der $D_2$-ähnlichen zusammengefasst. Die diversen Rezeptoren unterscheiden sich sowohl pharmakologisch durch verschiedene Bindungsaffinität diverser Agonisten und Antagonisten als auch molekularbiologisch: Reaktion mit $D_1$- und $D_5$-Rezeptoren führt zur Aktivierung eines stimulierenden G-Proteins ($G_s$) und damit zur Stimulierung von Adenylatcyclase (mit der Folge vermehrter Bildung von cAMP), Reaktion mit anderen Subtypen zur Aktivierung eines inhibitorischen G-Proteins ($G_i$), worauf die Adenylatcyclase gehemmt wird. Sie verteilen sich zudem unterschiedlich im ZNS; weiter sind einige von ihnen nur postsynaptisch, andere nur präsynaptisch verteilt (nach Benkert u. Hippius, 1996, S. 170 ff.; Seeman u. Van Tol, 1994; zu Dopaminrezeptoren s. speziell Missale et al., 1998).

Noradrenerge Rezeptoren unterteilt man in alpha- und beta-Rezeptoren, letztere wieder in die Typen $\beta_1$ und $\beta_2$. Bei den $\alpha$-Rezeptoren werden wiederum die Subtypen $\alpha_1$ und $\alpha_2$ unterschieden, erstere noch einmal in vier, $\alpha_{1A}$ bis $\alpha_{1D}$ genannte Unterformen, letztere in drei Subtypen eingeteilt. $\alpha_2$-Rezeptoren kommen offensichtlich auch oder sogar vorwiegend präsynaptisch vor. Auf $\alpha_2$-Rezeptoren wirkt Clonidin agonistisch, Yohimbin antagonistisch. Dabei hemmt der erste Stoff die noradrenerge Aktivität in gewissen Hirnarealen, Yohimbin steigert sie, ein Effekt, der über Beeinflussung von präsynaptischen Autorezeptoren zu erklären sein dürfte.

Nicht weniger kompliziert sind die Verhältnisse bei den Serotonin (5-HT)-Rezeptoren. Man kennt augenblicklich 7 große Subtypen 5-$HT_1$ bis 5-$HT_7$, wobei vom 5-$HT_1$-Rezeptor noch einmal 4, vom 5-$HT_2$-Rezeptor 3 Unterformen differenziert werden konnten. Sie unterscheiden sich sowohl pharmakologisch wie molekularbiologisch erheblich: Beispielsweise ist der 5-$HT_3$-Rezeptor offenbar im Gegensatz zu den anderen direkt an einen Ionenkanal gekoppelt. Mit Ausnahme des Subtypus 5-$HT_{1A}$ liegen die 5-$HT_1$-Rezeptoren möglicherweise ausschließlich präsynaptisch, so daß ihre Aktivierung serotoninantagonistisch, ihre Blockade serotoninagonistisch wirkt (nach Benkert u. Hippius, 1996, S. 18 f.; s. dazu auch Baldwin u. Rudge, 1995). Dies macht es verständlich, daß Substanzen wie Buspiron, die agonistisch auf mehrere der Subtypen von Serotonin-Bindungsstellen wirken, einen höchst komplizierten klinischen Effekt haben.

Anzumerken ist, dass Serotonin auch eine wichtige Rolle als Transmitter im Eingeweidenervensystem spielt. Substanzen, welche an 5-HT-Rezeptoren angreifen (insbesondere dem 5-$HT_3$- und 5-$HT_4$-Rezeptor) sowie generell den synaptischen Serotoninumsatz beeinflussende Medikamente (z.B. Antidepressiva), werden daher zunehmend zur Behandlung von Störungen im Magen-Darm-System eingesetzt (s. dazu die Übersicht von Tebbe u. Arnold, 2004).

Von den GABA-Rezeptoren unterscheidet man bislang zwei Subtypen, den schon oben beschriebenen $GABA_A$-Rezeptor, der Ionenkanal-gekoppelt ist, und den G-Protein-gekoppelten $GABA_B$-Rezeptor; letzterer ist weniger gut untersucht und scheint für das Verständnis psychopathologischer Phänomene eine geringere Rolle zu spielen.

Auch vom Glutamatrezeptor existieren mehrere, v.a. an Ionenkanäle gekoppelte Unterformen. Der am stärksten bis jetzt beachtete Typus ist der NMDA-Rezeptor; er wird so bezeichnet, weil er nicht nur durch Glutamat, sondern auch durch N-Methyl-D-Aspartat zu aktivieren ist. Es handelt sich dabei um einen der wichtigsten erregenden Rezeptoren (Kandel u. Schwartz, 1991).

Die beiden Subtypen der Acetylcholinrezeptoren, die nikotinergen und die muskarinergen, wurden schon genannt. Nikotinerge Rezeptoren befinden sich an den ganglionären Synapsen sowohl des sympathischen wie des parasympathischen Nervensystems, zudem an der motorischen Endplatte; muskarinerge Bindungsstellen sind an den vom Parasympathikus innervierten Effektororganen zu finden. Im ZNS kommen beide Typen vor.

Die Tatsache, dass die diversen Rezeptoren in verschiedenen Unterformen vorliegen, die teils nur präsynaptisch, teils ausschließlich postsynaptisch, teils zu beiden Seiten des synaptischen Spalts lokalisiert sind, lässt komplizierte Effekte von Pharmaka erwarten, die auf einen oder mehrere dieser Subtypen wirken.

*Inaktivierung der Transmitter*: Damit die durch ihre Ausschüttung erzeugten Effekte nicht anhalten und weitere Erregungsübertragung erschweren, müssen die Transmitter rasch von ihren Bindungsstellen entfernt werden. Dies geschieht unspezifisch durch Diffusion in andere Teile des extrazellulären Raums (sowie Aufnahme durch Gliazellen), durch Wiederaufnahme in das präsynaptische Neuron, schließlich durch enzymatische Spaltung (nach Wiederaufnahme oder im synaptischen Spalt). In der Art der Inaktivierung unterscheiden sich Transmitter (s. Tabelle 1.3).

*Acetylcholin* wird nicht wieder aufgenommen, sondern *im synaptischen Spalt mittels des Enzyms Acetylcholinesterase zerlegt*. Hemmung dieses Enzyms mittels der bei Morbus Alzheimer eingesetzten Acetylcholinesterasehemmstoffe erhöht daher die synaptische Verfügbarkeit des Transmitters. Ebenfalls noch im Spalt abgebaut werden die Peptidtransmitter; auch scheint hier Diffusion eine erhebliche Rolle bei der Entfernung aus der Synapse zu spielen. Diese Transmitter verbleiben eher lange an ihrem Wirkungsort (Schwartz, 1991a).

Anders geschieht die Inaktivierung der *Monoamine*. Ein gewisser Anteil von Dopamin und Noradrenalin wird im Spalt mittels des Enzyms Katecholamin-O-Methyltransferase (COMT) abgebaut. Der Großteil der Monoamine wird jedoch wieder in die präsynaptische Zelle aufgenommen (*Reuptake*). Dabei handelt es sich um einen aktiven Transportprozess durch ein *Carrierprotein*, welches an einer bestimmten Bindungsstelle Anlagerung des Transmittermoleküls gestattet. Reuptake von Noradrenalin und Serotonin wird v.a. durch trizyklische Antidepressiva gehemmt, spezifisch das von Serotonin durch selektive Serotonin-Wiederaufnahmehemmer. Folge ist eine verlängerte Verfügbarkeit der Transmitter im Spalt, also ein agonistischer Effekt.

Im präsynaptischen Neuron können die aufgenommenen Transmittermoleküle wieder in Vesikel eingebracht werden, bei Überschuss auch abgebaut werden. Der erste Schritt ist sowohl für Dopamin als auch Noradrenalin und Serotonin eine Oxydierung mittels des Enzyms *Monoaminoxidase* (MAO); sodann erfolgt weiterer Abbau durch die erwähnte COMT. Endprodukt von Serotonin ist 5-Hydroxy-Indolessigsäure (englisch: 5-hydroxyindoleacetic acid = 5-HIAA, eine auch in der deutschen Literatur gebräuchliche Abkürzung); Noradrenalin wird zu 3-Methoxy-4-Hydroxy-Phenylglycol (MHPG) abgebaut, Dopamin zu Homovanillinsäure (englisch: homovanillic acid = HVA). Die Konzentrationen dieser Monoaminmetaboliten lassen sich in der Cerebrospinalflüssigkeit bestimmen und daraus Rückschlüsse auf den Umsatz dieser Substanzen im präsynaptischen Neuron ziehen.

Die Inaktivierung von GABA geschieht wohl großteils durch Reuptake sowie intrazellulären Abbau durch GABA-Transaminase. Glutamat und Glycin dürften eher durch Diffusion aus dem Spalt gelangen.

Tabelle 1.3 Inaktivierung der Transmitter und deren pharmakologische Beeinflussung

| Transmitter | Art der Inaktivierung | pharmakologische Beeinflussung | Bemerkungen |
|---|---|---|---|
| Monoamine | Wiederaufnahme ins präsynaptische Neuron (Reuptake), dort Abbau durch MAO (Monoaminoxidase) | – Reuptake-Hemmung (Hauptwirkmechanismus trizyklischer Antidepressiva und der selektiven Serotonin-Wiederaufnahmehemmer)<br>– MAO-Hemmung (Prinzip der v.a. zur Therapie von Depressionen eingesetzten MAO-Hemmer) | – Rolle beim Abbau von Noradrenalin und Dopamin auch COMT (Catecholamin-O-Methyltransferase)<br>– COMT-Hemmstoffe von geringer Bedeutung (evtl. zusätzlich zu L-Dopa bei Parkinson-Krankheit) |
| Acetylcholin | Zerlegung im synaptischen Spalt durch Acetylcholinesterase (Cholinesterase) | – Acetylcholinesterasehemmer (zentral wirksame Substanzen zur Behandlung von Alzheimer-Demenz) | |
| endogene Opioide | Zerlegung im Spalt | – augenblicklich bedeutungslos | |
| GABA | vornehmlich wohl durch Wiederaufnahme ins präsynaptische Neuron | – Aufnahmehemmung durch 4-Methyl-GABA<br>– therapeutisch augenblicklich bedeutungslos | |
| Glycin, Glutamat | wohl vorwiegend durch Diffusion | – augenblicklich bedeutungslos | – für Glycin auch Reuptake bekannt |

## 1.2.3 Bahnensysteme

Die mittels eines bestimmten Transmitters übertragenden Neuronen sind nicht zufällig im ZNS angeordnet, sondern in bestimmten *Bahnensystemen* gebündelt, wobei die dopaminergen, noradrenergen, serotonergen und cholinergen am Besten beschrieben und zum Verständnis einiger späterer Ausführungen am Wichtigsten sind.

*Dopaminerge Bahnen*: Sie gehen großteils vom *Mittelhirn (Mesencephalon)* aus, und zwar von seinem ventralen Teil (Tegmentum). Hier sind zunächst die *nigrostriatalen Bahnen* zu nennen, die von der *Substantia nigra* zum *Striatum* ziehen (s. Tabelle 1.4). Sie haben v.a. *motorische Bedeutung*; die Symptomatik der *Parkinson-Krankheit* ist weitgehend auf Störung dieser Bahnen zurückzuführen; auch durch *Neuroleptika* induzierte Bewegungsstörungen lassen sich über Veränderungen in diesem Neuronensystem erklären, in diesem Fall durch Blockade von Rezeptoren im Striatum.

Ebenfalls vom mesencephalen Tegmentum nehmen Bahnen ihren Ausgang, die in verschiedene Teile des limbischen Systems (u.a. frontoorbitalen Kortex, Hippocampus, Amygdala) ziehen (*mesolimbische Bahnen*) oder in *neokortikalen* Arealen, v.a. des Frontalhirns (speziell im präfrontalen Kortex) enden (*mesokortikale Bahnen*); mesolimbische, mesokortikale und nigrostriatale Bahnen werden zuweilen als *mesotelencephale* Bahnen zusammengefasst. Überaktivität insbesondere der mesolimbischen wird als biologisches Korrelat der *Positivsymptomatik der Schizophrenie* angesehen; entsprechend versucht man, die Übertragung an zugehörigen Synapsen zu unterdrücken. Teile der mesotelencephalen Bahnen, insbesondere jene, die zum Nucleus accumbens ziehen, haben zudem Bedeutung bei der Entstehung angenehmer Gefühle, sind wahrscheinlich auch bei der Vermittlung der euphorisierenden Drogenwirkung beteiligt (zum *mesotelencephalen dopaminergen Belohnungssystem*; s. 1.2.4).

Daneben gibt es kürzere dopaminerge Bahnen, von denen die *tuberoinfundibuläre* besonders erwähnt sei: Sie zieht vom Hypothalamus (genauer: vom Tuber cinereum) zum Hypophysenstiel (Infundibulum); Aktivierung dieser Neuronen *reduziert* die *Ausschüttung des Hormons Prolactin* aus der Hypophyse. Blockade dieser Übertragung führt daher zu vermehrter Prolactinsekretion mit eindrucksvollen Folgeerscheinungen, z.B. Brustwachstum und Milchabsonderung auch bei Männern (s. 4.9.2).

Tabelle 1.4 Übersicht der dopaminergen Bahnen

| Bahn | Ursprung | Ziel | Bedeutung | Bezug zur Pathologie |
|---|---|---|---|---|
| nigro-striatale B. | Substantia nigra des Mittelhirns | Striatum (Teil der Basalganglien) | aktiviert Striatum, damit Motorik | bei Störung u.a. Parkinson-Syndrom |
| meso-limbische B. | ventrales Tegmentum des Mittelhirns | limbische Strukturen im Endhirn, z.B. orbitofrontaler Kortex, Hippocampus, Amygdala | aktiviert limbisches System | Überaktivität Grundlage schizophrener Positiv-Symptomatik? |
| meso-kortikale B. | ventrales Tegmentum des Mittelhirns | neokortikale Strukturen, z.B. präfrontaler Kortex | unklar; Aktivierung und damit Förderung von Denkprozessen? | Rolle bei Pathogenese schizophrener Minus-Symptomatik? |
| meso-telencephales dop-aminerges Belohnungs-system | ventrales Tegmentum des Mittelhirns | Nucleus accumbens | Aktivierung mit Dopaminausschüttung in Nucleus accumbens Grundlage von Lustempfinden | angeborene Minderaktivität möglicherweise Grundlage von Substanzabhängigkeit |
| tuberoinfun-dibuläres System | Tuber cinereum (Hypothalamus) | Infundibulum (Hypophysenstiel) | hemmt Prolactinsekretion aus Hypophyse | bei Blockade Hyperprolactinämie |

*Noradrenerge Bahnen*: Die Zellkörper noradrenerger Neuronen liegen ebenfalls im *Hirnstamm*, jedoch weiter kaudal; wichtiges noradrenerges Kerngebiet ist der *Locus caeruleus* im Pons, der Projektionen v.a. in Teile des limbischen Systems entsendet. Biopsychologisch spielt seine Aktivierung eine wesentliche Rolle bei der Entstehung von Panikattacken; auch einige Symptome des Alkoholentzugsdelirs werden durch Aktivierung dieser Struktur erklärt.

*Serotonerge Bahnen*: Das serotonerge, das ausgedehnteste aller Transmittersysteme, nimmt seinen Ausgang von diversen Teilen des Hirnstamms, wobei besonders die in der *Medulla oblongata* gelegenen *Raphe-Kerne* zu nennen sind. Die Neuronen laufen in verschiedene Teile des limbischen Systems, einige ziehen auch ins Rückenmark und Mittelhirn. Aktivierung des serotonergen Systems spielt bei einer Vielzahl biopsychologisch interessanter Vorgänge eine Rolle, u.a. bei der *Induktion von Schlaf* und der *Hemmung der Leitung in aufsteigenden Schmerzbahnen* (zur komplizierten Anatomie des serotonergen Systems und den vielfältigen, alles andere als gut verstandenen Wirkungen dieses Transmitters; s. Jacobs u. Fornal, 1995; zur Rolle von Serotonin im Eingeweidenervensystem, s. 1.2.2).

*Cholinerge Bahnen*: Die Kerne der mittels Acetylcholin übertragenden (cholinergen) Bahnen sind vergleichsweise diffus angeordnet. Ein Großteil der Neuronen, die zum Kortex ziehen, haben ihren Ausgangspunkt im Nucleus basalis Meynert des *Vorderhirns*; sie spielen eine wichtige Rolle bei *Gedächtnisprozessen*, sind entsprechend bei der Alzheimer-Krankheit vermindert (Zola-Morgan u. Squire, 1993). Andere Kerne mit Zellkörpern cholinerger Neuronen finden sich u.a. im Hirnstamm.

### 1.2.4 Das „mesotelencephale Belohnungssystem"

*Allgemeine Bedeutung dieses Systems*: Es spielt nach gegenwärtigen Erkenntnissen eine große Rolle bei der Erzeugung *angenehm empfundener Zustände* oder, weniger mentalistisch formuliert, bei *Belohnung* oder *Verstärkung*. Insbesondere die euphorisierende Wirkung *psychotroper Substanzen* wird durch seine Aktivierung erklärt. Hier kann nur eine grobe und zuweilen deutlich vereinfachende Darstellung erfolgen (s. dazu ausführlicher Koob, 1992; Köhler, 2000, S. 21 f.).

*Intrakranielle Selbstreizung*: Die Existenz eines solchen Systems legten Beobachtungen bei Versuchstieren nahe, die mittels implantierter Elektroden die Möglichkeit haben, durch Hebeldruck einzelne Hirngebiete elektrisch zu stimulieren. Dies geschieht exzessiv besonders dann, wenn die Elektrodenspitzen an Bahnen zu liegen kommen, die vom *ventralen Tegmentum* des Mittelhirns in den *Nucleus accumbens* ziehen. Bei letzterer Struktur handelt es sich um ein makroskopisch unscheinbares Kerngebiet im Endhirn nahe der Basalganglien, das erst in den letzten Jahren stärker beachtet wurde. Die Bahnen, deren Aktivierung diesen offenbar angenehmen Effekt hervorruft, sind dopaminerg; Blockade von Dopaminrezeptoren durch Neuroleptika, v.a. lokal im Nucleus accumbens, führt i. Allg. zur Beendigung der Selbstreizung.

*Bedeutung für die Wirkung psychotroper Substanzen*: Nachdem man mittels der reichlich artifiziellen, jedoch methodisch sehr sauber durchführbaren Selbstreizungsversuche Anatomie und Physiologie solcher „belohnender" Strukturen einmal erkannt hatte, lag es nahe, ihre Bedeutung für *Suchtverhalten* zu untersuchen. Dabei ließ sich feststellen, dass die Selbstapplikation beispielsweise von Heroin oder Kokain bei Labortieren ebenfalls diese Bahnen aktiviert und damit zu vermehrter Ausschüttung von Dopamin in den Nucleus accumbens führt; auch Konsum von Alkohol und weiterer psychotroper Substanzen scheint diesen Effekt zu haben (für einige der einschlägigen Versuche s. 3.2.2). Dass die genannten dopaminergen Bahnen hierbei wesentliche Bedeutung haben, ist u.a. daraus zu ersehen, dass Blockade der Dopaminrezeptoren im Nucleus accumbens oder Zerstörung der vom Mittelhirn ausgehenden Neuronen in der Regel die Selbstapplikation der Drogen unterbindet. Dies war allerdings nicht in allen Versuchen der Fall bzw. setzte das Verhalten oft nicht völlig aus, sodass man, beispielsweise für Opioide, weitere Mechanismen der Euphorisierung annehmen muss (Koob, 1992). Unklar ist zudem weitgehend, wie die psychotropen Substanzen zur Aktivierung dieser dopaminergen mesotelencephalen Bahnen führen; denkbar ist *Stimulierung von Rezeptoren im ventralen Tegmentum*, bei deren Besetzung die dopaminergen Neuronen stärker zu feuern beginnen. Dies könnten etwa Bindungsstellen für Opioide oder Serotonin sein, sodass also zwischen Drogenapplikation und Dopaminausschüttung in den Nucleus accumbens bei den meisten psychotropen Substanzen noch ein weiteres Transmittersystem geschaltet sein müsste.

*Bedeutung für Belohnung und Verstärkung allgemein*: Es sei nur angedeutet, dass die angenehmen (verstärkenden) Wirkungen anderer Reize möglicherweise ebenfalls über Aktivierung des geschilderten Systems erklärt werden können. Blockiert man dieses, so haben ansonsten angenehm empfundene Tätigkeiten häufig keine verstärkende Wirkung mehr. Beispielsweise gelingt es dann nicht mehr, durch Belohnung mittels Nahrung Verhalten operant zu konditionieren (s. dazu die in Köhler, 2000, S. 317 angeführten Belege).

### 1.2.5 Das vegetative Nervensystem und seine pharmakologische Beeinflussung

*Grundsätzliches zu Funktion und Aufbau*: Das vegetative Nervensystem (VNS) dient der *Regulation innerer Vorgänge*, z.B. der Verdauungsaktivität, der Herz-Kreislauftätigkeit oder der Konstanthaltung der Körpertemperatur. Es hat enge funktionelle Verbindungen mit dem Hormonsystem, sodass häufig vom neuroendokrinen System gesprochen wird. Konventionsgemäß unterscheidet man am VNS die beiden großen Subsysteme *Sympathikus* (sympathisches Nervensystem) und *Parasympathikus* (parasympathisches NS).

Das sympathische Nervensystem nimmt seinen Ausgang von den mittleren Abschnitten des Rückenmarks und endet an den Zellen innerer Organe, diverser Drüsen (z.B. Schweißdrüsen, Speicheldrüsen, Tränendrüsen), der Blutgefäße und an den Lichteinfall und Akkommodation steuernden Muskelfasern des Auges (im Weiteren allgemein als *Effektororgane* oder Erfolgsorgane bezeichnet). Das parasympathische Nervensystem entspringt teils im Hirnstamm, teils im untersten Abschnitt des Rückenmarks und endet ebenfalls an den oben genannten Organen – wobei die Schweißdrüsen und vermutlich ganze Gruppen von Blutgefäßen nur von sympathischen, nicht aber parasympathischen Fasern erreicht werden.

Die vegetative Versorgung der Gefäße ist sehr kompliziert und alles andere als klar. Die eigentlichen kontraktilen Anteile der Blutgefäße, die v.a. in Arterien und Arteriolen sitzenden Muskelzellen, werden offenbar tatsächlich nur von sympathischen Fasern erreicht. Das Endothel, die innere Gefäßschicht, wird hingegen auch von parasympathischen Fasern versorgt und besitzt deshalb muskarinerge Acetylcholinrezeptoren; bei deren Stimulierung setzen die Endothelzellen NO (Stickstoffmonoxid) frei, welches die Muskulatur der Gefäßwände erschlaffen lässt (s. dazu auch Lüllmann et al., 2003, S. 61). Die früher in der Literatur zu lesende Behauptung, die Weite der Gefäße werde ausschließlich durch lokale Faktoren (z.B. Konzentrationen saurer Stoffwechselprodukte) und den Sympathikus geregelt, ist deshalb wohl als überholt zu betrachten. Unklar bleibt, ob die endothelvermittelte, parasympathisch gesteuerte Erweiterung an allen Blutgefäßen im Körper eine Rolle spielt.

*Details zu den Effekten der Systeme*: In erster Näherung lassen sich die Effekte von sympathischer Aktivierung (Aktivierung des sympathischen NS mit Feuerung seiner Neurone) und von parasympathischer Aktivierung *antagonistisch* vorstellen: Feuerung sympathischer Neurone erhöht die Pulsfrequenz, die parasympathischer verlangsamt sie; Sympathikusaktivierung führt zur Erweiterung von Bronchien und Pupillen, Aktivierung des Parasympathikus dort zu Verengungen; bei sympathischer Aktivierung wird die Tätigkeit des Magen-Darm-Trakts gehemmt, bei parasympathischer gefördert. Nicht an allen Effektororganen besteht ein regelrechter Antagonismus; so bewirkt etwa an den Drüsen des Bronchialsystems Aktivierung beider Systeme Produktion von Schleim, der sich aber je nach Überwiegen eines der Systeme in Konsistenz und Zusammensetzung unterscheidet (viel dünnflüssiger Speichel bei parasympathischer Aktivierung, Produktion weniger Mengen zähen Speichels bei sympathischer). Wichtig für das Verständnis der *anticholinergen Nebenwirkungen* gewisser Medikamente (speziell trizyklischer Antidepressiva und zahlreicher Neuroleptika) ist die Tatsache, dass *parasympathische Aktivierung* die *Kontraktion* der *Blasenmuskulatur anregt* (und damit die Harnentleerung fördert), während sympathische Aktivierung diese hemmt. Weiter ist anzumerken, dass parasympathische Aktivierung die Nahakkommodation der Linse bewirkt, weshalb bei Gabe anticholinerg wirkender Pharmaka Akkommodationsstörungen auftreten können (zu den Wirkungen von Sympathikus und Parasympathikus an einzelnen Organen bzw. Organsystemen; s. unten sowie Tabelle 1.5). Generell ist verstärkte *sympathische Aktivität* v.a. dann fest zu stellen, wenn *Auseinandersetzung mit der Umwelt* statt findet (z.B. Arbeit, Kampf, Flucht), *parasympathische Aktivierung* hingegen speziell in Zeiten der *Regeneration*.

*Prä- und postganglionäre Neurone*: Für das Verständnis pharmakologischer Effekte am VNS entscheidend ist eine anatomische Besonderheit, nämlich dass die Neurone nicht ohne Unterbrechung von Rückenmark und Hirnstamm zu den Effektororganen ziehen, sondern zwischendurch eine *Umschaltung* auf eine neue Nervenzelle passiert. Da diese Umschaltung (d.h. die synaptische Übertragung der Erregung des ersten auf das zweite Neuron) typischerweise in *Ganglien* (knotenartigen Strukturen mit Neuronenzellkörpern und zahllosen Synapsen) geschieht, wird das von Hirnstamm oder Rückenmark ausgehende erste Neuron auch *präganglionäres Neuron* genannt, das im Ganglion beginnende, das Effektororgan erreichende zweite Neuron *postganglionäres*. Dabei ist es nicht so, dass ein präganglionäres Neuron auf genau **ein** postganglionäres Neuron umgeschaltet wird; vielmehr erreicht jedes präganglionäre Neuron durch Verzweigung seines Axons **zahlreiche** postganglionäre Neurone und jedes postganglionäre Neuron bildet Synapsen mit **vielen** präganglionären Nervenzellen. Einzelheiten dieser Konvergenz und Divergenz müssen hier nicht dargestellt werden (s. dazu Lehrbücher der Biopsychologie, z.B. Köhler, 2001); wichtig ist fest zu halten, dass sowohl im sympathischen wie im parasympathischen Nervensystem jeweils *zwei Synapsen* (mit teilweise unterschiedlichen Transmittern und verschiedenen Rezeptortypen) vorliegen, nämlich die Synapse zwischen *prä- und postganglionärem Neuron* sowie die zwischen *postganglionärer Nervenzelle und Effektororgan* – wobei es sich nach dem Gesagten nicht eigentlich um zwei, sondern um zahllose Synapsen handelt, die lediglich in zwei verschiedenen Ebenen liegen.

*Neurone, Transmitter und Rezeptoren beim Sympathikus*: Im Einzelnen sind die Verhältnisse im sympathischen NS folgendermaßen: Die präganglionären Neurone liegen mit ihren Zellkörpern (Perikaryen) in der grauen Substanz des *thorakalen und lumbalen Rückenmarks*, genauer: in den Seitenhörnern; die Axone ziehen mit motorischen Nervenfasern nach außen und werden in der Regel in Nähe des Rückenmarks (in den Ganglien des so genannten Grenzstrangs) auf die postganglionären Neurone umgeschaltet. Transmitter ist hier *Acetylcholin*; die am *postganglionären Neuron sitzenden Acetylcholinrezeptoren* sind *nikotinerg*, können also nicht nur durch Acetylcholin, sondern auch durch Nikotin stimuliert werden. Dies hat zur Konsequenz, dass Nikotin, welches nicht nur gut die Blut-Hirn-Schranke durchquert, sondern auch in die vegetativen Ganglien gelangt, u.a. die Herz-Kreislauf-Aktivität fördert (Pulsbeschleunigung v.a. bei den ersten Zigaretten in den Morgenstunden). Die vergleichsweise langen postganglionären sympathischen Nervenfasern ziehen zu den Erfolgsorganen und benutzen an den dort lokalisierten Synapsen *Noradrenalin* als Transmitter. In 1.2.2 wurde ausgeführt, dass es für Noradrenalin (und das verwandte Adrenalin) verschiedene Typen von Bindungsstellen gibt, die sich unterschiedlich auf die Organe verteilen und deren Stimulierung auch unterschiedliche Effekte hat: Die u.a. zahlreich an den Muskeln des Herzens sitzenden $\beta_1$-Rezeptoren werden sowohl durch NA (aus sympathischen postganglionären Neuronen oder aus dem Nebennierenmark = NNM) als auch durch Adrenalin (ausschließlich aus dem NNM) erregt und bewirken Beschleunigung des Herzschlags. *Betarezeptorenblocker* (genauer: $\beta_1$-Rezeptorenblocker) führen daher zu Verlangsamung der Pulsfrequenz (zu den Betablockern als Anxiolytika; s. v.a. Kapitel 6). $\beta_2$-Rezeptoren sitzen u.a. an Bronchien und Blutgefäßen; ihre Stimulierung – weniger durch Noradrenalin, sondern hauptsächlich durch Adrenalin – führt zu Gefäßerweiterung und Weitstellung der Bronchien, weshalb $\beta_2$-Stimulatoren u.a. zur Behandlung von Asthmaanfällen eingesetzt werden; da sie gleichzeitig mehr oder weniger stark $\beta_1$-Rezeptoren stimulieren, kann es bei solcher Behandlung zu lebensbedrohlichen Herzrhythmusstörungen kommen. Zu erwähnen ist weiter, dass es sich beim NNM, das die Hormone Adrenalin und Noradrenalin ausschüttet, um ein umgewandeltes sympathisches Ganglion handelt; dieses wird somit nur von präganglionären sympathischen Neuronen (mit Acetylcholin als Transmitter und nikotinergen Rezeptoren) erreicht; daher bewirkt Rauchen u.a. erhöhte Ausschüttung von Adrenalin und Noradrenalin. Schließlich ist zu ergänzen, dass die Schweißdrüsen zwar von postganglionären sympathischen Fasern versorgt werden, der Transmitter aber hier ausnahmsweise Acetylcholin ist (mit muskarinischen Acetylcholinbindungsstellen am Effektororgan); Anticholinergika, die muskarinerge Acetylcholinrezeptoren blockieren, haben folglich als Nebenwirkung verminderte Schweißbildung (daher erhöhte Körpertemperatur bei Atropinvergiftung).

*Neurone, Transmitter und Rezeptoren beim Parasympathikus*: Die Zellkörper der präganglionären parasympathischen Neurone sitzen großteils im *Hirnstamm*; ihre Axone ziehen zusammen mit drei *Hirnnerven* (N. oculomotorius, N. facialis, N. glossopharyngeus) in den Gesichtsbereich, wo sie in Ganglien auf postsynaptische Neurone umgeschaltet werden; letztere enden an Tränen- und Speicheldrüsen sowie der inneren Augenmuskulatur (M. sphincter pupillae zur Reduktion des Lichteinfalls, M. ciliaris zur Steuerung der Linsenkrümmung und damit der Nahakkommodation). Parasympathische Fasern vom Hirnstamm in den Brust- und Bauchraum ziehen im *N. vagus* (dem 10. Hirnnerven), der somit u.a. Lunge, Leber, Magen, Dünndarm und oberen Dickdarm (einschließlich seines quer verlaufenden Abschnitts) versorgt; Umschaltung dieser Fasern erfolgt nicht in Ganglien, sondern diffus im Gewebe in unmittelbarer Nähe des Effektororgans. Die Beckenorgane, also Harnblase und Genitalien, werden hingegen von parasympathischen Fasern aus dem Sakralmark (dem untersten Rückenmarksabschnitt) versorgt, welche mit den Beckennerven ziehen und diffus (nicht in Ganglien organisiert) in Nähe des Erfolgsorgans umgeschaltet werden. Die *Umschaltung von prä- auf postsynaptisches Neuron* geschieht beim *Parasympathikus* (wie beim Sympathikus) mittels *Acetylcholin*, wobei die Rezeptoren auch hier *nikotinerg* sind. Rauchen regt folglich ebenso den Parasympathikus an (z.B. mit der Folge verstärkter Magen-Darm-Tätigkeit). Transmitter an den Synapsen zwischen *postganglionären Neuronen und Effektororganen* ist beim Parasympathikus *Acetylcholin*; anders als in den Ganglien sind die Rezeptoren hier aber *muskarinerg* (vom Typ $M_2$ am Herzen, $M_3$ an der glatten Muskulatur der übrigen inneren Organe und an den Drüsen); dies hat zur Folge, dass *Blockade muskarinerger Acetylcholinrezeptoren* (wie sie beispielsweise den anticholinergen Nebenwirkungen trizyklischer Antidepressiva zu Grunde liegt), v.a. die *parasympathische Aktivität hemmt* und damit zu einem *Überwiegen des antagonistischen sympathischen Nervensystems* führt.

Tabelle 1.5 gibt unter gewisser Vereinfachung (auszugsweise) die Wirkungen der beiden Systeme an den wichtigsten Organsystemen an.

Tabelle 1.5 Wirkungen von Sympathikus und Parasympathikus

| Effektororgan | Wirkung | | Bemerkungen |
|---|---|---|---|
| | **Sympathikus** | **Parasympathikus** | |
| Auge | – Erweiterung der Pupille<br>– Steuerung der Fernakkommodation | – Verengung der Pupille<br>– Steuerung der Nahakkommodation | – daher nach Einnahme von Anticholinergika oft Schwierigkeiten beim Lesen |
| Speicheldrüsen | – Bildung zähen Speichels | – Bildung großer Menge flüssigen Speichels | – Mundtrockenheit durch Anticholinergika |
| Herz | – Erhöhung der Frequenz<br>– Steigerung der Auswurfmenge | – Senkung der Pulsfrequenz<br>– Verzögerung der Überleitung | – daher frequenzsenkende Wirkung von Betablockern |
| Blutgefäße | – kompliziert angesichts der verschiedenen Rezeptortypen für Noradrenalin und der gleichzeitigen hormonellen Beeinflussung<br>– in der Summe: eher Verengung | – indirekt erweiternd (über Freisetzung von NO aus dem Gefäßendothel) | – bei vegetativer Versorgung der Gefäße vieles unklar<br>– möglicherweise unterschiedliche Verhältnisse in den Organsystemen (z.B. Hautgefäße, Muskelgefäße)<br>– Regulation der Gefäßweite auch an Hand lokaler Faktoren (Gewebshormone, Stoffwechselprodukte) |
| Bronchien | – durch Stimulation von $\beta_2$-Rezeptoren erweiternd | – verengend | – bronchodilatierende Wirkung von $\beta_2$-Mimetika (Asthmasprays) |
| Magen-Darm-Trakt | – Hemmung der Verdauungstätigkeit | – Förderung der Verdauungstätigkeit (durch Anregung der Darmmuskulatur, Stimulierung von Verdauungsdrüsen) | – als anticholinerger Nebeneffekt Dämpfung der Verdauungstätigkeit (Obstipation; im Extremfall Darmlähmung)<br>– Tätigkeit des Verdauungstrakts auch durch Darmnervensystem reguliert (weitgehend unabhängig von sympathischen und parasympathischen Einflüssen) |
| Harnblase | – erschwert Austreibung von Harn | – erleichtert Harnentleerung durch Kontraktion der austreibenden Blasenmuskulatur und Öffnung des den Eingang verschließenden Muskels (des Sphinkters) | – als anticholinerger Effekt zuweilen Schwierigkeiten beim Harnlassen bis zu akuter Blasenatonie und Harnverhaltung |
| Genitalien | – Ejakulation | – Erektion (indirekt über Gefäßendothel Öffnung der zuführenden Gefäße in den Schwellkörpern) | |

*Allgemeines zur pharmakologischen Beeinflussung vegetativer Reaktionen*: Nach dem oben Gesagten lässt sich das vegetative Nervensystem in verschiedener Weise pharmakologisch beeinflussen. *Agonisten an den nikotinergen Acetylcholinrezeptoren der vegetativen Ganglien* (beispielsweise Nikotin selbst) erhöhen sowohl die Aktivität des sympathischen als auch des parasympathischen Subsystems, womit sich die *Wirkungen weitgehend aufheben* (z.B. die Weite der Pupillen, die Wirkung auf diverse Drüsen). Umgekehrt würden die Effekte von Ganglienblockern lediglich in wenigen der zahlreichen Organsysteme manifest (z.B. nicht in der Pupille, wohl aber mittels Sympathikusblockade an den Blutgefäßen in Form der erweiternden und damit Blutdruck senkenden Wirkung).

Substanzen, welche *muskarinerge Acetylcholinrezeptoren stimulieren* (z.B. die Pupillenverengung und Anregung der Darmtätigkeit bewirkenden Pharmaka Pilocarpin oder Carbachol) führen damit zu *erhöhter parasympathischer Aktivität*, beispielsweise in Form verlangsamter Pulsfrequenz und Bronchialverengung. Stoffe, welche *muskarinerge Acetylcholinrezeptoren blockieren* (*Anticholinergika*) dämpfen das parasympathische NS (wirken *parasympatholytisch*) und fördern damit indirekt i. Allg. die Sympathikuswirkung. Adrenerge Rezeptoren an inneren Organen stimulierende Substanzen verstärken sympathische Reaktionen (sind Sympathomimetika, z.B. Adrenalin), solche, nach deren Einnahme sich die Aktivität des sympathischen Nervensystems abschwächt, werden Sympatholytika genannt. Wegen der antagonistischen Wirkungen der beiden Systeme entspricht einem Mimetikum für das eine System weitgehend – keineswegs immer vollständig – im Hinblick auf die Effekte einem Lytikum für das andere System.

Bei den Mimetika unterscheidet man wiederum direkte Stimulatoren von Bindungsstellen (z.B. Adrenalin, Nikotin, Muskarin) und indirekte Mimetika, die, beispielsweise durch Hemmung der Inaktivierung die Übertragung an den Synapsen, verstärkende Effekte haben (z.B. Acetylcholinesterasehemmer als indirekte Parasympathomimetika. Diese (nicht immer unmissverständlichen) Terme werden im Weiteren nicht verwendet; jedoch sollten diese beim Studium einschlägiger Natur nicht selten auftauchenden Begriffe doch wenigstens erwähnt werden.

So führt *Atropin*, das bekannteste Anticholinergikum und Parasympatholytikum, zu erhöhter Pulsfrequenz, Erweiterung der Bronchien, Öffnung der Pupille sowie zu verminderter Aktivität im Magen-Darm-Trakt und schwächerer Kontraktion der Blasenmuskulatur, zudem zu Mundtrockenheit und (über die zwar ausschließlich sympathisch innervierten, aber mit muskarinergen Acetylcholinrezeptoren ausgestatteten Schweißdrüsen) zu verminderter Schweißproduktion. Man beachte, dass viele *Neuroleptika* und insbesondere fast alle *trizyklischen Antidepressiva* als Nebenwirkung *muskarinerge Acetylcholinrezeptoren blockieren*, also dem Atropin vergleichbare *anticholinerge* Effekte haben; so werden im Extremfall beispielsweise Darmlähmungen als Nebenwirkungen trizyklischer Antidepressiva beschrieben.

Hat also ein Parasympatholytikum (wie Atropin) Effekte, die weitgehend – aber eben nicht vollständig – denen einer *Aktivierung des Sympathikus* entsprechen, so ergeben sich umgekehrt bei Anwendung von Sympatholytika Wirkungen, die sich auch bei parasympathischer Aktivierung finden, z.B. nach Gabe von Betablockern Absinken der Pulsfrequenz.

Tabelle 1.6 führt – allerdings unter gewisser Vereinfachung – wichtige Pharmaka mit Wirkung auf das VNS auf.

Nicht berücksichtigt sind zahlreiche Medikamente, die ebenfalls vegetativ innervierte Organe beeinflussen, aber dies nicht über Wirkung auf Sympathikus oder Parasympathikus tun. Dazu wäre etwa Digitalis zu rechnen, das an der Natrium-Kalium-Pumpe der Herzmuskelzellen ansetzt und dort die Kontraktionskraft erhöht. Das die Bronchien erweiternde Theophyllin greift in die nachgeschaltete Signaltransduktion ein, modifiziert also die Effekte vegetativer Innervation.

Tabelle 1.6 Stimulatoren und Inhibitoren von Sympathikus und Parasympathikus

|  | Sympathikus | Bemerkungen | Parasympathikus | Bemerkungen |
|---|---|---|---|---|
| fördernd | – Adrenalin, Noradrenalin, selektive $\beta_2$-Stimulatoren (therapeutisch v.a. zur Bronchodilatation)<br>– Amphetamine und Kokain (indirekt durch Erhöhung synaptischer NA-Konzentration)<br>– Nikotin | – wegen unterschiedlicher (nor)adrenerger Rezeptortypen oft nur (fast) selektive Effekte<br>– Nikotin greift am Ganglion an und hat daher auch parasympathische Wirkungen, welche die sympathischen großteils aufheben (Ausnahme: Herz-Kreislauf-System; dort sympathische Effekte) | – Acetylcholin (ACh), Carbachol, Pilocarpin (direkt an ACh-Rezeptoren beider Typen)<br>– Arecolin (aus Betelnuss), Muskarin (direkt an muskarinergen ACh-Rezeptoren)<br>– Nikotin (direkt an nikotinischen ACh-Rezeptoren)<br>– Cholinesterasehemmer (z.B. Physostigmin, Rivastagmin, Donepezil): indirekt durch Erhöhung synaptischer ACh-Konzentration | – an Ganglien heben sich stimulatorische Effekte von Sympathikus u. Parasympathikus weitgehend auf (Ausnahme: Magen-Darm-System; dort parasympathische Effekte)<br>– Muskarin und Arecolin stimulieren nur muskarinische ACh-Rezeptoren, haben daher ausschließlich parasympathische Effekte (Ausnahme: Stimulierung der Schweißdrüsen) |
| hemmend | – $\alpha$-Rezeptorenblocker: Blutdrucksenkung durch Blockade postsynaptischer $\alpha_1$-Rezeptoren in Gefäßwandmuskulatur)<br>– Beta-Blocker (möglichst gezielt für $\beta_1$): Senkung von Pulsfrequenz und Blutdruck<br>– diverse indirekt wirkende Sympatholytika, z.B. Reserpin, Clonidin<br>– Ganglienblocker | – kompliziert (unterschiedliche Typen adrenerger Rez.)<br>– $\alpha_2$-Rez. großteils präsynaptisch lokalisiert<br>– bei $\beta$-Blockern Gefahr der Bronchokonstriktion (Asthmaanfälle!)<br>– Reserpin führt zur NA-Verarmung im präsynaptischen Neuron<br>– Clonidin stimuliert u.a. präsynaptische $\alpha_2$-Rezeptoren, führt daher zu verminderter NA-Ausschüttung<br>– bei Ganglienblockern weitgehend Aufhebung sympatholytischer u. parasympatholytischer Effekte, im Gefäßsystem überwiegt Sympatholyse (Blutdrucksenkung)<br>– therapeutisch kaum genutzt | – Atropin, Scopolamin (Blocker muskarinerger ACh-Rezeptoren)<br>– anticholinerg wirkende trizyklische Antidepressiva und Neuroleptika (ebenfalls Blocker an muskarinergen ACh-Rezeptoren.) | – Ganglienblocker haben ebenfalls parasympatholytische Effekte, welche durch die sympatholytischen größtenteils aufgehoben werden (letztere überwiegen, außer im Magen-Darm-Trakt)<br>– letzterer Effekt therapeutisch bedeutungslos |

*Darmnervensystem*: Dieses, in vielen Darstellungen des VNS vernachlässigte System soll hier wenigstens kurz dargestellt werden. Das *Darmnervensystem* (allgemeiner: *Eingeweide-* oder auch *intramurales Nervensystem*), besteht im Wesentlichen aus Geflechten von Neuronen in den Wänden des Magen-Darm-Kanals, die – vergleichsweise unabhängig von sympathischer oder parasympathischer Aktivität – die Tätigkeit der Verdauungsorgane regeln (z.B. an Hand deren Füllungszustandes). Wichtig ist, dass dieses Eingeweidenervensystem in großer Menge u.a. *Serotoninbindungsstellen* enthält. Pharmaka, die auf den Serotoninhaushalt wirken, beeinflussen daher auch die Magen-Darm-Tätigkeit; so versucht man mittlerweile durchaus mit Erfolg, die Symptomatik des Reizdarms (Colon irritabile) mit Blockern des 5-HT$_3$-Rezeptors oder Stimulatoren des 5-HT$_4$-Rezeptors zu lindern (s. dazu ausführlich Talley, 2001). In diesem Zusammenhang ist es sinnvoll, darauf hinzuweisen, dass viele Antidepressiva (in letztlich komplizierter Weise) in den Serotoninhaushalt eingreifen (s. 5.9); nicht zuletzt auf diesem Effekt dürfte ihre Wirksamkeit bei funktionellen Störungen dieses Organsystems beruhen.

## 1.3 Methoden der biologischen Psychiatrie

### 1.3.1 Überblick

In den folgenden Kapiteln werden Befunde präsentiert, aus denen sich biologische Modelle psychischer Störungen ableiten lassen. Die dabei verwendeten Methoden sind v.a. *bildgebende (neuroradiologische) Verfahren* zur Darstellung morphologischer oder funktioneller Besonderheiten im ZNS, *Provokationsstudien* zum Nachweis veränderter Reaktionen v.a. im neuroendokrinen System, *Bestimmung von Transmitterkonzentrationen* in Körperflüssigkeiten und *Rezeptorbindungsstudien* zur Erforschung von Besonderheiten der synaptischen Übertragung, weiter *Koppelungsuntersuchungen* und *molekulargenetische Methoden* zur Bestimmung der Erblichkeit psychischer Störungen sowie zur Identifizierung beteiligter Gene. Um Darstellung dieser Methoden im Rahmen der einzelnen Kapitel zu vermeiden, seien sie hier knapp skizziert; dies geschieht nur soweit im Detail, dass daraus die Bedeutung der Befunde für die Modellbildung bewertet werden kann und ist insofern keineswegs als Einführung in biologisch-psychiatrische Methoden zu betrachten. Obwohl wiederholt auf die Ergebnisse von Tierversuchen zurückgegriffen wird, insbesondere bei der Darstellung des „Belohnungssystems" und der Drogenwirkungen, kommen tierexperimentelle Vorgehensweisen nicht zur Sprache. Auch die Methodik psychophysiologischer Untersuchungen kann hier nicht behandelt werden; Ausnahme bilden wenige einführende Worte in Erhebung und Auswertung von Spontan-EEG und evozierter Potentiale.

### 1.3.2 Bildgebende Verfahren

*Darstellung morphologischer Veränderungen*: Dazu dienen insbesondere *Computer-* und *Kernspintomographie*. Erstere beruht auf einer verfeinerten Röntgentechnik, indem in verschiedenen horizontalen Höhen („Schichten") Strahlen unter diversen Winkeln durch den Kopf geschickt werden. Die gemessenen Absorptionen werden mittels eines Computers verrechnet (daher der Name Computertomographie = CT oder computerisierte axiale Tomographie = CAT); für jede der ca. 8 Schnittebenen lassen sich damit einzelne Hirnstrukturen sichtbar machen. *Nachteil* des Verfahrens ist eine *hohe Strahlenbelastung* und vergleichsweise geringes *Auflösevermögen*.

Computertomographie wird natürlich nicht nur zur Darstellung des Gehirns oder Schädels benutzt, sondern auch anderer Organe, z.B. der Gelenke. Die kraniale Computertomographie wird deshalb oft mit CCT abgekürzt.

*Geringere Strahlenbelastung* bei besserer Auflösung bietet die Kernspintomographie *(NMR = Nuclear Magnetic Resonance-Tomographie; MRI = Magnetic Resonance Imaging)*. Vereinfacht gesagt, werden Wasserstoffatome mittels eines Magnetfelds in Schwingungen versetzt, deren Stärke durch den Grad der Beeinflussung von Radiowellen gemessen wird. Da die Schwingungen von Dichte und Zusammensetzung des Gewebes abhängt, lässt sich die Gewebestruktur darstellen. Einzelne Strukturen treten ähnlich gut hervor wie in einem fixierten anatomischen Präparat. Nachteil des Verfahrens sind v.a. *hohe Kosten*. Auch hiermit können nur Strukturen sichtbar gemacht werden (zur funktionellen Kernspintomographie; s. unten).

*Methoden zum Nachweis funktioneller Besonderheiten*: Das gebräuchlichste bildgebende Verfahren zur Darstellung der Hirnaktivität ist die *Positronen-Emissions-Tomographie (PET)*. Dabei werden *radioaktiv markierte Substanzen* zugeführt, deren Anhäufung in bestimmten Hirnarealen durch die von ihnen emittierte Strahlung (Positronen) sichtbar gemacht werden kann. Beispielsweise lässt sich Desoxyglukose mit einem Fluorisotop markieren; im Gehirn lagert es sich auf Grund der Ähnlichkeit mit Glukose (Zucker) in besonders *stoffwechselaktiven* Gebieten an. Da es langsamer als Glukose abgebaut bzw. eliminiert wird, zeigt sich in diesen Arealen über längere Zeit radioaktive Strahlung. So lässt sich z.B. untersuchen, welche Hirnpartien in besonderem Maße bei Problemlösungsaufgaben beteiligt sind. Das räumliche Auflösungsvermögen des Verfahrens ist allerdings vergleichsweise schwach: Es können lediglich grobe Lokalisationen aktivierter Areale vorgenommen werden. Auch die zeitliche Auflösung ist beschränkt, weshalb nur langsame Veränderungen zu erkennen sind.

Auf der PET-Methode basieren auch *Rezeptorbindungsstudien*. Dabei wird ein radioaktiv markierter Stoff zugefügt, der hohe Affinität zu bestimmten Bindungsstellen besitzt, etwa N-Methylspiperon, welches das Kohlenstoffisotop C11 enthält und sich gut an Dopaminrezeptoren bindet.

Ähnlich wie PET funktioniert SPECT *(Single-Photon Emission Computerized Tomography)*, die v.a. Erhebung des *regionalen Blutflusses* gestattet: Radioaktiv, z.B. mittels eines Tc-Isotops markierte Substanz wird intravenös zugeführt und die von ihr emittierte Strahlung gemessen.

Zunehmend häufiger eingesetzt wird *funktionelle Kernspintomographie (fMR-Tomographie)*, die ähnlich hohe räumliche Auflösung wie die Kernspintomographie hat, zudem aber *funktionelle Veränderungen* nachweisen kann. Vereinfacht ausgedrückt führt erhöhte Sauerstoffversorgung zu Veränderung der magnetischen Eigenschaften der betreffenden Hirnareale führt; daher stellt sich gut aktiviertes Gewebe anders dar als wenig aktiviertes. Der Vorteil gegenüber dem PET-Verfahren liegt in der besseren zeitlichen wie räumlichen Auflösung; zudem muss kein Stoff von außen zugeführt werden, um die metabolische Aktivität sichtbar zu machen.

Tabelle 1.7 Bildgebende Verfahren

| Verfahren | Prinzip | Sichtbarmachen von | Bemerkungen |
|---|---|---|---|
| Computertomographie (CT) | – in Schichten zahlreiche Röntgenaufnahmen<br>– Ergebnisse miteinander verrechnet | Strukturen | – Auflösungsvermögen nicht optimal<br>– hohe Strahlenbelastung<br>– keine funktionellen Veränderungen nachzuweisen |
| Kernspintomographie (MRI, NMR) | – Bestimmung der Ablenkung von Wellen durch Magnetfelder<br>– Technik wie CT | Strukturen | – höheres Auflösungsvermögen<br>– geringe Strahlenbelastung<br>– kostenintensiv<br>– keine funktionellen Veränderungen nachzuweisen |
| Positronen-Emissions-Tomographie (PET) | – Messung der Emission eingebrachter (in Gewebe einlagernder) Substanzen | funktionelle Veränderungen | – hohe Strahlenbelastung<br>– mäßige zeitliche u. räumliche Auflösung |
| funktionelle Kernspintomographie (fMR-Tomographie) | – misst Ablenkung durch Magnetfeld von Sauerstoffatomen (Anreicherung in aktivem Gewebe) | funktionelle Veränderungen | – geringere Strahlenbelastung, höheres Auflösungsvermögen als PET<br>– Einbringen von Substanzen nicht erforderlich |

## 1.3.3 Spontan-EEG und evozierte Potentiale

*Spontan-EEG*: Mittels *Elektroenzephalographie* lassen sich elektrische Potentiale im Gehirn, v.a. vom Kortex, ableiten. Man verwendet dazu Elektroden, die auf die Kopfhaut gesetzt werden. Das Wellenmuster der resultierenden „Hirnstromkurve" (*Spontan-EEG*) zeigt außer eventuellen pathologischen Veränderungen, etwa bei epileptischen Anfällen in Form von „spikes and waves", v.a. den *Aktivierungszustand* im Gehirn: Ein hochfrequentes, niedrigamplitudiges Wellenmuster (*beta-Wellen*) indiziert *erhöhte Aktivierung*, *alpha-Wellen* mit etwas niedriger Frequenz *Entspannung im Wachzustand*; die noch langsameren *theta-Wellen* entsprechen zumeist *Einschlafen* oder *leichtem Schlaf*, Wellen im sehr langsamen *delta-Bereich* kommen bei Erwachsenen nur im *Schlaf* vor. Ein Anteil von delta-Wellen von 50% oder mehr charakterisiert *Tiefschlafstadien*. In der biologischen Psychiatrie liegt der wichtigste Einsatz des EEGs in der *Schlafforschung*.

*Evozierte Potentiale*: Veränderungen der elektrischen Gehirnaktivität finden sich auch auf einzelne Reize hin (*ereigniskorrelierte Potentiale*), wobei diese kleinen Schwankungen in den Wellen des Spontan-EEGs nicht zu erkennen sind. Ereigniskorrelierte Potentiale lassen sich jedoch durch wiederholte Reizdarbietung systematisch hervorrufen (*evozierte Potentiale*) und mittels geeigneter Auswertungstechnik sichtbar machen: Dabei werden die EEG-Kurven im Anschluss an die Reizdarbietungen übereinandergelegt, sodass die davon unabhängige Spontanaktivität (das „Rauschen") sich herausmittelt und als resultierende Veränderungen charakteristische Potenzialschwankungen sichtbar werden (etwa die P300-Welle als 300 msec nach Reizdarbietung auftretende Positivierung), welche die Antwort des Gehirns auf den experimentell gebotenen Reiz darstellen. Die Untersuchung dieser meist akustisch oder visuell evozierten Potentiale dient v.a. dem Studium von *Aufmerksamkeitsprozessen*: Erniedrigte Amplituden können dabei (mit Vorsicht) als Zeichen gestörter Aufmerksamkeit interpretiert werden, ebenso Verlängerungen der Latenzzeit (letzteres aber auch bei verlangsamter Nervenleitung, z.B. bei Multipler Sklerose).

## 1.3.4 Konzentrationsbestimmungen von Transmittermetaboliten

*Schwierigkeiten beim Nachweis von Transmittern*: Direkte Bestimmung der Transmittermengen in Synapsennähe ist beim Menschen in vivo nicht möglich. Auch Untersuchung ihrer Konzentrationen, speziell der für psychobiologische Modellbildungen wichtigen Monoamine, im Liquor liefert wenig aussagekräftige Befunde, da diese Transmitter nicht die Blut-Hirn-Schranke durchqueren, sondern erst in den Neuronen aus Vorstufen gebildet werden (s. 1.2.2); nach Ausschüttung aus den Endknöpfchen werden sie zum überwiegenden Teil zurücktransportiert.

*Nachweis von Transmittermetaboliten*: Hingegen werden die *Abbauprodukte* der Monoamine in den Liquor cerebrospinalis abgegeben, sodass deren Konzentration dort ein – allerdings nicht unumstrittenes – Maß für den Transmitterumsatz in präsynaptischen Neuronen darstellt. So wurden im Kontext der Serotonin- und Noradrenalinmangelhypothese der Depression in zahlreichen Untersuchungen die Liquorkonzentrationen der Metaboliten 5-HIAA und MHPG bestimmt (s. 5.6.4), in Zusammenhang mit der Dopaminhypothese der Schizophrenie die des Dopaminabbauprodukts Homovanillinsäure (s. 4.6.4). Diese Stoffe durchqueren zudem die Blut-Hirn-Schranke, sind also auch im Blutplasma und sogar im Urin nachweisbar. Die Ermittlung der Metabolitkonzentrationen in diesen Körperflüssigkeiten ist wenig aufwendig, da die Liquorgewinnung mittels Lumbalpunktion entfällt; sie spiegelt jedoch noch weniger eindeutig die synaptischen Verhältnisse wider, da Monoamine sich auch in anderen Geweben und im Blut befinden, somit von diesen Seiten Abbauprodukte in Plasma und Urin gelangen.

Mittlerweile versucht man, mittels ausgefeilter kernspintomographischer Verfahren (Magnet Resonanz Spektroskopie = MRS) auch die Konzentrationen von Stoffen im lebenden Gehirn zu bestimmen (s. Wang u. Li, 1998 und die dort zitierte Literatur). Allerdings sind die Ergebnisse wenig einheitlich und die Diskussion über das beste Verfahren noch nicht abgeschlossen.

## 1.3.5 Rezeptorbindungsstudien

*Prinzip*: Hier wird versucht, die *Zahl* und *Bindungsfähigkeit der Rezeptoren*, besonders der für Monoamine, zumeist durch Anlagerung radioaktiv markierter Substanzen mittels der PET-Technik zu bestimmen. Oft wählt man dazu Pharmaka, etwa verschiedene Neuroleptika zum Studium der diversen Subtypen von Dopaminrezeptoren. Deren Spezifität für die Bindungsstellen ist allerdings nicht immer eindeutig geklärt.

*In-vivo- und Post-mortem-Untersuchungen*: Bei In-vivo-Studien ist Lokalisation der bindenden Areale und die Intensität dieser Bindung auf Grund der Strahlungsabsorption im Gewebe oft nur mit Unsicherheiten anzugeben. Ein Großteil der pharmakologischen Bindungsstudien wird deshalb mit präpariertem Nervengewebe durchgeführt.

Unter biopsychologischen Aspekten sehr aussagekräftig sind die seltenen Studien an Gehirnen verstorbener psychiatrischer Patienten; beispielsweise konnte bei hospitalisierten Schizophrenen Vermehrung von postsynaptischen Dopaminrezeptoren des Typs $D_2$ nachgewiesen werden (s. 4.6.3).

## 1.3.6 Pharmakologische Provokationstests

*Prinzip*: Sie untersuchen die Reaktionen auf Zufuhr von Substanzen, beispielsweise Hormonen, und sind vergleichsweise einfach durchzuführen, in ihrer Aussagekraft jedoch aus verschiedenen Gründen nicht immer unumstritten.

*Erläuterung am Dexamethason-Suppressionstest*: Am Bekanntesten sind Studien zur Untersuchung des neuroendokrinen Systems bei Personen mit psychischen Störungen. Hier ist v.a. der *Dexamethason-Suppressionstest* zu nennen; er ist von besonderer Bedeutung bei der Depressionsforschung und soll dort genauer dargestellt werden (s. auch 5.6.5). Es sei nur angedeutet, dass er die Regulation im System Hypothalamus-Hypophyse-Nebennierenrinde überprüft. Über Rückkopplungsmechanismen führt physiologischerweise Gabe des Corticosteroids Dexamethason zu Verminderung der ACTH-Sekretion aus der Adenohypophyse und damit zu Absinken des Plasmacortisolspiegels. Bei Depressiven bleibt mit gewisser Häufigkeit diese Unterdrückung der Cortisolausschüttung aus, sodass man dort Überaktivität im Hypothalamus-Hypophyse-Nebennierenrinden-System annimmt. Der *TRH-Test* wird ebenfalls häufiger speziell bei depressiven Patienten eingesetzt; bei ihnen ist typischerweise die durch das Hypothalamushormon angeregte hypophysäre Ausschüttung von TSH vermindert. Diese Befunde sind nicht einfach zu interpretieren. Abgesehen davon, dass sie nicht spezifisch für depressive Störungen sind und oft von der Begleitmedikation beeinflusst werden, ist zumeist auch nicht der genauere Mechanismus bekannt: So könnten die Rezeptoren für Dexamethason oder TRH unempfindlicher sein oder die Störung in einem anderen Glied der Kette liegen, etwa in der Hormonproduktion.

*Weitere Provokationstests*: Eine Anzahl von pharmakologischen Provokationstests (bzw. Suppressionstests) dienen spezifisch dazu, die Ansprechbarkeit gewisser Rezeptorentypen zu testen, vornehmlich wiederum der für Monoamine. So wird verminderte Ausschüttung von *Wachstumshormon* (Somatotropin, GH = growth hormone) nach Gabe von *Clonidin* als Beleg verminderter Empfindlichkeit (oder Zahl) der $\alpha_2$-*Rezeptoren für Noradrenalin* angesehen, reduzierte Produktion von *Prolactin* nach Gabe der *Serotoninantagonisten m-CPP* oder *Fenfluramin* als Zeichen von *Minderempfindlichkeit serotonerger Rezeptoren* interpretiert.

## 1.3.7 Bestimmung der Genexpression

*Allgemeines zu Genen und Genexpression*: Ein *Gen* („Erbfaktor", kleinste genetische Einheit) ist bekanntlich, biochemisch gesehen, ein Abschnitt auf der DNA in einem Chromosom des Zellkerns, also eine Abfolge von Nukleotiden (5er-Zucker, an denen eine von vier möglichen Nukleotidbasen hängt und die mittels eines Phosphorsäurerests sich mit dem daneben liegenden Nukleotid verbinden können); ein Gen stellt den *Bauplan für ein bestimmtes Polypeptid* dar (eine Abfolge von Aminosäuren), welches im Zellstoffwechsel der einzelnen Zellen unterschiedlich große Bedeutung hat. Viele Polypeptide sind Enzyme, die wiederum den Ablauf biochemischer Reaktionen im Körper überhaupt erst ermöglichen. So wird beispielsweise das Ethanol abbauende Enzym Alkoholdehydrogenase (ADH) an Hand eines mittlerweile exakt lokalisierten Gens synthetisiert und zwar v.a. in Leberzellen. Diese Polypeptidsynthese geschieht nicht im Zellkern, sondern außerhalb davon an den Ribosomen im Cytoplasma, wohin in Form der *m-RNA (messenger- = Boten-RNA)* eine Abschrift des Gens gelangt; diese m-RNA ist ebenfalls eine Kette von (im Detail etwas anders strukturierten) Nukleotiden.

In jeder Zelle des Körpers (kernlose, z.B. Erythrozyten, ausgenommen) ist der gesamte Gensatz zu finden, wobei nur ein Bruchteil davon für die jeweilige Zelle relevante Information enthält. So findet sich auch in den Neuronen des Gehirns das Gen für ADH, wobei Nervenzellen aber das Enzym nicht brauchen und entsprechend auch nicht synthetisieren; das Gen für ADH wird – wie es heißt – in den Neuronen nicht *exprimiert* („ausgedrückt"). Entsprechend würde man in den Kernen dieser Zellen zwar den DNA-Abschnitt mit dem Bauplan für ADH finden, vergeblich aber nach der zugehörigen m-RNA im Cytoplasma suchen.

Des einleuchtenden Beispiels zu Liebe wurde allerdings der Sachverhalt deutlich vereinfacht: ADH ist kein einziges Enzym, sondern ein Sammelbegriff für mindestens drei Unterformen (so genannte Isoenzyme), deren Baupläne auf drei verschiedenen Genorten (Loci) zu finden sind (s. dazu knapp 3.2.1, ausführlicher Köhler, 2000, S. 36 f.).

Ein weiteres Beispiel: Das Gen für die Synthese von Dopamintransportern (Proteine, welche die ausgeschütteten Dopaminmoleküle wieder zurück in die präsynaptische Zelle bringen) ist zwar auf dem kurzen Arm von Chromosom 5 aller kernhaltigen Zellen zu finden, wird aber sinnvollerweise nur dort exprimiert, wo Dopaminmoleküle ausgeschüttet werden, nämlich in den dopaminergen Neuronen.

Bekanntlich haben alle kernhaltigen Zellen (Keimzellen ausgenommen) einen diploiden Chromosomensatz, also jeweils Paare so genannter homologer Chromosomen, auf denen an sich entsprechenden Orten Baupläne für die Polypeptide sitzen; jedes Gen liegt also in zwei Parallelformen (Allelen) vor. In der Regel sind die Baupläne (also die Allele) hinsichtlich ihrer Nukleotidabfolge identisch; es kann aber vorkommen, dass unterschiedliche Varianten vorliegen. Hat ein Individuum zwei identische Allele eines Gens, nennt man es diesbezüglich homozygot, bei Unterschiedlichkeit heterozygot. Stehen bei Heterozygotie die Allele (wie beim Bauplan für die die Hautfarbe determinierenden Enzyme) im Verhältnis der Kodominanz, wird jedes Allel exprimiert; ist hingegen eines dominant (das andere rezessiv), kommt nur das erste zur Expression. Rezessive Gene können nur dann exprimiert werden, wenn das Individuum bezüglich ihres Vorliegens homozygot ist. Das ist beispielsweise der Fall, wenn das Gen für die Bildung von Phenylalaninhydroxylase auf beiden Chromosomen in einer veränderten Form vorliegt; in diesem Fall wird eine unzureichend leistungsfähige Phenylalaninhydroxylase gebildet und es kommt zur Phenylketonurie (s. 9.2.4). Bei Heterozygoten wird nur die normale Variante des Gens exprimiert, und diese Personen weisen einen normalen Abbau von Phenylalanin auf.

Kann man die Menge der in einer Zelle (oder weiter gefasst: in einer Region) vorhandenen m-RNA eines Gens bestimmen, lässt sich angeben, wie gut das Gen im untersuchten Gebiet exprimiert ist. So würde also in Neuronen keine m-RNA für Alkoholdehydrogenase zu finden sein, hingegen größere Mengen sich in der Leber finden; auch liegt in dopaminergen Neuronen (also z.B. im Mittelhirn) reichlich m-RNA für das Dopamintransportergen vor, in serotonergen Neuronen (oder in der Medulla oblongata, wo deren Perikaryen sind) nicht.

Dies setzt natürlich voraus, dass man die m-RNA des interessierenden Gens kennt, was zunehmend der Fall ist. So lässt sich beispielsweise von den augenblicklich bekannten 5 Typen von Dopaminrezeptoren (also Proteinen) die jeweilige Abfolge der Aminosäuren exakt angeben (s. auch 1.2.2), ebenso die Nukleotidabfolgen der zugehörigen Gene und damit auch die dafür zuständige m-RNA. Daher kann man genauer die Regionen bestimmen, in denen diese Rezeptorgene exprimiert sind, z.B. das $D_2$-Rezeptorgen in großen Mengen im Striatum, das $D_4$-Rezeptorgen dort offenbar so gut wie gar nicht.

### 1.3.8 Koppelungsstudien und molekulargenetische Methoden

*Prinzip*: Hier wird zum einen versucht, die für psychische Störungen (mit)verantwortlichen *Gene zu identifizieren* und ihre *Lage auf den Chromosomen* anzugeben (*Genkartographie*), zum anderen diese Gene genauer auf ihre *spezifischen Eigenheiten* und ihre *physiologische Bedeutung* zu untersuchen, damit eventuell den Mechanismus der Erkrankung im Körper zu klären.
*Koppelungsstudien*: Dem ersten Zweck dienen v.a. „*Linkage*"- oder *Koppelungsstudien*, bei denen man die Häufigkeit des gemeinsamen Auftretens eines genetisch zu ergründenden Merkmals mit einem bereits bekannten und auf Chromosomen lokalisierbaren Merkmal (*Marker*) bestimmt. Beispiel für einen solchen Marker ist etwa die Rot-Grün-Blindheit; das dafür verantwortliche Gen sitzt auf dem X-Chromosom, und zwar nahe dem Ende des langen Arms (Propping, 1989, S. 79). Auf ein und demselben Chromosom lokalisierte Gene werden (von eventuellen Translokationen während der Meiose abgesehen) gemeinsam vererbt. Würde ein Merkmal, beispielsweise Neigung zu Depression, gleichen Erbgang wie Rot-Grün-Blindheit zeigen, so wäre zu folgern, dass ein dafür verantwortliches Gen ebenfalls auf dem X-Chromosom sitzt. Je enger die Koppelung zwischen diesen beiden Merkmalen, um so geringer ist auch der räumliche Abstand auf dem Chromosom anzunehmen; um so unwahrscheinlicher ist nämlich, dass bei einem Auseinanderbrechen des Chromosoms mit Übertragung des Bruchstücks auf ein anderes (crossing-over) während der Meiose diese Gene getrennt werden. Als Marker für die Lokalisation des Gens einer zu untersuchenden Störung wählt man naheliegenderweise Erkrankungen (allgemeiner: Merkmale), die häufig vorkommen und zudem hinsichtlich des verantwortlichen Gens bereits gut lokalisiert sind. Insbesondere zu Schizophrenie und affektiven Störungen gibt es zahlreiche Versuche der *Genkartierung* im beschriebenen Sinne, deren Resultate jedoch in anderen Studien häufig nicht repliziert werden konnten (s. 4.5 und 5.5); auch für den teilweise genetisch zu begründenden Missbrauch psychotroper Substanzen (insbesondere Alkohol) hat man ebenfalls nicht unumstrittene Genkartierungen versucht.
*Molekulargenetik*: Mittels spezieller molekulargenetischer Methoden, deren detaillierte Darstellung hier zu weit führen würde (s. etwa Murken u. Cleve 1996, S. 8 ff.), lässt sich vielfach ebenfalls Information über die beteiligten Erbfaktoren gewinnen. Mittels so genannter *Restriktionsendonukleasen* wird zunächst die DNA einer Person in einzelne Teile aufgespalten. Diese Enzyme greifen jedesmal an jenen Stellen der langen DNA-Ketten ein, wo bestimmte Sequenzen von Nukleotidbasen vorliegen. Die Lage dieser Sequenzen ist für jede Person spezifisch, wenn auch natürlich gewissen Gesetzmäßigkeiten folgend. Durch Elektrophorese (Wandern der DNA-Abschnitte in einem elektrischen Feld) lassen sich die aus der Zerlegung resultierenden DNA-Stücke voneinander trennen. Da für jede Person die so entsprechenden Abschnitte der DNA unterschiedlich lang sein können, zeigen sie auch verschiedene Geschwindigkeit im elektrischen Feld und kommen daher schließlich an unterschiedlichen Stellen des Elektrophoresestreifens zu liegen. Das entstehende Muster (die Anordnung der DNA-Segmente nach Elektrophorese) ist das, was als „genetischer

Fingerabdruck" einer Person bezeichnet wird. Vergleich dieser Muster zwischen Personen mit und ohne Krankheitsmerkmal lässt dann im Idealfall jenen Abschnitt der DNA erkennen, der dem für des Merkmal verantwortlichen Gen entspricht. Da man mittlerweile den genetischen Code mehr und mehr zu entschlüsseln im Begriff ist, also zunehmend Gene (definiert über eine gewisse Anordnung von Nukleotidbasen) auf einzelnen Chromosomen örtlich festlegen kann, liefert dieses Verfahren eine weitere Möglichkeit der Genlokalisation auf den Chromosomen (*Restriktionsgenkartierung*).

Ein noch tiefergehenderes Verständnis ist zu gewinnen, wenn man die *physiologische Funktion* des bei der Krankheit pathologisch veränderten Gens herausfindet und somit den Mechanismus angeben kann, wie die genetische Anomalität zur untersuchten Störung führt. Ist die *Sequenz der Nukleotidbasen* in einem Gen bekannt, so lässt sich auch häufig die *Art des Proteins* angeben, für dessen Produktion das Gen zuständig ist; bekanntlich entspricht ein Basentriplett auf der DNA (drei aufeinanderfolgende Bausteine des genetischen Codes) jeweils einer Aminosäure im genetisch determinierten Protein.

Diese hier skizzierten Verfahren haben in vielen Fällen sehr aufschlussreiche Ergebnisse geliefert: So weiß man beispielsweise, dass das für die familiäre Form der Alzheimer-Demenz verantwortliche Gen auf dem langen Arm (q-Arm) von Chromosom 21 liegt; dieses Gen ist normalerweise für die Bildung eines bestimmten Proteins verantwortlich, welches bei der Alzheimer-Krankheit pathologisch verändert gefunden wird (im Wesentlichen verkürzt nach Strange, 1992, S. 195 f.).

# 2 Demenzen

## 2.1 Amnestisches, delirantes und demenzielles Syndrom

*Überblick; Vorkommen der Syndrome*: Das *demenzielle Syndrom*, welches weitgehend dem v.a. früher als chronisch *organisches Psychosyndrom* bezeichneten Symptombild entspricht, ist charakterisiert sowohl durch *Einschränkungen der Gedächtnisleistungen* als auch anderer *kognitiver Fähigkeiten*, etwa des Urteilsvermögens, zudem durch *emotionale* und *motivationale Veränderungen*, beispielsweise Affektinkontinenz und Antriebslosigkeit. Es ist abzugrenzen vom *amnestischen Syndrom*, wie es u.a. als Folge chronischen Alkoholmissbrauchs vorkommt und dann häufig als *Korsakow-Syndrom* bezeichnet wird; bei letzterem finden sich obligatorisch lediglich Störungen des Kurz- und Langzeitgedächtnisses, speziell der Merkfähigkeit, häufig gepaart mit *Konfabulationen*, ausschweifenden Erfindungen über nicht mehr erinnerte Sachverhalte, während Urteilsfähigkeit und Affekte keineswegs gestört sein müssen. Weiter ist das *delirante Syndrom* zu unterscheiden, welches im Wesentlichen durch Störungen zahlreicher psychischer Funktionen gekennzeichnet ist. Auffällig sind hier u.a. *Bewusstseinsminderungen*, die Unfähigkeit, Aufmerksamkeit aufrechtzuerhalten, räumliche und zeitliche *Desorientierung*, *Verkennungen der Realität* (etwa optische Halluzinationen), Überaktivität, Schlafstörungen, Angstzustände. Delirante Zustandsbilder können zusammen mit Demenzen auftreten, sind aber davon zu unterscheiden und entsprechend anders zu verschlüsseln (stark verkürzt nach ICD-10, S. 72 ff.). Kommen diese Syndrome nicht in Zusammenhang mit Einnahme (oder Entzug) psychotroper Substanzen vor, speziell Alkohol, sind sie zumeist Zeichen einer organischen psychischen Störung (und entsprechend in die Kategorie F0 der ICD-10 einzuordnen).

Tabelle 2.1 Amnestisches, demenzielles und delirantes Syndrom

| Syndrom | Hauptcharakteristika | Vorkommen |
| --- | --- | --- |
| amnestisches Syndrom | – Beeinträchtigung der Speicherung von Neuem<br>– teilweise auch Störung der Reproduktion alter Inhalte<br>– Konfabulationen | – als Folge von chronischem Alkoholabusus (Korsakow-Syndrom)<br>– auch von Barbituraten und anderen Sedativa |
| demenzielles Syndrom | – Gedächtnisstörungen wie bei amnestischem Syndrom<br>– weitere kognitive Störungen (z.B. von Konzentration, Urteilsfähigkeit)<br>– affektive Störungen | – Alzheimer-Krankheit<br>– vaskuläre Demenz<br>– Demenz bei Huntington-Krankheit<br>– Demenz bei Parkinson-Krankheit |
| delirantes Syndrom | – Bewusstseinsstörungen<br>– Verkennungen der Realität<br>– Halluzinationen; Wahn<br>– Unruhe<br>– vegetative Symptome | – Entzug von Alkohol und Barbituraten<br>– Fieber<br>– Einnahme bestimmter Medikamente und Drogen<br>– Systemkrankheiten |

Amnestische und delirante Syndrome kommen etwas genauer in Kapitel 3 zur Darstellung, welches mit psychotropen Substanzen assoziierte Störungen behandelt. Über die biologischen Grundlagen organischer, nicht auf Substanzkonsum zurückzuführender amnestischer und deliranter Syndrome ist letztlich wenig bekannt; diese Syndrome können – um nur einige organische Korrelate zu nennen – u.a. in Zusammenhang mit Hirnerkrankungen, diversen Neoplasmen, Stoffwechselkrankheiten, Hormonstörungen oder Infektionen auftreten (s. dazu etwa Gutzmann, 1996; DSM IV, S. 169); genauer kann hier nicht darauf eingegangen werden. Hingegen ist den Demenzen, auch in Anbetracht ihrer Verbreitung, ein eigenes Kapitel gewidmet.

*Definition von Demenzen*: Als Demenzen bezeichnet man Erkrankungen oder psychische Störungen, bei denen ein demenzielles Syndrom das klinische Bild wesentlich mitbestimmt. Diese können unterschiedlichster Art sein, z.B. neurologische Erkrankungen, bei denen ein demenzielles Syndrom im Vergleich zu den motorischen Einschränkungen eher wenig auffällig ist (Parkinson-Krankheit, Chorea Huntington), Infektionskrankheiten wie Aids, wo zu Zeichen der Immunschwäche kognitive Störungen hinzutreten können, schließlich Störungsbilder wie die Alzheimer-Krankheit, bei denen das demenzielle Syndrom die auffälligste Störung darstellt.

*Wichtigste Symptome*: Wie erwähnt, ist das demenzielle Syndrom (etwas ungenau: die Demenz) insbesondere durch *Störungen des Gedächtnisses*, weiterer *kognitiver Leistungen* sowie Veränderungen im *affektiven* und *motivationalen* Bereich gekennzeichnet. Wesentliche Voraussetzung für die Diagnose einer Demenz ist nach ICD-10 der „Nachweis einer Abnahme des Gedächtnisses und des Denkvermögens mit beträchtlicher Beeinträchtigung der Aktivitäten des täglichen Lebens". Diese Gedächtnisstörungen betreffen typischerweise v.a. *„Aufnahme, Speichern und Wiedergabe neuer Information"*; besonders in *späteren Stadien* kann *früher gelerntes* Material ebenfalls *verloren* gehen. Zu betonen ist, dass neben diesen Gedächtnisstörungen eine „Beeinträchtigung des Denkvermögens, der Fähigkeit zu vernünftigem Urteilen und eine Verminderung des Ideenflusses" besteht; hingewiesen wird zudem auf Beeinträchtigungen der Informationsverarbeitung, auf die Schwierigkeiten der Betreffenden, sich „mehr als einem Stimulus gleichzeitig" zuzuwenden, beispielsweise an einem Gespräch mit mehreren Personen teilzunehmen, die Aufmerksamkeit von einem Thema zum anderen zu wechseln (verkürzt und verändert nach ICD-10, S. 61). Eine ähnliche Definition findet sich im DSM-IV (S. 174 ff.), wobei jedoch die Störungen im Benennen, das v.a. von Laien für charakteristisch aufgefasste Entfallen von Namen, deutlicher hervorgehoben werden.

Meistens zu beobachten sind zudem *„Verschlechterung der emotionalen Kontrolle, des Sozialverhaltens oder der Motivation"*, die mit den kognitiven Störungen einheroder ihnen gelegentlich vorangehen; gewöhnlich kommt es auch zu „Beeinträchtigungen in den persönlichen Aktivitäten des täglichen Lebens, wie Waschen, Ankleiden, Essen, persönlicher Hygiene, bei Körperausscheidungen und der Benutzung der Toilette" (verkürzt nach ICD-10, S. 60).

*Vorkommen von Demenzen*: Dieses demenzielle Syndrom mit den oben beschriebenen Charakteristika findet sich im Rahmen zahlreicher Erkrankungen, wobei hinsichtlich Einzelheiten der Symptomatik, etwa affektiver und motivationaler Veränderungen, Unterschiede zwischen den Krankheiten bestehen können. Sie sind in Tabelle 2.2 aufgeführt.

Unklar in ihrer Stellung und Beziehung zu anderen Demenzformen sind augenblicklich die *Lewy-Körper-Demenz* sowie die *frontotemporale Demenz*. Erstere steht möglicherweise in Verbindung mit der Demenz bei Parkinson-Krankheit und ist durch charakteristische Zelleinschlüsse (Lewy-Körper) gekennzeichnet (s. auch Tiraboschi et al., 2002); letztere zeigt Beziehungen zur Alzheimer-Krankheit, wobei der Gewebeschwund besonders ausgeprägt im Stirn- und Schläfenhirn ist – im Gegensatz zur Alzheimer-Krankheit mit eher okzipital lokalisierten Hirnatrophien.

Erwähnt sei, dass in seltenen Fällen Demenzen bereits bei Kindern und Jugendlichen auftreten können, also sich nach normaler Entwicklung ein sehr früher geistiger Abbau zeigt. Die größte Gruppe dieser neurodegenerativen Erkrankungen des Kindes- und Jugendalters bilden die neuronalen Ceroid-Lipofuszinosen, autosomal-rezessiv erbliche Erkrankungen, bei denen es auch zu zunehmender Einschränkung des Sehvermögens kommt (Kohlschütter et al., 2005).

Tabelle 2.2 Ursachen demenzieller Syndrome

| Ursache (Grundkrankheit) | Symptomatik | Besonderheiten |
|---|---|---|
| Alzheimer-Krankheit | – eher schleichend einsetzendes, chronisch-progredientes demenzielles Syndrom<br>– zu Beginn selten neurologische Störungen | – sichere Diagnose durch Nachweis von Alzheimer-Fibrillen u. gehäufter seniler Plaques |
| vaskuläre Demenz | – oft plötzlich beginnendes demenzielles Syndrom<br>– wechselhafter Verlauf<br>– neurologische Symptome schon früh | – häufig Diabetes u. Hypertonie in der Anamnese |
| Pick-Krankheit | – demenzielles S. mit ausgeprägt affektiver Symptomatik | – zumindest zu Beginn v.a. affektive Symptome |
| Creutzfeldt-Jakob-Krankheit | – demenzielles S. bei ausgeprägt neurologischer Symptomatik | – rasch progredient<br>– typische spongioforme Veränderungen |
| Huntington-Krankheit | – demenzielles S. bei ausgeprägt extrapyramidaler Symptomatik (hyperkinetisch) | – Nachweis des veränderten Gens möglich |
| Parkinson-Krankheit | – demenzielles S. bei ausgeprägt extrapyramidaler Symptomatik (hypokinetisch) | |
| Demenz bei HIV-Erkrankung | – demenzielles S. bei Aids | – Nachweis der HIV-Infektion |

## 2.2 Demenz bei Alzheimer-Krankheit

### 2.2.1 Symptomatik; Subtypen; Verlauf

*Definition*: Die Alzheimer-Krankheit ist nach ICD-10 (S. 62) eine „primär degenerative zerebrale Erkrankung mit unbekannter Ätiologie und charakteristischen neuropathologischen und neurochemischen Merkmalen". Das klinische Bild wird im Wesentlichen von einem demenziellen Syndrom bestimmt, das entsprechend als Demenz bei Alzheimer-Krankheit, in verschiedenen psychiatrischen Lehrbüchern auch als Demenz vom Alzheimer-Typ (DAT) bezeichnet wird. Sie setzt üblicherweise *schleichend* ein; anders als bei der unten zu besprechenden vaskulären Demenz findet sich weder ein plötzlicher „apoplektischer Beginn" noch sind in der Frühphase neurologische Herdzeichen wie beispielsweise Halbseitenlähmungen oder Gesichtsfeldausfälle zu beobachten. *Bei Beginn vor dem 65. Lebensjahr* kommt es zumeist zu einer *raschen Verschlechterung*; Störungen höherer kortikaler Funktionen wie Aphasien und Apraxien stellen sich relativ früh ein. Diese Verlaufsform wird in der ICD-10 als Demenz bei Alzheimer-Krankheit mit frühem Beginn bezeichnet (in der Literatur zuweilen auch Alzheimer-Krankheit, Typ 2 oder präsenile Demenz vom Alzheimer-Typ genannt); bei der Demenz bei Alzheimer-Krankheit mit spätem Beginn (oft als Alzheimer-Krankheit, Typ 1 oder senile Demenz vom Alzheimer-Typus = SDAT bezeichnet) findet sich eher langsame Progredienz; Gedächtnisstörungen stehen im Vordergrund. Die mittlere Verlaufsdauer wird mit 8–10 Jahren angegeben, wobei in späteren Stadien i. Allg. motorische Beeinträchtigungen, Probleme bei der Kontrolle von Darm und Blase sowie Bettlägerigkeit hinzukommen (verkürzt nach DSM-IV, S. 182 ff. sowie Gutzmann, 1996).

## 2.2.2 Diagnostik

*Diagnosestellung*: Sie erfolgt im Wesentlichen an Hand der *Symptomatik*, wobei nicht nur eine altersphysiologische Vergesslichkeit (bei leichter Symptomatik), sondern diverse Systemerkrankungen (etwa Hormonstörungen, Vitaminmangelkrankheiten) und Hirnkrankheiten anderer Natur, etwa Neurosyphilis, ausgeschlossen werden müssen; insbesondere ist aber eine *Abgrenzung gegenüber der vaskulären Demenz* zu leisten. Letztlich beweisend für das Vorliegen einer Alzheimer-Krankheit ist der Nachweis *charakteristischer neuropathologischer Veränderungen* in Form der typischen *Alzheimer-Fibrillen* und der *gehäuften senilen Plaques* (s. unten); er kann sicher nur post mortem durch Gewebsuntersuchungen erbracht werden. Allerdings gibt es Ansätze, die charakteristischen Veränderungen auch bei Lebenden mittels PET nachzuweisen (Shoghi-Jadid et al., 2002; s. dazu auch Silverman u. Small, 2002).

Prinzipiell wäre auch mit Hirnbiopsien zu Lebzeiten die Diagnose zu sichern, wobei man allerdings diesbezüglich äußerst zurückhaltend sein dürfte. Ob andere Verfahren, z.B. Bestimmung bestimmter Proteine in Serum oder Liquor, zusätzliche diagnostische Sicherheit bringen, scheint unklar.

## 2.2.3 Ersterkrankungsalter; Epidemiologie

*Ersterkrankungsalter*: Beginn der Erkrankung nach dem 65. Lebensjahr ist der weitaus häufigere Fall, selten ist Erstmanifestation vor dem 50. Lebensjahr; Alzheimer-Demenz mit frühem Beginn kommt bei Frauen etwas häufiger vor. Während für die eher seltenen Demenzen in jüngeren Lebensjahren alle möglichen Ursachen in vergleichbarer Häufigkeit in Frage kommen, sind Altersdemenzen zu mindestens 50% auf Alzheimer-Krankheit zurückzuführen und stellen etwa in weiteren 15% eine Kombination von Alzheimer- und vaskulärer Demenz dar. Der Prozentsatz der Bevölkerung über 65 Jahre, der an DAT leidet, wird auf 2–4% geschätzt; Männer und Frauen sind hier ähnlich häufig betroffen (im Wesentlichen nach DSM-IV, S. 183 f.).

## 2.2.4 Familiäre Häufung und Vererbung

*Familiäre Häufung*: Sie ist zu beobachten, insgesamt aber – sieht man von einer wohl seltenen regelrecht familiären Form der DAT ab – offenbar nicht sehr ausgeprägt; bei *frühem Beginn* scheinen *deutlichere genetische Zusammenhänge* zu bestehen (Silverman et al., 2003; s. aber auch Heun et al., 2001 und die dort angeführte Literatur).

*Alzheimer-Krankheit und Trisomie 21*: Als interessanter Befund sei erwähnt, dass Personen mit Trisomie 21 (Mongolismus, Down-Syndrom) deutlich erhöhtes Risiko besitzen, an DAT zu erkranken und dass bei ihnen fast durchgängig ab einem Alter von etwa 40 Jahren die typischen, in 2.2.5 beschriebenen neuropathologischen Veränderungen zu finden sind (nach DSM-IV, S. 184 sowie Gutzmann, 1996).

## 2.2.5 Biologische Befunde bei Patienten mit Alzheimer-Krankheit

*Untersuchungen mit bildgebenden Verfahren*: Die mittels Computertomographie oder Kernspintomographie bei Alzheimer-Patienten erhobenen Befunde sind *unspezifisch*, v.a. *Ventrikelerweiterungen* und *Verbreiterung der Furchen* in der Hirnrinde als Zeichen der *Hirnatrophie* (s. Rapoport, 1995); wie erwähnt, bemüht man sich, bereits in vivo die charakteristischen neuropathologischen Veränderungen nachzuweisen.

*Post-mortem-Studien*: Bei der Obduktion lässt sich diese Atrophie genauer beschreiben: Verschmälerungen der Hirnwindungen, Verbreiterung entsprechender Sulci,

Abnahme der grauen Substanz (der Hirnrinde) und subkortikaler Strukturen wie Thalamus und Striatum; die Atrophie wird i. Allg. eher als diffus charakterisiert. Unklar ist, ob Lokalisation und Ausmaß der hirnmorphologischen Veränderungen in eindeutiger Beziehung zum klinischen Bild stehen (ICD-10, S. 62).

*Mikroskopische Befunde*: Hier fällt zunächst eine *Verminderung der Neuronenzahl* in diversen Hirnregionen auf, insbesondere im *Hippocampus*. Typisch ist allerdings weniger zahlenmäßige Verminderung der Neurone als *Abnahme der Anzahl kortikaler Synapsen*, die als eigentliches morphologisches Korrelat der Alzheimer-Demenz angesehen wird (Bauer, 1994, S. 23). Wiederholt wurde auch auf den Schwund von Neuronen insbesondere im Nucleus basalis Meynert (einer Struktur des basalen Vorderhirns) hingewiesen, von dem fast alle cholinergen Fasern zum Kortex ihren Ausgang nehmen (Zola-Morgan u. Squire, 1993; Benkert u. Hippius, 1996, S. 375); dies steht im Einklang mit der unten besprochenen Theorie, dass Acetylcholin bei Gedächtnisprozessen eine entscheidende Rolle spielt und dass bei Alzheimer-Krankheit die Synthese dieses Transmitters gestört ist.

*Charakteristische neuropathologische Veränderungen*: Typisch und letztlich beweisend für das Vorliegen einer Alzheimer-Krankheit („pathognomonisch") ist der Nachweis *Alzheimerscher Neurofibrillen* und *gehäufter seniler Plaques*. Bei den ersteren handelt es sich um in den Neuronen gelegene Verklumpungen oder Knäuel („tangles") von Neurofibrillen, bei den Plaques um Ablagerungen zwischen den Nervenzellen, die in gewisser, jedoch deutlich geringerer Zahl auch im normalen gealterten Gehirn vorkommen. Sie bestehen hauptsächlich aus *Amyloid*, einem pathologischen Eiweiß, welches aus der Neuronendegeneration resultiert und enthalten ein, ßA4-Protein genanntes, irreguläres Abbauprodukt eines Membranbestandteils, des Amyloid-Prekursor-Proteins (APP); diskutiert wird, ob dieses ßA4-Protein unter bestimmten Umständen neurotoxisch ist. Die senilen Plaques wären somit nicht Nebenprodukt einer Neuronendegeneration, sondern erst deren Ausgangspunkt (zu dieser vereinfacht dargestellten Hypothese; s. Benkert u. Hippius, 1996, S. 376 sowie insbesondere Bauer, 1994, S. 37 ff. und die dort angeführte Literatur; für weitere Veränderungen; s. Weis 1997a).

*Neurochemische Befunde*: Speziell unter therapeutischen Aspekten von Interesse sind die Veränderungen in Transmittersystemen, wobei man hier speziell die im *cholinergen* hervorhebt (*Acetylcholin-Hypothese der DAT*); dies steht im Einklang mit experimentellen Befunden, die diesen Neurotransmitter mit der *Speicherung ins Gedächtnis* in Verbindung bringen. So konnte beispielsweise gezeigt werden, dass Gabe von Scopolamin, welches muskarinerge Acetylcholinrezeptoren blockiert, Speichern neuer Information beeinträchtigt; die Reproduktion alter Gedächtnisinhalte wurde jedoch nicht gestört (Drachman u. Leavitt, 1974). Ebenso ließ sich nachweisen, dass das muskarinerge Acetylcholinrezeptoren stimulierende Arecolin Auswendiglernen einer Wortliste begünstigt (Sitaram et al., 1978).

Bei Alzheimer-Patienten wurde im Vergleich zu Hirngesunden *Verminderung der Cholinacetyltransferase* gefunden, eines Enzyms, welches die Synthese des Transmitters aus Essigsäure und Cholin katalysiert (s. dazu Goldman u. Coté, 1991; Fröhlich, 1997).

Auch Veränderungen anderer Transmittersysteme wurden mit der Alzheimer-Krankheit in Verbindung gebracht, wobei speziell *Glutamat* Beachtung gefunden hat: Dieses wirkt in höherer Konzentration *neurotoxisch* und wird bei Zellschädigung verstärkt freigesetzt; in noch recht vagen Hypothesen sieht man die Degeneration weiterer Neuronen, speziell im mit glutamatergen Afferenzen gut versorgten Hippocampus, damit als indirektes Geschehen an (s. dazu Benkert u. Hippius, 1996, S. 375 f.). Andere Autoren betonen hingegen speziell die Bedeutung des serotonergen und des GABAergen Systems in der Pathogenese (Sunderland et al., 1995). Mittlerweile geht man allgemein davon aus, dass es sich bei der DAT letztlich um ein hinsichtlich Ätiopathogenese heterogenes Symptombild handelt (Liberini et al., 1996).

## 2.2.6 Biologische Erklärungsansätze

*Allgemeines zur Ätiologie der Alzheimerschen Krankheit*: Sie ist als weitgehend *ungeklärt* anzusehen; u.a. werden *genetische Faktoren*, toxische Einflüsse und Infektionen als Ursachen diskutiert (s. Weis, 1997b). Unbestritten *fördert zunehmendes Alter* die Ausbildung der Veränderungen, wobei die Pathomechanismen noch nicht bekannt sind; die ätiologische Bedeutung besteht möglicherweise lediglich darin, dass genügend Zeit für die Entwicklung der pathologischen Prozesse zur Verfügung steht.

*Bedeutung genetischer Faktoren*: Dass diese prinzipiell eine ätiologische Rolle spielen können, zeigen die erwähnten (seltenen) Fälle von regelrecht familiärer DAT, für die ein verändertes Gen identifiziert werden konnte, allerdings keineswegs bei sämtlichen Betroffenen (s. Lendon u. Goate, 1995). Das so genannte *APP-Gen*, welches den (normalerweise regulären) Abbau des Membranbestandteils APP steuert, liegt auf Chromosom 21; für Personen mit Down-Syndrom, die fast durchgängig schon früh die neuropathologischen Alzheimer-Veränderungen zeigen, ließe sich auf Grund des dreifachen Vorliegens von Chromosom 21 dieses erhöhte Risiko erklären. Mittlerweile diskutiert man auf anderen Chromosomen (etwa 14 und 19) lokalisierte Defekte als genetisches Korrelat der Alzheimer-Krankheit (Lendon u. Goate, 1995; Rose, 1995; Kurz, 1997). Insgesamt dürften aber genetische Faktoren keine allzu bedeutsame Rolle spielen. Die familiäre Häufung ist eher gering ausgeprägt; die Konkordanzrate bei monozygoten Zwillingen hinsichtlich des Vorliegens dieser Demenzform liegt zwar nach einer neueren Studie (Bergem et al., 1997) bei 78% (im Vergleich zu nur 39% bei zweieiigen); angesichts der oft deutlichen Verschiedenheit der Erstmanifestationsalter spricht man Umweltfaktoren jedoch gewisse Bedeutung zu.

*Andere Faktoren*: Als solche hatte man übermäßige Aufnahme des neurotoxischen Aluminiums (etwa in Form von Antacida, aluminiumhaltigem Trinkwasser oder bei berufsmäßigen Expositionen) angesehen, ist aber mittlerweile weitgehend von dieser Hypothese abgekommen (s. Kapaki et al., 1993). Auch die (vage) Annahme einer infektiösen Genese der Alzheimer-Krankheit wurde gemacht, basierend auf Vergleich mit anderen Demenzen, die offenbar übertragen werden (Kuru im Südseeraum, Creutzfeldt-Jakob-Krankheit); jedoch gibt es hierzu wenig direkte Belege (Friedland et al., 1990; Bauer, 1994, S. 49). Vermutet wurde weiter, dass Schädel-Hirn-Traumen die Entwicklung von Morbus Alzheimer begünstigen, möglicherweise indem sie die Bildung der pathologischen Amyloid-Plaques fördern (Royston et al., 1992).

Interessanterweise gibt es auch protektive Faktoren, welche die Wahrscheinlichkeit einer Entwicklung von DAT vermindern (s. ausführlich Laske et al., 2005). Am Besten ist dies nachgewiesen für nichtsteroidale Antirheumatika, Stoffe, die u.a. entzündungshemmend wirken, aber im Gegensatz zu den diesbezüglich ähnlichen Glucocorticoiden (Cortisol, Cortison und synthetische Stoffe) keine Steroidstruktur aufweisen; bekannte Vertreter nichtsteroidaler Antirheuma sind Indomethacin (Amuno®), Diclofenac (Diclac®, Voltaren®) oder Ibuprofen. Bei sehr langer und regelmäßiger Einnahme reduziert sich das Alzheimer-Risiko bis auf ein Fünftel (im Vergleich zu Personen, die solche Medikamente gar nicht oder bestenfalls kurz eingenommen haben); u.a. dürften diese Substanzen bestimmte, in der Pathogenese der DAT wichtige Entzündungsprozesse unterdrücken (s. dazu In't Veld et al., 2001 und die dort angeführte Literatur). Das Risiko für die Entwicklung einer vaskulären Demenz wird durch diese Medikamente nicht gesenkt.

Ebenfalls protektiven Effekt gegen Alzheimer-Demenz scheint Einnahme von Östrogenen bei Frauen zu bieten (zur Literatur; s. Ortmann u. König, 2005); allerdings steht zur Diskussion, ob – neben weiteren positiven Effekten – Östrogene nicht gleichzeitig u.a. das Risiko für Entwicklung von Karzinomen erhöhen, insbesondere von Brustkrebs. Auch $H_2$-Blocker (verordnet u.a. bei peptischen Geschwüren) scheinen das Risiko für Alzheimer-Demenz zu vermindern.

Diskutiert wird weiter, dass Raucher geringeres Risiko für die Entwicklung von DAT aufweisen (dafür aber natürlich deutlich erhöhtes für die Ausbildung einer vaskulären Demenz). Grund könnte in der Stimulierung nikotinerger Acetylcholinrezeptoren liegen; mit gewisser Wahrscheinlichkeit kann Nikotinabstinenz bei rauchenden Alzheimerpatienten die demenzielle Symptomatik verschlechtern; hier ist aber noch vieles unklar. Zudem wird über eine protektive Wirkung von Weinkonsum diskutiert (Truelsen et al., 2002; s. auch 3.2.5).

## 2.2.7 Therapie

*Möglichkeiten der Einflussnahme*: Hier seien nur die organischen Therapiemethoden besprochen; zu erwähnen ist jedoch, dass durch *geeignete Strukturierung der Umwelt* von Alzheimerpatienten (Stellung von Gedächtnishilfen, sinnvolle und konstante Anordnung von Objekten) in vielen Fällen die Auswirkungen der Gedächtnisschwierigkeiten lange Zeit gering gehalten werden können. Zudem scheint geistige Anregung ohne Überstimulation die Progredienz zu verlangsamen (Bauer, 1994, S. 89 ff.).

*Antidementiva (Nootropika)*: Zur medikamentösen Behandlung demenzieller Syndrome, nicht nur bei Alzheimer-Krankheit, werden *Nootropika* eingesetzt, eine Gruppe von Substanzen verschiedener chemischer Struktur, unterschiedlicher Wirkprinzipien und teilweise umstrittener Wirksamkeit, die kognitive Defizite günstig beeinflussen sollen (von griechisch nous = Verstand und trepein = wirken auf). Mittlerweile spricht man besser von *Antidementiva*, wobei damit speziell jene Nootropika bezeichnet werden sollen, die nachgewiesenermaßen antidemenzielle Effekte haben. Man kann sie grob hinsichtlich ihrer Wirksamkeit in drei Gruppen einteilen:

Piracetam (Normabrain®, Nootrop®), Pyritinol (Encephabol®) und Ergotalkaloide wie Co-dergocrin (Hydergin®) sind Stoffe mit nicht ausreichend nachgewiesener Wirksamkeit, die gleichwohl therapeutisch zum Einsatz kommen. Der Angriffspunkt dieser Nootropika ist nicht eindeutig geklärt; vermutet wird u.a. Verbesserung der Glukoseverwertung im Gehirn, Förderung der Bildung energiereicher Phosphatverbindungen (etwa von Adenosintriphosphat = ATP); auch Steigerung der Impulsfrequenz noradrenerger Neurone aus dem Locus caeruleus sowie Erhöhung des GABA-Gehalts im Gehirn wird als Mechanismus diskutiert (im Wesentlichen nach Benkert u. Hippius, 1996, 378 f.; Benkert u. Hippius, 2005, S. 531 ff.).

Das ebenfalls zu den Ergotalkaloiden (Mutterkornalkaloiden) gehörende Nicergolin (Sermion®) sowie Ginkgo biloba (z.B. Tebonin®) besitzen offenbar besser nachgewiesene Wirksamkeit, wenn auch nicht im Sinne jüngst formulierter strenger Anforderungen und wohl eher im prophylaktischen Sinne. Auch sind die Mechanismen zu wenig geklärt, um eingehendere Darstellung hier zu rechtfertigen; für Ginkgo wird u.a. Hemmung der Blutgerinnung (und damit besserer Blutfluss) diskutiert. Der Calciumantagonist Nimodipin (z.B. Nimotop®) wurde zwar schon nach strengeren Kriterien zugelassen, wird aber in seiner Wirksamkeit zumindest kontrovers beurteilt; u.a. wird Verbesserung des Blutflusses durch zerebrale Gefäßerweiterung diskutiert.

*Cholinesterasehemmer*: Hinsichtlich Wirksamkeit günstigere Einschätzungen erfahren zentrale Acetylcholinesterasehemmer wie Donepezil (Aricept®), Rivastigmin (Exelon®) und Galantamin (Reminyl®). Diese Stoffe sorgen durch Blockierung des Acetylcholin abbauenden Enzyms für erhöhte Verfügbarkeit dieses Transmitters; als weitere Effekte werden Beeinflussung des Haushalts diverser anderer Neurotransmitter sowie direkte Wirkungen an Rezeptoren diskutiert. In ausreichender Dosierung gegeben, scheinen sie im Vergleich zu Placebo zumindest die Progredienz der DAT abzuschwächen. Allerdings haben die Substanzen gewisse Nebenwirkungen, wovon besonders periphere cholinerge Effekte zu beachten sind; bekanntlich ist Acetylcholin wichtiger Transmitter im parasympathischen System (s. 1.2.5), sodass auf Grund der nicht spezifisch zentralen Wirkung unerwünschte vegetative Reaktionen auftreten können, z.B. Bradykardien (Verlangsamung der Pulsfrequenz), Durchfälle oder Verschlechterung bereits bestehenden Asthmas. Insofern ist genaue Abwägung des therapeutischen Nutzens unerlässlich; in jedem Fall sollte für den Einsatz die Diagnose einer „wahrscheinlichen" Demenz vom Alzheimer-Typ leichten bis mittleren Schweregrades fachärztlich abgesichert sein (Benkert u. Hippius, 1996, S. 382). Es gibt Hinweise, dass sie auch bei anderen Demenzen wirken können; diese sind aber augenblicklich nicht zweifelsfreie Indikation. Möglicherweise verstärken die Substanzen motorische Störungen bei Parkinson-Krankheit (Korczyn, 1995).

*Weitere Medikamente*: Mit Memantine (Axura®) liegt mittlerweile ein Antagonist am NMDA-Rezeptor für Glutamat zur Behandlung von DAT vor – zur möglichen pathogenetischen Bedeutung von Glutamat s. 2.2.5; das Medikament wird günstig hinsichtlich seiner Wirksamkeit beurteilt (wäre diesbezüglich auf eine Stufe mit den Acetylcholinesterasehemmern zu stellen). Als weitere Substanzgruppe für die Behandlung (besser: Vorbeugung) kognitiver Störungen bei Demenzen werden u.a. Vitamine als Radikalenfänger (Antioxydantien) eingesetzt. Affektive und motivationale Störungen bei DAT versucht man mittels Antidepressiva zu beeinflussen, hat jedoch deren Nebenwirkungen gerade bei älteren Patienten zu beachten, etwa im Herz-Kreislaufsystem; zu bedenken ist zudem die oft starke anticholinerge und damit Gedächtnisleistungen negativ beeinflussende Wirkung (s. 2.2.5). Diskutiert wird auch der Einsatz von $MAO_B$-Hemmern bei Morbus Alzheimer, wodurch möglicherweise die Bildung neurotoxischer Stoffwechselprodukte verhindert werden kann (Bauer, 1994, S. 79; dort weitere Möglichkeiten medikamentöser Therapie und Prophylaxe).

Tabelle 2.3 Überblick über Antidementiva (Nootropika)

| Substanzgruppe | Beispiele | Wirkmechanismen | Bemerkungen |
|---|---|---|---|
| ältere Antidementiva (Nootropika) mit nicht sicher belegter Wirkung | – Piracetam (Normobrain®, Nootrop®)<br>– Pyritinol (Encephabol®)<br>– Mutterkornalkaloide wie Co-dergocrin (Hydergin®) | – weitgehend unklar<br>– z.B. Verbesserung der Glucoseverwertung<br>– Förderung der ATP-Bildung<br>– Wirkung auf GABA | – Wirksamkeit kontrovers beurteilt<br>– aber gängige und wohl auch gut verträgliche Präparate |
| Substanzen mit besser nachgewiesener Wirkung oder unter strengeren Kriterien zugelassen | – Nicergolin (Sermion®)<br><br>– Ginkgo biloba (Tebonin®)<br><br>– Nimodipin (Nimotop®) | – teils wohl Effekt wie oben<br><br>– teils wohl wie oben<br>– zusätzlich: Veränderung der Blutgerinnung<br>– Calciumantagonismus mit Effekt auf Blutzirkulation | |
| Acetylcholinesterasehemmer | – Donepezil (Aricept®)<br>– Galantamin (Reminyl®)<br>– Rivastigmin (Exelon®) | – Vermehrung der synaptischen Verfügbarkeit von Acetylcholin durch Blockade des abbauenden Enzyms<br>– eventuell weitere Mechanismen | – Wirksamkeit bei leichter und mittelschwerer DAT gut nachgewiesen<br>– Zulassung augenblicklich nur dafür<br>– Handhabung mittlerweile wohl lockerer, da Hinweise für Wirksamkeit u.a. bei vaskulärer Demenz<br>– vegetative Nebenwirkungen |
| NMDA-Antagonisten | – Memantine (Axura®) | – Wirkung erhöhter (wohl toxischer) Glutamatkonzentrationen soll blockiert werden | – Wirksamkeit nachgewiesen auch bei schwerer DAT<br>– offenbar Verstärkung der Wirkung von Acetylcholinesterasehemmern |

## 2.3 Vaskuläre Demenz

### 2.3.1 Definition und Symptomatik; Diagnostik

*Terminologie*: Statt *vaskulärer* Demenz (VD) wurde früher und teilweise noch heute die Bezeichnung „*Multiinfarktdemenz*" verwendet, welche in der ICD-10 mittlerweile für eine spezielle, nämlich die schleichend beginnende Unterform der vaskulären Demenz gebraucht wird; die Bezeichnung ist jedoch insofern recht treffend, als die dem vaskulär bedingten demenziellen Syndrom zu Grunde liegenden zerebralen Veränderungen kleine, sich in ihrer Wirkung kumulierende Infarkte (Gefäßverschlüsse mit resultierender Zerstörung des versorgten Gebietes) sind.
*Symptomatik*: Das Erscheinungsbild dieser Demenz ist der bei Alzheimer-Krankheit prinzipiell ähnlich, jedoch i. Allg. *ungleichmäßiger*, indem manche kognitive Funktionen deutlich länger als andere erhalten bleiben können. Die Symptomatik entwickelt sich zumeist als Folge mehrerer kleiner Schlaganfälle, seltener nach einem einzigen großen; in der *Vorgeschichte* finden sich dementsprechend gehäuft *ischämische Attacken*, etwa mit vorübergehenden Bewusstseinstrübungen oder Sehstörungen. Gegenüber der Demenz bei Alzheimer-Krankheit ist der Beginn eher *abrupt*, die *Verschlechterung mehr in einzelnen Schritten* als kontinuierlich, schließlich auch finden sich deutlicher *neurologische* Herdsymptome (nach ICD-10, S. 65 f.); die genannten Charakteristika werden in Checklisten zur Abgrenzung der vaskulären von der Alzheimer-Demenz als wichtigste Anhaltspunkte für den ersten Typ angesehen (Erkinjuntti, 1995; Geldmacher u. Whitehouse, 1995; Gutzmann, 1996). Weiter sprechen Nachweis von *Bluthochdruck* oder *Diabetes mellitus* eher für eine vaskuläre Demenz.

### 2.3.2 Biologische Befunde

*Bildgebende Verfahren; post-mortem-Studien*: Mit Computertomographie oder Kernspintomographie lassen sich zuweilen die Gewebsläsionen darstellen, die sichere Diagnosestellung kann aber wie bei der Alzheimer-Krankheit oft erst durch Obduktion geleistet werden. Dabei zeigen sich die infarzierten Gebiete deutlicher; zudem lassen sich sicherer die *arteriosklerotischen Gefäßveränderungen* nachweisen. Gehäufte senile Plaques und Alzheimersche Fibrillen finden sich nicht, es sei denn, es handelt sich um eine der nicht seltenen Mischformen von vaskulärer und Alzheimer-Demenz. Auch bei VD ist in der Regel eine Verminderung der Neurone festzustellen, vorwiegend, aber nicht immer oder ausschließlich, im Kortex.
*Neurochemische Befunde*: Spezifische Veränderungen im Transmitterstoffwechsel, vergleichbar dem Mangel von Acetylcholin und des seinen Aufbau katalysierenden Enzyms Cholinacetyltransferase bei Morbus Alzheimer, liegen bei der (rein) vaskulären Demenz offenbar nicht in nennenswertem Maße vor.

### 2.3.3 Ätiologie

*Wichtige Risikofaktoren*: Die Ursache ist insofern recht gut geklärt, als (neben dem Alter) v.a. Bluthochdruck und Diabetes mellitus als Risikofaktoren für die Entwicklung einer vaskulären Demenz gelten; bezüglich der Ätiologie dieser Krankheiten (genetische Faktoren, Ernährungs- und Lebensgewohnheiten u.Ä.) sei auf Lehrbücher der Inneren Medizin verwiesen.

## 2.3.4 Therapie

Die Therapie besteht nicht zuletzt in *intern-medizinischen* Maßnahmen, insbesondere Einstellung von *Blutdruck* und *Blutzuckerspiegel*, eventuell Veranlassung, das *Rauchen* aufzugeben; hinzu kommen teilweise nicht unumstrittene medikamentöse Versuche zur Verbesserung der Durchblutung sowie Gabe der in 2.2.7 genannten Nootropika, etwa von Piracetam oder des Calciumantagonisten Nimodipin. Der Einsatz von Cholinesterasehemmstoffen hingegen ist eher schwer zu rechtfertigen, wenn es sich nicht sicher um eine Demenz vom Alzheimer Typ handelt.

# 2.4 Weitere Formen von Demenz

## 2.4.1 Allgemeines

Im Vergleich mit den zuvor besprochenen Demenzformen sind andere, speziell in höheren Lebensjahren, deutlich seltener und sollen hier lediglich der Vollständigkeit halber kurz dargestellt werden, im Wesentlichen in Anlehnung an ICD-10 (S.67 ff.) sowie Gutzmann (1996); zu den biologischen Grundlagen der demenziellen Syndrome lässt sich in der Regel wenig von allgemeinerem Interesse anmerken. Bei den meisten Erkrankungen beherrschen auch eher die neurologischen Störungen das klinische Bild.

## 2.4.2 Pick-Krankheit

*Symptomatik und Verlauf*: Die Pick-Krankheit beginnt gewöhnlich im mittleren Lebensalter und manifestiert sich zu Beginn v.a. durch *Störungen der Affektivität*, des *Antriebs* sowie des *Sozialverhaltens*, während Einschränkungen der kognitiven Funktionen, etwa Gedächtnisstörungen, oft erst später hinzutreten und weniger auffällig sind; v.a. eine *Frontalhirnsymptomatik* mit „Euphorie, emotionaler Verflachung und Vergröberung im sozialen Verhalten, Enthemmung und entweder Apathie oder Ruhelosigkeit" beherrscht anfangs das klinische Bild (ICD-10, S. 67 f.). Neurologische Herdsymptome sollen zudem häufig zu beobachten sein (Mumenthaler u. Mattle, 2002, S. 371 f.; ausführlich dazu Lishman, 1998, S. 460 ff.).
*Pathologische Anatomie*: Überwiegend findet sich, passend zur Symptomatik, eine Atrophie von Frontal-und Temporallappen, die typischen neuropathologischen Veränderungen wie bei Alzheimer-Krankheit (insbesondere der Neurofibrillen) werden nicht oder in nicht nennenswertem Maße festgestellt; auch hier lässt sich jedoch ein deutlicher Verlust an Neuronen nachweisen, die durch Bindegewebe ersetzt werden.
*Ätiologie*: Sie ist nur sehr bedingt geklärt. Die Pick-Krankheit wird i. Allg. zu den „heredo-degenerativen" Krankheiten gerechnet; jedoch ist weder der Erbgang eindeutig geklärt noch konnten die beteiligten Gene identifiziert werden (s. dazu auch Lishman, 1998, S. 461).
*Therapie*: Sie entspricht weitgehend der anderer Demenzformen; der relativ rasch progrediente Verlauf, der zumeist in wenigen Jahren zum Tod führt, scheint augenblicklich schwer aufzuhalten.

### 2.4.3 Creutzfeldt-Jakob-Krankheit

*Symptomatik; pathologische Anatomie*: Bei dieser Erkrankung findet sich neben diversen neurologischen Symptomen v.a. im *pyramidalen* und *extrapyramidalen System* (etwa spastischen Lähmungen, Hyperkinesien) eine rasch fortschreitende ausgeprägte Demenz. Pathologisch-anatomisch zeigen sich bei eher mäßiger Hirnatrophie löchrige Defekte in der grauen Substanz (s. dazu Lishman, 1998, S. 478); sie ähneln weitgehend den Veränderungen bei der Rinderkrankheit BSE (boviner spongioformer Enzephalopathie) und legen den Verdacht nahe, dass es sich um Varianten ein- und derselben Erkrankung handeln könnte.
*Ätiologie*: Als Ursache der letztlich (noch) sehr seltenen Creutzfeld-Jakob-Erkrankung wird ein *infektiöses Agens* weitgehend unbekannter Natur angesehen, etwa eine atypische Virusart oder so genannte Prionen (Eiweißkörperchen, die in die Vorgänge bei der Replikation der Zellen eingreifen sollen; s. dazu DeArmond u. Prusiner, 1995 sowie ausführlich Lishman, 1998, S. 473 ff.). Mittlerweile gibt es deutliche Hinweise, dass die *Übertragung zwischen Menschen möglich* ist, z.B. mittels unzureichend sterilisierter Instrumente bei Hirnoperationen oder durch Verabreichung von Stoffen, die aus Hirngewebe gewonnen wurden, etwa Wachstumshormonen; ob und wie eine Übertragung der BSE-Erreger vom Rind auf den Menschen vorkommen kann und mit welcher Wahrscheinlichkeit dann mit einer Erkrankung vom Typ Creutzfeldt-Jakob gerechnet werden muss, ist bekanntlich Gegenstand heftiger Diskussionen.
*Therapie; Prognose*: Eine wirksame Therapie existiert nicht; die Erkrankung führt binnen weniger Jahre zum Tod (dargestellt im Wesentlichen nach Lishman, 1998, S. 473 ff.).

### 2.4.4 Huntington-Krankheit

*Symptomatik*: Bei der Huntington-Krankheit handelt es sich um eine Erkrankung des *extrapyramidal-motorischen* Systems, die sich vornehmlich durch *choreiforme Bewegungsstörungen* (überschießende, „tänzelnde" Bewegungen) äußert; zugleich findet sich ein fortschreitendes demenzielles Syndrom, das zunächst v.a. durch Frontalhirnsymptomatik sowie diverse weitere affektive, zuweilen auch psychotische Symptome gekennzeichnet ist, während Gedächtnis- und andere kognitive Störungen häufig erst später hinzutreten. Der Beginn liegt meist zwischen 30. und 50. Lebensjahr.
*Pathologische Anatomie*: Neuropathologisch zeigt sich eine ausgeprägte Hirndegeneration; den Bewegungsstörungen liegt wohl ein Ausfall der kleinen Ganglienzellen im *Striatum* zugrunde, die indirekt zu einer mangelnden Kontrolle der Motorik durch die Substantia nigra im Mittelhirn führt (Mumenthaler u. Mattle, 2002, S. 260; s. zu diesen Veränderungen auch ausführlich Strange, 1992, S. 189 ff.).
*Ätiologie*: Die Erkrankung ist *autosomal-dominant* erblich mit offenbar sehr hoher Penetranz; Kinder der Betroffenen besitzen somit eine Erkrankungswahrscheinlichkeit von 50%; genetische Beratung von Personen mit Huntington'scher Erkrankung in der Familie ist deshalb notwendig und auch von großem Wert, da Merkmalsträger noch vor der Erkrankung im zeugungsfähigen Alter identifiziert werden können. Das verantwortliche Gen wird auf Chromosom 4 lokalisiert (Martin, 1989; Lishman, 1998, S. 466).
*Therapie; Prognose*: Therapeutisch ist die mit Verläufen von etwa 15 Jahren eher langsam progrediente Erkrankung kaum zu beeinflussen; Behandlung der Bewegungsstörungen und der affektiven Veränderungen wird mit Neuroleptika, speziell vom Phenothiazintyp und Benzodiazepinen, versucht (Lishman, 1998, S. 505 f.; dort auch Diskussion weiterer therapeutischer Maßnahmen).

## 2.4.5 Parkinson-Krankheit

*Symptomatik; pathologische Anatomie*: Bei der Parkinson-Krankheit (dem idiopathischen Parkinson-Syndrom oder Paralysis agitans oder Morbus Parkinson) handelt es sich um eine wahrscheinlich z.T. erblich bedingte *Degeneration der Substantia nigra* mit der Folge vornehmlich *hypokinetischer extrapyramidaler* Symptomatik (*Parkinson-Syndrom mit Rigor, Tremor und Akinesie*; zur komplizierten Pathogenese und zu genetischen Zusammenhängen; s. den Überblicksartikel von Riess et al., 1999). Daneben kann insbesondere bei den sich spät manifestierenden Formen ein demenzielles Syndrom auftreten, über dessen Eigenständigkeit gegenüber vaskulärer und Demenz vom Alzheimer Typ diskutiert wird; wenigstens 15–20%, nach Korczyn (1995) sogar 50% der Parkinsonpatienten sind davon betroffen. Die Pathogenese der Demenz bei Parkinson-Krankheit ist nicht geklärt (s. dazu ausführlich Lishman, 1998, S. 653 ff.). Diskutiert wird, ob es sich um die Beschleunigung einer Alzheimer-Krankheit bei Vorliegen einer Parkinson-Krankheit handelt; auch besondere Veränderungen des Nucleus basalis Meynert (s. 2.2.5) im Rahmen der Parkinsonschen Erkrankung werden für möglich gehalten. Neuropathologisch auffällig ist zudem das Vorkommen von *Lewy-Körperchen* auch in der Hirnrinde, während diese bei den rein motorisch-gestörten Formen nur im Hirnstamm, speziell in der Substantia nigra, zu finden sind (s. 2.1 zur Lewy-Körper-Demenz).

*Therapie; Prognose*: Hinsichtlich Behandlung der Parkinsonschen Erkrankung sei hier nur die Gabe des Dopaminpräkursors L-Dopa = Levodopa (in Kombination mit einem Decarboxylasehemmer) oder anderer Dopaminagonisten, etwa Bromocriptin (z.B. Pravidel®) genannt, dessen Effekte auf die demenzielle Symptomatik unklar sind. Die ebenfalls bei Parkinson-Krankheit eingesetzten Anticholinergika, z.B. Biperiden (Akineton®) dürften sich nach den Ausführungen in 2.2.5 eher negativ auf Gedächtnisleistungen auswirken. Der bei Alzheimer-Demenz früher häufig eingesetzte Cholinesterasehemmer Tacrin verschlechtert nach Korczyn (1995) sowie Benkert u. Hippius (1996, S. 383) auf Grund seiner cholinergen Wirkung die motorischen Parkinsonsymptome.

## 2.4.6 Demenz bei HIV-Erkrankung (Aids-Demenz)

Auch bei der HIV-Erkrankung kann eine progrediente Demenz auftreten, die sich auf verschiedene Faktoren zurückführen lässt, neben direkten Infektionen des Nervengewebes beispielsweise auf intrakranielle Tumoren als Folge der Immunschwäche; entsprechend wird das Symptombild als wenig einheitlich beschrieben.

Die Therapie ist zumeist allein auf die Grundkrankheit gerichtet und besteht in der Gabe virostatischer Medikamente.

## 2.4.7 Weitere Ursachen für demenzielle Syndrome

*Seltenere Ursachen für dementielle Syndrome*: Hier seien nur Epilepsie, Neurosyphilis, Multiple Sklerose, Vitamin- und Hormonstörungen, Infektionen des ZNS, Vergiftungen, Schädel-Hirn-Traumen, Systemerkrankungen sowie die hepatolentikuläre Degeneration (Morbus Wilson) genannt.

*Alkoholdemenz*: Zu erwähnen ist weiter, dass als Folge von *chronischem Alkoholmissbrauch* sich nicht nur ein amnestisches, sondern auch ein demenzielles Syndrom einstellen kann; letzteres wird möglicherweise zu häufig diagnostiziert, da es sich oft nur um ein amnestisches Syndrom (Korsakow-Syndrom) handelt. Entwicklung einer demenziellen Symptomatik wird auch diskutiert bei Tranquilizerabusus (s. 3.4).

## 2.5 Zusammenfassung

Das *demenzielle Syndrom* ist gekennzeichnet zu Beginn v.a. durch *Störungen des Gedächtnisses*, speziell bei der *Speicherung* von *neuem Material*; die *Reproduktion früher gelernter Inhalte* kann *länger intakt* bleiben. Hinzu kommen weitere *kognitive* Störungen, beispielsweise der *Aufmerksamkeit*, der *Informationsverarbeitung*, des *Urteilsvermögens*. Auch finden sich häufig *affektive Auffälligkeiten*, beispielsweise *Affektinkontinenz*.
 Das demenzielle Syndrom kann bei einer *Reihe von Krankheiten* auftreten, wobei die demenzielle Symptomatik dabei oft etwas unterschiedlich ist, zudem bei einigen dieser Krankheiten nicht obligatorisch auftritt und neben den anderen, zumeist neurologischen Beeinträchtigungen, im klinischen Bild zurücktreten kann.

Die häufigste Ursache des demenziellen Syndroms ist die *Alzheimer-Krankheit*, die durch bestimmte *neuropathologische* Veränderungen charakterisiert ist. Es handelt sich typischerweise um eine Erkrankung des höheren Lebensalters. Die demenzielle Symptomatik beginnt hier i. Allg. eher *schleichend* und verläuft *chronisch progredient*. Ausgeprägte *neurologische Auffälligkeiten* finden sich, wenn überhaupt, *erst in späteren Stadien*.
 *Pathognomonische neuropathologische Veränderungen* sind die in den Nervenzellen gelegenen *Alzheimer-Fibrillen* und die extrazellulär lokalisierten gehäuften *senilen Plaques*; die pathogenetische Bedeutung dieser Auffälligkeiten ist noch nicht eindeutig geklärt. Weiter findet sich eine *Abnahme* der *Neuronendichte* und der *Zahl der Synapsen*. Für sehr wahrscheinlich gehalten wird auch eine Störung im *cholinergen System*, insbesondere eine *Verminderung* des Acetylcholin synthetisierenden Enzyms *Cholinacetyltransferase*. Daneben wird die Beteiligung anderer Transmittersysteme diskutiert, in erster Linie des *glutamatergen*.
 Die *Ätiologie* der Alzheimer-Krankheit ist weitgehend ungeklärt; außer bei der eher seltenen familiären Form scheinen genetische Faktoren keine allzu wesentliche Rolle zu spielen; immerhin gibt es Hinweise, dass ein Gendefekt auf Chromosom 21 die Ausbildung pathologischer Proteine bedingt, welche in der Pathogenese eine Rolle spielen könnten. Als andere, bis jetzt nicht gut belegte ätiologische Faktoren werden Umweltgifte, Infektionen, in letzter Zeit auch Schädel-Hirn-Traumen angeführt.
 Die medikamentöse Therapie bestand lange ausschließlich in der Gabe von Nootropika des Piracetam-Typs, die u.a. über Verbesserung der Glukoseutilisation wirken sollen; ihr Nutzen wird kontrovers diskutiert. Deutlich bessere Hinweise auf therapeutische Wirksamkeit existieren für Medikamente, welche durch Hemmung der Acetylcholinesterase das Angebot dieses Transmitters erhöhen sollen; ihr Einsatz ist (augenblicklich) streng auf die Demenz bei Alzheimer-Krankheit beschränkt. Auch Gabe von Antagonisten des NMDA-Rezeptors für Glutamat kann Alzheimer-Demenz verbessern oder wenigstens die Progredienz aufhalten.

Eine weitere häufige Demenzform ist die *vaskuläre*, der *Veränderungen der Hirngefäße* zu Grunde liegen. Der Beginn ist meist abrupt (oft im Anschluss an eine akute zerebrale Durchblutungsstörung), der Verlauf fluktuierend. Als ätiologische Faktoren sind insbesondere Krankheiten zu nennen, die zu Verengungen arterieller Gefäße führen, speziell Bluthochdruck und Diabetes mellitus; auch Rauchen begünstigt diese Entwicklung.
 Therapeutisch wird v.a. *Behandlung* einer eventuellen *Grundkrankheit* versucht, weiter Gabe von durchblutungsfördernden Medikamenten und unspezifischen Nootropika, z.B. des Piracetam-Typs.

Eine seltenere Demenzform ist die ätiologisch nur bedingt geklärte *Pick-Krankheit*, bei der anfangs v.a. *affektive Störungen* im Sinne einer *Frontalhirnsymptomatik* das klinische Bild beherrschen. Bei der *Creutzfeldt-Jakob-Krankheit* handelt es sich um eine rasch progrediente neurologische Erkrankung mit begleitendem demenziellen Syndrom; ursächlich wird eine Infektion mit weitgehend unbekannten Erregern (Prionen?) angenommen. Die *Parkinson-Krankheit* ist besonders durch *extrapyramidal-motorische Symptomatik* bei *degenerativen Veränderungen v.a. in der Substantia nigra* gekennzeichnet; hinzu kann ein demenzielles Syndrom kommen. Die Ätiologie ist letztlich ungeklärt; Erblichkeit spielt für einige Fälle sicher eine Rolle. Streng erblich bedingt ist die *Huntington-Krankheit*, bei der sich neben ausgeprägt (hyperkinetisch) *extrapyramidaler* Symptomatik auch ein demenzielles Syndrom findet. Ein solches kann auch im Rahmen der HIV-Infektion auftreten (*HIV-Demenz* oder *AIDS-Demenz*). Als weitere Ursachen für demenzielle Syndrome werden u.a. Stoffwechselkrankheiten genannt; *chronischer Alkoholismus* kann nicht nur zu einem amnestischen, sondern auch zu einem demenziellen Syndrom führen.

Die Therapie der genannten Krankheiten variiert je nach Ätiopathogenese. Zur Beeinflussung der demenziellen Symptomatik stehen im Wesentlichen nur Nootropika des Piracetam-Typs und weitere unspezifische Antidementiva (augenblicklich aber nicht Acetylcholinesterasehemmstoffe) zur Verfügung.

Die anderen Demenzformen sind im Vergleich zu den zuvor genannten (DAT, VD) eher selten, und zudem bestimmt zumeist die körperliche Symptomatik das Bild.

# 3 Psychotrope Substanzen und assoziierte Störungen

## 3.1 Überblick

*Störungen durch psychotrope Substanzen nach ICD-10*: In ICD-10 werden 9 Hauptgruppen psychotroper Substanzen unterschieden, beispielsweise Alkohol, Opioide, Sedativa, Halluzinogene oder Psychostimulanzien. Psychotropen Substanzen in diesem Sinne ist gemeinsam, dass sie auf Verhalten und Empfinden wirken und zwar so, dass sie von vielen Personen *ohne medizinische Notwendigkeit wiederholt eingenommen werden*. Im Extremfall resultiert ein regelrechter *Substanzmissbrauch* unter Inkaufnahme körperlicher und psychischer Schäden, materieller Verluste und gesellschaftlicher Ausgrenzung. Kommt es zur *Abhängigkeit*, kann dieses Konsummuster nicht oder nur unter Schwierigkeiten, evtl. unter Entwicklung starker körperlicher Symptome, aufgegeben werden. Nicht zu den psychotropen Substanzen in diesem Verständnis zählen zahlreiche Psychopharmaka, die, wie Neuroleptika oder Antidepressiva, in der Regel nur auf ärztliche Veranlassung genommen werden und deren Konsum zumeist ohne Schwierigkeiten beendet werden kann.

Mit der Einnahme psychotroper Substanzen sind eine Reihe von Syndromen assoziiert, die von *einfacher Intoxikation* unmittelbar nach Konsum („Rausch") bis zu *schädlichem Gebrauch, Abhängigkeitssyndrom, Entzugssymptomatik* und diversen *schweren psychischen Beeinträchtigungen* (etwa amnestischem Syndrom) reichen. In ICD-10 wird die die psychische Störung verursachende Substanz mit F und einer zweistelligen Zahl kodiert, z.B. 10 für Alkohol, 11 für Opioide, die Art der Störung mit einer weiteren Zahl an 3. Stelle, beispielsweise 0 für akute Intoxikation, 1 für schädlichen Gebrauch. Entsprechend würde akute Alkoholintoxikation mit F10.0 verschlüsselt, schädlicher Gebrauch von Alkohol mit F10.1; akute Opioidintoxikation wäre analog mit F11.0, schädlicher Gebrauch von Opioiden mit F11.1 zu kodieren.

Tabelle 3.1 Klassifikation psychischer Störungen durch psychotrope Substanzen gemäß ICD-10 (Auswahl)

| Störung u. Kodenummer (allgemein) | | Störung u. Kodenummer im Fall von Alkohol (umgangssprachliche Bezeichnung oder Beispiel) | |
|---|---|---|---|
| akute Intoxikation | F1x.0 | akute Alkoholintoxikation (Alkoholrausch) | F10.0 |
| schädlicher Gebrauch | F1x.1 | schädlicher Gebrauch von A. (Alkoholmissbrauch) | F10.1 |
| Abhängigkeitssyndrom | F1x.2 | A.-Abhängigkeitssyndrom (Alkoholabhängigkeit) | F10.2 |
| Entzugssyndrom | F1x.3 | A.-Entzugssyndrom (A.-Entzugssymptomatik) | F10.3 |
| Entzugssyndrom mit Delir | F1x.4 | A.-Entzugssyndrom mit Delir (Delirium tremens eines Alkoholikers) | F10.4 |
| psychotische Störung | F1x.5 | psychotische Störung durch Alkohol (z.B. alkoholischer Eifersuchtswahn) | F10.5 |
| amnestisches Syndrom | F1x.6 | alkoholbedingtes amnestisches Syndrom (Korsakow-Syndrom) | F10.6 |

*Überblick*: Die nachfolgende Darstellung der biologischen Grundlagen substanzassoziierter Störungen gliedert sich nach der Art der psychotropen Substanz, wobei gebräuchlicheren und in ihren psychopharmakologischen Eigenschaften besser erforschten mehr Raum gegeben wird. Zu Beginn finden sich allgemeine Angaben, beispielsweise zur Botanik des Ausgangsprodukts, zur Herstellung, zu Applikationsformen, Verstoffwechselung und Pharmakologie der einzelnen Substanzen. Die unmittelbaren und langfristigen Wirkungen und die mit Konsum dieser Substanz möglicherweise assoziierten psychischen Syndrome kommen zusammen mit ihren biologischen Korrelaten zur Darstellung, wobei die allgemeine Einführung (etwa der Charakteristika des Abhängigkeitssyndroms) nur einmal und zwar im Abschnitt über alkoholbedingte Störungen geschieht. Da zum selben Thema eine sehr viel ausführlichere Monographie des Verfassers vorliegt (Köhler, 2000), werden unter Bezug auf dieses Werk Literaturangaben hier eher spärlich präsentiert.

## 3.2 Alkohol

### 3.2.1 Allgemeines

*Definition von Alkohol*: Alkohol bezeichnet in der Chemie eine *Klasse organischer Substanzen* aus der aliphatischen oder aromatischen Reihe, bei denen mindestens ein Wasserstoffatom durch eine OH-Gruppe (Hydroxyl-Gruppe) ersetzt ist. In diesem Zusammenhang einzig relevanter Repräsentant der Alkohole ist *Ethanol (Äthanol)* oder *Ethylalkohol* mit der Summenformel $C_2H_5OH$, sodass im folgenden Alkohol mit Ethylalkohol gleichgesetzt wird. Zu erwähnen ist kurz noch der *Methylalkohol* (Methanol, $CH_3OH$), der sich üblicherweise in kleinen und harmlosen Mengen als Nebenprodukt bei der alkoholischen Vergärung von Früchten bildet, bei Obstbranntweinen jedoch durchaus höhere Konzentrationen erreichen kann (Soyka, 1995, S. 92); Vergiftungen mit Methylalkohol verlaufen häufig tödlich oder führen wenigstens zu irreversibler Erblindung.

*Gewinnung; alkoholische Getränke*: Ethylalkohol wird bekanntlich durch *Vergärung von Glukose mittels Hefepilzen* gewonnen, etwa aus Traubenmost. Ist man an der Reindarstellung interessiert, so muss anschließend destilliert werden, da die Hefepilze bei höherem Alkoholgehalt (18,2 Vol%) absterben und deswegen eine vollständige Durchgärung nicht gelingt. Bei Raumtemperatur liegt Ethanol als farblose Flüssigkeit mit einem spezifischen Gewicht von 0,79 g/ml vor. Die Angaben über den Alkoholgehalt von Getränken werden üblicherweise in Volumenprozent (Vol% oder %vol) gemacht, benennen also die Anzahl der ml Alkohol in einer Flüssigkeitsmenge von 100 ml. Biere enthalten üblicherweise etwa 4–5 Volumenprozent, Weißweine zwischen 8 und 12, Rotweine von 10–14, schwere Rotweine sogar mehr; Portwein hat etwa 20Vol%, was nur durch Zusatz von reinem Alkohol (Spriten) möglich ist. Der Alkoholgehalt scharfer Spirituosen liegt deutlich höher, bei Whisky über 40%vol, bei manchen Rumsorten sogar über 80%vol. Der Gewichtsanteil von Ethanol ist wegen des geringeren spezifischen Gewichts um etwa 20% niedriger anzusetzen. Eine 1-Liter-Flasche Rotweins mit 13%vol enthält also rund 100 bis 105 g Alkohol (abhängig von der Dichte der restlichen Flüssigkeitsbestandteile).

*Aufnahme*: Ein geringer Teil des Alkohols wird bereits von den *Schleimhäuten* des Mundes und der Speiseröhre aufgenommen (etwas ungenau mit Resorption bezeichnet), etwa 20% im *Magen*, der Rest im *oberen Dünndarm*. Ist der Magen leer, so dauert die Aufnahme circa eine Stunde, bei *vollem Magen*, insbesondere nach einer fettreichen Mahlzeit, *verlängert sich die Resorptionszeit*. Ist die Resorption (eigentlich: Diffusion) verzögert, so erscheint ein Teil des Alkohols nicht im Blut; bei erheblich verzögerter Diffusion soll im Extremfall bis zu einem Drittel der konsumierten Alkoholmenge nicht ins Blut gelangen (dargestellt nach Schmidt, 1997, S. 122 f.). Eine interessante und plausible, jedoch kontrovers diskutierte Erklärungshypothese ist die einer „präsystemischen" Elimination durch eine gewisse Menge bereits im Magen aktiver Alkoholdehydrogenase, des Enzyms, welches Alkohol in Acetaldehyd überführt (s. dazu Köhler, 2000, S. 35 und die dort angeführte Literatur).

*Blutalkoholgehalt*: Der Alkoholgehalt im Blut hängt trivialerweise von der aufgenommenen Alkoholmenge ab (abzüglich etwa 10–15% auf Grund von Resorptionsverlust). Er ist umgekehrt proportional zum Körpergewicht, welches mit dem so genannten *Verteilungsfaktor* multipliziert wird; dieser gibt den Anteil von Gewebe und Flüssigkeit im Körper an, der Alkohol aufnimmt. Da Ethanol *nicht ins Fettgewebe gelangt*, ist der *Verteilungsfaktor bei fettleibigen Personen* mit 0,6 *geringer*; diese haben also, was die Aufnahmefähigkeit für Alkohol betrifft, ein wesentlich niedrigeres Körpergewicht als von der Waage angezeigt. Bei hageren ist der Wert mit 0,8 höher; bei normalgewichtigen Männern liegt er bei 0,7, bei normalgewichtigen Frauen auf Grund anderer Verteilung von Fett ebenfalls niedriger, nämlich bei 0,6 (entsprechend noch niedriger bei übergewichtigen Frauen). 0,2 l eines Rotweines von 13.5%vol (entsprechend etwa 21,5 g Alkohol) würden bei einer normalgewichtigen 70 kg schweren männlichen Person somit zu einer Blutalkoholkonzentration von 0,44 Promille führen, eventuelle Resorptionsverluste und gleichzeitig einsetzenden Abbau während der Resorptionszeit nicht eingerechnet. In erster Näherung dürfte bei einem nicht fettleibigen Mann von 70 kg Körpergewicht etwa ein halber Liter Wein üblichen Alkoholgehalts einen Blutalkoholspiegel erzeugen, der sich um den Wert von 0,8 Promille bewegt. Pro Stunde nach Aufnahme verringert sich der Blutalkoholspiegel um etwa 0,15 Promille, größtenteils durch den Abbau in der Leber. Gute 2 Stunden müsste die betreffende Person nach Trinkende (genauer Resorptionsende) also etwa warten, um in einen Bereich von weniger als 0,5 Promille zu geraten. Man beachte aber, dass es sich hier nur um grobe Anhaltspunkte handelt: Beispielsweise ist die Resorptionsgeschwindigkeit, die u.a. die zeitliche Veränderung der Blutalkoholkonzentration ebenso bestimmt wie den Resorptionsverlust, von diversen Faktoren abhängig wie Füllungszustand des Magens, Magenperistaltik, Nikotinaufnahme oder Trinkgeschwindigkeit; zudem ist auch die Abbaugeschwindigkeit eine sehr variable Größe (für Genaueres; s. Soyka, 1995, S. 55 ff.; Schmidt, 1997, S. 122 ff.).

*Abbau und Ausscheidung*: Alkohol wird in geringen Mengen unverändert über die Nieren ausgeschieden (etwa 0,5–2% der aufgenommenen Menge), geringfügig auch im Schweiß (0,5%), während mit der Atemluft immerhin etwa 5% den Körper verlassen („Fahne"). Der weitaus größte Teil, nämlich fast 95%, wird durch die *Leber* abgebaut, die den Alkohol dem zirkulierenden Blut entnimmt (anders als bei vielen Opioiden, die bei oraler Aufnahme und Abtransport durch die Pfortader in der Leber hängen bleiben und deshalb eine „präsystemische Elimination" erleiden; s. 3.3.1).

Im Wesentlichem erfolgt *Abbau* von Ethanol zunächst durch *Oxydation* zu *Acetaldehyd* ($CH_3CHO$) mittels des im Leberzellplasma zu findenden Enzyms Alkoholdehydrogenase (ADH); katalysiert durch Aldehyddehydrogenase (ALDH) bildet sich in der nächsten Abbaustufe *Essigsäure* ($CH_3COOH$), welche schließlich in energieliefernde Zyklen eingeschleust wird (beispielsweise den Zitronensäurezyklus) und in $CO_2$ und $H_2O$ aufgespalten wird; dabei entsteht Energie und zwar 7,1 kcal/g Alkohol. Die Oxydation von Äthanol zu Acetaldehyd kann auch mittels eines zweiten Enzymsystems erfolgen, des *mikrosomalen alkoholoxydierenden Systems* (MEOS = microsomal ethanol oxidizing system), welches sich in den Mikrosomen des endoplasmatischen Reticulums der Leberzellen befindet und nach augenblicklichem Kenntnisstand v.a. dann aktiviert wird, wenn akut hohe Alkoholkonzentrationen vorliegen oder chronischer Alkoholmissbrauch besteht; bei dauernd erhöhtem Alkoholkonsum vermehrt sich dieses Enzymsystem, sodass der Alkohol entsprechend schneller abgebaut werden kann (s. auch 3.2.3).

### 3.2.2 Unmittelbare Wirkungen von Alkohol; akute Intoxikation

*Körperliche Effekte*: Von den unmittelbaren körperlichen, nicht-zentralnervösen Wirkungen des Alkohols seien nur einige kurz genannt, nämlich *Reizung der Schleimhaut des oberen Verdauungstraktes* bis hin zu akuter *Ösophagitis* und *Gastritis*, insbesondere bei Konsum hochprozentiger Getränke, *entzündliche Reaktionen der Leber*, *Erweiterung von Hautgefäßen* (mit Wärmeverlust und Gefahr der Unterkühlung), zudem verstärkte *Diurese* (Wasserausscheidung in der Niere).

Weiter ist vergleichsweise rasch nach Konsum eine *Erhöhung der Serumkonzentration von HDL* (High-density-Lipoproteinen) sowie des an sie gebundenen HDL-Cholesterins zu beobachten, was u.a. eine *koronarprotektive* Wirkung hat. Weitere Effekte, die für eine unmittelbare Schutzwirkung von Alkoholkonsum gegen Herzinfarkt verantwortlich sein dürften, ist *Thrombozytenaggregationshemmung* und *Beeinflussung von Gerinnungsfaktoren* (s. dazu Köhler, 2000, S. 43 sowie S. 69 f. und die dort zitierten Quellen).

*Spezifisch zentralnervöse Effekte*: Als direkte zentralnervöse Wirkungen finden sich schon bei niedrigem Blutalkoholspiegel *Verschlechterung der Sehleistung*, nämlich Herabsetzung der Sehschärfe, Verzögerung der Dunkeladaptation, verlängerte Reaktionszeiten, motorische Beeinträchtigungen, die sich bei höheren Konzentrationen zu Gangstörungen und Behinderungen der Sprechmotorik (verwaschene Sprache, Lallen) entwickeln. Die Pathogenese dieser Funktionseinschränkungen ist nur unzureichend geklärt; Verstärkung GABAerger Hemmung dürfte ein wichtiger Faktor sein.

*Psychische Effekte und Wirkmechanismen*: Hier ist zunächst die *sedierend-entspannende*, zudem *angstlösende (anxiolytische) Wirkung* zu nennen, die mutmaßlich mit einer *Verstärkung GABAerger Hemmmechanismen* in Verbindung zu bringen ist. Wie in 1.2.2 ausgeführt, ist GABA (Gamma-Aminobuttersäure) der wichtigste hemmende Transmitter, dessen Effekt durch Benzodiazepine verstärkt werden kann (s. 3.4.2); einem Proteinkomplex, der einen Chloridionenkanal umgibt und GABA-Rezeptoren enthält, sind möglicherweise Benzodiazepinrezeptoren angelagert, deren Besetzung erstere empfindlicher macht; Alkohol könnte sich, hierin ähnlich den Benzodiazepinen und Barbituraten, ebenfalls an diesen Komplex binden. Dafür spricht u.a., dass zwischen Barbituraten, Benzodiazepinen und Alkohol Kreuztoleranz und Kreuzabhängigkeit besteht; bei regelmäßiger Zufuhr einer der Substanzen ist also auch das Ansprechen auf die anderen reduziert, und die Entzugssyndrome einer Substanz können durch Zufuhr einer der anderen beseitigt werden (s. Snyder, 1994, S. 168 ff.). Wahrscheinlich geschieht die Anlagerung von Alkohol aber nicht an die Benzodiazepinrezeptoren, sondern an eine weitere Struktur des Proteinkomplexes (s. Mihic u. Harris, 1997 sowie 3.4.2 ). Möglicherweise ist die hemmende Wirkung von Äthanol noch auf einen zweiten Effekt zurückzuführen, nämlich auf *Blockade der NMDA- (N-Methyl-D-Aspartat)-Rezeptoren*. Es handelt sich hier um einen Rezeptortyp für den erregenden Transmitter Glutamat (s. 1.2.2); Beziehung zu den GABA-Rezeptoren (oder Benzodiazepinrezeptoren) scheint insofern zu bestehen, als bei längerer Blockade von NMDA-Rezeptoren durch Alkohol sich diese vermehren und gleichzeitig die Dichte der GABA-Rezeptoren abnimmt (s. 3.2.3). Näheres zu den Beziehungen zwischen Alkohol und Neurotransmittern findet sich u.a. bei Tabakoff u. Hoffman (1996) sowie Gonzales u. Jaworski (1997).

In höheren Dosen führt die sedierende Wirkung zunehmend zu Schläfrigkeit, bei weiterer Alkoholzufuhr evtl. zum *Koma* und Tod; die tödliche Blutalkoholkonzentration dürfte etwa bei 4 Promille liegen, bei chronischem Alkoholkonsum zuweilen wohl wesentlich höher. Bei den wenigsten wird aber die gefährliche Dosis je erreicht, da zuvor Schlaf und Bewusstlosigkeit eintreten.

Weniger gut verstanden ist die *enthemmende* Wirkung von Alkohol („in vino veritas"). Möglicherweise werden Strukturen, die üblicherweise gewisses Verhalten (beispielsweise antisozialer Natur) unterdrücken, durch Ethanol gehemmt, sodass wiederum unerwünschte Verhaltensweisen zutage treten (Suppression inhibitorischer Neurotransmittersysteme; zu dieser „Disinhibition" s. Valenzuela, 1997). Auch die teilweise extreme Aggressivität, v.a. bei höheren Alkoholkonzentrationen, wäre so erklärlich; alles bleibt hier jedoch weitgehend spekulativ.

Eine weitere Alkoholwirkung ist die *euphorisierende*, die man durch verstärkte Ausschüttung an den Synapsen der in 1.2.4 beschriebenen Bahnen (dem *„mesotelencephalen Belohnungssystem"*) zu erklären versucht; dabei scheint dem vom ventralen Tegmentum zum Nucleus accumbens verlaufenden Faserzug zentrale Bedeutung zuzukommen. Es lässt sich zeigen, dass Alkohol in niedriger Dosierung die Dopaminsynthese steigert und zu erhöhter Freisetzung dieses Transmitters in den Nucleus accumbens führt (Di Chiara, 1997; s. auch Köhler, 2000, S. 39 f. und die dort zitierte Literatur). Auf welchen Wegen Ethanol diese Bahnen aktiviert und zu vermehrter Dopaminausschüttung in den Nucleus accumbens führt, ist nicht bekannt; möglicherweise geschieht dies durch Aktivierung des serotonergen Systems (LeMarquand et al., 1994). Nach anderer Auffassung führt Alkoholaufnahme zu Ausschüttung von endogenen Opiaten (etwa Gianoulakis et al., 1996); Rezeptoren für diese Opioide sind vermehrt an den Nervenendigungen dopaminerger Neurone, beispielsweise im Belohnungssystem, zu finden und regulieren deren Dopaminausschüttung, sodass hierin ein vermittelnder Mechanismus begründet sein könnte (Di Chiara, 1997).

Tabelle 3.2 Akute psychische Effekte von Alkohol

| Effekt | angenommener Mechanismus |
|---|---|
| Sedierung und Anxiolyse | – Anlagerung am $GABA_A$-Proteinkomplex und Öffnung von Chloridkanälen<br>– evtl. zusätzlich: Blockade von NMDA-Rezeptoren |
| Enthemmung | – Herabsetzung der Aktivität hemmender Strukturen (Disinhibition)? |
| Euphorisierung | – Aktivierung dopaminerger Bahnen vom ventralen Tegmentum in den Nucleus accumbens<br>– evtl. zusätzlicher Effekt auf endogenes Opiatsystem |

*Alkoholrausch*: Das Erscheinungsbild der *akuten Alkoholintoxikation* (des Rausches) ergibt sich aus den genannten psychischen Veränderungen sowie neuropsychologischen und neurologischen Beeinträchtigungen, wobei hier erhebliche Unterschiede zwischen Personen vorliegen und die nachfolgende Schilderung mit den angegebenen Promillegrenzen einen mehr oder weniger idealtypischen Fall beschreibt: Nach Möller (1997, S. 155 ff.) sind erste Anzeichen ab 0,3 Promille zu erkennen u.a. in Form von „gesteigertem Leistungsgefühl bei objektiv vermindertem Leistungsvermögen", Euphorisierung, bemerkbar als Enthemmung und Rededrang, dazu in beginnenden „Beeinträchtigungen von Aufmerksamkeit und Konzentration" sowie Reaktionsverlangsamung. Im Stadium der Angetrunkenheit (0,8 bis 1,2 Promille) zeigen sich deutlicher neurologische Auffälligkeiten (etwa Beeinträchtigungen von Lagegefühl und Muskelfeinbewegungen, Störungen des räumlichen Sehens und des Gleichgewichtssinnes), Symptome, die sich beim leichten Rausch (1,2 bis 1,6 Promille) noch verstärken; hinzu kommen lallende Sprache und Gangunsicherheiten, an psychischen Auffälligkeiten „ausgeprägte Enthemmung mit Situationsverkennung und Fehleinschätzung von Gefahrensituationen". Im mittelschweren Rausch (1,6 bis 2 Promille) nehmen diese Veränderungen an Intensität zu, bis schließlich beim schweren Rausch (über 2 Promille) die Euphorie in depressive Verstimmung umschlagen kann, zunehmende „Schwerbesinnlichkeit" auftritt und Übergang in Narkose, mehr oder weniger tiefe Bewusstlosigkeit, erfolgt.

*Kodierung des Alkoholrausches nach ICD-10; Komplikationen*: Das hier beschriebene Symptombild des unkomplizierten Alkoholrausches wäre, wenn überhaupt, nach ICD-10 (S. 90 f.) mit F10.00 zu verschlüsseln; kommen *Komplikationen* hinzu, etwa Verletzungen, Aspiration von Erbrochenen, Delir, Wahrnehmungsstörungen, Koma oder Krampfanfälle, ist dies mit einer Zahl an letzter Stelle zu vermerken; beispielsweise wäre Rausch mit Verletzung mit F10.01 zu kodieren.

*Pathologischer Rausch*: Eine besondere Form des komplizierten Rausches stellt der pathologische Rausch (F10.07) dar, der kurz nach dem Trinken einer Alkoholmenge auftreten kann, „die bei den meisten Menschen keine Intoxikationen hervorrufen würde"; er zeigt sich als „plötzlicher Ausbruch von aggressivem, oft gewalttätigem Verhalten, das für den Betroffenen im nüchternen Zustand untypisch ist" (ICD-10, S. 91). Der pathologische Rausch endet fast immer mit einem *Schlafzustand* und *anschließender Gedächtnislücke*. Dieser Zustand, der von besonderer gerichtsmedizinischer Bedeutung ist, ist in seiner Ätiopathogenese nicht befriedigend geklärt; möglicherweise sind „Epileptiker, Schizophrene, Hirntraumatiker und psychopathische Persönlichkeiten" dafür besonders disponiert (Möller, 1997, S. 156).

*Behandlung*: Der unkomplizierte Alkoholrausch bedarf in der Regel keiner Therapie; *schwerere Intoxikationen* erfordern nach einigen Autoren hingegen immer *klinische Behandlung* (Schmidt, 1997, S. 224 f.; für Einzelheiten s. dort sowie Benkert u. Hippius, 1996, S. 402). Angesichts augenblicklicher mangelnder Kenntnis zu Alkoholrezeptoren ist kein spezifisches Antidot gegen Alkoholvergiftung bekannt, welches etwa den Opiatantagonisten bei der Opioidintoxikation vergleichbar wäre. Da Alkohol vielfältige Wirkungen hat und mutmaßlich eine Anzahl von Transmittersystemen beeinflusst, kann die Therapie schwierig sein. Hinzu kommt, dass Alkoholintoxikation häufig im Rahmen von Suizidversuchen oder bei Substanzmissbrauch auftritt, daher mit *zusätzlichen Effekten von Psychopharmaka* gerechnet werden muss.

### 3.2.3 Alkoholtoleranz und Alkoholentzugssyndrome

*Definition und Formen von Toleranz*: Fällt im Rahmen *regelmäßiger Zufuhr* von Substanzen die Wirkung bei gleicher Dosis *zunehmend schwächer* aus und muss somit die zugeführte Menge erhöht werden, um gleiche Effekte zu erzielen, spricht man von *Toleranz*. Sie kann zwei Ursachen haben: Bei der *metabolischen Toleranz* wird die Verstoffwechselung der Substanz verändert, etwa die Abbaugeschwindigkeit erhöht, sodass weniger Moleküle an die Wirkungsorte gelangen; bei der *funktionellen (zellulären) Toleranz* kommt es zu Veränderungen am Wirkungsort selbst, beispielsweise zu Reduktion der Zahl geeigneter Rezeptoren.

*Mechanismen der Alkoholtoleranz*: Dass bei Alkohol Toleranz auftritt, ist Alltagserfahrung (zunehmende Trinkfestigkeit). Sie ist zumindest teilweise *metabolischer Natur*, wie bereits durch die Beobachtung nahegelegt, dass nach langem Alkoholmissbrauch mit der Folge von Leberschäden die verträgliche Dosis wieder geringer wird („Toleranzbruch"). Der Mechanismus scheint v.a. in einer *Enzyminduktion* im zweiten der Systeme zu bestehen, welche die Umwandlung von Alkohol in Acetaldehyd katalysieren, dem im endoplasmatischen Retikulum lokalisierten MEOS (microsomal ethanol oxidizing system; s. auch 3.2.2); Erhöhung der MEOS-Aktivität dürfte die wichtigste Ursache der metabolischen Ethanoltoleranz darstellen.

Auch eine funktionelle Toleranz wird angenommen, deren Grundlage aber keineswegs geklärt ist, da sie in komplexer Weise mehrere Transmittersysteme und zudem Membraneigenschaften von Neuronen betrifft. So soll chronischer Alkoholkonsum die v.a. Noradrenalin bindenden alpha- und betaadrenergen Rezeptoren zahlenmäßig reduzieren; daneben ließen sich Wirkungen auf die Serotoninausschüttung sowie einige Typen von Serotoninrezeptoren fest stellen (LeMarquand et al., 1994; Lovinger, 1996). Weiter wurden schon in 3.2.2 die NMDA-Rezeptoren für Glutamat erwähnt, die sich als Folge der dauernden Blockierung bei chronischem Abusus offenbar vermehren oder in ihrer Empfindlichkeit verändern (Gonzales u. Jaworski, 1997); zudem wird gleichzeitig Verminderung der Benzodiazepinrezeptoren angenommen (Mihic u. Harris, 1997; Valenzuela, 1997; Abi-Dargham et al., 1998a). Weiter wirkt sowohl akuter Alkoholkonsum als auch chronischer Abusus auf die Membranen von Neuronen, verändert dabei ihre Konsistenz und Zusammensetzung sowie die Funktionen des Ionenaustausches zwischen intra- und extrazellulärem Raum, wohl hauptsächlich im Sinne einer Abschwächung dieser Prozesse (Goldstein, 1996; Deitrich et al., 1996).

*Alkoholentzugssyndrom; Symptomatik und pathogenetische Grundlagen*: Als *Entzugssyndrom* bezeichnet man die körperlichen und psychischen Symptome, die auftreten können, wenn eine (zumeist für lange Zeit) zugeführte Substanz nicht mehr dem Körper zur Verfügung steht. Das *Alkoholentzugssyndrom ohne Delir* (F10.3 nach ICD-10) ist durch Unruhe, Ängstlichkeit, erhöhte Reizbarkeit, Schlafstörungen, Schwitzen sowie durch einen sehr auffälligen und selten vermissten Tremor der Hände gekennzeichnet; hinzu kommen u.a. kardiovaskuläre Symptome wie Blutdruckerhöhung und Herzjagen.

Letztere wird – ebenso wie der Tremor – durch plötzliche Steigerung der Noradrenalinaktivität (insbesondere im Locus caeruleus des Hirnstamms) und Erhöhung der Sensibilität entsprechender Rezeptoren erklärt, nachdem deren Zahl durch chronischen Alkoholkonsum vermindert wurde (s. 3.2.2). Die Angstzustände werden auf die fehlende Anregung des GABAergen Systems durch Alkohol zurückgeführt; dabei sollen die physiologischen Liganden nicht ausreichend angeboten werden, um die auf Grund des langjährigen Alkoholangebots reduzierten Benzodiazepinrezeptoren besetzen können; auch fehlende Blockade mittlerweile vermehrter NMDA-Rezeptoren wird angenommen, speziell für die zuweilen beim Entzugssyndrom zu beobachtenden zerebralen Krampfanfälle (Gonzales u. Jaworski, 1997; s. auch Schmidt, 1997, S. 158 sowie Soyka, 1995, S. 212 ff. für weitere pathophysiologische Einzelheiten).

*Delirium tremens*: Dieses Symptombild (in der ICD-10 mit *F10.4: Alkoholentzugssyndrom mit Delir* verschlüsselt) stellt i. Allg. eine besonders schwere Form von Entzugssymptomatik dar; es kann aber in seltenen Fällen auch auftreten, wenn die Substanz in genügender Menge weiter konsumiert wird (Kontinuitätsdelir). Typischerweise tritt das Alkoholdelir bei Personen auf, die über mehrere Jahre erheblichen Missbrauch aufwiesen; 15% der Alkoholkranken sollen diese Erkrankung durchmachen, viele davon mehrmals. Möglicherweise macht Erleben eines Entzugssyndroms das Gehirn empfindlicher („kindling"; s. dazu Finn u. Crabbe, 1997).

Das *Delir* beginnt 2–3 Tage nach letztem Alkoholkonsum, nicht selten wenn, etwa auf Grund eines plötzlichen Krankenhausaufenthaltes, die Trinkroutine gestört ist. Voraus gehen oft die *Zeichen des einfachen Entzugssyndroms* (Unruhe, Tremor, Schlaflosigkeit, vegetative Störungen), zuweilen auch Krampfanfälle. Die eigentlichen Symptome des Delirs (lateinisch: de lira = aus der Spur) bestehen insbesondere in zumeist *optischen Halluzinationen* sich bewegender Objekte („weiße Mäuse"), *illusionären Verkennungen*, *extremer Agitiertheit* und *Ängsten mit Verfolgungswahn*, deutlicher *Einschränkung der örtlichen und räumlichen Orientierung*. Unbehandelt dauert das Delir zwischen 4 und 10 Tagen und ist ohne Therapie mit *hoher Letalität* verbunden (etwa 15–30%), v.a. auf Grund von Herz-Kreislauf-Komplikationen, Störungen des Wasser- und Elektrolythaushaltes sowie Infektionen; heute liegt bei sachgemäßer Überwachung und Behandlung die Todesrate in der Größenordnung von 1% (nach Möller, 1997, S. 156 und Schmidt 1997, S. 159 f.).

Die Pathogenese dürfte weitgehend der des einfachen Entzugssyndroms entsprechen; für die Halluzinationen macht man in noch recht unbestimmter Weise gesteigerte Dopaminaktivität, für die eingeschränkten kognitiven Leistungen (etwa die Orientierungsstörungen) mangelnde Aktivität an cholinergen Neuronen verantwortlich (Schmidt, 1997, S. 158).

*Behandlung*: Bei fehlenden Komplikationen wie Delir oder epileptischen Anfällen wird, wenigstens im Kliniksetting, i. Allg. anscheinend auf eine spezifische Therapie des Entzugssyndroms verzichtet. Zur Behandlung komplizierter Verläufe, insbesondere des Delirium tremens, setzt man bevorzugt Clomethiazol (Distraneurin®) ein, welches u.a. deutlich antikonvulsiv wirkt; die Angriffspunkte dieser von Vitamin $B_1$ abgeleiteten Substanz sind noch nicht befriedigend geklärt; zu beachten ist das erhebliche Suchtpotential. Zur Therapie speziell leichterer Fälle werden u.a. Neuroleptika, insbesondere der Butyrophenongruppe, empfohlen, etwa Haloperidol (Haldol Janssen®), zudem Benzodiazepine sowie das Antiepileptikum Carbamazepin (Tegretal®, Timonil®). Lediglich für die Benzodiazepine existiert augenblicklich ein plausibles Wirkmodell: Erhöhung des Angebots an Liganden für die infolge der Ethanolwirkung zahlenmäßig reduzierten Benzodiazepinrezeptoren. Zur Behandlung der vegetativen, insbesondere kardiovaskulären Symptome des Entzugs, die man auf eine Überaktivität im erwähnten Locus caeruleus zurückführt, wird Clonidin vorgeschlagen (s. dazu genauer Benkert u. Hippius, 2005, S. 378 ff.; Möller, 1997, S. 156 ff. und Schmidt, 1997, S. 225 ff.; dort auch Hinweise für weitere internistische Maßnahmen).

### 3.2.4 Alkoholmissbrauch und Abhängigkeit: Ursachen

*Schädlicher Gebrauch von Alkohol; Definition; Schwierigkeiten der Festlegung*: Schädlicher Gebrauch, zu verschlüsseln mit F1x.1, wird in der ICD-10 (S. 91 f.) als „ein Konsummuster psychotroper Substanzen" definiert, das „zu einer Gesundheitsschädigung führt". Für Alkohol sind die kritischen Grenzen schwer anzugeben, da Konsum mäßiger Alkoholmengen, wahrscheinlich v.a. über Erhöhung des protektiven HDL-Cholesterins, das Risiko für koronare Herzerkrankung reduziert (s. dazu die Literaturhinweise in Köhler, 2000, S. 69 f.) und deshalb von verschiedenen Seiten empfohlen wird. Als kritische Menge für die Entwicklung diverser Störungen ging man früher etwa von 60 g Alkohol bei Männern, 40 g bei Frauen aus; heute werden jedoch schon deutlich geringere Mengen als gesundheitsschädlich angesehen.

*Abhängigkeitssyndrom (allgemein)*: Das Abhängigkeitssyndrom (F1x.2) wird in ICD-10 (S. 92 ff.) eingeführt als „eine Gruppe körperlicher, Verhaltens- und kognitiver Phänomene, bei denen der Konsum einer Substanz oder einer Substanzklasse für die betroffene Person Vorrang hat gegenüber anderen Verhaltensweisen, die von ihr früher höher bewertet wurden". Als ein entscheidendes Charakteristikum der Abhängigkeit wird der „oft starke, gelegentlich übermächtige" Wunsch angesehen, „psychotrope Substanzen oder Medikamente [...], Alkohol oder Tabak zu konsumieren". Es werden *sechs Kriterien* angegeben, von denen drei oder mehr zutreffen müssen, um die Diagnose *Abhängigkeitssyndrom* zu stellen. Dazu gehören, neben Toleranz und Entzugssyndrom (s. 3.2.3), der starke Wunsch oder Zwang, Substanzen zu konsumieren, „mangelnde Kontrollfähigkeit bezüglich des Beginns, der Beendigung und der Menge des Konsums", „fortschreitende Vernachlässigung" anderer Interessen zugunsten des Substanzkonsums, schließlich Fortführung des Substanzkonsums trotz „eindeutiger schädlicher Folgen".

*Alkoholabhängigkeitssyndrom und schädlicher Gebrauch (Alkoholismus, Alkoholkrankheit)*: Alkoholabhängigkeitssyndrom und schädlicher Gebrauch werden in der Literatur oft nicht unterschieden, sondern häufig unter den Bezeichnungen „Alkoholismus" oder „Alkoholkrankheit" zusammengefasst, sollen deshalb auch hier gemeinsam behandelt werden.

*Epidemiologie*: Angaben zur Häufigkeit von Alkoholismus sind naturgemäß mit vielen Unsicherheiten behaftet, sodass die nachfolgenden Angaben nur als grobe Schätzung zu betrachten sind. Krausz u. Dittmann (1996) nehmen an, dass augenblicklich „etwa 1–3% der Erwachsenen alkoholabhängig" sind; rechnet man die Personen hinzu, die zwar schädlichen Gebrauch von Alkohol aufweisen, aber nicht regelrecht abhängig sind, dürfte sich die Gesamtzahl auf 5–10% belaufen (ähnliche Schätzwerte bei Schmidt,1997, S. 46 f.).

*Genetische Determinierung als wichtigste biologische Ursache des Alkoholismus*: Ohne die Bedeutung psychologischer Momente leugnen zu wollen, seien hier lediglich biologische Determinanten betrachtet. Durch zahlreiche Studien belegt (s. dazu etwa die Angaben in Köhler, 2000, S. 55 f.) ist die familiäre Häufung von Alkoholmissbrauch; entsprechende Befunde lassen sich hier jedoch schwerlich als Beleg für genetische Zusammenhänge heranziehen, da in diesen Fällen auch das ganze Umfeld entsprechend verändert ist. Immerhin wurden in methodisch aufwendigen Studien Kinder (leiblicher) alkoholkranker Eltern untersucht, welche in Adoptivfamilien aufwuchsen (für eine Zusammenstellung; s. Maier, 1996). Bei männlichen Probanden zeigen sich offenbar deutlichere Zusammenhänge zwischen eigenem Alkoholismus und dem der leiblichen Eltern; bei weiblichen sind die Zusammenhänge weniger klar. Der Sachverhalt ist in jedem Fall insofern komplexer, als es sinnvoll scheint, (mindestens) *zwei Formen von Alkoholismus* zu unterscheiden, nämlich einen vornehmlich *genetisch determinierten* und einen eher *milieubedingten* (Cloninger, 1987; s. dazu auch Cadoret et al., 1995).

Vergleiche ein- und zweieiiger Zwillinge hinsichtlich alkoholbedingter Störungen deuten ebenfalls auf eine gewisse genetische Komponente hin: So betrug die Konkordanzrate bei (meist männlichen) eineiigen Zwillingspaaren in verschiedenen Studien zwischen etwa 26% und 80%, bei zweieiigen Zwillingen zwischen 12% und 60% (Zahlen nach Maier, 1996); bei weiblichen Stichproben wurden häufig – nicht immer – weniger deutliche Unterschiede diesbezüglicher Konkordanzraten gefunden.

*Lokalisierung und Identifizierung verantwortlicher Gene*: Angesichts der deutlichen genetischen Komponente sind Versuche von Interesse, die für Alkoholabhängigkeit verantwortlichen Gene zu identifizieren (etwa Blum et al., 1990); diese fanden bei Alkoholikern ein Gen auf Chromosom 11 verändert, welches für die Ausbildung von $D_2$-Rezeptoren verantwortlich ist, ein zur Hypothese passender Befund, dass Alkohol nicht zuletzt über Stimulation dopaminerger Übertragung wirkt (s. 3.2.2). Allerdings konnten diese Ergebnisse später kaum repliziert werden (Lu et al., 1996; Chang et al., 1997; Berrettini u. Persico, 1996; Lawford et al., 1997; für ein weiteres möglicherweise verändertes Gen und seine Bedeutung; s. Lappalainen et al., 2002).

*Züchtungsexperimente an Tieren*: Versuche an Tieren legen ebenfalls nahe, dass Alkoholmissbrauch eine genetische Komponente hat: Bei Mäusen und Ratten lassen sich Stämme unterscheiden, die als *Nahrungsmittel spontan Alkohol* wählen, während andere unter gleichen Bedingungen nicht-alkoholische Getränke bevorzugen; durch Züchtungen über mehrere Generationen kann eindrucksvoll Erblichkeit dieses Merkmals nachgewiesen werden (Stewart u. Li, 1997). „Trinkermäuse" entwickeln offenbar *rascher Toleranz* gegenüber Alkohol sowohl *metabolischer wie funktioneller Natur* (Schmidt, 1997, S. 90 ff.). Auch lässt sich zeigen, dass Ratten, die sich von anderen durch spontanes Trinken von Alkohol unterscheiden, hinsichtlich einiger *Transmittersysteme* Besonderheiten zeigen, z.B. niedrigere Serotoninkonzentration im Nucleus accumbens und höhere Dichte GABAerger Neurone in dieser Region aufweisen (Samson u. Harris, 1992; Lovinger, 1997; Stewart u. Li, 1997).

Andererseits zeigen tierexperimentelle Studien, dass für die Entwicklung von chronischem Alkoholismus auch *Umweltfaktoren* wesentliche Bedeutung zukommt: So ist offenbar eine längere Konsumphase nötig, um das Verlangen nach Alkohol umkehrbar zu machen; zudem sind bestimmte Bedingungen (z.B. Isolation, Zusammenleben auf engem Raum) in besonderem Maße geeignet, starken und nicht mehr kontrollierbaren Alkoholkonsum hervorzurufen (s. dazu Feuerlein et al., 1998, S. 64 ff.).

*Alkoholverträglichkeit als mögliche Determinante der Alkoholismusneigung*: Verschiedentlich wurde die Hypothese aufgestellt, dass sich Personen mit Neigung zu Alkoholabhängigkeit durch *bessere Verträglichkeit von Alkohol* auszeichnen, deren genetische Transmission zwanglos über das Vorliegen oder Fehlen von *Enzymen des Alkoholabbaus* erklärt werden könnte. In diese Richtung deuten Beobachtungen an genetisch homogenen Populationen wie einigen Stämmen von Eskimos, Indianern, auch Japanern und Chinesen; diese besitzen gehäuft eine besonders aktive Variante von Alkoholdehydrogenase (ADH), sodass die Umwandlung von Äthanol in Acetaldehyd schneller erfolgt und sich dieser stark aversive Effekte hervorrufende Metabolit rasch nach Alkoholkonsum in großen Mengen bildet; zugleich besteht vielfach ebenfalls in diesen Bevölkerungsgruppen ein genetisch bedingter Mangel von Aldehyddehydrogenase (ALDH), womit zusätzlich die weitere Verstoffwechselung von Acetaldehyd zu Essigsäure verzögert ist. Interessanterweise findet sich bei Alkoholkranken in Japan, im Gegensatz zum Rest der Bevölkerung, dieser Enzymmangel nur sehr selten; der erschwerte Abbau von Acetaldehyd scheint also in gewisser Weise einen protektiven Effekt gegen die Entwicklung von Alkoholmissbrauch darzustellen (nach Schmidt, 1997, S. 85 ff.; s. dazu auch Chen et al., 1997 sowie Hasin et al., 2002 für ähnliche Befunde an einer israelischen Stichprobe).

Zudem legen Befunde nahe, dass *geringeres Ansprechen auf Alkoholeffekte* (und damit bessere Verträglichkeit) der genetisch determinierten Alkoholismusbereitschaft zu Grunde liegt: So löste bei Söhnen alkoholkranker Väter die gleiche Menge Alkohol schwächere neurologische und hormonelle Effekte aus als bei einer Kontrollgruppe (Schuckit u. Gold, 1988); in einem achtjährigen Follow-up ließ sich nachweisen, dass Personen mit geringer Empfindlichkeit in jungen Jahren später vermehrt Alkoholmissbrauch aufwiesen (Schuckit u. Smith, 1996; Heinz u. Mann, 2001).

*Rolle des endogenen Opioidsystems*: Nach anderen Theorien liegt bei „geborenen" Alkoholikern ein genetisch bedingtes *Defizit an endogenen Opiaten* vor, deren Konzentration durch Alkohol erhöht werde: Bei „Erleichterungstrinkern" soll Alkohol den unter Stressbedingungen abfallenden Spiegel endogener Opiate heben; bei chronischen Konsumenten zudem im Sinne einer Rückkopplung als Folge des Alkoholmissbrauchs die Konzentration endogener Opiate langfristig absinken und durch erneute Alkoholzufuhr kurzzeitig wieder gehoben werden (Schmidt, 1997, S. 105 f.). Diese an sich bestechende Theorie hat sich aber nicht eigentlich durchsetzen können.

Die adaptiven Effekte auf Stoffwechselvorgänge, Membraneigenschaften, Rezeptordichte und Transmitterhaushalt, die wiederum bei gegebenem Alkoholabusus Toleranz und Entzugssymptomatik erklären könnten, wurden schon in 3.2.3 dargestellt; weitere mögliche Veränderungen werden bei Wolffgramm (1995) diskutiert (zur „pathologischen Anatomie des Craving"; s. George et al., 2001; Tapert et al., 2003).

### 3.2.5 Folgen des Alkoholmissbrauchs

*Körperliche Effekte*: Die zahlreichen körperlichen Veränderungen als Folge von Alkoholmissbrauch seien nur angedeutet (s. dazu ausführlicher Köhler, 2000, S. 62 ff. sowie Tabelle 3.3, die einige Ergänzungen zum Text bietet). An der *Leber* kann es zunächst zu *Einlagerung von Fett* kommen (*Fettleber*) mit der Gefahr von *Entzündungsprozessen* (*Fettleberhepatitis*), schließlich nach meist jahre- bis jahrzehntelangem Abusus zum *bindegewebigem Umbau* (*Leberzirrhose*). Die lange dafür als kritische Grenze betrachtete Menge von 80 g Alkoholkonsum täglich wird mittlerweile niedriger angesetzt, nämlich für Männer bei bestenfalls 60 g, vielleicht sogar weniger; für Frauen geht man von geringeren kritischen Werten aus (40 g reinen Alkohols nach einigen Autoren, laut anderen sogar nur 20 g; s. Soyka, 1995, S. 22); es gilt als vergleichsweise gut belegt, dass bei Frauen schneller und nach niedrigeren Alkoholdosen Veränderungen u.a. an Herz, Leber und Gehirn eintreten (s. Hommer et al., 2001 und die dort zitierte Literatur; für andere Ergebnisse hinsichtlich kortikaler Veränderungen; s. jedoch Pfefferbaum et al., 2001)

Folge des zirrhotischen Umbaus sind einerseits *Veränderungen im Gefäßsystem* (*Pfortaderstau*, evtl. mit *Aszites* und Umgehungskreisläufen in Form von *Ösophagusvarizen*), andererseits zunehmende *Einschränkungen der Synthese- und Abbaufunktionen* der Leber: Daraus resultieren u.a. *erhöhte Östrogenkonzentrationen* bei Männern (als eine Ursache der alkoholischen Impotenz), *Störungen der Blutgerinnung*, *Anhäufung toxischer Stoffe*, die das Gehirn schädigen und zur *hepatischen Enzephalopathie*, im Extremfall sogar zum *Leberkoma* führen.

Weiter kann längerer Alkoholabusus akute und chronische *Entzündungen* im Magen-Darm-Bereich und in der Bauchspeicheldrüse (Pankreatitis) nach sich ziehen; die Gefahr der *Karzinomentwicklung* in Mundhöhle, Rachen, Kehlkopf und Speiseröhre ist deutlich erhöht, zumal wenn gleichzeitig Tabakkonsum vorliegt. Zudem können *Herzmuskelzellen* geschädigt werden (*alkoholische Kardiomyopathie*).

Wie erwähnt, *senkt* mäßiger Alkoholgenuß, möglicherweise besonders von Rotwein mit seinem hohen Anteil an Polyphenolen, das *Risiko einer Koronarerkrankung* (für Belege s. Köhler, 2000, S. 69 f.); auch zerebrovaskuläre Erkrankungen (also pathologische Veränderungen der Gefäße im Gehirn mit der Folge von Schlaganfällen) sind laut der Studie von Truelsen et al. (1998) bei Weintrinkern seltener.

Der *alkoholischen Polyneuropathie* liegen offenbar sowohl eine direkte Schädigung der Axone durch die zelltoxischen Eigenschaften von Ethanol zu Grunde als auch Beeinträchtigungen der Myelinbildung bei Mangel an neurotropen Vitaminen (alkoholbedingte Resorptionsstörungen oder Mangelerscheinungen bei einseitiger Ernährung?); sie äußert sich v.a. in Sensibilitätsstörungen insbesondere der unteren Extremitäten, später zuweilen auch in motorischen Einschränkungen.

An neurologischen Störungen sind *Epilepsien* zu nennen, die häufig, aber nicht immer als Entzugssymptom auftreten; nach augenblicklichem Erkenntnisstand sind sie durch mangelnde Alkoholblockade an hypersensiblen NMDA-Rezeptoren sowie durch fehlende Besetzung am GABA-Rezeptor-Komplex mit resultierender unzureichender GABAerger Hemmung bedingt.

Der *Wernickeschen Enzephalopathie* liegen alkoholbedingte Schädigungen insbesondere im Zwischen- und Kleinhirn zu Grunde; sie äußert sich v.a. in Augenmuskellähmungen, Gangstörungen (zerebellarer Ataxie), Somnolenz und Verwirrtheit. Sofern nicht tödlich verlaufend, geht sie oft in ein *Korsakow-Syndrom* über, weshalb heute auch oft von Wernicke-Korsakow-Syndrom gesprochen wird.

Tabelle 3.3 Langfristige Folgen von Alkoholmissbrauch (nach Köhler, 2000, S. 68)

| Organ | Krankheit oder Veränderung |
| --- | --- |
| Leber | – Fettleber; alkoholische Hepatitis; Leberzirrhose |
| weitere Organe im Verdauungstrakt | – Ösophagitis, Gastritis, Pankreatitis<br>– Durchfälle<br>– erhöhtes Risiko für Ösophaguskarzinome[a] |
| Mund-Rachen-Raum | – erhöhtes Risiko für Karzinome[a] |
| Herzmuskel | – Kardiomyopathie |
| Herzkranzgefäße (Koronarien) | – Verhinderung von Atherosklerose |
| periphere Nerven | – Polyneuropathie |
| Genitalien | – bei Männern: Impotenz |
| Brust | – bei Frauen: erhöhtes Risiko für Mammakarzinome |
| Gehirn | – Wernicke-Korsakow-Syndrom; alkoholischer Tremor<br>– Epilepsien (v.a. als Entzugssyndrom)<br>– hepatische Enzephalopathie<br>– andererseits: offenbar v.a. bei Weintrinkern erniedrigtes Risiko für Schlaganfälle und für Entwicklung von Demenz |

[a]: gilt wohl weniger für Konsumenten von Wein als für die von Bier und hochprozentigen Spirituosen

*Psychische Störungen als Folge von Alkoholmissbrauch*: Hier ist an erster Stelle das alkoholbedingte *amnestische* oder *Korsakow-Syndrom* zu nennen. Es ist gekennzeichnet v.a. durch *Beeinträchtigung der Merkfähigkeit* und *Konfabulationen* bei – anders als beim demenziellen Syndrom – üblicherweise erhaltenen intellektuellen Fähigkeiten (s. 2.1).

Nicht zu verwechseln mit dem schon genannten Entzugsdelir ist die *Alkoholhalluzinose*, die sich nach längerem Konsum einstellen kann und v.a. durch akustische Halluzinationen (etwa dialogische Stimmen) charakterisiert ist, was die Unterscheidung von paranoider Schizophrenie nicht immer leicht macht; die Pathogenese ist nicht geklärt. Häufiger ist der *alkoholische Eifersuchtswahn*, an dessen Ausbildung bei Männern die erwähnte häufige Impotenz sicher nicht geringen Anteil hat.

Andererseits gibt es Hinweise, dass mäßiger Konsum von Alkohol (und zwar offenbar nur in Form von Wein) das Risiko für Entwicklung sowohl von Alzheimer- wie von vaskulärer Demenz reduziert (Truelsen et al., 2002); hierfür sind möglicherweise die im Wein reichlich vorhandenen Antioxidanzien verantwortlich.

*Alkoholembryopathie*: Kurz erwähnt sei die *Alkoholembryopathie (fetales Alkoholsyndrom)*, auf die mehr Fälle von Intelligenzminderung zurückgehen als auf Mongolismus (s. 9.2.4). Ausgeprägte Schäden sind besonders dann wahrscheinlich, wenn in den ersten Schwangerschaftsmonaten hochprozentige Spirituosen konsumiert werden; Symptome sind u.a. Untergewicht und Minderwuchs, Anomalien im Schädelbereich und Gesicht, Hirnveränderungen, Intelligenzminderung, Herz- und Gefäßanomalien. Auch wenn es nicht zum Vollbild der Alkoholembryopathie kommt, treten bei stärkerem Konsum Schwangerer (schon bei 14 g reinen Alkohols täglich, also weniger als 0,2 l Wein) bei den Kindern gehäuft u.a. Intelligenzdefizite, Konzentrations- und Verhaltensstörungen (Hyperaktivität, Impulsivität, Ablenkbarkeit) auf; Nachwuchs älterer Mütter soll in dieser Beziehung besonders leicht Schaden nehmen (nach Köhler, 2000, S. 67 f.). Als pathogenetischer Mechanismus wird Störung der neuronalen Reifeprozesse durch die Inhibition von Glutamatrezeptoren diskutiert (Gonzales u. Jaworski, 1997).

### 3.2.6 Biologische Therapien von Alkoholmissbrauch und Abhängigkeit

*Therapie der Folgeschäden*: Auf die Behandlung alkoholbedingter körperlicher Veränderungen kann nicht genauer eingegangen werden. Es sei nur betont, dass viele von ihnen sich unter *Abstinenz* rasch *zurückbilden*, etwa Fettleber, Fettleberhepatitis und alkoholische Ösophagitis oder Gastritis; andere wie die Leberzirrhose sowie einige der neurologisch-psychiatrischen Störungen schreiten wenigstens nicht weiter fort oder tun dies nicht mehr mit gleicher Geschwindigkeit. Zudem zeitigen hochdosierte Gaben von neurotropen Vitaminen gewisse Erfolge bei Polyneuropathie wie auch Wernicke-Korsakow-Syndrom.

*Medikamente zur Behandlung von Abhängigkeit (Überblick)*: Es ist hier sinnvoll, zwischen *Entgiftungsmitteln* und *Entwöhnungsmitteln* zu unterscheiden. Erstere werden v.a. zur *Behandlung der Entzugssymptomatik* eingesetzt, z.B. Clomethiazol (Distraneurin®) und wurden bereits in 3.2.3 dargestellt. Entwöhnungsmittel sollen nach erfolgreichem Entzug das *Risiko des erneuten Missbrauchs reduzieren*. Letztere teilt man wieder in jene ein, die *aversive* Effekte von Alkohol hervorrufen und so vom Konsum abhalten sollen (*alkoholsensibilisierende Medikamente*) und solche, welche das *Bedürfnis* nach Alkohol vermindern (Anti-Craving-Substanzen).

*Alkoholsensibilisierende Medikamente*: Ihr Einsatz kann nur nach sorgfältiger Untersuchung erfolgen und muss genau Kontraindikationen berücksichtigen, setzt zudem Wissen, Einverständnis und hohe Motivation der Patienten voraus. Am Bekanntesten ist Disulfiram (Antabus®), das über längere Zeit regelmäßig zu nehmen ist und bei alkoholabstinenten Personen in der Regel keine Effekte hervorruft. Nach *Konsum* auch geringer Alkoholmengen kommt es hingegen zu subjektiv sehr *unangenehmen Beschwerden*, u.a. Hitzegefühlen, Tachykardien, Atembeschwerden, Kopfschmerzen, Übelkeit und Erbrechen; zu beachten ist besonders, dass nach anfänglichem Blutdruckanstieg ein Abfall eintritt, der zu Kollaps führen kann. Der Wirkmechanismus ist nicht restlos geklärt; am Plausibelsten scheint Blockade der Aldehyddehydrogenase mit Anhäufung von Acetaldehyd. Die Therapie mit Antabus® ist nicht unumstritten und wird von verschiedenen Seiten eindeutig abgelehnt, teils aus psychologischen Überlegungen, teils angesichts der möglichen ernsten Nebenwirkungen; sie wird aber durchaus noch praktiziert (für Einzelheiten; s. Schmidt, 1997, S. 229 ff.).

*Anti-Craving-Mittel*: Zur *Herabsetzung des Bedürfnisses* (der Gier, des „Craving") nach Alkohol wird in den letzten Jahren mit guten Erfolgen der *Opiatantagonist*

Naltrexon (s. 3.3.1) eingesetzt (s. etwa Volpicelli et al., 1997 für Literaturangaben und Darstellung tierexperimenteller Befunde); der Wirkmechanismus ist nur bedingt geklärt. Angenommen wird, dass insbesondere der euphorisierende Effekt des Alkohols indirekt über vermehrte Ausschüttung von endogenen Opioiden zustande kommt (3.2.2); bei Blockierung der entsprechenden Rezeptoren müssten somit die angenehmen Alkoholeffekte ausbleiben, eine vorläufig nur sehr bedingt gestützte Hypothese.

Beachtung hat auch Acamprosat (Campral®) gefunden; in Studien konnte gezeigt werden, dass nach Beendigung von Alkoholmissbrauch die Rückfallrate bei Patienten mit Acamprosatmedikation im Vergleich zu Placebotherapie erniedrigt ist (etwa Sass et al., 1996). Allerdings wird seine Effizienz nicht allzu hoch eingestuft, sodass man es zunehmend mit anderen Präparaten kombiniert, z.B. dem Aversivmittel Disulfiram (Antabus®) oder Naltrexon (Nemexin®), einem Opiatantagonisten (z.B. Kiefer et al., 2003). Zur Erklärung dient v.a.. die These, dass Acamprosat durch Alkoholkonsum veränderte NMDA-Rezeptoren für Glutamat blockiert (nach Benkert u. Hippius, 2005, S. 383 f.; dort Charakterisierung weiterer Substanzen zur Rückfallprophylaxe, so. des v.a. zur Behandlung von Spätdyskinesien eingesetzten Tiaprid).

Tabelle 3.4 Substanzen zur Behandlung alkoholassoziierter Störungen

| Störung | Substanz (Handelsname) | Wirkmechanismus |
|---|---|---|
| Entzugssyndrom, v.a im Falle von Komplikationen oder mit Delir | Clomethiazol (Distraneurin®) | nicht eindeutig geklärt |
| Abhängigkeitssyndrom/ schädlicher Gebrauch | Disulfiram (Antabus®)[a] | Erzeugung aversiver Effekte nach Alkoholgenuss (Blockade von ALDH?) |
| | Naltrexon (Nemexin®) | Verminderung der Gier (des „Craving") durch Blockade von Opiatrezeptoren |
| | Acamprosat (Campral®) | Verminderung der Gier (u.a. Blockade von NMDA-Rezeptoren?) |

[a]: Absolute Abstinenz während der Therapie erforderlich; schwere Nebenwirkungen bei Alkoholkonsum, auch in kleinen Mengen

## 3.3 Opioide (Opiate)

### 3.3.1 Allgemeines

*Definition und Einteilung der Opioide*: Als Opioide („Opiumartige") bezeichnet man Substanzen mit *pharmakologischen Effekten* ähnlich denen des *Morphin*, des Hauptalkaloids von *Opium*. Die Bezeichnung Opiate ist klanglich besser, hat sich weitgehend eingebürgert und wird auch hier häufig verwendet, ist aber strenggenommen nicht korrekt; viele dieser Substanzen (etwa Methadon) weisen nämlich auch keine entfernte chemische Verwandtschaft mit Stoffen im Opium auf, und zu ihrer Herstellung wird Opium nicht gebraucht.

Opioide lassen sich nach ihrer Herkunft in *vier Gruppen* einteilen, nämlich die aus dem Rohopium gewonnenen *natürlichen Opiate*, *halbsynthetische Opiate*, welche durch chemische Behandlung von natürlichen Opiaten entstehen, *vollsynthetische Opioide*, die ohne Rückgriff auf natürliche Opiate in pharmazeutischen Labors hergestellt werden und schließlich die *endogenen Opioide*, *körpereigene Substanzen* mit (vergleichsweise schwacher) morphinartiger Wirkung.

*Opiatrezeptoren*: Angesichts der Effekte von *Opiatantagonisten* (s. unten) lag die Vermutung nahe, dass Opiate ihre Wirkung durch *Besetzung spezifischer Rezeptoren* entfalten; mittlerweile gelang es, sowohl diese nachzuweisen als auch die an sie bindenden physiologischen Liganden zu isolieren, die *endogenen Opioide* (s. auch Snyder u. Pasternak, 2003). Man unterscheidet mehrere *Unterarten* von Opioidrezeptoren, wobei einzelne Opioide dazu *unterschiedliche Affinität* haben. Auf Grund der Verteilung lassen sich viele Opioideffekte gut verstehen und voraussagen.

µ-Rezeptoren befinden sich v.a. im Hirnstamm, wobei Besetzung zu Euphorisierung, Analgesie und Atemdepression führen soll, die von κ-Rezeptoren zu Atemdepression und Sedierung; δ-Rezeptoren liegen möglicherweise ausschließlich im Rückenmark und scheinen lediglich für Analgesie verantwortlich (Lüllmann et al., 2003, S. 268; daneben aber andere Charakterisierungen).

*Einzelne Opioide*: Als *Rohopium* bezeichnet man den Saft, der aus den Samenkapseln des Schlafmohns (Papaver somniferum) austritt und nach kurzer Zeit die Gestalt einer bräunlichen Trockenmasse annimmt. Schlafmohn wächst besonders in tropischen Gebieten Asiens, lässt sich aber auch in Europa, etwa im Balkan anbauen, allerdings mit geringerem Alkaloidgehalt. Opium wird typischerweise *geraucht* und entfaltet so seine typische euphorisierend-entspannende Wirkung. Legt man Rohopium in Alkohol, erhält man Tinctura opii, welche nur die alkohollöslichen Bestandteile des Produkts enthält. Diese sind *Alkaloide*, Stoffe mit Ringstruktur, in der ein Stickstoffatom enthalten ist. Zur großen Gruppe der Alkaloide zählen u.a. auch Kokain und Nikotin; es handelt sich um pflanzliche Produkte, die auf das *Nervensystem von Tieren wirken* und offenbar dem Schutz der Pflanzen dienen, etwa vor Gefressenwerden.

Die wichtigsten Opiumalkaloide sind *Morphin* (v.a. umgangssprachlich häufig Morphium genannt), das schwächere, aber prinzipiell morphinartig wirkende *Codein*, schließlich das krampflösende Papaverin, welches keine Morphinwirkungen aufweist.

*Halbsynthetische Opioide* stellen *Morphinderivate* dar, lassen sich also aus dieser Substanz mittels chemischer Prozesse gewinnen. Am Bekanntesten ist Diacetylmorphin = Diamorphin (*Heroin*), welches durch Veresterung der zwei OH-Gruppen des Morphin mit Essigsäure in einem einfachen Vorgang entsteht und wesentlich stärker als das Ausgangsprodukt ist; durch die beiden Acetylgruppen hat es eine größere Fettlöslichkeit, gelangt dabei auch schneller an den Wirkungsort, womit das rasch einsetzende Wohlgefühl bei intravenöser Injektion (rush) erklärt wird (s. 3.3.2). Hydromorphon, im Handel als Dilaudid®, ist ein weiteres halbsynthetisches Opioid.

Zu den *vollsynthetischen Opioiden* zählen u.a. Methadon (Methaddict®), L-Methadon oder Levomethadon (L-Polamidon®), Pethidin (Dolantin®); bei anderer chemischer Struktur teilen synthetischen Opioide mit Morphin wesentliche pharmakologische Eigenschaften, sind aber, etwa hinsichtlich Analgesie, zumeist deutlich stärker.

*Endogene Opioide* lassen sich in Enkephaline, Dynorphine und β-Endorphin einteilen. Es handelt sich um Oligopeptide, kurze Aminosäureketten; Produktion geschieht nach augenblicklichen Kenntnissen teils in Neuronen, wo sie Transmitterfunktion ausüben. Andere werden in der Hypophyse (Hirnanhangsdrüse) gebildet; dort produzierte Endorphine gelangen ins Blut und entfalten teilweise hormonähnliche Wirkungen. Die in den Neuronen des Gehirns gebildeten endogenen Opiate verlassen das Nervensystem offenbar nicht und sind nur im Liquor cerebrospinalis nachzuweisen.

Tabelle 3.5 Einteilung der Opioide

| Klasse | Vorkommen bzw. Gewinnung | Beispiele |
|---|---|---|
| natürliche O. | aus Schlafmohn (Papaver somniferum) | Morphin, Codein |
| halbsynthetische O. | durch chemische Behandlung natürlicher O. | Diacetylmorphin (Heroin), Hydromorphon |
| vollsynthetische O. | Herstellung im Labor ohne Rückgriff auf natürliche O. | Methadon, Fentanyl, Pethidin, Buprenorphin |
| endogene O. | im Körper produziert | Enkephaline, Dynorphine, Endorphine |

*Aufnahme und Verstoffwechselung*: Mit Ausnahme der endogenen werden Opioide unzerstört vom Darm resorbiert, können somit prinzipiell oral verabreicht werden; mit wenigen Ausnahme (u.a. Methadon) erfahren sie jedoch eine *präsystemische Elimination*, werden also direkt aus dem Pfortaderblut von der Leber abgefangen und weitgehend abgebaut, ohne an ihre Wirkorte zu gelangen. Erst ab größeren Mengen gelingt die unmittelbare Elimination nicht mehr vollständig. Durch nicht-orale Applikation, etwa Spritzen bei Morphin und Heroin, Rauchen bei Opium, versucht man diese Elimination in der Leber zu umgehen. Endogene Opioide würden, von außen zugeführt, als Aminosäureverbindungen bereits im Magen-Darm-Trakt zerstört und können deshalb nicht auf diesem Wege aufgenommen werden; auch gespritzt gelangen sie nicht an ihre Wirkorte, da sie die Blut-Hirn-Schranke nicht überwinden (nach Lüllmann et al., 1996, S. 210). Dies setzt der experimentellen Forschung mit ihnen deutliche Grenzen; nicht die Blut-Liquor-Schranke überwindende Enkephalinderivate könnten sich aber als geeignet erweisen, isoliert Darmstörungen zu behandeln, ohne dabei suchterzeugende zentralnervöse Effekte hervorzurufen (Snyder, 1994, S. 67).

Die Ausscheidung der Opioide geschieht in der Regel durch die Niere, zumeist nachdem sie in der Leber in unwirksame Substanzen umgewandelt wurden. Die Halbwertszeit im Körper ist relativ kurz, sodass sie, etwa bei schweren Schmerzzuständen, in geringen Abständen verabreicht werden müssen.

*Wirkungen von Opiatantagonisten*: Mit *Opiatantagonisten* wie Naloxon (Naloxon Curamed®, Narcanti®) oder Naltrexon (Nemexin®) lassen sich die meisten Effekte der Opioide rasch und zuverlässig aufheben. Da sie ähnliche Struktur wie Morphin besitzen, wird ihr Angriffspunkt in einer Blockade der Opiatrezeptoren vermutet. Bei Opiatabhängigen kann ihre Verabreichung zu *Entzugssymptomen* führen, bei Nichtabhängigen finden sich keine Effekte (Lüllmann et al., 1996, S. 212); dies legt die Annahme nahe, dass außerhalb eventueller Notsituationen die Bedeutung der endogenen Opiate eher gering ist und sich der Entzug nicht allein durch Fehlen endogener Opioide erklären lässt (s. 3.3.3).

## 3.3.2 Unmittelbare Wirkungen der Opioide; akute Intoxikation

*Analgesie*: Wichtigste therapeutische Wirkung der Opioide ist die *analgetische (schmerzstillende)*. Sie kommt wohl hauptsächlich auf der Ebene des Rückenmarks zustande und zwar durch *Hemmung der Übertragung* vom 1. Neuron der Schmerzbahn auf das 2. Dies kann mittels zweier Angriffspunkte geschehen: Die exogenen Opioide besetzen dabei offenbar Rezeptoren am Übergang vom 1. zum 2. Neuron (mit direkter Beeinflussung der synaptischen Übertragung an dieser Stelle) als auch Opiatrezeptoren im Mittelhirn; Bindung an letztere führt zur Aktivierung absteigender Bahnen, die ihrerseits nun die synaptische Übertragung vom 1. auf das 2. Neuron des Rückenmarks hemmen.

Die komplizierten und noch keineswegs in allen Einzelheiten klaren Mechanismen der Schmerzleitung und der analgetischen Opiatwirkung seien hier, v.a. in Anlehnung an Jessell u. Kelly (1991), vereinfacht resümiert (s. auch Köhler, 2001, S. 182 ff.; Niesert u. Zenz, 2005): Bekanntlich unterscheidet man epikritische Sensibilität (schnellen Schmerz) von protopathischer Sensibilität (langsamem Schmerz); nur auf die protopathische Sensibilität scheinen die Opioide zu wirken, und nur dieses System sei hier etwas genauer dargestellt: Die marklosen Fasern zur Leitung des langsamen Schmerzes nehmen ihren Ausgang von den *Nociceptoren* („Schmerzrezeptoren"), deren adäquater Reiz *Gewebsschädigungen* darstellen; als Mediatoren dabei scheinen u.a. Kalium-Ionen, Serotonin, Bradykinin und Histamin zu dienen, die aus dem geschädigten Gewebe austreten; bei vorhandener Gewebsläsion werden die Nociceptoren zudem durch eine Reihe von Stoffen sensitiviert, wozu insbesondere die so genannten *Prostaglandine* zählen.

Das von den Nociceptoren ausgehende 1. Neuron endet im *Hinterhorn des Rückenmarks* und überträgt seine Impulse auf eine 2. Nervenzelle; Transmitter ist hier wohl Glutamat (mit dem Peptid Substanz P als Kotransmitter). Das 2. Neuron kreuzt sofort zur Gegenseite und läuft (zumeist) im Tractus spinothalamicus der weißen Rückenmarkssubstanz zum *Thalamus*; dort wird auf ein 3. Neuron umgeschaltet, welches zum *somatosensorischen Kortex* im Parietallappen zieht, wo die einzelnen Körperregionen gemäß ihrer (sensiblen) Bedeutung verschieden große zusammenhängende Areale einnehmen (somatotopische Repräsentation); vom Thalamus dürften auch Fasern zum *limbischen System* (insbesondere wohl zum *Gyrus cinguli*) ziehen, wo die *Bewertung* der Nociception als aversiv geschieht.

In diesen Ablauf der Informationsübertragung greifen *hemmende* Neuronen ein, deren Zellkörper v.a. in der Formatio reticularis des Hirnstammes vermutet werden (dort wieder besonders im periaquäduktalen Grau = zentralen Höhlengrau) und deren Axone (möglicherweise nach Umschaltung im Nucleus raphe der Medulla oblongata) an den Endknöpfchen des 1. Neurons der aufsteigenden Schmerzbahn enden. Aktivierung dieser hemmenden Nervenzellen führt zu *Freisetzung von endogenen Opioiden*, welche an präsynaptischen Rezeptoren des 1. Neurons andocken und die Ausschüttung von Transmitter (erwähntermaßen vermutlich Substanz P) in den synaptischen Spalt und zur Membran des 2. Neurons der Schmerzbahn vermindern (präsynaptische Hemmung); in manchen Modellen wird auch von einem Ansetzen der absteigenden Axone an den 2. Neuronen der Schmerzbahn ausgegangen. Der Sinn dieser absteigenden hemmenden Systeme dürfte in der Linderung von Schmerzen bestehen, die biologisch unvermeidlich sind, etwa beim Gebärvorgang oder Kampf. Es liegt nahe, die analgetische Wirkung der (exogenen) Opioide in der Besetzung der Opiatrezeptoren am 1. Neuron und Ausübung einer sehr viel weitergehenden präsynaptischen Hemmung zu sehen. Unklar ist noch, wodurch die absteigenden schmerzhemmenden Bahnen aktiviert werden; da im periaquäduktalen Grau eine hohe Dichte von Opiatrezeptoren zu finden ist, vermutet man auch hier einen Effekt endogener Opioide (deren Herkunft wiederum ebenso zu klären wäre wie die Bedingungen, unter denen sie vermehrt zur Ausschüttung kommen). Die analgetische Wirkung der exogenen Opioide setzt nach Lüllmann et al. (2003, S. 269) v.a. im Rückenmark durch Besetzung von Opiatrezeptoren im Hinterhorn an;. Auch im zentralen Höhlengrau wäre Wirkung möglich; Besetzung der dort befindlichen Rezeptoren würde zur Aktivierung der schmerzhemmenden absteigenden Bahnen führen, die ihrerseits wiederum Einfluss auf synaptische Prozesse im Hinterhorn nehmen (über Interneuronen). In jedem Fall wird letztlich die *Übertragung* vom 1. zum 2. Neuron der Schmerzbahn *gedämpft*. Daneben werden weitere analgetische Mechanismen diskutiert, insbesondere Beeinflussung zerebraler Strukturen im Sinne von Herabsetzung der Schmerzwahrnehmung und Schmerzverarbeitung; speziell dem an Opiatrezeptoren reichen Thalamus schreibt man hier eine wichtige Funktion zu.

Erwähnt sei, dass zuweilen eine paradoxe Hyperalgesie nach Opioidapplikation beobachtet wird, ein theoretisch interessantes und klinisch durchaus relevantes Phänomen (s. Xu et al., 2003).

*Euphorisierung*: Die für die Suchtentwicklung wichtigste Wirkung der Opioide ist die *euphorisierende*, die in De Quincey's „The Confessions of an English Opium-Eater" ihre literarische Würdigung gefunden hat. Sie tritt nicht bei allen auf – manche reagieren auf die Verabreichung sogar ausgesprochen dysphorisch – ist aber im typischen Fall mit seelig-entspannt zu charakterisieren. Ein besonderer Effekt ist bei intravenöser Applikation von Heroin zu beobachten, welches auf Grund seiner zwei Acetylgruppen sich besonders rasch im Hirngewebe bindet und so zu einem schwallartigen Glücksgefühl führt (rush oder flash im Szenejargon); da oral aufgenommene Substanzen wie Methadon oder Buprenorphin (s. 3.3.4) diese Wirkung nicht haben, ist die Bereitschaft zum (restlosen) Umstieg auf die Ersatzdroge häufig nicht allzu groß. Im Übrigen ist die analgetische Wirkung eines Opioids im Wesentlichen proportional zur euphorisierenden und damit potenziell süchtig machenden; Versuche, *partielle Antagonisten* zu finden, die einen spezifisch schmerzstillenden Effekt ohne sonstige Opioidwirkungen aufweisen, sind bis jetzt nur bedingt erfolgreich gewesen.

Immerhin ist man mittlerweile diesem Ziel etwas näher gekommen. So hat beispielsweise das erwähnte Buprenorphin als µ-**Agonist** einen euphorisierenden Effekt, führt aber als κ-**Antagonist** nur zu geringer Beeinträchtigung des Atemzentrums und bietet deshalb für die Substitutionstherapie erhebliche Vorteile.

*Mechanismus der Euphorisierung*: Dazu sind interessante Hypothesen entwickelt worden: Besetzung von Opiatrezeptoren soll *erhöhte Ausschüttung von Dopamin* in limbische Strukturen bewirken, insbesondere in den *Nucleus accumbens*; vermutet wird, dass dieses Dopamin von Neuronen freigesetzt wird, deren Zellkörper im ventralen Tegmentum des Mittelhirns sitzen und deren Axone in den mehrfach erwähnten mesolimbischen Bahnen zu den genannten Strukturen ziehen (s. 1.2.4). Es lässt sich nämlich zeigen, dass nach Läsion des Nucleus accumbens bei Ratten Applikation von Heroin oder Morphin keine verstärkende Wirkung mehr hat (Zito et al., 1985; Kelsey et al., 1989); weiter konnte nachgewiesen werden, dass Injektion von Morphin in das ventrale Tegmentum die Aktivität der dort lokalisierten Neuronen steigert (Matthews u. German, 1984), zudem systematische Applikation von Opiaten die Dopaminfreisetzung speziell in den Nucleus accumbens erhöht (Di Chiara u. Imperato, 1987). Andere Theorien gehen von direkten (also nicht mittels Dopamin vermittelten) Opiateffekten in Strukturen des limbischen Systems aus; dafür würde die große Dichte von Opiatrezeptoren in einigen dieser Regionen wie Amygdala oder Hypothalamus sprechen (Snyder, 1994, S. 58; s. auch Koob, 1992 sowie Carlson, 2001, S. 592 zu den Mechanismen der opiatinduzierten Euphorisierung).

*Sedierung*: Weitgehend unklar ist die *entspannend-sedierende* Wirkung der Opioide; Besetzung von Opiatrezeptoren im oberen Abschnitt der Formatio reticularis wird als Mechanismus diskutiert (Carlson, 2004, S. 707), ohne dass hierfür aber überzeugende Belege existieren.

*Andere Wirkungen*: Ein weiterer wichtiger Opiateffekt ist *Hemmung des Hustenzentrums*, was therapeutisch zur Stillung von Hustenreiz genutzt wird (Codein als Bestandteil vieler Hustensäfte); bei schwerer Intoxikation, wie insbesondere bei Abhängigen nicht selten, tritt auch eine klinisch bedeutsame *Hemmung* des an Opiatrezeptoren reichen *Atemzentrums in der Medulla* oblongata auf, welche zu oft tödlicher *Atemdepression* führt. Weiter beobachtet man *Verengung der Pupillen* (Miosis) nach Opioideinnahme; erklärt wird sie durch Anlagerung an Rezeptoren in den Augenmuskelkernen. Auch – in Details teilweise unterschiedlich beschriebene – Veränderungen der Magen-Darm-Peristaltik werden gefunden, möglicherweise über Besetzung von Opiatrezeptoren im Hirnstamm mit Verbindung zu den Vaguskernen, wahrscheinlich auch durch Anlagerung an Rezeptoren an der glatten Muskulatur von Magen und Darm. In jedem Fall stellen Opioide, etwa Tinctura opii, ein wirksames Mittel gegen Durchfallerkrankungen dar. Erwähnt sei schließlich, dass nach Gabe von Opioiden zunächst häufig *Übelkeit* und Brechreiz auftreten, bedingt durch Besetzung von Opiatrezeptoren in der Area postrema, welcher Effekt sich nach einiger Zeit verliert (dargestellt im Wesentlichen nach Lüllmann et al., 1996, S. 208 ff.).

Tabelle 3.6 Wirkungen von Opioiden und ihre Mechanismen

| Effekt | Wirkmechanismen |
|---|---|
| Analgesie | – Dämpfung der Überleitung vom 1. zum 2. Neuron der Schmerzbahn durch Besetzung von Opiatrezeptoren im Hinterhorn und/oder im Mittelhirn<br>– möglicherweise auch Wirkung an Thalamuskernen |
| Euphorisierung | – Aktivierung dopaminerger Bahnen zum Nucleus accumbens (über Besetzung von O.rezeptoren im Mittelhirn?)<br>– evtl. weitere direkte Effekte im limbischen System |
| Sedierung | – unklar (Besetzung von O.rezeptoren der Formatio reticularis?) |
| hustenstillender Effekt | – Dämpfung des Hustenzentrums |
| atemdepressorische Wirkung | – Dämpfung über Besetzung von O.rezeptoren im Atemzentrum |
| Übelkeit | – Besetzung von O.rezeptoren in der Area postrema |
| Miosis | – Besetzung von O.rezeptoren an Hirnnervenkernen |
| Wirkungen am Darm (verminderte Peristaltik) | – Besetzung von O.rezeptoren an Vaguskernen und/oder an der Darmmuskulatur |

*Akute Intoxikation*: Die Wirkung von Opiatapplikation ist nach dem Gesagten gekennzeichnet durch einen angenehmen Zustand von Entspannung, bei raschem intravenösem Anfluten von Heroin zusätzlich durch ein initiales euphorisches Hochgefühl; wenigstens beim Rauchen von Opium stellen sich, folgt man literarischen Beschreibungen (nach Schmidbauer u. vom Scheidt, 1998, S. 284 ff.), auch *psychedeli-*

*sche Effekte* ein, etwa veränderte Wahrnehmung von Farben, Größen und Zeit. Körperliche Reaktionen sind durch die Sedierung beeinträchtigt, vielfach aber nicht auffällig, wie überhaupt die Intoxikation für Außenstehende nicht einfach zu bemerken ist; am Deutlichsten weisen die verengten, *stecknadelkopfgroßen Pupillen* in diese Richtung. Bei Überdosierung, z.B. von Heroin, kann es zu *tödlicher Atemdepression* kommen, welche die häufigste Ursache akuten Todes bei Heroinabhängigen darstellen dürfte. Sie kann etwa bei Konsum nach längerer Abstinenz auftreten, bei Applikation ungewöhnlich reiner Substanz, zudem wohl bei Drogenkonsum in anderer als der gewohnten Umgebung (Ausbleiben der konditionierten Gegenreaktion; s. 3.3.4).
*Therapie der akuten Opioidintoxikation:* Sie erfolgt in der Regel nur bei lebensbedrohlichen Zuständen, insbesondere der erwähnten Atemdepression. Mittels *Opiatantagonisten* wie insbesondere Naloxon (Narcanti®) lassen sich diese Effekte rasch aufheben. Bei Abhängigen kann durch Applikation dieser Antagonisten ein Entzugssyndrom hervorgerufen werden; bei Normalpersonen haben diese Medikamente erwähntermaßen keine Wirkung.

### 3.3.3 Opioidtoleranz und Opioidentzug

*Toleranzentwicklung*: Sie ist bei Opioiden sehr *ausgeprägt*; schon nach ungefähr 10 Tagen regelmäßigen Konsums muss nach einem bei Snyder (1994, S. 58) dargestellten Diagramm die Dosis von Morphin oder Heroin verdoppelt werden, um gleiche euphorisierende Wirkung zu erzielen. Hinsichtlich anderer Effekte, etwa Miosis oder Obstipation ist die Toleranzentwicklung offenbar wesentlich geringer (Benkert u. Hippius, 1996, S. 411). Dabei dürfte es sich weniger um eine metabolische, d.h. durch veränderte Verstoffwechselung hervorgerufene Toleranz handeln, sondern um eine vorwiegend funktionelle oder zelluläre (s. 3.2.3). Nahe liegend wäre es, zur Erklärung zahlenmäßige Abnahme der Opiatrezeptoren anzunehmen (Snyder, 1994, S. 59 f.; s. dazu auch die bei Simonato, 1996 zusammengestellten widersprüchlichen Befunde); diskutiert wird zudem Veränderung der Signaltransduktion nach Besetzung der (G-Protein-gekoppelten) Opioidrezeptoren (s. Smart u. Lambert, 1996).
*Entzugssymptomatik*: Auf Grund der kurzen Halbwertszeit der Opioide im Körper tritt das *Entzugssyndrom* bereits nach wenigen Stunden auf – kann im übrigen bei Opiatabhängigen auch durch Zufuhr eines Opiatantagonisten ausgelöst werden; die körperlichen Reaktionen sind weitgehend denen während akuter Intoxikation entgegengesetzt und entsprechen mit Pupillenerweiterung, Beschleunigung der Pulsrate, Blutdruckerhöhung und Schweißausbrüchen im Wesentlichen einer sympathischen Aktivierung, welche nach Benkert u. Hippius (1996, S. 412) durch Enthemmung der noradrenergen Neurone im Locus caeruleus des Hirnstamms zu erklären ist („Noradrenalinsturm"). Hinzu kommen Erbrechen und schwere Durchfälle, Muskelkrämpfe und Muskelschmerzen, weiter grippeähnliche Symptome wie Kopfschmerz, Niesen, Schüttelfrost, zuweilen Fieber. Die Stimmung ist dysphorisch-depressiv, die Patienten zumeist ängstlich-agitiert; die Empfindlichkeit gegenüber Schmerzreizen ist erhöht. Auffällig ist eine rauhe Hautoberfläche bei Aufrichtung der Haarwurzeln, welches zusammen mit der begleitenden Kälteempfindung dem Entzugssyndrom im Szenejargon die Bezeichnung „cold turkey" („kalter Truthahn") eingebracht hat. Anders als beim Alkoholentzugssyndrom (s. 3.2.3) werden hier üblicherweise weder epileptische Anfälle noch delirante Symptomatik beobachtet. Die Beschwerden erreichen ihren Höhepunkt i. Allg. nach etwa 24–48 Stunden; danach werden sie geringer und verschwinden typischerweise nach ungefähr einer Woche völlig. Diskrete Symptome, etwa Schlafstörungen, scheinen aber in einigen Fällen noch Wochen zu persistieren; zudem tritt bei Opioiden mit langer Halbwertszeit wie Methadon Entzugssymptomatik verzögert auf und hält länger an (Jaffé, 1995b). Man kann davon ausgehen, dass der Zustand zwar für die Betreffenden unangenehm ist, es sich aber nicht um eine

ebenso ernste Bedrohung des Gesundheitszustandes wie schwere Alkoholentzugssymptomatik handelt. Kompliziert wird der Sachverhalt allerdings nicht selten durch die Tatsache, dass die Betreffenden zugleich Missbrauch anderer Substanzen betrieben haben, sodass eine Mischung verschiedener Entzugssyndrome vorliegen kann.

*Pathogenese des Opiatentzugssyndroms*: Sie ist nicht ausreichend geklärt; eine plausible Erklärung wäre an sich die eines Fehlens von endogenen Opioiden, deren Produktion auf Grund der exogenen Opioidzufuhr gedrosselt sein könnte; hinzu käme möglicherweise noch die vermutete, wenngleich unbewiesene zahlenmäßige Abnahme der Opiatrezeptoren. Dagegen spricht jedoch, dass bei nicht opiatsüchtigen Personen die Gabe von Opiatantagonisten wie Naltrexon oder Naloxon keine Symptome hervorzurufen pflegt (s. oben), also die fehlende Besetzung von Opiatrezeptoren im Normalzustand offensichtlich wenig Bedeutung hat.

Eher zur Erklärung des Entzugsyndroms favorisiert wird statt dessen die Hypothese einer *(teilweise konditionierten) Gegenreaktion* ohne eine gleichzeitige Kompensation durch Opioidwirkung: Dieser zu Folge tritt als Reaktion auf die Zufuhr exogener Opioide, die somit einen unkonditionierten Reiz (UCS) darstellt, eine (physiologisch sicher sinnvolle) Gegenreaktion des Körpers auf (UCGR), die über die eigentliche Opioidwirkung (UCDR) hinaus anzuhalten scheint; so ließ sich etwa nachweisen, dass nach Opioidentzug ein erniedrigter Dopaminspiegel im Nucleus accumbens vorliegt (Roberts u. Koob, 1997), Folge offenbar von Regulationsprozessen nicht auf Rezeptorebene, sondern in nachgeschalteten Stoffwechselsystemen. Diese Gegenreaktion kann zudem bis zu einem gewissen Grade offensichtlich *klassisch konditioniert* werden: Stimuli, in deren Gegenwart die Droge üblicherweise konsumiert wurde (CS), lösten danach antizipatorisch eine Gegenreaktion (CGR) aus; somit würde sich sowohl die Gier nach der Substanz in vertrauten Situationen erklären als auch die der Substanzwirkung entgegengesetzten Entzugsreaktionen. Zu bestimmen bliebe der Mechanismus der Gegenreaktion. Diese interessante Hypothese würde auch verständlich machen, warum nicht selten die Einnahme von Opioiden in anderen als den gewohnten Situationen (mit Ausbleiben der konditionierten Gegenreaktion) eine ungleich größere, zuweilen tödliche Wirkung entfaltet, ein Effekt, der sich auch in Tierexperimenten zeigen ließ. Es sei jedoch erwähnt, dass die These der konditionierten Entzugssymptomatik verschiedentlich mit guten Argumenten kritisiert wurde (s. etwa Pinel, 2001, S. 370 und die dort zitierte Literatur).

Biochemische Theorien des Opiatentzugs sehen den Mechanismus in *Prozessen der nachgeschalteten Signaltransduktion* (s. 1.2.2), nämlich gesteigerter Adenylylcyclaseaktivität, nachdem diese als Folge der Besetzung von Rezeptoren durch Opioidmoleküle gedämpft worden war. Die dabei beteiligten anatomischen Strukturen sind nach einigen Autoren v.a. der Locus caeruleus, nach anderen benachbarte Gebiete wie etwa das periaquäduktale Grau (s. dazu ausführlich Christie et al., 1997).

*Therapie der Entzugssymptomatik*: Sofern möglich, versuchen Opiatabhängige in der Regel, durch erneute Substanzzufuhr die Entzugssymptome aufzuheben beziehungsweise diese gar nicht erst auftreten zu lassen. Der kontrollierte Opiatentzug in der Klinik wird häufig ohne medikamentöse Unterstützung durchgeführt; medikamentös ist nach Benkert u. Hippius (2005, S. 406) Mittel der Wahl dabei das im Wesentlichen noradrenalinantagonistische Clonidin (z.B. Catapresan®).

## 3.3.4 Opioidmissbrauch und Opioidabhängigkeit

*Epidemiologie*: Anders als bei Alkohol liegt Missbrauch bereits vor, wenn Opioide ohne medizinische Notwendigkeit konsumiert werden; auch dürften Missbrauch und Abhängigkeit bei diesen psychotropen Substanzen, wenigstens in unserem Kulturkreis, vergleichsweise eng verbunden sein. Sämtliche Angaben zur Häufigkeit von Opioidmissbrauch stellen mehr oder weniger fehlerbehaftete Schätzungen dar und sind deshalb mit Zurückhaltung zu betrachten; sie differieren auch erheblich (für eine knappe Zusammenstellung; s. Köhler, 1998, S. 46). Basierend auf soweit veröffentlichten Studien dürfte die Punktprävalenz (der Prozentsatz der im Augenblick als opiatsüchtig zu Bezeichnenden) hierzulande auf etwa zwischen 0,2–0,8% der Gesamtbevölkerung zu schätzen sein, nach Zahlen bei Perkonigg et al. (1997) vielleicht deutlich niedriger. Möglicherweise ist, insbesondere in den USA, diesbezüglich ein gewisser Rückgang festzustellen, was aber nicht unbestritten ist; u.U. sind nur die intravenös konsumierenden Süchtigen (speziell die Heroinfixer) seltener geworden, während die Zahl derer evtl. sogar gestiegen ist, die Opioide auf andere Weise zu sich nehmen (s. dazu Krausz u. Dittmann, 1996, S. 98).

*Körperliche Folgen des Opioidmissbrauchs*: Vergleicht man sie etwa mit den in 3.2.5 geschilderten Folgen langjährigen starken Alkoholkonsums, so sind die körperlichen Veränderungen als direkte Konsequenz von Opioidmissbrauch eher *gering*, nämlich Appetitlosigkeit, Gewichtsabnahme, Anfälligkeit für Infektionen; auf psychischem Gebiet werden Stimmungsveränderungen, Leistungsabfall sowie Vernachlässigung anderer Interessen beschrieben. Weder scheinen psychotische Symptome analog dem alkoholischen Eifersuchtswahn oder der Alkoholhalluzinose noch ein amnestisches Syndrom in nennenswerter Häufigkeit aufzutreten (Möller, 1997, S. 354). Psychische Probleme ergeben sich jedoch sehr häufig im Rahmen der Substanzbeschaffung oder bei der Kaschierung des Missbrauchs, körperliche v.a. aus der Applikation der Substanz mit unsauberen Spritzen (Abszesse, Hepatitis B und C, HIV-Infektion und Aids). Auch die Kinder schwangerer Heroinabhängiger können entsprechende Infektionen aufweisen; Dauerschäden entsprechend der Alkoholembryopathie scheinen sich nicht oder nur sehr selten auszubilden; in der Regel sind die Neugeborenen zunächst opiatabhängig, sodass bei ihnen eine Substitutionstherapie mit langsamem Ausschleichen durchgeführt werden muss.

*Therapie*: Die Behandlung der chronischen Opiatabhängigkeit ist schwierig, und auch Experten sind sich über ihre Durchführung weitgehend uneins. An somatischen Therapiemaßnahmen sei nur die ebenfalls nicht unumstrittene, bei Bühringer et al. (1997) genauer dargestellte *Substitution* mit Methadon (Methaddict®) erwähnt, welches als pharmazeutisches Produkt genau definierter Menge sehr viel weniger die Gefahr der Überdosierung mit sich bringt als auf der Straße verkaufte Opioide. Zudem unterliegt Methadon nicht der präsystemischen Elimination in der Leber und kann deshalb oral wirksam verabreicht werden, womit die Probleme parenteraler Applikation mit Infektionsgefahr wegfallen. Andererseits bleibt der stark euphorisierende Effekt des Anflutens, wie bei intravenöser Verabreichung von Heroin (rush), hier aus, sodass Methadon von den Abhängigen häufig nicht oder nur neben Heroin akzeptiert wird.

Von Methadon (Methaddict®), das als Razemat sowohl das wirksame linksdrehende L-Methadon (Levomethadon) als auch das unwirksame rechtsdrehende D-Methadon enthält, ist Levomethadon (L-Polamidon®) zu unterscheiden, welches doppelt so wirksam ist; bei Dosierungsangaben ist deshalb streng zu beachten, ob sie sich auf *Methadon* oder *Levomethadon* beziehen.

Mittlerweile steht mit Buprenorphin (Subutex®) auch in Deutschland ein weiteres Substitutionspräparat zur Verfügung, welches gewisse therapeutische Breite besitzt – daher geringe Gefahr einer Atemdepression – und wegen sehr langer Halbwertszeit nicht mehr täglich eingenommen werden muss; es genügt Einnahme alle 2–3 Tage (Benkert u. Hippius, 2005, S. 395 ff.; s. auch Mattick et al., 2003).

*Rückfallprophylaxe* nach erfolgreichem Opioidentzug versucht man mittels *Opiatantagonisten* wie Naltrexon (Nemexin®); damit soll die euphorisierende Wirkung von Heroin verhindert und das Verlangen reduziert werden (Benkert, 1995, S. 114).

*Prognose*: Die Prognose der Opiatabhängigkeit gilt als schlecht; Behandlungen dürfte nur in etwa 10–20% dauerhafte Abstinenz folgen. Die Todesrate wird auf 1–3% pro Jahr geschätzt, wobei ein Großteil der Fälle auf die erwähnten Infektionen, andere auf Atemdepression bei Überdosierung, weitere auf Suizide oder Gewaltanwendung zurückzuführen sein dürften (s. auch Bühringer u. Küfner, 1997).

## 3.4 Sedativa und Hypnotika

### 3.4.1 Allgemeines; Überblick

*Definitionen*: Sedativa („*Beruhigungsmittel*") haben als Haupteffekt eine *sedierend-beruhigende*, emotionale Distanz schaffende und Unruhe beseitigende Wirkung, dabei üblicherweise eine *angstlösende (anxiolytische)*, weshalb als (weitgehendes) Synonym auch die Bezeichnung *Anxiolytika* im Gebrauch ist. Daneben werden sie als *Tranquilizer* (von lateinisch tranquillus = ruhig) bezeichnet; zunehmend seltener findet sich der zuweilen in der älteren Literatur verwendete Begriff Ataraktika (von griechisch ataraxia = Seelenruhe). Auf Grund ihres sedierenden Effekts haben so gut wie alle Tranquilizer, zumindest in höheren Dosierungen oder bei Personen ohne entsprechende Vorerfahrung, einen *schlafinduzierenden* Effekt, sodass viele auch als *Hypnotika (Schlafmittel)* eingesetzt werden; einige, insbesondere Chloralhydrat und Benzodiazepine mit kurzer Halbwertszeit, werden so gut wie ausschließlich zur Herbeiführung von Schlaf verordnet.

*Klassen von Sedativa*: Die mit Abstand wichtigste Gruppe der Sedativa und Hypnotika sind *Benzodiazepine* mit ihrem bekanntesten Vertreter Diazepam (z.B. Valium®, Diazepam ratiopharm®); *Chloralhydrat* (etwa Chloraldurat 500®) kommt zuweilen noch als Schlafmittel zum Einsatz, wird aber zunehmend weniger empfohlen, da rascher Wirkungsverlust eintritt und das Risiko für Abhängigkeit und Ausbildung von Entzugserscheinungen sehr groß ist, zudem Chloralhydrat als halogenierter Kohlenwasserstoff Leberschäden hervorrufen kann (s. Benkert, 1995, S. 107; Gastpar, 1996, S. 297 f.). Das bei der Therapie des Alkoholentzugssyndroms (3.2.3) bereits erwähnte *Clomethiazol* (Distraneurin®) hat gleichfalls eine sedierend-anxiolytische Wirkung, kommt aber angesichts erheblichen *Suchtpotenzials* nur selten als Beruhigungs- oder Schlafmittel zum Einsatz.

Die früher sehr gebräuchlichen *Barbiturate* sind wenigstens in Deutschland nur noch zur Behandlung schwerer Epilepsien und Einleitung von Narkosen im Handel, nicht mehr jedoch als Sedativa oder Hypnotika, u.a. wegen erheblicher Suchtgefahr und geringer therapeutischer Breite; sie wurden früher bekanntlich vielfach als Suizidmittel verwendet. In den USA scheinen sie hingegen, wenigstens noch vor wenigen Jahren, nach wie vor verordnet und eingenommen worden zu sein und spielen auf dem illegalen Drogenmarkt offenbar weiterhin eine erhebliche Rolle. Nicht mehr im Handel, zumindest in Deutschland, ist auch das vor einigen Jahren noch häufig verordnete *Meprobamat* (lange u.a. als Miltaun, danach noch zeitweilig unter Visano auf dem Markt) sowie *Methaqualon* (bis vor einigen Jahren unter den Namen Mandrax, Revonal, Staurodorm oder Normi-Nox im Handel). Die lange Zeit sogar rezeptfrei erhältlichen *Bromharnstoffderivate* werden wegen der Gefahr chronischer Vergiftung (Bromismus) mit Kopfschmerzen, Benommenheit, neurologischen Symptomen und Magen-Darm-Beschwerden zunehmend kritischer gesehen und kommen offenbar mehr und mehr außer Gebrauch, während einige pflanzliche Beruhigungsmittel (etwa Baldrian) sich nach wie vor großer Beliebtheit erfreuen (im Wesentlichen nach Benkert, 1995, S. 104 ff.).

Erwähnung verdienen die *Nicht-Benzodiazepinhypnotika* Zopiclon (Ximovan®), Zolpidem (Stilnox®, Zolpidem ratiopharm®) und Zaleplon (Sonata®), die möglicherweise einige unerwünschte Effekte der Benzodiazepine (Hangover, Veränderung der REM-Phasen) nicht aufweisen und wohl deutlich seltener zu Abhängigkeitsentwicklung führen; ihr Angriffspunkt ist ebenfalls die Benzodiazepinbindungsstelle am $GABA_A$-Benzodiazepin-Rezeptorkomplex.

Weiter ist das zur Gruppe der Azapirone zählende *Buspiron* (Bespar®) zu nennen, welches als partieller Serotoninagonist wirkt und *anxiolytischen Effekt* hat, *ohne müde zu machen*. Die *Serotoninpräkursoren* L-5OH-Tryptophan (5-Hydroxy-L-Tryptophan, Oxitriptan) oder L-Tryptophan, die zeitweise wegen Nebeneffekten aus dem Handel genommen wurden, sind mittlerweile wieder verfügbar. L-Tryptophan (z.B.

Kalma®, Ardeytropin®) ist ein (eher schwaches) Hypnotikum; Oxitriptan (Levothym®) ist weiterhin nicht für psychiatrische Indikationen zugelassen (s. 5.9.2).

Einige den *Antihistaminika* bzw. Neuroleptika nahe stehende Substanzen haben nicht durch Beeinflussung des $GABA_A$-Komplexes ihre sedierende bzw. hypnotische Wirkung, sondern durch *Blockade des $H_1$-Rezeptors für Histamin* (für Einzelheiten; s. Benkert u. Hippius, 2005, S. 275 ff.). Zu den Sedativa (Anxiolytika) dieser Gruppe gehören Hydroxyzin (Atarax®) und Opipramol (Insidon®), zu den (nach wie vor frei verkäuflichen) Schlafmitteln u.a. Diphenhydramin (Betadorm D®, Vivinox®), Doxylamin (Sedaplus®) sowie das rezeptpflichtige, den Neuroleptika nahe stehende (und früher zu dieser Gruppe gezählte) Promethazin (Atosil®). Die eigentlichen Neuroleptika sowie Opiate (ebenso Alkohol) haben zwar i. Allg. sedierende Wirkung, werden aber üblicherweise nicht zu den Sedativa oder Hypnotika gerechnet.

*Anxiolytisch*, ohne sedierend oder gar schlafanstoßend zu wirken, sind beta-Rezeptorenblocker (*Betablocker*), die u.a. gerne von Schauspielern zur Bekämpfung des Lampenfiebers eingenommen werden. Ob es sich allein um eine periphere Wirkung handelt (Beruhigung durch Wahrnehmung etwa der langsamen Pulsfrequenz), oder ob zusätzlich Beeinflussung zentralnervöser Prozesse vorliegt, ist nicht klar.

Das Epiphysenhormon *Melatonin* entfaltet seine schlafanstoßende Wirkung auf sehr spezifische Weise, nämlich durch Sensibilisierung innerer „Zeitgeber" im Zwischenhirn für Hell-Dunkel-Verhältnisse. In den USA ist Melatonin frei verkäuflich und wird in Supermärkten reichlich angeboten; es dient v.a. zur Überwindung des „jet-lag", wird aber auch als Schlafmittel konsumiert; auch hierzulande wird sein Einsatz diskutiert (Benkert u. Hippius, 2005, S. 321) Größere kontrollierte Studien zur Beurteilung von Wirksamkeit und zur Dokumentation von Nebenwirkungen stehen aus.

Besprochen werden sollen hier fast ausschließlich die Benzodiazepine, daneben knapp – vornehmlich aus theoretischem Interesse – Barbiturate und Meprobamat.

Tabelle 3.7 Sedativa und Hypnotika (derzeit eingesetzte Substanzgruppen)

| Stoffgruppe | Indikationen (Auswahl) | Bemerkungen |
|---|---|---|
| Benzodiazepine | Sedierung, Anxiolyse | – hier bevorzugt B. mit längerer Halbwertszeit |
|  | Schlafinduktion | – hier bevorzugt B. mit kurzer Halbwertszeit |
| Choralhydrat | Schlafinduktion | – v.a. in Kliniken eingesetzt |
| Clomethiazol | Sedierung, Schlafinduktion | – eher selten eingesetzt<br>– cave: Suchtpotential |
| Nicht-Benzo-diazepinhypnotika (Zopiclon, Zolpidem) | Schlafinduktion | – sollen physiologischen Schlaf weniger stören |
| Buspiron | Sedierung | – partieller Serotoninagonist<br>– anxiolytisch, ohne müde zu machen |
| L-Tryptophan | Schlafinduktion | – Aminpräkursor |
| $H_1$-Rezeptorenblocker (Antihistaminika) | Anxiolyse, Sedierung, Schlafinduktion | – einige als Anxiolytika, z.B. Hydroxyzin, Opipramol<br>– andere als Hypnotika, z.B. Diphenhydramin |
| Betablocker | Anxiolyse | – hauptsächlich gegen Bluthochdruck und koronare Herzkrankheit eingesetzt<br>– wirken anxiolytisch, ohne wesentlich zu sedieren<br>– Wirkmechanismus dabei unklar (neben peripheren auch zentrale Effekte?) |
| Melatonin | Überwindung des jet-lag; Schlafinduktion | – sensibilisiert hypothalamische Zeitgeber<br>– verbessert Ansprechen auf Dunkelreize<br>– in Deutschland nicht im Handel |

*Geschichtliches*: Nachdem *Barbiturate* (Barbitursäurederivate) bereits zu Beginn des 20. Jahrhunderts zur Sedierung und als Schlafmittel in Gebrauch gekommen waren und in den 50er Jahren mit *Meprobamat* ein zunächst großzügig verordnetes Sedativum entwickelt worden war, hat sich die therapeutische Situation durch Einführung der *Benzodiazepine* im Jahre 1960 grundsätzlich gewandelt. Den ersten beiden als Medikament vorliegenden Substanzen, Chlordiazepoxid (Librium®) und Diazepam (Valium®), folgten eine kaum mehr zu überblickende Zahl weiterer Benzodiazepine, die auf Grund ihrer *erheblich geringeren Toxizität* andere Substanzen ähnlicher Wirkung, insbesondere Barbiturate und Meprobamat, so gut wie völlig ersetzt haben; wie erwähnt, sind letztere nicht oder nur mit sehr eingeschränkter Indikation im Handel.

*Aufnahme und Verstoffwechselung der Benzodiazepine*: Benzodiazepine werden gut im Magen-Darm-Trakt resorbiert; somit kann orale Verabreichung ohne wesentlichen Wirkungsverlust geschehen. Bei intravenöser Applikation ist die Spanne bis zum Wirkungseintritt deutlich verkürzt, sodass intravenös gespritzte Benzodiazepine einen stark schlafinduzierenden Effekt haben und einige daher zur Einleitung von Narkosen oder für Kurznarkosen verwendet werden. Hinsichtlich ihrer klinischen Wirkungen verhalten sich alle Benzodiazepine qualitativ weitgehend ähnlich; Unterschiede finden sich eher im *Metabolismus* und damit hinsichtlich *Wirkungseintritt* und *Dauer*: Manche wirken direkt sedierend-anxiolytisch, andere erst nach Umwandlung in Metaboliten und daher langsamer; bei einigen entstehen im Abbauprozess weitere sedativ wirksame Substanzen. Die endgültige Umwandlung in inaktive Metaboliten und deren Ausscheidung durch die Niere nach Konjugation mit Glukuronsäure variiert somit stark zwischen den verschiedenen Benzodiazepinen. Als Maß der wirksamen Verweildauer im Körper ist die Halbwertszeit nur dann sinnvoll definiert, wenn keine aktiven Metaboliten entstehen, wie bei Oxazepam oder Lorazepam, die als Benzodiazepine mit kurzer Halbwertszeit gelten; bei Diazepam, welches mit 20–40 Stunden ohnehin eine vergleichsweise lange Halbwertszeit hat, kommt noch die sehr viel längere seines aktiven Metaboliten Nordazepam hinzu (s. Benkert u. Hippius. 1996, S. 291 ff.). Um einen morgendlichen Hangover zu vermeiden, bevorzugt man als Schlafmittel Benzodiazepine kurzer Halbwertszeit, während man bei Medikamenten zur Anxiolyse während des Tages einen möglichst gleichmäßigen Plasmaspiegel anstrebt und deshalb eher solche mit mittlerer oder längerer Halbwertszeit wählt.

### 3.4.2 Unmittelbare Wirkungen der Sedativa; akute Intoxikation

*Psychische Wirkungen*: Als unmittelbarer Effekt der Sedativa wurde bereits der *beruhigende, angstlösende* genannt, daneben der damit verbundene schlafinduzierende; auch von Aggressionsdämpfung wird ausgegangen (Benkert, 1995, S. 98), ohne dass dies in aller Eindeutigkeit nachgewiesen ist. Direkte Euphorisierung wie Alkohol und Barbiturate bewirken Benzodiazepine in üblicher Dosierung i. Allg. nicht.

*Körperliche Effekte*: Weniger bekannte, jedoch sowohl therapeutisch wie für das Verständnis des Entzugssyndroms wichtige Wirkungen sind die *muskelrelaxierende* sowie die *antikonvulsive*, die *Verminderung der Krampfbereitschaft* des Gehirns.

*Wirkmechanismen der Benzodiazepine; GABA$_A$-Rezeptor und Benzodiazepinrezeptor*: Sämtliche Benzodiazepineffekte lassen sich auf *Verstärkung der GABAergen Hemmung* zurückführen. Wie in 1.2.2 ausgeführt, ist GABA (gamma-aminobutyric-acid = Gamma-Aminobuttersäure) der wichtigste hemmende Transmitter. GABA-Rezeptoren finden sich gehäuft im ZNS (etwa 30% der Synapsen dort sind GABAerg), nicht jedoch im peripheren Nervensystem; somit sind vegetative Nebenwirkungen bei den Benzodiazepinen gering. Mittlerweile unterscheidet man zwei Typen von GABA-Rezeptoren, die als GABA$_A$- und GABA$_B$-Rezeptor bezeichnet werden.

Die Wirkung der Benzodiazepine setzt v.a. an den *GABA$_A$-Rezeptoren* an. Ein zur Erklärung der meisten Effekte ausreichendes Modell nimmt an, dass den GABA$_A$-Rezeptoren *Benzodiazepinbindungsstellen* angelagert sind, bei deren Besetzung (durch „endogene" oder exogene Benzodiazepine) die GABA-Rezeptoren sensitiviert werden. Eine etwas differenziertere Vorstellung geht von einem aus 5 Proteineinheiten bestehenden $GABA_A$-Benzodiazepin-Rezeptorkomplex aus, welcher an subsynaptischen Membranabschnitten GABAerger Synapsen sitzt und einen Chloridkanal umschließt. Zwei der Eiweißeinheiten stellen GABA-Rezeptoren dar, bei deren Besetzung sich der zentrale Kanal öffnet, sodass einströmende Chloridionen die postsynaptische Zelle hyperpolarisieren und damit *weniger erregbar* machen. Besetzung eines oder beider Benzodiazepinrezeptoren, die zwei weitere Einweißeinheiten darstellen, erleichtert die GABA-induzierte Öffnung des Ionenkanals; somit können Benzodiazepine nur dann ihre Wirkung entfalten, wenn genügend GABA-Moleküle im synaptischen Spalt vorhanden sind. Die Suche nach „endogenen" Benzodiazepinen ist bis jetzt weniger erfolgreich verlaufen als die nach den endogenen Opiaten; jedoch besteht die Vermutung, mit Endozepin-4 einen physiologischen Liganden gefunden zu haben. Erwähnt sei, dass mittlerweile mit Flumazenil (Anexate®) ein Benzodiazepinantagonist zur Verfügung steht, mit dem sich Benzodiazepinwirkungen rasch aufheben lassen (zu den Benzodiazepinrezeptoren; s. Sigel u. Buhr, 1997).

*Wirkmechanismen anderer Sedativa*: *Meprobamat, Barbiturate* und *Alkohol* entfalten offenbar ihre sedierenden Effekte ebenfalls am $GABA_A$-Benzodiazepin-Rezeptorkomplex, möglicherweise jedoch nicht am Benzodiazepinrezeptor, sondern an einem anderen; Besetzung des einen Rezeptors scheint jedoch die Empfindlichkeit des anderen zu erhöhen, was die Verstärkung der Wirkungen von Alkohol und Benzodiazepinen gut erklären könnte (Snyder, 1994, S. 177 ff.). Barbiturate dürften den Chloridionenkanal direkt öffnen, ohne dabei (anders als die Benzodiazepine) auf die Mitwirkung der zahlenmäßig beschränkten GABA-Moleküle angewiesen zu sein; damit wäre ihre deutlich höhere Toxizität erklärt (s. Benkert u. Hippius, 1996, S. 288).

Benzodiazepinbindungsstellen finden sich in großer Zahl im *limbischen System*, insbesondere in der Amygdala, daneben in der Hirnrinde; die anxiolytische (und wohl auch die aggressionsdämpfende) Wirkung der Benzodiazepine dürfte über Rezeptoren in den limbischen Strukturen vermittelt sein, die sedierenden über die im Kortex (Snyder, 1994, S. 174 f.). Dem Ziel, Benzodiazepine mit rein angstlösender, nicht gleichzeitig aber sedierender Wirkung zu finden, ist man zwar in den letzten Jahren näher gekommen, hat es aber jedoch noch nicht völlig erreicht. Immerhin scheint sich aber bei den üblichen therapeutischen Dosen von Benzodiazepinen wie Diazepam und Chlordiazepoxid der sedierende Effekt oft nach einigen Tagen zu verlieren, während der anxiolytische erhalten bleibt (Snyder, 1994, S. 164). In jedem Fall bleibt aber die Beeinträchtigung der Konzentration und der Reaktionsfähigkeit; damit ist insbesondere die *Einschränkung der Fahrtüchtigkeit* bei Einnahme dieser Medikamente zu beachten, wobei entsprechende Nebenwirkungen durch Alkohol erhebliche Verstärkung erfahren können. Zu erwähnen ist, dass bei älteren Personen Benzodiazepine zuweilen paradoxe Effekte in Form von Erregungszuständen hervorrufen können (Benkert, 1995, S. 104); die Pathogenese dieses auch bei Barbituraten beschriebenen Phänomens ist ungeklärt (*Disinhibition*, d.h. Hemmung hemmender Bahnen?).

Die antikonvulsive Wirkung der Benzodiazepine wird zur Prophylaxe und Behandlung epileptischer Anfälle benutzt; die Wirkung dürfte ebenfalls an $GABA_A$-Benzodiazepin-Rezeptorkomplexen erfolgen. Auch Barbiturate und Meprobamat haben antikonvulsive Effekte, die wieder auf Besetzung von Bindungsstellen am $GABA_A$-Rezeptorkomplex und Erhöhung der Durchlässigkeit der Chloridkanäle beruhen könnten; wie bei den sedierenden Effekten dieser Substanzen ist dieses allerdings wohl nicht durch die Anlagerung an einen Benzodiazepinrezeptor, sondern an einen weiteren, im Benzodiazepin-$GABA_A$-Komplex lokalisierten Rezeptortyp zu erklären (s. Snyder, 1994, S. 177 ff.). Muskelrelaxation als Folge von Benzodiazepineinnahme versucht man durch die Wirkung an Synapsen der Motoneuronen im Rückenmark zu erklären (s. dazu Malcangio u. Bowery, 1996).

*Wirkung geringerer Dosen*: Die unmittelbare Wirkung bei Einnahme eines vornehmlich als Anxiolytikum eingesetzten Benzodiazepinpräparats ist üblicherweise eine *affektiv distanzierende* und *beruhigende*, dabei speziell *angstlösende* und in der Regel *aggressionsdämpfende*. Vornehmlich zu Beginn einer solchen Behandlung tritt zumeist gewisse Müdigkeit auf, die aber nach mehrmaliger Einnahme verschwinden kann, ohne dass die anxiolytische Wirkung verloren geht. Auch wenn das subjektive Gefühl der Müdigkeit ausbleibt, ist doch nicht auszuschließen, dass Konzentration und Reaktionsvermögen weiter beeinträchtigt bleiben. Unbedingt zu beachten ist, dass Alkoholeffekte durch Benzodiazepine verstärkt werden.

*Wirkungen bei höherer und Überdosierung*: In höheren Dosen, bei Benzodiazepinhypnotika schon in normalen, tritt *Schlaf* ein, der jedoch gegenüber dem physiologischen Schlaf verändert ist, speziell *kürzere REM-Phasen* und *Tiefschlafepisoden* aufweist (s. 7.3.6). Zuweilen werden bei höheren Dosen Muskelschlaffheit und Störungen der Muskelkoordination beobachtet, zudem Erinnerungslücken für Geschehnisse in einem gewissen Zeitraum nach Substanzeinnahme (Benkert, 1995, S. 101).

*Große therapeutische Breite der Benzodiazepine*: Auch in größten Mengen genommen führen Benzodiazepine (isoliert) offenbar gar nicht oder äußerst selten zum Tod, ein Befund, der sich auch in Tierexperimenten bei tausendfacher überhöhter Dosis eindrucksvoll demonstrieren lässt; eine plausible Erklärung ist, dass die Benzodiazepine – anders als Barbiturate und wohl auch Alkohol – nicht direkt auf den Chloridionen-Kanal Einfluss nehmen, sondern dies nur über Wirkungsverstärkung der vorhandenen GABA-Moleküle tun, somit nicht unbegrenzte Wirkung entfalten können. Ausschließlich mit Benzodiazepinen vorgenommene Selbstmordversuche dürften so gut wie nie erfolgreich sein (Snyder, 1994, S. 164; Benkert, 1995, S. 101); lediglich soll tiefer, oft mehrere Tage dauernder Schlaf eintreten, aus dem die Patienten ohne Nachwirkungen wieder erwachen. Eine andere Situation ergibt sich, wenn zusätzlich Alkohol eingenommen wird; Benzodiazepine verstärken dessen Effekte, so u.a. die atemdepressorischen, erheblich, sodass Suizide bei Alkoholkonsum und nur mäßig hohen Benzodiazepindosen beobachtet wurden (Snyder, 1994, S. 165).

Tabelle 3.8 Benzodiazepineffekte

| Wirkung | Wirkmechanismus | Bemerkungen |
| --- | --- | --- |
| – Sedierung und Anxiolyse<br>– auch Schlafinduktion, v.a. in höheren Dosen | Verstärkung GABAerger Hemmung an kortikalen und limbischen Synapsen | bei Entzug Angst, Unruhe und Schlafstörungen |
| – antikonvulsive Wirkung | Verstärkung GABAerger Hemmung an zentralnervösen Synapsen | epileptische Anfälle als Entzugssymptom nicht selten |
| – Muskelrelaxation | Verstärkung GABAerger Hemmung an den Synapsen von Motoneuronen in Hirnstamm und Rückenmark | manche Benzodiazepine vorwiegend zur Muskelrelaxation eingesetzt, z.B. Tetrazepam |

*Behandlung der Intoxikation*: Sie ist im Wesentlichen symptomatisch, nicht zuletzt als Überwachung von Kreislauffunktionen und Atmung. Magenspülung, v.a. zur Elimination weiterer toxischer Substanzen, ist üblich; mit Flumazenil (Anexate®) steht ein spezifisches Antidot gegen die Benzodiazepinwirkung zur Verfügung.

### 3.4.3 Sedativa- und Hypnotikatoleranz; Entzugssymptomatik

*Toleranz*: Bei Meprobamat und insbesondere Barbituraten beobachtet man eine ausgeprägte *Toleranzentwicklung*, die bei den letzteren weitgehend metabolischer Natur durch Enzyminduktion in der Leber ist. Bei Benzodiazepinen entwickelt sich ebenfalls Toleranz, wenn auch oft in geringerem Maße; speziell bei älteren Menschen können Schlafstörungen häufig über viele Jahre mit der gleichen niedrigen Dosis behandelt werden (Benkert, 1995, S. 104 f.).

*Mechanismus der Toleranzentwicklung*: Er ist nicht restlos geklärt. Neben metabolischen Anpassungen sind Veränderungen am Wirkort, also eine *funktionelle Toleranz* anzunehmen (down-regulation). Anzumerken und von gewissem theoretischen Interesse ist die Tatsache, dass zwischen Meprobamat, Barbituraten, Alkohol und Benzodiazepinen *Kreuztoleranz* besteht; die wirksame Dosis bei erster Einnahme einer dieser Substanzen muss also bereits höher gewählt werden, wenn Gewöhnung an eine der anderen vorliegt. Dies legt die erwähnte Annahme nahe, dass alle an gleicher oder ähnlicher Stelle im Körper ansetzen (Snyder, 1994, S. 169 f.).

*Entzugssymptomatik*: Mit Entzugssymptomatik ist nach Benkert (1995, S. 101 f.) dann zu rechnen, wenn Benzodiazepine etwa vier Monate lang regelmäßig genommen wurden. Wie häufig diese tatsächlich auftritt, ist keineswegs geklärt; Zahlen nach einjähriger Therapiedauer schwanken zwischen 1% und 30%; auch scheinen nur etwa 20% der auftretenden Absetzphänomene die Gestalt schwerer Entzugssymptomatik anzunehmen (nach Benkert u. Hippius, 1996, S. 306). Ein Teil der bei Absetzen von Benzodiazepinen beobachteten Symptome lassen sich als Wiederkehr der Beschwerden auffassen, zu deren Beseitigung die Präparate verordnet worden waren, beispielsweise Angst, Unruhe und Schlafstörungen; andere Symptome sind regelrechte Entzugserscheinungen, waren also vor Einnahme der Sedativa nicht vorhanden. Zu nennen sind hier insbesondere *Krampfanfälle* (Senkung der Schwelle nach Absetzen der antikonvulsiv wirkenden Substanzen), Muskelzittern, daneben Verwirrtheit und Halluzinationen. Bei Benzodiazepinen mit sehr kurzer Halbwertszeit, etwa Hypnotika zur Behandlung von Einschlafstörungen, scheinen Entzugssymptome rasch nach letzter Einnahme aufzutreten, oft bereits am nächsten Tag in Form von Verwirrtheitszuständen, was ihren Einsatz diskussionswürdig macht (Benkert, 1995, S. 106).

Erwähnt sei, dass die früher häufig zu beobachtende Entzugssymptomatik nach Absetzen von Barbituraten mit epileptischen Krämpfen und Verwirrtheitszuständen ein eindrucksvolles, dem Alkoholdelir ähnliches Krankheitsbild mit nicht selten tödlichem Ausgang war; im Rahmen des illegalen Substanzmissbrauchs ist auch heute noch an diese Möglichkeit zu denken.

*Behandlung der Entzugssymptomatik*: Die Prophylaxe besteht u.a. im *Ausschleichen der Medikation*. Die Therapie eventuell auftretender deliranter Symptomatik oder epileptischer Anfälle entspricht nach Eikmeier u. Gastpar (1996, S. 411 f.) weitgehend der des Alkoholdelirs, also in Überwachung des Bewusstseinsstatus und eventueller Behandlung von Herz-Kreislauf-Funktionen, daneben Gabe von Clomethiazol (Distraneurin®).

### 3.4.4 Missbrauch und Abhängigkeit von Sedativa und Hypnotika

*Schwierigkeiten bei der Definition von Benzodiazepinmissbrauch*: Wieweit man bei Einnahme ärztlich verordneter Medikamente von Missbrauch sprechen kann, müsste diskutiert werden; Tatsache ist, dass Benzodiazepinpräparate in großen Mengen verschrieben werden, ohne dass in jedem Fall im Laufe der Therapie die Indikation routinemäßig überprüft wird. Eine noch größere Bedeutung dürfte die illegale, nicht ärztlich empfohlene Einnahme von Sedativa haben, besonders im Rahmen gleichzeitigen Gebrauchs mehrerer psychotroper Substanzen (*Polytoxikomanie*). Dabei ist die Zahl regelrecht Abhängiger schwer zu schätzen, nachdem auf Grund der leichten Verfügbarkeit der Präparate kaum je die Notwendigkeit des Konsumverzichts besteht und damit kriminelle Beschaffungshandlungen oder Entzugssymptomatik selten ins Auge fallen. Die von Krausz u. Dittmann (1996, S. 95) mitgeteilte Schätzung von 1–1,4 Millionen Abhängiger in Deutschland ist daher mit Vorsicht zur Kenntnis zu nehmen.

*Körperliche und psychische Effekte längeren regelmäßigen Konsums*: Körperliche Schäden als Folge chronischen Benzodiazepinkonsums, analog beispielsweise den alkoholischen Leberschäden, scheinen nicht in wesentlichem Maße aufzutreten. Anders ist es bei Barbituraten, bei deren Einnahme über längere Zeit nach Möller (1997, S. 354 ff.) neurologische Symptome wie Ataxien, Tremor, Artikulationsstörungen und Nystagmus beobachtet werden, evtl. auch ein amnestisches Syndrom. Psychotische Symptome als Folge längeren Gebrauchs (nicht als Form der Entzugssymptomatik) kommen offenbar weder bei chronischem Barbiturat- noch Benzodiazepinabusus vor. Psychische Symptome bestehen hier eher in Form von *Wesensveränderungen* wie zunehmender affektiver Gleichgültigkeit und Interesselosigkeit, dysphorischen Verstimmungen, erhöhter Vergesslichkeit und Leistungsminderung. Irreversible Schäden des Fetus, wie sie etwa bei der Alkoholembryopathie beobachtet werden (s. 3.2.4) und in großer Häufigkeit vor mehreren Jahrzehnten in Folge der Einnahme des Schlafmittels Contergan (Thalidomid) auftraten, stellen sich bei Kindern Benzodiazepin konsumierender Mütter nach bisherigen Erkenntnissen nicht ein; bei den zuweilen beschriebenen Missbildungen im Gesichtsbereich ist schwer auszuschließen, dass diese nicht durch oft gleichzeitigen Alkoholkonsum der benzodiazepinabhängigen Schwangeren hervorgerufen wurden (s. Benkert u. Hippius, 1996, S. 453 f.); Verordnung von Benzodiazepinen während der Schwangerschaft sollte gleichwohl nur bei strengster Indikation geschehen. Einnahme durch die Mütter vor oder während des Geburtsvorganges kann Symptome beim Neugeborenen hervorrufen, welche als *„floppy infant"-Syndrom* bekannt sind und durch erniedrigten Muskeltonus sowie Störungen u.a. der Temperaturregelung und Atmung charakterisiert sind; auch sind die Kinder zunächst abhängig von Benzodiazepinen und müssen allmählich entwöhnt werden (nach Benkert, 1995, S. 101).

*Behandlung der Benzodiazepinabhängigkeit*: Sie geschieht im Wesentlichen mit psychologischen Verfahren; somatische Therapien analog der Methadonsubstitution bei Opiatsucht oder der Gabe von Anti-Craving-Medikamenten beim Alkoholismus kommen hier nicht in größerem Maße zum Einsatz. Zur Milderung von Entzugssymptomatik kann die Gabe von Antidepressiva und Betarezeptorenblockern unter gewissen Unständen sinnvoll sein (Benkert u. Hippius, 1996, S. 307).

## 3.5 Störungen durch Kokain

### 3.5.1 Allgemeines

*Kokain und Amphetamine als Substanzen ähnlicher Wirkung*: Kokain ist eine *psychostimulierende*, also im Wesentlichen antriebssteigernde Substanz und ähnelt hierin anderen Psychostimulanzien, insbesondere den Amphetaminen; in ICD-10 wie auch in DSM-IV wird es als eigene Substanzgruppe aufgefasst und die damit assoziierten Störungen anders kodiert. Klinisch und neurochemisch bestehen jedoch große Ähnlichkeiten in den Substanzwirkungen, sodass in den folgenden Darstellungen gewisse Überschneidungen unvermeidlich sind.

*Geschichte des Kokainkonsums*: Kokain ist das *Hauptalkaloid* der hauptsächlich in mittleren Höhelagen Südamerikas wachsenden *Coca-Pflanze* (deshalb auch häufig die Schreibweise Cocain). Den höchsten Gehalt an Kokain besitzen die Blätter, die seit Jahrhunderten, wohl sogar Jahrtausenden, in diesen Gegenden gekaut werden und dabei eine leistungssteigernde Wirkung entfalten. Nach einer nicht unumstrittenen Auffassung einiger Autoren (etwa vom Scheidt, 1982) ist der beim Kauen aufgenommene Stoff dabei nicht mehr Kokain, sondern das schwächere und weniger zur Abhängigkeit führende Ecgonin; deshalb wird auch in der Literatur zuweilen zwischen dem weniger bedenklichen Cocaismus (beim Kauen der Blätter) und Kokainismus (bei Konsum der Reinsubstanz) unterschieden (s. auch Schmidbauer u. vom Scheidt, 1998, S. 198).

Mitte des vergangenen Jahrhunderts kamen Cocablätter in größeren Mengen nach Europa und Nordamerika und bildeten die Basis für vielerlei daraus hergestellte Genussmittel, u.a. von Coca-Cola (für dessen Produktion heute Blätter einer Coca-Unterart verwendet werden, denen man vorher das Kokain entzogen hat; s. Scheffer, 1982). 1860 gelang durch Behandlung von Cocablättern mit organischen Lösungsmitteln die Darstellung reinen Kokains, bald darauf die Entdeckung seiner Strukturformel. In jenen Jahren erfreute sich das Kokain als psychotrope Substanz großer Beliebtheit, bekanntlich auch bei S. Freud, der in mehreren Publikationen die in Selbstversuchen empfundene Wirkung ausgesprochen anschaulich und euphorisch beschrieb (Freud, 1884e; s. dazu Köhler, 2000, S. 17 f.); er war auch kurz davor, die lokalanästhetische Wirkung der Substanz zu entdecken, wobei ihm jedoch sein Bekannter und Kollege Karl Koller zuvorkam und deshalb durch Einführung dieser Substanz in die Ophthalmologie als wichtiger Wegbereiter der modernen Augenchirurgie gilt (nach Snyder, 1994, S. 130 ff.); die heute gebräuchlichen Lokalanästhetika wie Procain oder Lidocain sind chemisch dem Kokain verwandt, werden aber rein synthetisch erzeugt.

*Gewinnung von Kokain*: Zur Gewinnung des Alkaloids werden zunächst in einem mechanischen Prozess Cocablätter zu *Cocapaste* umgewandelt, aus der durch chemische Behandlung ein weißes kristallines Pulver („Schnee") hervor geht; es besteht aus *Kokainhydrochlorid*, dem in Salzform vorliegenden Alkaloid. Bekanntlich handelt es sich um eine kostspielige Ware, die in verschiedener Form appliziert werden kann. Das reine Alkaloid Kokain, das wesentlich stärker als die Hydrochloridverbindung ist, kann durch weitere einfache Prozesse gewonnen werden, etwa durch Erhitzen mit Lösungsmitteln und Lauge in „Freebase" übergeführt und geraucht werden; in einer weniger gefährlichen Prozedur wird es mit Sodiumbikarbonat erhitzt und als trockene Klumpen (*Crack*) geraucht (Jaffe, 1995a); dieses ist wesentlich potenter und zugleich billiger, deshalb auch unter weniger vermögenden Konsumenten verbreitet.

*Applikationsformen*: Kokainpulver kann *oral* eingenommen werden, ohne wesentlich an Wirkung einzubüßen; rascher gelangt die Substanz in den Blutkreislauf, wenn sie über die Nasenschleimhäute aufgenommen (*geschnupft*) oder *intravenös* gespritzt wird; auch beim Crackrauchen kommt es zu schlagartigem Anfluten ins Gehirn (s. Tabelle 3.9).

Tabelle 3.9 Applikationsformen von Kokain (nach Köhler, 2000)

| Produkt | Inhaltsstoff | Art des Konsums |
|---|---|---|
| Cocablätter | Kokain(base) | oral (Kauen oder Trinken als Aufguss) |
| Cocapaste | Kokain(base) | Rauchen |
| Kokainpulver („Schnee") | Kokainhydrochlorid | oral, nasal (Schnupfen), intravenös |
| Freebase und Crack | Kokain(base) | Rauchen |

## 3.5.2 Unmittelbare Wirkungen von Kokain; akute Intoxikation

*Unmittelbare Effekte*: Gleichgültig in welcher Form appliziert, führt Kokain rasch zu *Euphorisierung, Antriebssteigerung* und *Enthemmung*; die Konsumenten sind „manisch", also ungewöhnlich aktiv, gesprächig und voll Selbstvertrauen, benötigen wenig oder keinen Schlaf; Hungergefühl bleibt ungewöhnlich lange aus oder stellt sich gar nicht ein. Bei höheren Dosen werden häufig *psychotische Reaktionen* in Form von Halluzinationen aller Modalitäten und Verfolgungswahn beschrieben; auch extreme Ängste und Aggressionen können auftreten. Auf körperlichem Gebiet zeigen sich starke, *Sympathikusaktivierung* entsprechende Reaktionen: Pulsbeschleunigung und Blutdruckanstieg, Erhöhung der Atemfrequenz, Weitstellung der Pupillen; Krampfanfälle werden beschrieben. Die nicht seltenen *Todesfälle* im Kokainrausch, insbesondere bei Überdosierung, dürften v.a. auf *kardiale Komplikationen* wie Herzrhythmusstörungen, wohl teilweise auch Herzinfarkte, zurückgehen; bei hohen Dosen kann Koma eintreten.

*Wirkmechanismen*: Die biologischen Grundlagen der Kokainwirkung sind recht gut geklärt, wenn auch noch nicht in allen Einzelheiten: Verstärkung der Aktivität v.a. dopaminerger und noradrenerger Synapsen, hauptsächlich durch *Hemmung des Reuptakes* in die präsynaptische Nervenzelle, zudem wohl durch Verdrängung der Transmittermoleküle aus den Endknöpfchen in Richtung des synaptischen Spalts. In beiden Fällen stehen mehr Neurotransmitter für die Besetzung der postsynaptischer Rezeptoren zur Verfügung. Als wichtigen Wirkort des Kokains sieht man also die Transporterproteine an, die Dopamin aus dem synaptischen Spalt zurück in die präsynaptische Zelle schleusen; hier scheint die Substanz kompetitiv Dopamin zu verdrängen (Johanson u. Schuster, 1995). Die Suche nach einem spezifischen Antidot war bis jetzt nicht erfolgreich.

Verstärkung der Übertragung an Synapsen noradrenerger Neurone, deren Zellkörper insbesondere im Locus caeruleus des Hirnstamms (genauer: des Pons) liegen und die u.a. ins limbische System projizieren, scheint für die erwähnten affektiven und motivationalen Veränderungen nach Kokainkonsum wenigstens teilweise verantwortlich zu sein. Für die *euphorisierende* Wirkung wird wiederum von verschiedenen Autoren die *Aktivierung der dopaminergen mesotelencephalen Bahnen*, insbesondere vom ventralen Tegmentum in den mehrfach erwähnten Nucleus accumbens (s. 3.2.2) als Erklärung herangezogen (Johanson u. Schuster, 1995; Köhler, 2000; s. auch Leri et al., 2002 und die dort angeführte Literatur). Nahe liegt es, die gelegentlich zu beobachtenden psychotischen Symptome auf Verstärkung der Übertragung an dopaminergen Synapsen zurückzuführen (Snyder, 1994, S. 152; s. auch 4.7 zur Dopaminhypothese der Schizophrenie). Die vegetativen, speziell kardiovaskulären Effekte sind ebenfalls zwanglos über zentrale oder periphere Noradrenalinfreisetzung zu erklären.

*Bild der akuten Kokainintoxikation*: Es wurde bereits oben geschildert. Zu ergänzen ist, dass Kokainkonsum gern in Gesellschaft erfolgt (Kokssessions) und häufig erst dann endet, wenn der Drogenvorrat verbraucht ist oder Vergiftungserscheinungen eingetreten sind. Oft folgt starke Ermüdung und langer Schlaf. Die nicht seltenen Todesfälle im Rahmen dieses Konsumverhaltens sind teilweise auf *kardiovaskuläre Komplikationen* zurückzuführen (häufig auch auf „Schlaganfälle"), weiter auf Atemlähmung und zerebrale Krampfanfälle; zudem dürften *Gewalttaten* oder *Unfälle* häufige Todesursachen sein.

*Behandlung*: Da es kein spezifisches Gegenmittel gibt, ist die Therapie der Kokainintoxikation symptomatisch ausgerichtet, zielt somit insbesondere auf die Herz-Kreislauf-Störungen, beispielsweise mittels Betablockern (zu Einzelheiten der Behandlung; s. Benkert u. Hippius, 1996, S. 420). Zu beachten gilt, dass Kokain häufig nicht isoliert, sondern in Kombination mit anderen psychotropen Substanzen eingenommen wird, häufig mit Heroin („speedball"; s. dazu ausführlich Leri et al., 2003); entsprechend ist das Symptombild der Intoxikation zuweilen ausgesprochen vielgestaltig und erforderlich hohe therapeutische Fähigkeiten.

### 3.5.3 Kokaintoleranz und -entzugssymptomatik

*Toleranz und dafür angenommene Mechanismen*: Toleranzentwicklung bei Kokain ist vielfach beschrieben; v.a. zur Erreichung gleichbleibender euphorisierender Effekte ist meist schon sehr bald *Dosissteigerung* notwendig. Plausibel, aber offenbar noch unbewiesen ist die Annahme, dass sich die entsprechenden Rezeptoren für Dopamin und Noradrenalin vermindern oder ihre Empfindlichkeit reduzieren (down-regulation; s. dazu und für andere Modelle Woolverton u. Johnson, 1992); zudem konnte nachgewiesen werden, dass bei Personen mit chronischem Kokainmissbrauch die *Dopaminbindungsstellen* an den Transporterproteinen (s. 3.5.2) zahlenmäßig verändert sind (Hitri et al., 1994). Erwähnt sei in diesem Zusammenhang, dass es bezüglich einiger Effekte vornehmlich neurologischer Natur auch eine *Steigerung der Wirkung (Sensitivierung)* durch häufigen Gebrauch geben soll (Robinson u. Berridge, 1993); der Mechanismus dieser Sensitivierung scheint komplex und ist längst noch nicht geklärt (Kalivas et al., 1993; Johanson u. Schuster, 1995; Roberts u. Koob, 1997).

*Entzugssymptome*: Sie kommen keineswegs bei allen Betroffenen nach Ende des Konsums vor und zeichnen sich v.a. durch dysphorische Stimmung aus, daneben durch Veränderung des Aktivitätsniveaus, welches sowohl erhöht (Schlaflosigkeit, Erregtheit) als auch erniedrigt sein kann (Schlafbedürfnis, psychomotorische Hemmung). Diskutiert wird, ob es sich dabei um regelrechte Entzugssymptomatik handelt; die meisten Symptome nach Beendigung des Konsums, insbesondere die anschließende Müdigkeit, lassen sich problemlos als *Rebound-Effekte* zur Regulation vernachlässigter Körperbedürfnisse erklären. Allerdings legen Tierexperimente nahe, dass nach Beendigung längeren Kokainkonsums charakteristische Veränderungen in dopaminergen mesolimbischen Bahnen auftreten (Kuhar u. Pilotte, 1996); auch wurde in Humanstudien Dysregulation im noradrenergen System und Reduktion von Benzodiazepinrezeptoren nach kürzerer Abstinenz gefunden (McDougle et al., 1994; Javaid et al., 1994). Insgesamt gelten jedoch die Entzugserscheinungen bei Kokain als wenig spektakulär (Miller et al., 1993).

*Behandlung der Entzugssymptomatik*: Sie ist in aller Regel nicht erforderlich; die zuweilen empfohlenen Antidepressiva zur Milderung der Symptome sind in ihrer diesbezüglichen Wirksamkeit umstritten (Benkert u. Hippius, 1996, S. 420).

### 3.5.4 Kokainmissbrauch und Kokainabhängigkeit

*Epidemiologie*: Prävalenzangaben zum Kokainkonsum sind wie bei anderen psychotropen Substanzen mit Unsicherheiten behaftet. Nach Angaben bei Davison u. Neale (2002) betrug die Zahl der ständigen Kokainkonsumenten 1990 in den USA etwa 1,6 Millionen, nachdem sie 1985 mit 5,8 Millionen fast viermal so hoch war. Mittlerweile haben Aufklärungsaktionen über die Gefahren des Kokains offenbar Wirkung gezeitigt; die Zahl der Crackraucher scheint jedoch weitgehend konstant geblieben zu sein und soll 0,3% der jüngeren weißen Bevölkerung, fast 1% bei Afroamerikanern dieser Altersgruppe betragen. *Abhängigkeit* entwickelt sich v.a. dann schnell, wenn die Substanz *geraucht* oder *intravenös appliziert* wird (DSM-IV, S. 293; zur Abhängigkeit von Crack; s. Gawin, 2001; Kilts et al., 2001).

*Körperliche und psychische Folgen*: Neben der häufigen *Schädigung der Nasenschleimhaut* bei Schnupfern treten Folgen langjährigen Kokainabusus v.a. im *Herz-Kreislauf-System* zutage (Myokardinfarkte, Schlaganfälle). Als weitere Todesursachen wurden *Suizide* bereits genannt; hinzu kommen *Unfälle* und *Folgen von Gewalttaten*, weiter *Hepatitiden* und *Aids* nach HIV-Infektion bei drogenbedingter sexueller Promiskuität und als Folge von Infektionen bei intravenöser Applikation.

Zudem konnten Veränderungen der Basalganglien als Folge von chronischem Kokainmissbrauch nachgewiesen werden, nämlich Vergrößerung des Striatums (ähnlich wie bei mit klassischen Neuroleptika behandelten Personen); entsprechend finden sich bei Kokainabhängigen gehäuft extrapyramidale Symptome (s. Jacobsen et al., 2001a und die dort angeführte Literatur).

Stärker ins Bewusstsein getreten ist in den letzten Jahren die Gefahr für die Kinder kokainkonsumierender Schwangerer, da auf Grund der vasokonstriktorischen Effekte der Substanz der Fetus nicht adäquat mit Blut versorgt werden kann; diese *Ko-*

*kainembryopathie* mit Störungen des Immun- und Hormonsystems sowie Lerndefiziten gilt als noch ernster als die alkoholische Embryopathie (DSM-IV, S. 291 f.; s. auch Goldstein, 1994, S. 162).

Auch *psychische Störungen* als Folge langjährigen Konsums von Kokain werden beschrieben, speziell *wahnhafte Psychosen*, außerdem möglicherweise amnestische Syndrome (Möller, 1997, S. 353 ff.).

*Behandlung*: Medikamentöse Therapien des chronischen Kokainmissbrauchs, etwa mit Antidepressiva, sind nicht eindeutig in ihrer Wirksamkeit belegt (s. dazu Köhler, 2000, S. 123 und die dort angeführte Literatur). Hingegen wurden erste positive Ergebnisse mit Disulfiram (Antabus®) berichtet (McCance-Katz et al., 1998), wenigstens für Personen mit gleichzeitigem Alkoholmissbrauch.

## 3.6 Psychostimulanzien (Amphetamine und verwandte Stoffe)

### 3.6.1 Allgemeines

*Beispiele für Psychostimulanzien*: Als Psychostimulanzien bezeichnet man Substanzen, welche die *psychische Aktivität steigern*. Neben dem schon besprochenen, in ICD-10 einer eigenen Gruppe zugeordneten Kokain gehören dazu u.a. *Koffein*, das in einigen Gegenden des Orients und östlichen Afrikas als Genussmittel gebräuchliche *Khat* sowie eine große Gruppe von Substanzen, die dem psychostimulatorisch wirkenden Stoff Amphetamin wirkungsmäßig ähnlich sind und deshalb etwas ungenau häufig als *Amphetamine* (besser wohl: Amphetaminderivate oder Amphetaminverwandte) bezeichnet werden; daneben existiert die Bezeichnung Weckamine.

*Geschichtliches*: Amphetamin ist ein Adrenalin und dem Sympathikomimetikum Ephedrin verwandter Stoff, der erstmals in den 30er Jahren synthetisch hergestellt wurde und unter dem Handelsnamen Benzedrin® wegen seiner bronchodilatatorischen Wirkung zunächst bei der Behandlung von Asthma bronchiale zum Einsatz kam; die *antriebssteigernde* (sowie *euphorisierende*) Wirkung war rasch auffällig geworden, sodass man Amphetamin und seine Derivate sehr bald vornehmlich zu diesem Zweck einsetzte und nicht zuletzt Soldaten im Zweiten Weltkrieg damit versorgte, um Müdigkeitserscheinungen vorzubeugen; auch heute werden sie bekanntlich verbotenerweise zum Doping bei Sportlern verwendet. Da als Nebeneffekt ausgeprägte *Dämpfung des Appetits* auftrat, wurden die Amphetamine auch als Appetitzügler eingesetzt, wobei man sich bei der Entwicklung entsprechender Präparate zugleich bemühte, die euphorisierende, suchterzeugende Wirkung gegenüber der den Appetit dämpfenden gering zu halten (nach Snyder, 1994, S. 134 ff. sowie DSM-IV, S. 252 f.). Waren viele Amphetamine bis noch etwa vor 10 Jahren vergleichsweise leicht erhältlich, etwa Methamphetamin unter dem Handelsnamen Pervitin®, Phenmetrazin als Preludin®, wurden sie später zunächst unter das Betäubungsmittelgesetz gestellt, dann aber weitgehend aus dem Handel genommen. Heute ist in Deutschland als Psychostimulans im Wesentlichen nur noch Methylphenidat (Ritalin®) auf dem Markt, welches v.a. bei der Behandlung hyperaktiver Kinder (s. 9.3) und zur Therapie der Narkolepsie (imperativer Schlafanfälle während des Tages; s. 7.3.2) eingesetzt wird. Zur Appetitzügelung wurde für längere Zeit Fenfluramin (Ponderax®) verwendet, das im Gegensatz zu anderen von Amphetamin abgeleiteten Substanzen keine euphorisierende, antriebssteigernde Wirkung mehr hat; es handelt sich eher um einen Serotoninagonisten; mittlerweile ist es aus dem Handel genommen.

*Applikation*: Auf dem illegalen Markt sind Amphetamine leicht erhältlich und spielen dort eine beträchtliche Rolle, häufig im Rahmen des Konsums verschiedener Typen psychotroper Substanzen. Sie werden meist in Tablettenform eingenommen, zuweilen auch gespritzt, womit ein rasch eintretendes Wohlgefühl, vergleichbar dem flash bei intravenöser Gabe von Heroin, auftreten soll. Methamphetamin kann auch über die Nasenschleimhaut aufgenommen werden, daneben in besonders reinen Zubereitungen („ice" genannt auf Grund der weißen Kristalle) geraucht werden (DSM-IV, S. 253).

### 3.6.2 Unmittelbare Wirkungen der Amphetamine

*Wirkungen*: Sie entsprechen im Wesentlichen (von den fehlenden anästhetischen Effekten abgesehen) denen des Kokains, sind also *euphorisierend* und *antriebssteigernd*; zuweilen werden auch Angstzustände sowie Aggressivität beobachtet. Die körperliche und geistige Aktivität steigt, Schlafbedürfnis tritt zurück, Hungergefühl bleibt aus. In höheren Dosen, speziell bei Personen mit häufigerem Konsum, können so genannte *Amphetaminpsychosen* auftreten, die mit vornehmlich akustischen Halluzinationen und Wahnvorstellungen der produktiven Symptomatik der Schizophrenie ähneln und zum Verständnis der biologischen Grundlagen dieses Störungsbildes nicht wenig beigetragen haben (s. 4.7). Akute körperliche Reaktionen entsprechen denen *sympathischer Aktivierung* (etwa weitgestellte Pupillen, Pulsbeschleunigung und Blutdruckanstieg, evtl. Arrhythmien); Atemdepression, Verwirrtheit, Krampfanfälle werden in DSM-IV (S. 256) als Intoxikationszeichen ebenfalls genannt. Die Einnahme der Psychostimulanzien geschieht häufig zyklisch in Form von „speed runs" mit extremem Substanzkonsum und euphorischer Überaktivität, nicht zuletzt sexueller Natur, gefolgt von Phasen von Müdigkeit, Heißhunger und schwerer depressiver Verstimmung („crashs").

*Wirkmechanismen*: Die unmittelbare Wirkung wird v.a. durch *Verstärkung* der *dopaminergen* und *noradrenergen synaptischen Übertragung* erklärt, teils durch Reuptake-Hemmung, v.a. aber durch *vermehrte Ausschüttung* der Transmitter in den Spalt (Snyder, 1994, S. 150). Weiter wird diskutiert, ob Amphetamine das die Monoamintransmitter abbauende Enzym Monoaminoxidase (MAO) hemmen und somit u.a. zur Konzentrationserhöhung von Dopamin und Noradrenalin führen (Lüllmann et al., 1996, S. 88).

*Behandlung*: Die akute Intoxikation ist kein ungefährlicher Zustand, nicht nur wegen schwerer *Herz-Kreislauf-Reaktionen*, sondern ebenso auf Grund der *Selbstüberschätzung* und der damit verbundenen *Aktivitäten* teils *gewalttätiger Art*. Ergibt sich die Notwendigkeit einer Therapie, so muss diese ähnlich wie bei Kokain symptomatischer Natur sein, da die Amphetamine nicht direkt an einem Rezeptor ihre Wirkung entfalten (indirekte Sympathomimetika).

### 3.6.3 Toleranz und Entzugssymptomatik

*Toleranz; Mechanismen; Sensitivierung*: Toleranz tritt bei Amphetaminen und verwandten Stoffen *rasch* ein, sodass manche Konsumenten vielfach Dosen dessen vertragen können, was bei Unerfahrenen schwere Intoxikationen hervorrufen würde; die Grundlagen sind nicht geklärt, dürften v.a. in einer Veränderung von Rezeptoren im Sinne einer down-regulation bestehen. Wie bei Kokain ist umgekehrt auch zunehmende Sensitivierung für die Effekte der Stimulanzien möglich.

*Entzugssymptome*: Sie sind bei Amphetaminen ausgeprägt und stellen sich nach DSM-IV (S. 256 f.) innerhalb weniger Stunden bis Tage nach Ende des Konsums ein, insbesondere in Form dysphorischer Stimmung, gesteigerten Appetits sowie unterschiedlicher Veränderungen des Aktivitätsniveaus (sowohl vermehrter wie verminderter Schlaf, Verlangsamung wie auch Agitiertheit). Therapie ist üblicherweise nicht erforderlich, geschieht häufig von den Betreffenden selbst durch erneuten Konsum.

### 3.6.4 Amphetaminmissbrauch und Amphetaminabhängigkeit

*Epidemiologie*: Regelrechte *Abhängigkeit* von Amphetaminen kommt vor und entwickelt sich dann besonders rasch, wenn die Substanzen *geraucht* oder *gespritzt* werden; noch häufiger dürfte Missbrauch ohne strenge Abhängigkeit sein. In den USA wird die Lebenszeitprävalenz für beide zusammen etwa auf 2% geschätzt (DSM-IV, S. 259); besonders betroffen sind Personen im 3. Lebensjahrzehnt, hinsichtlich des intravenösen Konsums Männer deutlich mehr als Frauen.

*Folgen*: Körperliche Schäden als Folge chronischen Konsums sind ähnlich denen bei Kokain, jedoch i. Allg. schwächer; genannt werden u.a. *Krampfanfälle, kardiovaskuläre Probleme, Infektionen* bei intravenöser Anwendung, *Folgen von Gewalttaten*; mittlerweile gibt es auch deutliche Hinweise, dass nach längerem Gebrauch von Amphetaminen kognitive Einschränkungen (z.B. Aufmerksamkeitsstörungen) auftreten können (s. dazu Ernst et al., 2000 sowie Toomey et al., 2003 und die dort angeführte Literatur). Ob Schädigungen des Neugeborenen in ähnlichem Ausmaß wie beim Kokainkonsum Schwangerer auftreten, ist nicht sicher geklärt (nach DSM-IV, S. 258 f.).

*Behandlung*: Spezifische somatische Therapiemethoden zur Behandlung der Abhängigkeit existieren nicht; zuweilen zur Erleichterung des Entzugs eingesetzte Medikamente entsprechen den im Abschnitt über Kokain beschriebenen (s. 3.5.3).

## 3.7 Cannabis (Cannabinoide)

### 3.7.1 Allgemeines

*Definitionen; Arten des Cannabinoidkonsums*: Die Hanfpflanze (Cannabis sativa, genauer wohl: Cannabis sativa var. indica) enthält eine Vielzahl psychotroper Substanzen, von denen *(9-Delta-)Tetrahydrocannabinol (THC)* die weitaus wichtigste ist. Als *Marihuana* bezeichnet man die getrockneten Blätter und Triebspitzen der Hanfpflanze, als *Haschisch* das an THC weitaus reichere Harz; *Cannabis* ist der Oberbegriff für Drogen, die aus der Hanfpflanze gewonnen werden.

Marihuana wird üblicherweise geraucht, kann aber (in Verbindung mit fettreichen Stoffen) auch nach oraler Aufnahme in die Blutbahn gelangen; Haschisch, eine bräunliche Trockenmasse, raucht man üblicherweise in Pfeifen.

*Botanik*: Cannabis sativa gedeiht an Orten mit zumindest gemäßigtem Klima, wächst auch in speziellen Treibhäusern. Je höher jedoch die Umgebungstemperatur, desto THChaltiger ist die Pflanze; wirksamere Produkte kommen daher v.a. aus tropischen und subtropischen Gegenden (mit eher trockenem Klima); gegenüber den Cannabisprodukten vor etwa 20 bis 30 Jahren sind heute konsumierte i. Allg. *deutlich stärker*.

### 3.7.2 Unmittelbare Wirkungen; akute Intoxikation

*Psychische Effekte von THC*: Sie hängen stark von der Vorerfahrung der Konsumenten und nicht zuletzt ihrer psychischen Ausgangslage und der Umgebungsatmosphäre ab. Im typischen Fall werden sie als *euphorisierend* und *friedlich-entspannend* beschrieben; einige fühlen sich eher zu Gesprächen angeregt, andere ziehen es vor, dabei eigenen Gedanken nachzuhängen. Häufig werden *veränderte Wahrnehmungseindrücke* beschrieben, so Empfindung intensiverer Farben, deutlicherer Geräusche und Töne, veränderten Zeitablaufs; in höheren Dosen werden diese Empfindungen ausgeprägter, finden sich auch stärkere Veränderungen von Wahrnehmungen und Körpergefühl, zuweilen regelrechte *Halluzinationen*. Auf Grund dieser „psychedelischen" Effekte werden Cannabisprodukte von vielen Autoren zu den Halluzinogenen gerechnet. In ICD-10 und DSM-IV bilden sie jedoch eine eigene Gruppe, haben nämlich, anders als die „Psychedelika", auch stark sedierende Wirkungen; häufig treten Müdigkeit und Schlaf ein. Die *Reaktionen* sind sehr *verlangsamt*, sodass von erheblicher Beeinträchtigung der Fahrtüchtigkeit auszugehen ist; frühere anders lautende Befunde müssen in ihrer Aussagekraft heute deutlich eingeschränkt werden, da die mittlerweile beim Konsum aufgenommenen THC-Mengen i. Allg. wesentlich höher sind. Nicht immer treten nur angenehme Effekte auf; auch erhöhte Reizbarkeit und Angstzustände werden berichtet, v.a. wenn die Konsumenten schon vor Einnahme der Droge in entsprechender Stimmung waren (nach Abood u. Martin, 1992).

*Körperliche Effekte*: Die körperlichen Reaktionen sind vergleichsweise vielgestaltig und nicht eindeutig sympathischer oder parasympathischer Aktivierung zuzuordnen: Pulsbeschleunigung, Blutdruckerhöhung, Rötung der Bindehäute, Appetitsteigerung, zuweilen Übelkeit. Die Toxizität gilt als eher gering; selbst bei sehr hohen Dosen wurden Todesfälle nur ausnahmsweise beobachtet (Benkert u. Hippius, 1996, S. 422). Die hier beschriebenen auffälligen Veränderungen des Rausches halten etwa 3–6 Stunden an, die Einschränkungen in der Reaktionsfähigkeit zumeist deutlich länger. Generell gilt es zu beachten, dass THC gut in *Fettgewebe* aufgenommen und daher sehr viel *langsamer nach Konsumende eliminiert* wird als beispielsweise Alkohol.

*Mechanismen der Cannabiswirkung*: Mittlerweile steht fest, dass es zwei Typen von *Rezeptoren für THC* gibt, die v.a. zentralnervös lokalisierte Bindungsstelle CB1 und der in lymphatischen Organen wie Milz und Lymphknoten nachzuweisende CB2-Rezeptor. Mit Anandamid und 2-Arachidonyl-Glycerin wurden endogene Liganden („Endocannabinoide") isoliert, deren Bedeutung nur teilweise verstanden ist; inzwischen wurde auch ein Antidot gefunden (Huestis et al., 2001; s. auch D'Souza u. Kosten, 2001; zum Endocannabinoidsystem; s. Piomelli et al., 2000). Die Wirkungen versucht man durch *Stimulation von Opiatrezeptoren* sowie *erhöhte Ausschüttung an dopaminergen Synapsen des Belohnungssystems* zu erklären (Martin, 1995; zu den Beziehungen zwischen Opioiden und Cannabinoiden; s. Manzanares et al., 1999).

### 3.7.3 Toleranz und Entzugssymptomatik

*Toleranz*: Sie kann sich gegenüber Cannabis ausbilden, ist jedoch bei Menschen bedeutungsmäßig selten vergleichbar etwa der gegenüber Opioiden; hingegen konnte bei Tieren nach längerer Verabreichung Dosissteigerung auf das Hundertfache bei gleich bleibenden Effekten erreicht werden. Die biologischen Grundlagen sind noch wenig verstanden; es dürfte sich um Änderungen der Signaltransduktion nach konstanter Besetzung von Cannabinoidrezeptoren handeln (Abood u. Martin, 1992).

*Entzugserscheinungen*: Diese sind letztlich wenig auffälliger Natur: u.a. grippeähnliche Symptomatik, Hitzegefühl, Schwitzen, Durchfall, Appetitmangel, Schlafstörungen; Entzugsdelirien oder epileptische Krämpfe werden nicht beobachtet, eben so wenig stärkere kardiovaskuläre Reaktionen. Insofern gibt es in der Regel auch keine Notwendigkeit für eine pharmakologische Behandlung im Entzug.

### 3.7.4 Missbrauch und Abhängigkeit von Cannabis

*Problematik bei der Definition von Missbrauch*: Wann bei Cannabiskonsum von Missbrauch gesprochen werden kann, ist eine stark ideologisch gefärbte Debatte. Während körperliche Zeichen wie Toleranzentwicklung und Entzugssymptomatik wenig ausgeprägt sind, sind andere Kriterien der Abhängigkeit wie Konsumzwang, Kontrollverlust, Fortführung des Konsums trotz Wissens über negative Konsequenzen häufig erfüllt, sodass man in Einzelfällen von regelrechter Abhängigkeit sprechen kann. Exakte Häufigkeitsangaben liegen nicht vor; als Folge von Aufklärungsaktionen, v.a. an Schulen, soll die Konsumentenzahl rückläufig sein. Perkonigg et al. (1997) ermittelten eine Lebenszeitprävalenz für Cannabismissbrauch von 2,7%, für Abhängigkeit von 1,4%, wobei Männer etwa doppelt so häufig wie Frauen betroffen waren. Die Zahlen dürften in Subpopulationen deutlich höher liegen.

*Psychische und körperliche Folgen des Konsums*: Mittlerweile steht fest, dass *regelmäßiger Konsum* über viele Jahre *keineswegs harmlos* ist. Häufig wird das „amotivationale Syndrom" bei chronischen Konsumenten beschrieben, eine zunehmende *Interessen- und Antriebslosigkeit*. Zudem gibt es Belege für *Verschlechterung von Gedächtnis und Aufmerksamkeit* als Folge langjährigen Konsums (s. Pope et al., 2001); auch häufen sich Berichte, nach denen sich bei Cannabisrauchern sehr viel öfter *Schizophrenien* entwickeln, nicht selten im direkten Anschluß an eine akute Intoxikation (Möller, 1997, S. 355; s. dazu auch Linszen et al., 1994).

Diese kritische Einschätzung des Cannabiskonsums, die in Köhler (2000, S. 136 ff.) durch zahlreiche weitere Belege untermauert ist, wird nicht allgemein geteilt (s. dazu z.B. Kleiber u. Kovar, 1998). Die Autoren geben, etwa bezüglich des amotivationalen Syndroms und der Entwicklung schizophrener Psychosen, zu bedenken, dass entsprechend disponierte Personen generell möglicherweise mehr zu Cannabiskonsum neigen bzw. damit eine Art Selbstheilung versuchen. Auch die Langzeitfolgen im kognitiven Bereich sowie einige körperliche Störungen halten die Autoren keineswegs für eindeutig bewiesen. Zuzugeben ist, dass angesichts fehlender echter Experimente stets nur korrelative Daten vorliegen, die Kausalinterpretation schwer machen.

Hinzu kommen *Schädigungen des Mund-Rachenraums* sowie des *Bronchialsystems*; bei Verbrennung der Marihuanablätter entstehen offenbar noch mehr toxische Produkte, besonders Teerstoffe, als bei der von Tabak. Weiter werden Störungen der Ovulation bei Frauen, der Spermiogenese bei Männern als Folge chronischen Cannabiskonsums diskutiert; nicht klar ist, wieweit Neugeborene von Schwangeren, die regelmäßig Marihuana konsumieren, geschädigt auf die Welt kommen (s. dazu Köhler, 2000, S. 147 ff. und die dort zitierte Literatur). Tabelle 3.10 stellt (unter gewissen Ergänzungen) die Folgen von chronischem Cannabiskonsum zusammen.

Tabelle 3.10 Folgen chronischen Cannabiskonsums (nach Köhler, 2000)

| Störung | Beschreibung | Bewertung |
|---|---|---|
| obstruktive Bronchialerkrankung | – Verlegung der Atemwege | gut gesichert |
| Tumoren im Bereich von Mund, Rachen u. Atemwegen | – Mundhöhlen-, Rachen-, Kehlkopf- u. Bronchialkarzinome | gut gesichert |
| Störungen des Immunsystems | – u.a. höhere Anfälligkeit gegenüber Infektionen | wahrscheinlich |
| Fertilitätsstörungen | – verminderte Spermiogenese<br>– reduzierte Fertilität bei Frauen | wahrscheinlich |
| Schädigungen des Fetus | – gehäufte Abgänge; verringertes Geburtsgewicht<br>– später Verhaltensstörungen<br>– gehäuftes späteres Auftreten von Leukämie | nicht unwahrscheinlich; Belege teilweise jedoch noch unzureichend |
| Induktion schizophrener Psychosen | – Entwicklung v.a. paranoid-halluzinatorischer Symptomatik | Zusammenhang wahrscheinlich; kontroverse Auffassungen über Kausalrelation |
| kognitive Einschränkungen | – Störungen v.a. von Gedächtnisleistungen | mittlerweile gut belegt |
| amotivationales Syndrom | – zunehmender Motivations- und Interessenverlust | Zusammenhang gut belegt; Kausalrelation kontrovers diskutiert |

*Positive Effekte des Marihuanakonsums*: Hier wird insbesondere auf die *Unterdrückung von Übelkeit bei Chemotherapie* hingewiesen, weiter auf Senkung des Augeninnendrucks bei Glaukompatienten sowie auf Milderung gewisser neurologischer Symptome (s. Abood u. Martin, 1992 und die bei Köhler, 2000, S. 151 f. angeführte Literatur). Auch die *schmerzstillende* Wirkung der Cannabinoide ist gesichert (wohl mittels Hemmung der Überleitung in aufsteigenden Schmerzbahnen); allerdings wird wegen der zentralnervösen Nebenwirkungen und insgesamt nur mäßiger analgetischer Potenz ihr diesbezüglicher Einsatz kritisch gesehen (Campbell et al., 2001).

*Therapie der Abhängigkeit*: Auf Grund des vergleichsweise geringen Abhängigkeitspotentials der Cannabinoide zeitigen Maßnahmen zur Beendigung des Konsums, tatsächliche Motivation der Betroffenen vorausgesetzt, eher günstige Erfolge. Medikamentöse Unterstützung dabei ist nicht üblich.

## 3.8 Halluzinogene

### 3.8.1 Allgemeines

*Begriffsklärungen*: Als *Halluzinogene* bezeichnet man Stoffe, deren Wirkung vornehmlich in *Veränderungen von Wahrnehmung und Bewusstsein* liegen (daher auch die euphemistische Bezeichnung „bewusstseinserweiternde Drogen"); Synonyme sind *Psychedelika* (die „Seele offenbarende" Substanzen) und *Psychotomimetika* (Psychosen imitierende Stoffe), wenig gebräuchlich die Bezeichnung Psychodysleptika. Die bekanntesten und am Besten untersuchten Halluzinogene sind *LSD, Meskalin* und *Psilocybin*, weiter das in den letzten Jahren zunehmend in Gebrauch gekommene *Ecstasy*. Daneben gibt es viele natürliche, in Pilzen oder Beeren enthaltene Halluzinogene, zudem Tierprodukte, etwa Absonderungen gewisser Kröten (die von den Konsumenten durch Ablecken der Tiere aufgenommen werden). Zudem werden in Labors laufend neue Stoffe mit halluzinogener Wirkung synthetisiert (*Designerdrogen*), sodass es zunehmend schwieriger wird, den Überblick zu behalten und fundierte Beiträge zu Wirkungsweisen und schädlichen Effekten zu erbringen.

*Wichtige Halluzinogene*: Das bekannteste und zahlreichen Studien gut erforschte Halluzinogen ist LSD (Lysergsäurediäthylamid), welches von A. Hofmann 1943 durch chemische Behandlung von Mutterkornalkaloiden hergestellt und in bemerkenswerten Selbstversuchen auf seine Wirkungen untersucht wurde; es liegt in Form von Tabletten oder Tropfen vor und kam auf Grund der klar definierten Inhaltsmengen bevorzugt bei wissenschaftlichen Experimenten zur Anwendung.

Ein weiteres Psychotomimetikum ist Meskalin, das Hauptalkaloid des Peyote-Kaktus, der seit Jahrhunderten den Indianern Mexikos als Rauschmittel bekannt ist und besonders im Rahmen religiöser Zeremonien verspeist wird (s. Schultes, 1982). Isoliert liegt Meskalin, das chemisch mit Noradrenalin Verwandtschaft besitzt, als weißes Pulver vor. Ein weiteres natürliches Halluzinogen ist Psilocybin, welches im Pilz Psilocybe mexicana enthalten ist; im Körper entsteht daraus das ebenfalls psychedelisch wirksame Psilocin; Psilocybin und Psilocin zählen zu den Tryptaminen, sind damit, ebenso wie LSD, dem Serotonin verwandt.

Die große Gruppe der *Methoxyamphetamine* (bzw. *Methylendioxyamphetamine*) umfasst Stoffe, die ursprünglich vom Meskalin abgeleitet wurden und ihm teilweise strukturchemisch sehr ähnlich sind; heute werden sie auf synthetischem Wege hergestellt. Die bekannteste Substanz dieser Gruppe ist 3,4-Methylendioxy-N-Methylamphetamin (*MDMA*), bekannt unter dem Namen *Ecstasy* (häufig XTC abgekürzt); zuweilen wird als Ecstasy aber auch ein Gemisch mehrerer Methoxyamphetamine bezeichnet. Alle diese Stoffe haben psychedelische Wirkung, weisen als Verwandte der Amphetamine daneben aber stärkere aktivitätssteigernde Effekte auf: MDMA wirkt *entaktogen* (s. unten). Halluzinogene werden zumeist oral eingenommen, einige können geraucht werden.

Die Einteilung der Halluzinogene ist bis jetzt nicht befriedigend gelungen. Neben der Gruppe der klassischen Halluzinogene gibt es erwähntermaßen die der ringsubstituierten Amphetamine (bzw. Methamphetamine), wobei man sinnvollerweise eine weitere Unterteilung danach macht, ob eine Methoxy-Gruppe (-OCH$_3$) oder eine Methylendioxy-Gruppe (-O-CH$_2$-O) am Ring hängt. Nur die Methoxyamphetamine weisen noch regelrecht halluzinogene Eigenschaften auf, während die Methylendioxyamphetamine mit dem Hauptvertreter MDMA (Ecstasy) vornehmlich die „innere Kommunikation" anregen und deswegen von verschiedener Seite als Entaktogene bezeichnet werden (s. dazu Köhler, 2000, S. 162 ff. und die dazu dort angeführte Literatur).

Nichts mit Ecstasy als MDMA-haltigem Präparat hat „Liquid Ecstasy" zu tun, welches als Wirkstoff Gamma-Hydroxy-Buttersäure (GHB) enthält und in den letzten Jahren als Freizeit- und Partydroge erhebliche Bedeutung erlangt hat (s. Degenhardt et al., 2003). Dieses ursprünglich zur Narkose eingesetzte Mittel wirkt in niedrigen Dosen – ähnlich wie MDMA – euphorisierend und antriebssteigernd; bei höheren Dosen wurden schwere neurologische Schäden beschrieben (s. Parnefjord, 2000). GHB soll hier nicht zu den Halluzinogenen gezählt werden.

Eindeutig dieser Gruppe zuzurechnen sind die in Nachtschattengewächsen (z.B. Engelstrompete, Tollkirsche) zu findenden Anticholinergika Atropin und Scopolamin (Hyoscin). Nach einem plausiblen Modell überwiegen durch Dämpfung des antagonistischen cholinergen Systems nun andere (dopaminerges, serotonerges), welche für die psychedelischen Effekte verantwortlich sind.

Auch Genuss des Fliegenpilzes (Amanita muscaria) hat psychedelische Effekte; das dabei psychotrop wirkende Alkaloid ist aber nicht Muskarin, sondern Muscimol, welches eher eine atropinartige (also dem Muskarin entgegengesetzte) Wirkung hat. Zahlreiche Pflanzendrogen in Mittel- und Südamerika haben v.a. LSD-ähnliche Wirkung ebenso wohl das erwähnte Hautsekret bestimmter Kröten (zur Literatur über solche „exotischen Drogen s. Köhler, 2000, S. 155 ff.).

*Exkurs über Phencyclidin:* Nicht zu den Halluzinogenen gerechnet wird in DSM-IV *Phencyclidin (PCP, „angel dust")* und seine Verwandten, obwohl die induzierten psychischen Reaktionen teilweise sehr ähnlich sind (veränderte Sinneswahrnehmung, Depersonalisation, Gefühle der Unwirklichkeit). In höheren Dosen ist Phencyclidin deutlicher gefährlicher als die erwähnten Halluzinogene; es kann zu Koma oder Krampfanfällen mit Atemdepression sowie zu anderen neurologischen und kardiovaskulären Komplikationen kommen; ein nicht unbeträchtlicher Teil drogenbedingter Todesfälle geht auf diese Substanz zurück (DSM-IV, S. 310 ff.).

Die Wirkung von PCP wird durch Hemmung an NMDA-Rezeptoren für Glutamat (s. 1.2.2 und 3.2.2) erklärt, wobei PCP den Calciumionen-Kanal blockiert und auf diese Weise die durch den Transmitter induzierte Öffnung verhindert. Mittlerweile gibt es Hinweise, dass PCP nicht direkt an den NMDA-Rezeptoren andockt, sondern an eigenen spezifischen Bindungsstellen, die letzteren nur benachbart liegen (Gorelick u. Balster, 1995; Crowley, 1995c). Tabelle 3.11 führt (in Anlehnung an Köhler, 2000, S. 154) noch einmal die wichtigsten Halluzinogene (im weiteren Sinne) auf.

Tabelle 3.11 Einteilung der Halluzinogene (nach Köhler, 2000)

| Gruppe | Stoffe | Wirkungen |
|---|---|---|
| klassische Halluzinogene | LSD, Meskalin, Psylocybin | psychedelisch |
| ringsubstituierte Amphetamine und Methamphetamine | Methoxysubstituierte (z.B. DOM) | ähnlich wie klassische H. |
|  | Methylendioxysubstituierte (z.B. MDMA = Ecstasy) | „entaktogen" |
| psychedelische Narkosemittel | Phencyclidin, Ketamin | ähnlich manchen Symptomen bei Schizophrenie |
| Anticholinergika | Atropin, Scopolamin | psychedelisch, halluzinogen (auch Delir erzeugend) |
| andere Halluzinogene | z.B. Stoffe im Fliegenpilz (Muscimol), exotische Drogen | psychedelisch, halluzinogen (auch Delir erzeugend) |

## 3.8.2 Unmittelbare Wirkungen; akute Intoxikation

*Unmittelbare psychische Effekte*: Die *Wirkungen* der einzelnen Halluzinogene können zwar von Erfahrenen differenziert werden – so sollen Methoxyamphetamine vergleichsweise stärker euphorisieren, weniger die Wahrnehmung beeinflussen –, sind aber *prinzipiell ähnlich*. Zudem besteht *Kreuztoleranz* zwischen den Substanzen; bei Vorerfahrung mit einer von ihnen muss die Initialdosis einer anderen sogleich höher gewählt werden, um die gewünschten psychedelischen Effekte zu erzielen.

Die typische und konstanteste Wirkung der Halluzinogene ist die einer *geschärften Empfindung*, etwa für Farben oder Töne; häufig wird über *Synästhesien* berichtet, etwa Sehen von Tönen als Farben. Regelrechte Halluzinationen, also Wahrnehmungen von in der Realität nicht Vorhandenem, wie sie etwa bei den optischen Halluzinationen des Alkoholentzugsdelirs vorliegen, treten bei den Psychedelika, wenigstens in den üblichen Dosen, nicht auf; deswegen ist der Name Halluzinogene streng genommen irreführend, wird auch von einigen Autoren nicht verwendet; er findet jedoch nach wie vor in DSM-IV und ICD-10 Verwendung. Finden sich Halluzinationen, so sind diese zumeist optischer Natur; die Betroffenen sind sich auch in der Regel bewusst, dass es sich um substanzinduzierte Effekte handelt (erhaltene Realitätsprüfung). Weitere bei Konsum von Psychedelika beschriebene Wirkungen sind *verändertes Raum- und Zeitempfinden* (Gegenstände erscheinen größenmäßig verändert, Zeiträume verlängert, Bewegungen verlangsamt), Gefühle der Unwirklichkeit des eigenen Ich und des Körpers (*Derealisations- und Depersonalisationserlebnisse*), weiter die (sich im nachhinein so gut wie immer als Täuschung herausstellende) Empfindung, tiefe Einsichten gewonnen zu haben. Der *Antrieb* ist typischerweise *gesteigert* und äußert sich in Rede- und Bewegungsdrang, die Stimmung ist meist gehoben; jedoch werden auch ängstliche Agitiertheit und Panikzustände („Horrortrips") beschrieben. Realitätsverkennung führt offenbar nicht selten zu selbstschädigendem Verhalten. Auch unmittelbare Übergänge in eine *halluzinatorische Psychose* kommen vereinzelt vor. Wie in 3.8.1 ausgeführt, ist die Wirkung von MDMA (Ecstasy) weniger als psychedelisch, sondern als „entaktogen" zu beschreiben.

Ein bis jetzt nicht geklärtes, jedoch theoretisch äußerst interessantes Phänomen ist das gelegentliche Auftreten von *„flashbacks"*, Wiedererleben der Drogeneffekte lange nach Elimination des Halluzinogens.

*Körperliche Reaktionen*: Sie entsprechen zumeist denen *sympathischer Aktivierung* (Pulsbeschleunigung, Blutdruckerhöhung, Weitstellung der Pupillen). Zuweilen treten passagere Symptome wie Ataxien oder Nystagmus auf; irreversible ZNS-Schäden mit amnestischer Symptomatik und neurologischen Störungen sind gut dokumentiert, insbesondere nach Einnahme pflanzlicher Produkte, deren Substanzgehalt nicht genau bekannt ist. Auch bei *Ecstasykonsumenten* konnten zuweilen schwere *neurologische Beeinträchtigungen* festgestellt werden, daneben akute *internistische Zustandsbilder*, z.B. Gerinnungsstörungen, Hirnödeme, Herzrhythmusstörungen (im Wesentlichen nach DSM-IV, S. 268 ff.; Snyder, 1994, S. 183 ff.; Köhler, 2000, S. 166).

*Wirkmechanismus der Halluzinogene*: Er ist noch nicht in allen Einzelheiten geklärt. Während ältere Arbeiten, wie sie etwa bei Jacobs (1987) dargestellt sind, die Effekte der Halluzinogene noch vorwiegend auf Hemmung der Serotoninwirkung zurückführten, geht man heute ziemlich genau von einem gegensätzlichen Modell aus: Für die dem Serotonin verwandten Substanzen LSD, Psilocybin und Psilocin nimmt man einen *Serotoninagonismus* direkt an Rezeptoren an, und zwar an dem Subtypus 5-HT$_2$ (Crowley, 1995a; s. dazu jedoch Peroutka u. Sleight, 1991); auch für das eher dem Noradrenalin strukturell ähnliche Meskalin geht man von einem Serotoninagonismus aus (Benkert u. Hippius, 1996, S. 421). Ecstasy scheint ebenfalls serotoninagonistisch zu wirken, soll dazu einen schwach hemmenden Effekt auf die Monoaminoxidase haben sowie die Wiederaufnahme von Dopamin und Noradrenalin in das präsynaptische Neuron erschweren (Fritze, 1997).

### 3.8.3 Toleranz und Entzugssymptomatik; Missbrauch und Abhängigkeit von Halluzinogenen

*Toleranzentwicklung*: Sie ist bei Psychedelika sehr *ausgeprägt*, wobei, wie erwähnt, Kreuztoleranz vorliegt; als Wirkmechanismen sind wieder Veränderungen am Rezeptor im Sinne einer verminderten Empfindlichkeit vermuten. Daneben wird bei einzelnen Personen *Sensitivierung* gegenüber Halluzinogeneffekten beobachtet; worauf letzteres beruht und wann welche Wirkung bei häufigem Gebrauch eintritt, kann augenblicklich nicht befriedigend beantwortet werden.

*Entzugssymptomatik; Abhängigkeitspotential; Gefahr von Missbrauch*: Auffällige Entzugssyndrome treten nach bisheriger Kenntnis nicht auf, und auch das Abhängigkeitspotential der Halluzinogene LSD, Psilocybin und Meskalin wird für gering eingeschätzt; hinsichtlich der Methoxyamphetamine, speziell Ecstasy, wird man weitere diesbezügliche Beobachtungen abwarten müssen. Missbrauch im Sinne von regelmäßigem Konsum ist jedoch keine Seltenheit; in der erwähnten Arbeit von Perkonigg et al. (1997) wird von einer Lebenszeitprävalenz für Halluzinogenmissbrauch von 0,3%, für Halluzinogenabhängigkeit von 0,4% berichtet.

*Folgeschäden*: Solche sind keineswegs ausgeschlossen, wobei die meisten schon bei der Besprechung der akuten Intoxikation erwähnt wurden, insbesondere die *Übergänge in eine floride Psychose*, *Selbstschädigungen* im Rausch, Entwicklung *irreversibler ZNS-Schäden*. Letztere werden nicht nur als unmittelbare Folge der Intoxikation beschrieben, sondern können sich auch schleichend ausbilden, insbesondere nach häufigem Konsum von Ecstasy; mittlerweile sind *kognitive Störungen*, etwa der Gedächtnisleistungen, nach Ecstasykonsum gut dokumentiert (McCann et al., 2001; Renemann et al., 2001). Als Ursache angeschuldigt werden dabei Zerstörungen serotonerger Nervenendigungen (Fritze, 1997; Obrocki et al., 2001; s. auch Köhler, 2000, S. 167 f. für weitere Schädigungen durch MDMA).

## 3.9 Nikotin und Tabak

### 3.9.1 Allgemeines

*Nikotin: Herkunft und Pharmakologie*: Die zu den Nachtschattengewächsen gehörigen Tabakpflanzen, deren bedeutsamste Art Nicotiana tabacum ist, enthalten als wichtigste psychotrope Substanz das *Alkaloid Nikotin* (als Pharmakon häufig Nicotin geschrieben). Dieses wird zumeist über den Rauch der verbrannten Tabakblätter, gebunden an kleine Teerpartikel, aufgenommen und gelangt nach Resorption in der Mundschleimhaut und in den Alveolen der Lunge in wenigen Sekunden auf dem Blutwege an seine Wirkorte im Gehirn, an die Ganglien vegetativer Nerven und an die motorischen Endplatten (Synapsen zwischen Neuronen und Muskelzellen). Seine Wirkung entfaltet es über *Besetzung und Stimulation von Rezeptoren für den Neurotransmitter Acetylcholin*. Der Plasmaspiegel von Nikotin sinkt rasch ab, seine Elimination aus dem Körper nach Oxydierung ist jedoch erst nach etwa 4–6 Stunden weitgehend abgeschlossen. Oral aufgenommen, ist Nikotin in niedrigen Dosen toxisch; tödliche Vergiftungen treten schon bei geringen Mengen auf, etwa beim Verzehr von 2 Zigaretten, was für unabsichtliche Vergiftungen oder auch solche in suizidaler Absicht möglicherweise nicht ohne Bedeutung ist. (Gleichzeitig lässt sich an diesem Sachverhalt die in 3.3.1 beschriebene Funktion der Alkaloide gut demonstrieren: Schutz der Pflanzen vor Zerstörung durch Tiere, auf deren Nervensystem diese Stoffe wirken).

Nikotin lässt sich isolieren, daneben synthetisch herstellen, und kann in niedrigen Dosierungen auch oral in Pillen oder Kaugummis verabreicht werden; Resorption durch die Haut ist ebenfalls möglich (Nikotinpflaster).

*Wirkungen (Überblick)*: Sie sind von sehr unterschiedlicher Natur; Einordnung unter Stimulanzien ist ebenso wenig sinnvoll wie die unter Sedativa; in ICD-10 und DSM-IV werden Störungen durch Nikotin (bzw. Tabak) als eigene Subgruppe kategorisiert.

Die pathogenen Effekte von Nikotin und Tabak sind eher körperlicher als psychischer Art, darunter insbesondere die verstärkte Ausbildung von bösartigen Geschwülsten sowie Herz-Kreislauf-Erkrankungen; daher wird das Subkapitel erheblich kürzer ausfallen als es der Bedeutung der Substanz entspricht.

### 3.9.2 Unmittelbare Wirkungen

*Psychische Effekte*: Die Wirkungen von Nikotin bei der üblichen Aufnahme durch Rauchen werden sowohl als *sedierend-entspannend* wie auch *anregend* beschrieben. Dabei scheint es sich so zu verhalten, dass bei niedriger Aktivierungslage eher der psychostimulierende, vigilanzsteigernde, bei erhöhter vornehmlich der entspannende Effekt bemerkt und gewünscht wird; zudem tritt gewisse *Euphorisierung* ein. In höheren Dosen überwiegt offenbar die Sedierung, damit möglicherweise verbunden auch ein aggressionshemmender Effekt.

*Wirkmechanismen*: Sie sind nicht ausreichend geklärt. Die stimulierenden und sedierenden Effekte scheinen Folge erst der Anregung, in höheren Dosen wohl einer Blockierung *nikotinerger Synapsen* zu sein (entsprechend den unten im vegetativen Nervensystem beschriebenen Veränderungen); die euphorisierende und damit suchterzeugende Wirkung wird durch *Dopaminfreisetzung aus den mesolimbischen Bahnen in den Nucleus accumbens* erklärt (Carlson, 2004, S. 714; Henningfield et al., 1995; s. auch Greden u. Pomerleau, 1995 sowie Picciotto, 2003 für weitere Effekte des Nikotins und angenommene neuropharmakologische Mechanismen).

*Körperliche Effekte*: Die *vegetativen Begleiterscheinungen* sind vergleichsweise komplexer Natur; einige anfangs auftretende Symptome wie Übelkeit und Magen-Darm-Störungen verlieren sich nach häufigerem Konsum. Die auffälligeren körperlichen Reaktionen bei Dauerkonsumenten entsprechen eher *sympathischer Aktivierung*, nämlich *Pulsbeschleunigung* und *Blutdruckerhöhung*.

Wie erwähnt, wirkt Nikotin auf Acetylcholinrezeptoren und zwar auf den Subtyp der nikotinergen (nicht oder nur unwesentlich auf die muskarinergen, die des zweiten Subtyps). Nikotin-Rezeptoren befinden sich im vegetativen Nervensystem an den Synapsen von 1. zu 2. Neuron sowohl des Sympathikus wie des Parasympathikus. Besetzung durch Nikotin in niedrigen Dosen führt zu verstärkter cholinerger Übertragung, daher zu erhöhter Aktivität der postsynaptischen Neuronen beider Systeme und somit teilweise zu gleichzeitigen antagonistischen Wirkungen in den Effektororganen; dabei scheint im kardiovaskulären System der sympathikotone Effekt zu überwiegen, im Verdauungssystem der parasympathikotone (v.a. Anregung der Peristaltik, Erhöhung der Magensäure-Sekretion). Vermehrte Freisetzung von Adrenalin aus dem Nebennierenmark führt u.a. zum Abbau von Glykogen und zur Freisetzung von Fettsäuren, also zu einer Stoffwechsellage, wie sie bei körperlicher Aktivierung auftritt; die damit verbundene Unterdrückung des Hungergefühls hat zusammen mit der erhöhten Verbrennung von Fettreserven einen gewichtsreduzierenden Effekt.

Erwähnt sei weiter, dass Nikotin in niedriger Dosierung die Erregbarkeit an der motorischen Endplatte steigert, über Sensibilisierung des Glomus caroticum zur Steigerung der Atemfrequenz führt, zumindest initial die Area postrema reizt und damit Erbrechen auslösen kann, schließlich auch auf die Rezeptoren für Temperatur, Druck und Schmerz (Nozizeptoren) eine sensibilisierende Wirkung hat. In höherer Konzentration wirkt Nikotin über Dauerdepolarisation blockierend, vermindert also beispielsweise im vegetativen Nervensystem die Aktivität des postganglionären Neurons (nach Lüllmann et al., 1996, S. 108 ff.).

Tabelle 3.12 fasst in Anlehnung an Köhler (2000, S. 181) die wichtigsten Nikotineffekte und die angenommenen Wirkmechanismen zusammen.

Tabelle 3.12 Unmittelbare Effekte von Nikotin und Tabak

| Effekt | vermuteter Wirkmechanismus |
|---|---|
| Aktivierung und Steigerung der Vigilanz | – wohl indirekt durch Ausschüttung diverser Transmitter nach Besetzung von Acetylcholinrezeptoren |
| antiaggressive Wirkung und Sedierung (v.a. bei erhöhtem Aktivierungsniveau) | – unklar |
| Steigerung von Gedächtnisleistungen | – Besetzung von nikotinergen Acetylcholinrezeptoren |
| Euphorisierung | – Anregung dopaminerger mesolimbischer Bahnen nach Besetzung von Acetylcholinrezeptoren im Mesencephalon<br>– erhöhte Dopaminausschüttung in den Nucleus accumbens durch Hemmung von MAO-B<br>– Wirkung auf endogenes Opioidsystem |
| vegetative Effekte | – Agonismus an den nikotinischen Acetylcholinrezeptoren vegetativer Ganglien<br>– in höheren Dosen evtl. Ganglienblockade |
| Wirkungen auf Muskeltonus (unterschiedlich beschrieben) | – Agonismus an den nikotinischen Acetylcholinrezeptoren der motorischen Endplatte<br>– evtl. reflektorische Verminderung der Aktivität motorischer Vorderhornzellen |
| Erhöhung der Gerinnungsneigung | – verstärkte Thrombozytenaggregation<br>– Erhöhung des Fibrinogenspiegels (Effekt von Nikotin oder anderer Stoffe im Rauch?) |

### 3.9.3 Toleranz und Entzugssymptomatik; Nikotinsucht und ihre Folgen

*Toleranzentwicklung und ihre Mechanismen*: Toleranz tritt bei Nikotin anfangs vergleichsweise schnell, später nur noch in geringerem Maße auf; auch hier dürfte *reduzierte Sensibilität* von Rezeptoren die plausibelste Erklärung darstellen; daneben wird eine gewisse metabolische Toleranz diskutiert (Henningfield et al., 1995).

*Entzugssymptomatik und ihre körperliche Grundlage*: Die *Entzugssymptomatik* bei Nikotin ist sehr *ausgeprägt* und tritt wegen der kurzen Verweildauer der psychotropen Substanz im Körper oft schon nach wenigen Stunden auf: erhöhte Unruhe und Reizbarkeit, Schlafstörungen, Dysphorie, Konzentrationsschwierigkeiten, verminderte Pulsfrequenz; recht charakteristisch ist bei längerer Abstinenz eine Appetitsteigerung und damit nicht selten verbunden Gewichtszunahme (nach DSM-IV, S. 296).

Als gesichert ist anzusehen, dass die Entzugserscheinungen tatsächlich durch Mangel an Nikotin bedingt sind, nicht etwa von anderen mit dem Rauch zugeführten Stoffen oder allein durch Gewöhnung an den Akt des Rauchens: Zufuhr von Nikotin, etwa in Form von Kaugummi, kann diese Entzugserscheinungen rasch mildern, ohne jedoch das direkte Verlangen nach Zigaretten völlig zum Verschwinden zu bringen.

*Behandlung*: Therapeutische Unterstützung des freiwilligen Entzugs wird oft versucht, ohne deswegen mit Sicherheit immer die Erfolgsraten zu erhöhen. An medikamentöser Behandlung wurde Gabe von Clonidin und des Antidepressivums Doxepin (Aponal®) versucht, wobei überzeugende Wirksamkeitsnachweise ausstehen. Mittlerweile ist zur Raucherentwöhnung Zyban® zugelassen, welches als Wirkstoff das in den USA auch als Antidepressivum eingesetzte, nicht zuletzt dopaminagonistisch wirkende Bupropion enthält; wieweit hier bei vergleichsweise großem Risiko von Nebenwirkungen eine wirksame Unterstützung in der Entwöhnungsphase vorliegt, ist noch durch größere Studien zu klären.

Keine Therapie des Nikotinentzugs im eigentlichen Sinne stellt die Gabe von *Nikotinkaugummis* und die *Applikation von Nikotinpflastern* dar. Lediglich wird hier die psychotrope Substanz in weniger schädlicher Form zugeführt, insbesondere nicht mehr an Teerteilchen gebunden, was angesichts der Toxizität der im Rauch enthaltenen Stoffe durchaus als Risikoreduktion anzusehen ist. Viele Betroffene rauchen trotzdem weiter (obwohl das Bedürfnis, auf diese Weise Nikotin aufzunehmen, nachweislich i. Allg. dann vermindert ist); bei Fortsetzung des Zigarettenkonsums in gewohnter Häufigkeit kann es so zu gefährlich hohen Nikotinspiegeln kommen.

*Abhängigkeit*: Die *suchterzeugende Wirkung des Rauchens* ist unbestritten; viele versuchen bekanntlich vergeblich, den Konsum einzustellen (zu Grundlagen des „Craving"; s. Brody et al., 2002); obwohl die Zahl der Raucher in westlichen Ländern rückläufig ist, ist sie nach wie vor hoch und die gesundheitlichen Schäden von immenser volkswirtschaftlicher Bedeutung.

*Folgen langjährigen Konsums*: Die Schäden sind teilweise auf *Nikotin* zurückzuführen, speziell im Herz-Kreislauf-System, teils auf die Effekte der *Teerstoffe* an den verschiedenen Organen, wobei die am *Bronchialsystem* am Bedeutsamsten sind. Permanente Gefäßverengung, Blutdrucksteigerung und erhöhte Plasmakonzentration freier Fettsäuren auf Grund der sympathomimetischen Nikotinwirkung begünstigt die Entwicklung von *Arteriosklerose* besonders im Bereich der Hirngefäße, der Koronarien und der peripheren Arterien („Raucherbein"); für die *verstärkte Gerinnungsneigung* bei Rauchern und die damit verbundene Gefahr venöser und arterieller Thrombosen und Embolien (Herzinfarkte bei Koronarthrombosen) wird u.a. gesteigerte Thrombozytenaggregation verantwortlich gemacht (Lüllmann et al., 1996, S. 112).

Die im Rauch enthaltenen Teerstoffe, besonders Benzpyrene und Nitrosamine, schädigen das Bronchialepithel mit der Folge *chronischer Bronchitis*, die sich zur *obstruktiven Lungenerkrankung* ausbilden kann; am Bedenklichsten ist jedoch die bei Rauchern deutlich gehäufte Entwicklung von *Bronchialkarzinomen*. Weitere Karzinome, deren gehäuftes Auftreten bei Rauchern gesichert ist, finden sich in *Mund-Rachen-Raum, Kehlkopf und Harnblase*; diskutiert wird zudem erhöhtes Risiko für Ausbildung *bösartiger Tumoren* der *Speiseröhre*, des *Magens*, der *Bauchspeicheldrüse*, der *Nieren* und im *Gehirn*. Auf Grund dieser v.a. auf die Teerstoffe zurückzuführenden Schädigungen ist die Zufuhr von Nikotin auf anderem Wege, etwa durch die Haut mittels Nikotinpflaster oder über orale Aufnahme in Form von Pillen oder Kaugummi, bei Konsumenten zu überlegen, die nicht auf die Substanz verzichten können.


## 3.10 Flüchtige Lösungsmittel (Inhalanzien, „Schnüffelstoffe")

Diese sollen nur kurz besprochen werden, da ihr Missbrauch hierzulande im Vergleich zu anderen psychotropen Substanzen weniger bedeutend sein dürfte und sie zudem augenblicklich nur von untergeordnetem pharmakologischem Interesse sind (für Genaueres; s. Crowley, 1995b).

Die übliche und auch hier vorgenommene Gleichsetzung von Inhalanzien mit flüchtigen Lösungsmitteln ist insofern nicht korrekt, als die Gruppe der Inhalanzien alle durch Einatmen aufgenommenen psychotropen Substanzen umfasst (Nikotin ausgenommen). Dazu zählen nicht nur die flüchtigen Lösungsmittel der Kohlenwasserstoffgruppe, sondern auch Gase in Aerosolen, flüchtige Nitritverbindungen (z.B. Amylnitrit) sowie Inhalationsnarkotika wie Lachgas, Äther oder Chloroform (s. dazu genauer Köhler, 2000, S. 191 ff.). Wir betrachten lediglich die Kohlenwasserstoffe der aliphatischen und aromatischen Reihe (die eigentlichen „flüchtigen Lösungsmittel").

*Chemische Eigenschaften; Aufnahme*: Diese *Kohlenwasserstoffe*, die sich u.a. in Benzin, Klebstoffen oder Verdünnungsmitteln finden, werden oft mittels eines vor Mund und Nase gehaltenen getränkten Lappens oder aus Tüten *eingeatmet* (inhaliert) und gelangen nach Aufnahme in der Lunge rasch an ihre Wirkorte im Gehirn.

*Wirkungen*: Entsprechend der Vielfalt der Stoffe, von denen oft mehrere gleichzeitig inhaliert werden, sind die Effekte *vielgestaltig*; teils tritt dämpfende, teils euphorisierend-erregende Wirkung ein, zuweilen extreme Aggressivität; zudem werden Halluzinationen und Wahnvorstellungen beschrieben. Der Wirkmechanismus ist weitgehend unbekannt; einige Substanzen scheinen in ihren Effekten Alkohol und Barbituraten zu ähneln und an GABA-kontrollierten Chloridkanälen (s. 3.4.2) anzugreifen.

*Unmittelbare Folgen des Konsums*: *Neurologische Symptome* wie Sehstörungen, Schwindel, Koordinationsstörungen sind nicht selten; bei Überdosierung können Bewusstseinstrübung, Koma und Tod eintreten; der „plötzliche Schnüfflertod" dürfte durch Arrhythmien, Sauerstoffmangel oder Elektrolytentgleisungen bedingt sein.

*Toleranz und Entzugssymptomatik*: Toleranzentwicklung wird beschrieben, ob regelrechte Entzugssymptomatik auftritt, steht in Diskussion; bei einigen Tierarten lässt sich diese experimentell erzeugen und hat dann die Form epileptischer Krämpfe.

*Abhängigkeit und Missbrauch*: In einigen Fällen ist Abhängigkeit zu diagnostizieren. Die Konsumenten sind meist jüngeren Alters; später lassen entsprechende Aktivitäten in der Regel nach; es gibt jedoch ebenso abhängige Erwachsene. Bevorzugt finden sich nach Krausz u. Dittmann (1996, S. 104) Konsumenten dieser leicht zugänglichen und billigen Substanzen in den ärmeren Kreisen der Dritten Welt.

*Folgen*: Bei Personen, die wiederholt Inhalanzien konsumieren, beobachtet man gehäuft schulische, familiäre oder andere Probleme (etwa Delinquenz), wobei die Ursache-Wirk-Relation unklar bleibt. Als Folge häufigen Gebrauchs werden u.a. Schädigungen im zentralen und peripheren Nervensystem, pulmonale Komplikationen sowie Leber-, Nieren- und Knochenmarksschäden beobachtet (dargestellt im Wesentlichen nach DSM-IV, S. 274 ff. sowie Crowley, 1995b)

## 3.11 Zusammenfassung

In ICD-10 werden 9 Klassen psychotroper Substanzen unterschieden, bei deren Konsum psychische Störungen auftreten können. Die wichtigsten unmittelbaren Wirkungen sind in Tabelle 3.13 zusammengefasst; betont sei, dass hier idealtypische Wirkungen beschrieben werden, welche in Einzelfällen anders ausfallen können.

Tabelle 3.13  Unmittelbare Effekte bei Konsum psychotroper Substanzen

| Substanz | Euphorisierung | Sedierung | Antriebssteigerung | halluzinogene (psychedelische) Effekte |
|---|---|---|---|---|
| Alkohol | + | + | (+)[a,b] | – |
| Opioide | ++ | + | – | (+) |
| Benzodiazepine | (+)[c] | ++ | (+)[d] | – |
| Barbiturate | + | ++ | (+)[d] | – |
| Kokain | ++ | – | ++ | (+)[e] |
| Psychostimulanzien (Amphetamine) | ++ | – | ++ | (+)[e] |
| Cannabis | + | + | (+) | + |
| Halluzinogene | + | – | (+),+ | ++ |
| Nikotin | + | +[a] | +[a] | – |
| Flüchtige Lösungsmittel | (+) | (+) | (+) | (+) |

–: tritt in der Regel nicht auf;  (+): kann auftreten;  +: tritt mit gewisser Regelmäßigkeit auf;  ++: tritt regelmäßig und stark auf
[a]: dosis- und ausgangslagenabhängig;  [b]: v.a. auch im pathologischen Rausch;  [c]: evtl. indirekte Euphorisierung durch Anxiolyse;  [d]: als paradoxer Effekt mitunter zu beobachten;  [e]: eher im Sinne von akuten psychotischen Symptomen mit Verlust der Realitätsprüfung

Daneben gibt es weitere psychische Syndrome, die erst bei längerem Konsum bzw. bei Beendigung dieses Konsums auftreten können (Entzugssymptome). Diese Syndrome sind in Tabelle 3.14 zusammengestellt; auch hier sind wieder erhebliche Unterschiede zwischen Personen zu berücksichtigen.

Tabelle 3.14  Psychische Syndrome bei chronischem Konsum psychotroper Substanzen (in Anlehnung an Möller, 1997, S. 354)

| Substanz | amnestisches Syndrom | delirantes Syndrom | psychotische Symptomatik (Wahn, Halluzinationen) |
|---|---|---|---|
| Alkohol | + | +[a] | + |
| Opioide | – | – | – |
| Benzodiazepine | (+) | +[a] | – |
| Barbiturate | (+) | +[a] | – |
| Kokain | ? | ? | + |
| Psychostimulanzien (Amphetamine) | ? | ? | + |
| Cannabis | (+) | (+) | + |
| Halluzinogene | ? | (+) | + |
| Nikotin | – | – | – |
| Flüchtige Lösungsmittel | (+) | (+) | + |

–: kommt nicht oder bestenfalls sehr selten vor; ?: nicht geklärt; (+): gewisse Wahrscheinlichkeit des Auftretens gegeben; +: Auftreten nachgewiesen und nicht selten der Fall
[a]: als Entzugssymptomatik

Die hinsichtlich der Bedeutung der mit ihr assoziierten psychischen Störungen wohl wichtigste psychotrope Substanz ist *Alkohol* (genauer: *Ethylalkohol*). Er wird durch *Vergärung* von Zucker gewonnen und *oral* aufgenommen. Nach Resorption im *Dünndarm*, zu Teilen auch in *Mundhöhle* und *Magen*, wird er über das Blut an seine vornehmlich zentralnervösen Wirkorte transportiert. Sein Abbau geschieht in der *Leber*, üblicherweise mittels des Enzyms Alkoholdehydrogenase (ADH) zu Acetaldehyd, von da weiter zu Essigsäure, die schließlich unter Lieferung von Energie in Wasser und Kohlendioxyd abgebaut wird. ADH ist offenbar bereits in geringen Mengen im Magen aktiv und sorgt für eine mäßige *präsystemische Elimination*, was einen gewissen *Resorptionsverlust* erklären würde.

Eine wichtige Wirkung des Alkohols ist die *euphorisierende*, die man über eine in Einzelheiten nur unzureichend verstandene *Aktivierung dopaminerger Bahnen in den Nucleus accumbens* erklärt; möglicherweise spielt das *endogene Opiatsystem* hier eine Rolle. Der *anxiolytisch-sedierende Effekt* wird auf eine Wirkung an dem mit $GABA_A$-*Rezeptoren* assoziierten Proteinkomplex zurückgeführt, der Öffnung von *Chloridkanälen* steuert; Alkohol scheint hier durch Anlagerung diese Kanäle ebenfalls erweitern zu können und über Hyperpolarisation zu einer Herabsetzung der Erregbarkeit des Neurons zu führen. Auf diesem Mechanismus beruht mutmaßlich auch die Einschränkung kognitiver, sensorischer und motorischer Fähigkeiten, insbesondere bei höheren Dosen. Neben der Wirkung am GABA-Rezeptor-Proteinkomplex wird *Hemmung am NMDA-Rezeptor* für den exzitatorischen Transmitter Glutamat vermutet. Die *enthemmenden*, z.T. aggressionsfördernden Wirkungen des Alkohols führt man auf Inhibition hemmender Bahnen zurück (so genannte *Disinhibition*).

Bei Alkoholkonsum kommt es rasch zu *Toleranz*, die teilweise *metabolischer* Art ist (Aktivierung weiterer *alkoholabbauender Enzyme*), teilweise *funktioneller* Natur; *Veränderungen am GABA-Rezeptorkomplex* sowie *Zunahme von NMDA-Rezeptoren* werden hier neben Wirkungen auf andere Transmittersysteme und *Veränderungen von Membraneigenschaften* zur Erklärung herangezogen. Nach längeren Alkoholkonsum kann sich bei Abstinenz *schwere körperliche Entzugssymptomatik* entwickeln, die zuweilen durch *epileptische Anfälle* sowie *delirante Symptomatik* kompliziert wird. Die Pathogenese ist nur unzureichend geklärt; insbesondere *fehlende Hemmung am GABA-Rezeptorkomplex* sowie *Überaktivität von Glutamat an zahlenmäßig durch die Dauerblockade vermehrten NMDA-Rezeptoren* werden diskutiert. Zur Therapie v.a. schwerer und komplizierter Entzugserscheinungen stehen neben internmedizinischen Maßnahmen Psychopharmaka zur Verfügung, insbesondere *Clomethiazol* (Distraneurin®).

Die Gefahr von Missbrauch und Abhängigkeit ist bei Alkoholkonsumenten sehr hoch. Von den biologischen Variablen, welche für eine solche Entwicklung prädisponieren, spielen wenigstens bei einem Teil der Betroffenen *genetische Faktoren* eine wesentliche Rolle. Möglicherweise ist es Vorliegen oder Fehlen gewisser *Enzyme des Alkoholstoffwechsels*, welche auf diese Entwicklung Einfluss nehmen; auch die Bedeutung genetisch determinierter Besonderheiten im *endogenen Opiatsystem* wird in diesem Zusammenhang diskutiert.

Chronischer Missbrauch von Alkohol führt zu einer Reihe körperlicher Schäden u.a. an der *Leber* und einigen anderen Organen des *Verdauungstraktes* (*Entzündungen, Begünstigung von Tumorbildung*); auch in anderen Organen (beispielsweise Brust bei Frauen) ist bei stärkerem Konsum das Krebsrisiko erhöht. Zudem besteht die Wahrscheinlichkeit der Ausbildung einer *Kardiomyopathie*; hingegen scheint Alkohol gewisse *protektive Wirkung gegenüber der Ausbildung von Koronarsklerose und Entstehung von Herzinfarkten* zu haben. Hingewiesen sei auf die *alkoholische Embryopathie*, welche die wichtigste Ursache für Intelligenzminderung darstellt.

An neurologisch-psychiatrischen Störungen ist die *alkoholische Polyneuropathie* zu nennen, daneben die *Wernickesche Enzephalopathie*, die oft in ein *Korsakow-Syndrom* übergeht. Bei letzterem handelt es sich um ein *amnestisches Syndrom* als Folge chronischen Alkoholkonsums. Weitere psychische Störungen stellen *Alkoholhalluzinose* und *alkoholischer Eifersuchtswahn* dar.

Zur *Verhinderung des Rückfalls* bei abstinenten Alkoholikern werden zuweilen *alkoholsensibilisierende Medikamente* eingesetzt, die u.a. durch Blockade des Acetaldehyd abbauenden Enzyms Anhäufung dieses aversiv wirkenden Stoffs selbst bei geringem Alkoholkonsum bewirken; die Therapie ist nicht unumstritten und gegenüber eventuellen schweren Nebenwirkungen in ihrem Nutzen genau abzuwägen. Zur Dämpfung des Verlangens nach Alkohol kommen *Anti-Craving-Mittel* zum Einsatz; als solche stehen Opiatantagonisten sowie Acamprosat (Campral®) zur Verfügung.

Als *Opioide* werden *Stoffe mit der Wirkung des Morphin* bezeichnet. Man unterscheidet die aus dem Schlafmohn gewonnenen *natürlichen Opiate* (*Morphin* und *Codein*), *halbsynthetische Opiate*, die durch chemische Behandlung natürlicher entstehen (z.B. *Heroin*), *vollsynthetische* (etwa *Methadon*) und *endogene Opioide*. Opioide werden zumeist geraucht oder gespritzt, da sie mit wenigen Ausnahmen (z.B. Methadon) nach oraler Aufnahme eine erhebliche *präsystemische Elimination* in der Leber erfahren.

Ihre therapeutisch wichtigste Wirkung ist die *analgetische*, wahrscheinlich v.a. durch *Dämpfung der Überleitung an den Synapsen der (aufsteigenden) Schmerzbahnen im Rückenmark*; dafür wird direkte Besetzung von *Opiatrezeptoren im Hinterhorn* wie auch *Aktivierung deszendierender schmerzhemmender Bahnen durch Anlagerung an Rezeptoren im Hirnstamm* verantwortlich gemacht; Einflüsse auf höhere zentralnervöse Strukturen (etwa Thalamus, limbisches System) werden ebenfalls diskutiert. Die *euphorisierende* Wirkung kommt mutmaßlich durch Aktivierung *dopaminerger Bahnen in den Nucleus accumbens* zustande, möglicherweise durch Anlagerung an Opiatrezeptoren im ventralen Tegmentum des Mittelhirns; direkte Besetzung von Bindungsstellen im limbischen System steht ebenfalls als Mechanismus zur Diskussion. Nicht eindeutig geklärt ist die Grundlage der *Sedierung* durch Opioide. Weitere Effekte sind *Dämpfung von Husten- und Atemzentrum*, daneben *Miosis* und *Unterdrückung der Magen-Darm-Peristaltik*, zudem Reizung des *Brechzentrums*. Diese Wirkungen lassen sich in der Regel durch Besetzung der an vielen Stellen lokalisierten Bindungsstellen für endogene Opioide erklären. Die nicht seltenen Todesfälle nach Opioidkonsum sind vornehmlich auf *Lähmung des Atemzentrums* zurückzuführen; therapeutisch lässt sich dieser Effekt mit bestimmten *Opiatantagonisten* wie intravenös verabreichtem Naloxon aufheben.

Gegenüber Opioiden bildet sich rasch *Toleranz* aus; als deren Grundlage wird *Abnahme von Rezeptoren* bzw. *Veränderung der nachgeschalteten Signaltransduktion* vermutet. Ebenso findet sich *Entzugssymptomatik*, deren Pathogenese nur bedingt geklärt ist; man nimmt *Gegenregulationsmechanismen* weniger auf der Ebene der Rezeptoren, sondern der nachgeschalteter Systeme an. Das *Abhängigkeitspotential* bei Opioiden ist sehr hoch; therapeutisch werden zur Rückfallprophylaxe nach Abstinenz u.a. Versuche mit *Opiatantagonisten* unternommen. Körperliche Schäden nach chronischem Opioidkonsum sind vergleichsweise gering und kommen nicht zuletzt durch *Infektionen bei unsachgemäßer intravenöser Applikation* zustande (Hepatitis B und C, HIV-Infektion). Unter diesen Überlegungen wird u.a. *Substitution* mit den oral wirksamen Substanzen Methadon und Buprenorphin versucht.

Die wichtigste Gruppe der *Sedativa* und *Hypnotika* stellen die *Benzodiazepine* dar; daneben bieten die *Barbiturate* gewisses theoretisches Interesse und haben nach wie vor Bedeutung auf dem illegalen Markt. Die Benzodiazepine werden wie die Barbiturate in der Regel nach oraler Aufnahme gut resorbiert, zuweilen auch parenteral appliziert, v.a. zur Erreichung eines raschen schlafanstoßenden Effekts.

Die Hauptwirkung ist die *anxiolytisch-sedierende*, daneben, v.a. in höheren Dosen und zu Beginn einer Therapie, die *schlafinduzierende*. Sie kommt bei den Benzodiazepinen vermutlich durch *Besetzung spezifischer Bindungsstellen („Benzodiazepinrezeptoren") am GABA$_A$-Proteinkomplex* zustande, wodurch die *GABA-Wirkung verstärkt* wird; Benzodiazepine können demnach nur über Vermittlung von GABA ihre Wirkung entfalten, was ihre *große therapeutische Breite* erklären würde. Barbiturate setzen offenbar ebenfalls an diesem Komplex an, führen aber direkt zur Öffnung der Chloridkanäle. *Euphorisierende Wirkung* scheinen Benzodiazepine *nicht* zu haben, im Gegensatz zu Barbituraten, die in ihrem Wirkprofil eher Ähnlichkeiten zu Alkohol aufweisen. Als weitere Benzodiazepinwirkungen sind die *muskelrelaxierende* und *antikonvulsive* zu erwähnen, während vegetative Reaktionen weitgehend ausbleiben. *Überdosierung mit Benzodiazepinen* führt zu tiefem, langen Schlaf, aber üblicherweise *nicht zum Tode*, was auch in Tierexperimenten demonstriert werden kann; in Kombination mit Alkohol sind Todesfälle jedoch möglich. Anders als Benzodiazepine haben Barbiturate nur *geringe therapeutische Breite*.

Bei *Barbituraten* bildet sich rasch *Toleranz*, die v.a. *metabolischer* Art ist. *Benzodiazepintoleranz* wird ebenfalls beschrieben, stellt sich aber offenbar nicht regelmäßig ein; hierfür sind vermutlich *Veränderungen auf Rezeptorebene* verantwortlich zu machen. *Entzugserscheinungen* bis hin zu *epileptischen Anfällen* und *delirantem Syndrom* werden bei beiden Gruppen, insbesondere aber den Barbituraten, beschrieben; die Pathogenese könnte in der *Verminderung von Rezeptoren* nach längerem Substanzüberangebot und *akutem Fehlen von Liganden* in der Abstinenz begründet sein.

Körperliche Störungen, v.a. *neurologischer* Art, werden als Folge chronischen Barbituratkonsums beschrieben; als Folge jahrelanger Benzodiazepineinnahme ist dies umstritten. Dort können jedoch *psychische* Störungen in Form u.a. von *Interesselosigkeit, dysphorischen Verstimmungen* und *Gedächtnisstörungen* vorkommen.

*Kokain* ist ein *Alkaloid der Cocapflanze*, welches durch Kauen der Blätter aufgenommen werden kann. Nach Extraktion als *Kokainhydrochlorid* in Form eines weißen Pulvers, welches u.a. geschnupft wird, ist wesentlich größere Wirkung zu erzielen. Noch stärker ist das *reine Alkaloid*, welches v.a. als „*Crack*" geraucht wird.

Die Wirkung ist *euphorisierend* und *antriebssteigernd*; *psychotische Zustände*, speziell bei höheren Dosen, werden beobachtet. Hinzu kommt deutliche *sympathische Aktivierung* (Bluterhöhung, Pulsbeschleunigung), worauf z.T. *Todesfälle* zurück zu führen sind.

Kokain entfaltet seine Wirkung v.a. durch *Reuptake-Hemmung an dopaminergen und noradrenergen Synapsen*; die *Euphorisierung* geschieht zumindest teilweise durch *Aktivierung dopaminerger Bahnen vom Mittelhirn in den Nucleus accumbens*.

*Toleranzentwicklung*, bedingt möglicherweise durch *down-regulation von Rezeptoren*, wird bei *Kokain* ebenso beschrieben wie eine pathogenetisch noch weitgehend unklare *Sensitivierung*. Symptome nach Absetzen sind eher milder Natur und bestehen zu wesentlichen Teilen aus *Rebound-Phänomenen*, beispielsweise erhöhtem Schlafbedürfnis nach verlängerten Wachperioden. Regelrechte Abhängigkeit wird v.a. bei Crack-Rauchern beobachtet.

Körperliche Folgen längeren Kokainkonsums treten v.a. im *Herz-Kreislauf-System* auf und sind als Gefährdung sehr ernst zu nehmen. Von Bedeutung sind auch diverse Störungen bei Kindern Kokain konsumierender Mütter (*Kokainembryopathie*).

Zu den *Psychostimulanzien* zählen hauptsächlich Amphetamin, Methamphetamin und einige damit verwandte Stoffe, die etwas ungenau ebenfalls als *Amphetamine* (oder Weckamine) bezeichnet werden. Ihre Herstellung geschieht im Labor; sie werden meist oral eingenommen, können aber teilweise auch gespritzt oder geraucht werden. Therapeutisch werden einige unter das Betäubungsmittelgesetz gestellte Amphetamine, etwa Methylphenidat (Ritalin®), bei der Hyperaktivitätsstörung und zur Behandlung der Narkolepsie eingesetzt. Die meisten Mittel wurden als Medikamente vom Markt genommen, spielen als *illegale Drogen* aber weiter eine große Rolle.

Die Wirkung ist v.a. *antriebssteigernd* und *euphorisierend*; *psychotische Symptomatik* nach Einnahme wird beschrieben („Amphetaminpsychosen"). Zudem ist erhöhte *sympathische Aktivität* zu beobachten, die – wie bei Kokain – häufiger zu unmittelbaren Todesfällen nach Einnahme geführt hat; bemerkenswert ist weiter eine deutliche *Appetitzügelung*.

Der Effekt ist auf *vermehrte Transmitterausschüttung* und *Reuptake-Hemmung* an dopaminergen und noradrenergen Synapsen zurückzuführen, zudem auf weitere agonistische Effekte in diesen Transmittersystemen (z.B. MAO-Hemmung).

Die *Toleranz* ist sehr *ausgeprägt* und könnte durch *down-regulation* von Rezeptoren zustande kommen; daneben wird *Sensitivierung* beschrieben. *Entzugserscheinungen* werden beobachtet, scheinen aber – etwa im Vergleich zu denen bei Alkohol oder Barbituraten – eher wenig dramatisch.

*Körperliche Folgen* längeren Konsums entsprechen im Wesentlichen denen bei *Kokain*, insbesondere *kardiovaskuläre* Probleme.

Als *Cannabinoide* oder *Cannabis* bezeichnet man Stoffe mit hohem Gehalt von *Tetrahydrocannabinol (THC)*; dies sind zum einen das schwächere *Marihuana*, zum anderen das THC-reichere *Haschisch*, die aus der indischen Hanfpflanze (Cannabis sativa var. indica) gewonnen werden. Beide werden typischerweise *geraucht*, jedoch sind auch andere Formen des Konsums möglich.

Die Wirkungen können sehr variieren; üblich ist eine gewisse *angenehme Entspannung*, die sich objektiv als *Verlangsamung* manifestiert. Daneben finden sich *veränderte Wahrnehmungseindrücke* (etwa langsameres Zeitempfinden, intensives Erleben von Farben), die bei höheren Dosen den Charakter von Halluzinationen annehmen können; insofern besteht gewisse Ähnlichkeit mit den Halluzinogenen. Zuweilen kann der Cannabisrausch unmittelbar in *schizophrene Symptomatik* übergehen. Weiter finden sich körperliche Effekte, von denen neben *Aktivierung im kardiovaskulären System* besonders eine *Appetitsteigerung* zu nennen ist.

Der Mechanismus der Cannabinoidwirkung ist noch nicht in Einzelheiten geklärt; mittlerweile konnten eigene *Rezeptoren für THC* nachgewiesen werden. Möglicherweise spielt *Anregung des endogenen Opiatsystems* eine gewisse Rolle; auch *Aktivierung dopaminerger Bahnen* wird vermutet.

*Toleranzentwicklung* kann gut im Tierversuch demonstriert werden, scheint aber – etwa im Vergleich mit anderen psychotropen Substanzen – bei Menschen wenig bedeutsam zu sein. Entzugserscheinungen werden beschrieben, sind jedoch in der Regel nicht sehr eindrucksvoll.

Chronischer Konsum von Cannabis ist nicht selten; in gewissen Fällen liegt regelrechte *Abhängigkeit* vor. Die *Langzeitfolgen regelmäßigen Konsums* dürften ausgeprägter sein als bisher angenommen. Neben *psychischen Veränderungen* (Entwicklung psychotischer Störungen, Ausbildung eines „amotivationalen Syndroms") werden körperliche Folgerscheinungen festgestellt, von denen Schädigungen des *Mund-Rachen-Raums* und des *Bronchialsystems* durch den stark teerstoffhaltigen Rauch am Bedeutsamsten sein dürften. Erwähnt sei, dass auch *positive Effekte von Marihuanakonsum* beschrieben wurden (Unterdrückung von Übelkeit bei Chemotherapie, Senkung des Augeninnendrucks, Analgesie, günstige Beeinflussung gewisser neurologischer Symptomatik), deren therapeutische Anwendung diskutiert wird.

*Halluzinogene (Psychedelika, Psychotomimetika)* sind Stoffe, deren Wirkungen hauptsächlich in *Veränderungen von Wahrnehmung und Bewusstsein* liegen. Dazu gehören neben *LSD, Meskalin, Psilocybin* und dem von Amphetamin abgeleiteten *Ecstasy* weitere pflanzliche Produkte und zahlreiche im Labor hergestellte Substanzen („Designerdrogen").

Die Effekte bestehen neben der *veränderten Wahrnehmung* (intensiveres Erleben von Farben, Synästhesien) und der „Bewusstseinserweiterung" üblicherweise in *Euphorisierung* und – im Gegensatz zu den Cannabinoiden – in einer *Aktivitätssteigerung*. Hinzu kommen Zeichen starker *sympathischer Aktivierung*; auch *neurologische Symptome* wie Ataxie oder Nystagmus können auftreten, die zuweilen über die unmittelbare Substanzwirkung hinaus anhalten, in einzelnen Fällen *irreversibel* sind.

Die frühere Annahme, dass die Wirkung auf einem Serotoninantagonismus beruhe, ist weitgehend zugunsten der gegensätzlichen Auffassung verlassen worden; man geht nun von einer *Verstärkung der Serotoninwirkung*, v.a. am 5-HT$_2$-Rezeptor, aus. Strukturell besteht auch deutliche Ähnlichkeit zwischen Serotonin und beispielsweise LSD. Zusätzlicher Einfluss auf andere Transmittersysteme wie das noradrenerge und dopaminerge wird diskutiert, insbesondere für das stark euphorisierende Methoxymethamphetamin MDMA (Ecstasy).

Die sehr ausgeprägte *Toleranz* ist in ihren Mechanismen nur bedingt verstanden; unklar ist auch die Grundlage der zuweilen beobachteten *Sensitivierung* sowie der nicht seltenen „*flashbacks*". Auffällige *Entzugssyndrome* sind kaum zu beobachten, ebensowenig regelrechte Abhängigkeit von den länger bekannten Halluzinogenen; bei Ecstasy ist diesbezüglich noch gewisse Zurückhaltung im Urteil angebracht.

Neben den geschilderten Folgeerscheinungen des akuten Rausches werden Schäden vornehmlich *neurologischer* Art durch häufigen Konsum beschrieben; sie scheinen besonders bei Ecstasy aufzutreten und beruhen möglicherweise auf *Zerstörungen serotonerger Nervenendigungen*.

*Nikotin* ist ein *Alkaloid der Tabakpflanze*, welches an Teerpartikel gebunden zumeist in Form von *Rauchen* aufgenommen wird. Die psychische Wirkung wechselt nach *Ausgangslage* und *Dosis* zwischen *entspannend* und *anregend*; hinzu kommt *milde Euphorisierung*. *Vegetative Effekte* entsprechen teils *sympathischer* (Blutdruckerhöhung und Pulsbeschleunigung), teils *parasympathischer* Aktivierung (Verstärkung der Magen-Darm-Peristaltik).

Der Wirkmechanismus wird in einer *Aktivierung nikotinerger Acetylcholinrezeptoren* gesehen, u.a. in *Ganglien des vegetativen Nervensystems*. Weniger gut verstandenen ist der Mechanismus der psychischen Veränderungen; der Sachverhalt scheint insofern kompliziert, als in *niedrigeren Dosen Verstärkung*, in höheren offenbar *Blockade der cholinergen Übertragung* auftritt. Die *Euphorisierung* beruht zumindest teilweise auf *Aktivierung dopaminerger Bahnen in den Nucleus accumbens*.

*Toleranz* tritt bei Nikotin auf, die wohl auf einer *Herabsetzung von Rezeptorempfindlichkeit* beruht, daneben vielleicht teilweise metabolischer Natur ist. *Entzugserscheinungen* bei Nikotin sind ausgeprägt, wobei *Unruhe, Konzentrations- und Schlafstörungen* sowie *Steigerung des Appetits* besonders hervorhoben werden.

*Folgen langjährigen Tabakkonsums* sind v.a. *körperlicher* Natur, wobei die mögliche Entwicklung von *Karzinomen*, speziell im *Mund-Rachen-Bereich* wie im *respiratorischen System (Kehlkopf, Bronchien)* am Bedeutsamsten sind; hinzu kommen *Gefäßveränderungen mit erhöhtem Risiko für Schlaganfälle und Koronarerkrankungen*.

Bei den *flüchtigen Lösungsmitteln* handelt es sich zumeist um *Kohlenwasserstoffe*, wie sie sich beispielsweise in *Benzin* finden; sie werden durch *Inhalation* aufgenommen. Die Effekte sind sehr *variabel*: Sowohl *Sedierung* wie *Antriebssteigerung*, dabei zuweilen *extreme Aggressivität*, werden beschrieben; hinzu treten können euphorisierende und halluzinogene Effekte. *Neurologische Störungen* im Rahmen des Konsums sind nicht selten; Tod durch *Überdosierung* (Atemlähmung, kardiovaskuläre Komplikationen) kann vorkommen. Der Wirkmechanismus ist nur unzureichend verstanden; diskutiert wird Beeinflussung der GABA-kontrollierten Chloridkanäle.

Toleranz und Entzugserscheinungen werden beschrieben und lassen sich auch in Tierversuchen demonstrieren; Abhängigkeit kommt vor. Als *Langzeitfolgen* des Missbrauchs sind Läsionen im Nervensystem, pulmonale Komplikationen sowie Leber-, Nieren- und Knochenmarksschädigungen zu nennen.

# 4 Schizophrenie

## 4.1 Symptomatik

*Historisches*: Unter dem von Bleuler 1911 eingeführten Begriff *Schizophrenie*, der sich gegenüber der 1896 von Kraepelin gewählten Bezeichnung „Dementia praecox" rasch durchsetzte, wird eine *Vielzahl von Symptombildern* zusammengefasst; schon Bleuler hatte eher von der *Gruppe der Schizophrenien* gesprochen.

*Hauptsymptome*: Die vielfältige Symptomatik sei hier nur insoweit wiedergegeben, als für das Verständnis der biologischen Hypothesen unerlässlich. Als auffällige und häufige Symptome sind zunächst die *formalen Denkstörungen* anzuführen, die im Gespräch u.a. als *Zerfahrenheit* (Inkohärenz) auffallen: Der intendierte Gedankengang wird nicht durchgehalten, ein nebensächliches Wort führt zu einer neuen Assoziation, sodass der Inhalt in Extremfällen unverständlich scheint. Die Sprache wirkt oft *manieriert*, unnatürlich in Intonation und Artikulation und ist zuweilen voll von „Neologismen", *Wortneuschöpfungen*, die im einfachsten Fall durch Zusammenziehen mehrerer Worte entstehen („trauram" als Verdichtung von traurig und grausam).

Neben den beschriebenen formalen Denkstörungen beobachtet man vielfach *inhaltliche*, die sich am Deutlichsten in Form von *Wahn (Paranoia)* manifestieren. Häufig ist *Verfolgungswahn*, daneben, oft gleichzeitig, *Beeinflussungs-* und *Bedeutungswahn* – die Betroffenen beziehen zufällige Ereignisse auf sich selbst, deshalb auch die Bezeichnung „Beziehungswahn"; zuweilen ist religiöser oder Größenwahn zu beobachten. Die häufig zu findenden *Halluzinationen* Schizophrener stehen in der Regel in Beziehung zum Wahndenken und sind meist *akustischer* Natur, besonders charakteristisch in Form von *Stimmen*, die sich über den Patienten unterhalten und sein Tun kommentieren. Als *Ichstörungen* bezeichnet man die Empfindung des Unwirklichen der eigenen Person, des Körpers und der eigenen Handlungen (Eindruck des „Gemachten").

Auch *Störungen von Emotion und Motivation* werden beobachtet, so insbesondere bei jugendlichen Patienten eine *läppische Gehobenheit der Stimmung*, weiter *Stimmungsschwankungen* und *Inadäquatheit der Affekte*, die nicht mit dem Inhalt der Rede oder des Gehörten übereinstimmen (Lachen beim Berichten oder Erfahren eines traurigen Sachverhalts), schließlich, v.a. nach längerem Krankheitsverlauf, nicht selten *Affektverflachung*, Abnehmen emotionaler Reaktionen gleich welcher Art. Ebenfalls häufig, mitunter erst im Verlauf der Störung, finden sich *Interessen- und Antriebslosigkeit*, Rückzug von sozialen Aktivitäten und realitätsfernes Eingesponnensein in die eigenen Interessen (*Autismus*).

Weiter können *psychomotorische Symptome* auftreten, die bei einem gewissen Intensitätsgrad als *Katatonie* bezeichnet werden; sowohl Überaktivität mit meist stereotypen Bewegungen (*katatone Erregung*) als auch extreme Unbeweglichkeit und Reaktionslosigkeit (*katatoner Stupor*) kommen vor. Dabei verharren die Glieder oft für Stunden in unphysiologischen Stellungen (*Katalepsie*), beispielsweise in solchen, in die der Untersucher den Patienten gebracht hatte. Bei der seltenen schweren Form der *perniziösen Katatonie* findet sich hohes Fieber und andere vegetative Regulationsstörungen; dieser lebensbedrohliche Zustand gilt auch heute noch als mehr oder weniger zwingende Indikation für Elektrokrampftherapie (s. 4.9.1). Die Pathogenese katatoner Zustände, die auch bei anderen psychiatrischen Störungen und organischen Erkrankungen auftreten können, ist noch weitgehend unverstanden; einige Modellvorstellungen sind bei Northoff et al. (1996) entwickelt.

Wenig bekannt und in den großen diagnostischen Inventaren nicht erwähnt ist, dass manche schizophrene Patienten diskrete *neurologische* Symptomatik aufweisen. Diese ist unabhängig von der neuroleptischen Behandlung, findet sich oft schon vor Auftreten psychischer Symptome und soll v.a. bei jenen zu beobachten sein, die vorwiegend Negativsymptomatik aufweisen; sie sind auch überzufällig häufig bei psychisch unauffälligen Verwandten der Patienten fest zu stellen (Arango et al., 2000; Egan et al., 2001; zu neuropsychologischen Auffälligkeiten von Schizophrenen und ihren Verwandten; s. 4.6.6).

## 4.2 Zusammenfassung zu Symptomgruppen; Unterformen

*Einteilungen nach Bleuler und Schneider*: Naheliegenderweise hat man sich früh um eine Zusammenfassung der verschiedenen Symptome bemüht und versucht, ihre Bedeutung für die Diagnose einer Schizophrenie zu bestimmen. Bleuler hatte bereits die mehr oder weniger *obligatorischen Grundsymptome* in Gestalt von formalen Denkstörungen, Veränderung der Affektivität und Antriebsverminderung einerseits und die *akzessorischen* Symptome andererseits unterschieden; zu letzteren zählte er v.a. Wahn, Halluzinationen und Katatonie, die nach seiner Auffassung nicht notwendig bei Schizophrenen auftreten mussten. Eine andere, auch in die heutigen diagnostischen Systeme eingeflossene Unterscheidung geht auf K. Schneider zurück, der Symptome *ersten Ranges* mit hohem diagnostischem Wert (etwa Hören von dialogischen Stimmen) von solchen *zweiten Ranges* unterschied, die, wie beispielsweise optische Halluzinationen, nur zusätzlich eine Erhärtung der Diagnose leisteten.

*Unterscheidung zwischen Positiv- und Negativsymptomatik*: Eine gängige Unterteilung ist die in *Positiv-* oder *Plus-* oder *produktive Symptomatik* einerseits und *Negativ-* oder *Minussymptomatik* andererseits (s. Tabelle 4.1). Zur ersten Gruppe gehören im Wesentlichen psychische Neubildungen wie Wahn und Halluzinationen, daneben formale Denkstörungen und Inadäquatheit der Affekte; zur Negativsymptomatik rechnet man meist Affektverflachung, Interessenverlust und Antriebslosigkeit, während von der Mehrzahl der Autoren katatone Symptome weder der einen noch der anderen Gruppe zugerechnet werden. Es sei aber betont, dass hier erhebliche terminologische Verwirrung herrscht, so zuweilen, wie in ICD-10 (S. 105), zu den negativen Symptomen die Affektinadäquatheit gezählt wird (s. Köhler, 1998, S. 230 für eine Gegenüberstellung entsprechender Definitionen; s. auch McGlashan u. Fenton, 1992).

Tabelle 4.1 Hauptsymptome der Schizophrenie

| Positivsymptome (Plus- oder produktive Symptomatik) | Negativsymptome (Minussymptomatik) | psychomotorische Symptome |
|---|---|---|
| – Wahnideen<br>– Halluzinationen (vornehmlich akustische)<br>– Zerfahrenheit[a]<br>– inadäquate Affekte[a] | – Affektverflachung<br>– Alogie (Sprachverarmung)<br>– sozialer Rückzug<br>– Interessenverlust | – katatone Erregung<br>– katatoner Stupor |

[a]: Zuordnung nicht einheitlich

*Typ-I- und Typ-II-Schizophrenie*: Im Sinne der Trennung zwischen Plus- und Minussymptomatik unterscheidet man häufig – allerdings nicht in den diagnostisch-klassifikatorischen Systemen – zwischen *Typ-I-Schizophrenie* mit *überwiegend produktiven Symptomen* und *Typ-II-Schizophrenie*, bei der vornehmlich *Negativsymptomatik* auftritt (Crow, 1985). Die beiden Typen unterscheiden sich nach bisherigen Erkenntnissen deutlich in Hinblick auf *Prognose, Ansprechen auf bestimmte Medikation*, schließlich wohl auch bezüglich *Ätiologie* und *Pathogenese* (s. dazu McGlashan u. Fenton, 1992; vgl. auch Tabelle 4.2).

Tabelle 4.2 Gegenüberstellung von Typ-I- und Typ-II-Schizophrenie

| | **Typ-I-Schizophrenie** | **Typ-II-Schizophrenie** |
|---|---|---|
| Symptomatik | – Positivsymptomatik:<br> – Wahnideen<br> – Halluzinationen<br> – formale Denkstörungen | – Negativsymptomatik:<br> – Affektverflachung<br> – Antriebslosigkeit<br> – Sprachverarmung |
| Ansprechen auf Neuroleptika | – gut | – schlecht (besser auf atypische Neuroleptika) |
| Prognose | – eher gut | – eher schlecht |
| Erblichkeit | – möglicherweise weniger bedeutsam | – möglicherweise sehr bedeutsam |
| morphologische und funktionelle Veränderungen | – wahrscheinlich wenig bedeutsam | – Hirnatrophie, v.a. frontal<br>– frontale metabolische Minderaktivität (Hypofrontalität) |
| neurochemische Besonderheiten | – Dopaminüberaktivität (Vermehrung von Dopaminrezeptoren?) | – keine Dopaminüberaktivität (Minderaktivität?) |

*Subtypen nach ICD-10*: Entsprechend der Hauptsymptomatik gliedert man in mehrere *Unterformen*: Bei der *paranoiden Schizophrenie* (F20.0 nach ICD-10) ist das Krankheitsbild von Wahnerleben mit zumeist akustischen Halluzinationen bestimmt, während formale Denkstörungen, Affektverflachung sowie Antriebsstörungen in den Hintergrund treten. Bei der *hebephrenen Schizophrenie* (F20.1; desorganisierter Typus nach DSM-IV) hingegen stehen die affektiven und motivationalen Störungen im Vordergrund, beispielsweise inadäquate, oft läppisch-alberne Stimmung, sozialer Rückzug und Antriebslosigkeit; auch Störung von Denken und Sprache im Sinne von Zerfahrenheit werden beobachtet, während Wahn und Halluzinationen nicht auffällig sind. Bei der *katatonen Schizophrenie* (F20.2) bestimmen psychomotorische Auffälligkeiten das Bild, entweder im Sinne von motorischer Überaktivität oder Stupor; *undifferenzierte Schizophrenie* (F20.3) wird diagnostiziert, wenn Zuordnung zu einer der drei genannten Unterformen nicht gelingt. Die früher häufig gestellte Diagnose *Schizophrenia simplex* (F20.6) wird heute nicht mehr empfohlen; das Krankheitsbild ist hier gleich zu Anfang vornehmlich durch Negativsymptomatik bestimmt, insbesondere schleichenden Rückzug aus sozialen Bindungen und Aufgabenbereichen, zunehmende Antriebslosigkeit und Verflachung der Affekte. Ein weiteres Symptombild tritt erst nach längerem Krankheitsverlauf auf, nämlich das *schizophrene Residuum* (F20.5), welches weitgehend durch Minussymptome (Affektverflachung, Antriebsarmut, Rückzug) gekennzeichnet ist. Es ähnelt somit der Schizophrenia simplex; im Gegensatz dazu ist für die Diagnose jedoch gefordert, dass dem Residualzustand mindestens eine eindeutige, die Kriterien der Schizophrenie erfüllende Krankheitsphase, etwa mit hebephrener oder paranoid-halluzinatorischer Symptomatik, vorausgegangen ist.

## 4.3 Erstmanifestationsalter und Verlauf

*Erstmanifestationsalter*: Es liegt üblicherweise vor dem 30., bei etwa der Hälfte sogar noch vor dem 25. Lebensjahr; in seltenen Fällen beginnt Schizophrenie vor dem 12. Lebensjahr (childhood-onset schizophrenia) und zeigt dann in aller Regel *chronischen Verlauf mit schlechter Prognose* (Eggers u. Bunk, 1997). Symptome der hebephrenen Schizophrenie treten deutlich früher (meist zwischen 15. und 20. Lebensjahr) auf als paranoid-halluzinatorische Symptomatik; bei *Frauen* liegt der *Beginn später*, was mit der Tatsache übereinstimmt, dass bei ihnen häufiger produktive Symptomatik beobachtet wird.

*Verlauf*: Hebephrene Form und Schizophrenia simplex beginnen i. Allg. *schleichend*, paranoide Schizophrenie häufig *abrupt*; Letzteres dürfte auch für die in den westlichen Ländern mittlerweile seltene katatone Schizophrenie gelten.

Die Störung verläuft typischerweise in *mehrwöchigen bis mehrmonatigen Episoden (Schüben)*, nach denen eine weitgehend *vollständige Remission eintreten kann*; vielfach wird jedoch das prämorbide Ausgangsniveau nicht mehr erreicht, bleiben etwa Minussymptome wie Affektverflachung oder Antriebslosigkeit zurück (*Residuen*); auch nicht in Episoden gegliederte, *kontinuierliche Verläufe* kommen vor.

*Prognose*: *Typ-I-Schizophrenie* mit vorwiegend *positiver Symptomatik*, also insbesondere die paranoide Unterform, hat eine *günstigere Prognose* als *Typ-II-Schizophrenie* (hebephrene Unterform und Schizophrenia simplex). Bei Gaebel (1996) sind die Ergebnisse mehrerer Verlaufsstudien präsentiert, die im Durchschnitt einen Zeitraum von etwa 2 Jahrzehnten umfassen und teilweise noch vor Einführung der Neuroleptika beginnen, somit die augenblickliche prognostische Situation wohl zu ungünstig wiedergeben, zudem zwischen den einzelnen Unterformen nicht differenzieren. Bei etwa 22% der Untersuchten fanden sich Vollremissionen, bei 43% „uncharakteristische" Residuen und bei den restlichen 35% charakteristische, also dem oben geschilderten Residualzustand entsprechende Symptomatik. Einer oft angeführten „prognostischen Daumenregel" folgend geht man davon aus, dass ein *Drittel* der Patienten „relativ ungestört" lebt, ein weiteres *Drittel* zwar deutliche Symptome beibehält, dabei aber „sozial integriert" bleibt, das letzte *Drittel* „schwer beeinträchtigt" ist und „häufig rehospitalisiert" wird (Gaebel, 1996); zu erwähnen in diesem Zusammenhang ist die *hohe Suizidrate* schizophrener Patienten, die ungefähr 10% beträgt, die der versuchten Selbstmorde etwa 50% (s. Meltzer et al., 2003).

Besonders schlechte Prognose weisen nach wie vor Personen auf, die als Heranwachsende (also etwa zwischen 12 und 18 Jahren) die ersten Symptome zeigen. In der Studie von Lay et al. (2000) ergab sich, dass nach etwa einem Jahrzehnt weit über 50% der Betroffenen ihre Berufsziele nicht erreicht hatten, wenig gesellschaftlich integriert waren und in finanzieller Abhängigkeit von den Eltern oder von staatlicher Unterstützung standen.

## 4.4 Epidemiologie

*Häufigkeit*: Die *Lebenszeitprävalenz* der Schizophrenie wird mit etwa 1% angegeben, die jährliche Rate von *Neuerkrankungen* (Inzidenz) bei Anwendung relativ scharfer Kriterien mit ungefähr 0,01%; zu bemerken ist, dass diese Daten sich *zwischen verschiedenen Ländern und Kulturen offenbar kaum unterscheiden* und zudem über die letzten Jahrzehnte weitgehend konstant geblieben sind (s. allerdings unten zur mittlerweile sich verschiebenden Geschlechtsverteilung).

*Geschlechtsverteilung*: Männer und Frauen sind nach den meisten Angaben *etwa gleich häufig betroffen*, wobei bei den letzteren späterer Beginn und eher produktive Symptomatik beobachtet werden, insofern auch die Prognose hinsichtlich Ausbleiben von Residualzuständen günstiger ist. Mittlerweile sprechen einige Studien für eine *leicht höhere Inzidenz bei Männern*, zumindest in westlichen Ländern (Cannon et al., 1998; Aleman et al., 2003).

## 4.5 Familiäre Häufung und Vererbung

*Familiäre Häufung*: Zum Auftreten der Schizophrenie innerhalb von Familien gibt es zahlreiche Studien, die detailliert u.a. bei Propping (1989), Holzman u. Matthyse (1990) sowie Gottesman (1993) dargestellt sind und zu weitgehend übereinstimmenden Ergebnissen kommen: Danach beträgt das Erkrankungsrisiko für Kinder eines schizophrenen Elternteils ungefähr 10% und steigt auf über 30%, wenn beide Elternteile erkrankt sind; das entsprechende Risiko für die unselegierte Bevölkerung beträgt nach dem oben Gesagten nur 1%.

*Zwillingsstudien*: Auch liegen verschiedene größere Studien an Zwillingen vor, wobei die von Gottesman u. Shields (1972) wohl am Aussagekräftigsten sind: Die *Konkordanzrate eineiiger Zwillinge* hinsichtlich Hospitalisierung auf Grund von Schizophrenie betrug danach 42%, die für *zweieiige* nur 9%; das diesbezügliche gemeinsame Risiko für eineiige Zwillinge (also Personen mit exakt gleichem Erbgut) ist somit vier- bis fünfmal höher als für dizygote Zwillinge, die nicht mehr gemeinsame Gene als gewöhnliche Geschwisterpaare besitzen. Mittlerweile gibt es auch Hinweise darauf, dass die familiäre Häufung und die Unterschiede in den Konkordanzraten von mono- und dizygoten Zwillingen ausgeprägter sind, wenn es sich um *Typ-II-Schizophrenie mit vorwiegend Negativsymptomatik* handelt (Dworkin u. Lenzenweger, 1984; s. auch Ross et al., 2000).

*Adoptionsstudien*: Ebenso liegen eine Anzahl von sorgfältig durchgeführten Adoptionsstudien vor (etwa Rosenthal et al., 1980; Kendler u. Gruenberg, 1984), auf Grund deren sich der Anteil genetischer Faktoren und pathogener Umweltbedingungen eindeutiger trennen lässt und die auf die überragende Bedeutung der ersteren hinweisen: Kinder eines schizophrenen Elternteils, die bei nicht erkrankten Adoptiveltern aufwachsen, haben eine Erkrankungswahrscheinlichkeit von 10–20%; dies entspricht ungefähr jener für Kinder, die bei ihrem schizophrenen Elternteil verbleiben. Wachsen andererseits Kinder nicht schizophrener leiblicher Eltern in einer Adoptionsfamilie auf, bei der ein Elternteil an Schizophrenie leidet, so ist ihr entsprechendes *Erkrankungsrisiko nicht höher als das der Allgemeinbevölkerung* (dargestellt nach Gaebel, 1996; s. auch den ausführlichen Überblick bei Kendler u. Diehl, 1995).

Anzumerken ist, dass sich im Verwandtenkreis Schizophrener deutlich gehäuft Personen mit *Schizophreniespektrumsstörungen* finden; dazu rechnet man insbesondere die Schizotypie (F21 nach ICD-10; Borderline- oder latente Schizophrenie in früherer Terminologie; s. Kety, 1988); diese zeichnet sich teils durch Unnahbarkeit und sozialen Rückzug aus, teils durch „ungewöhnliche Wahrnehmungserlebnisse", „Depersonalisations- oder Derealisationserleben" sowie „gelegentliche vorübergehende quasipsychotische Episoden mit intensiven Illusionen, akustischen oder anderen Halluzinationen und wahnähnlichen Ideen", ohne dass je eindeutig die Diagnose Schizophrenie gestellt werden kann (ICD-10, S. 113). Diese Spektrumsstörungen haben in den letzten Jahren verstärktes Interesse erfahren, da man in ihnen blande Formen oder Vorformen von Schizophrenie vermutet, deren morphologische und biochemische Äquivalente die komplizierten Sachverhalte beim Vollbild der Störung verständlicher machen könnten (s. Davis et al., 1991).

*Genetik*: Vergleichsweise sicher ist, dass Schizophrenie *nicht durch ein einziges Gen hoher Penetranz bestimmt* wird. Dies legt entweder eine Vererbung mittels eines Gens wenig hoher Penetranz oder (wahrscheinlicher) eine *polygene* Vererbung nahe.

Versuche, die Lage für Schizophrenie verantwortlicher Gene auf Chromosomen zu bestimmen, haben bis jetzt wenig eindeutige Resultate erbracht. Während Sherrington et al. (1988) bei einigen Familien mit gehäuftem Vorkommen von Schizophrenie einen veränderten Abschnitt auf Chromosom 5 fanden, konnten andere Studien, etwa Kennedy et al. (1988) oder Macciardi et al. (1992), dies nicht bestätigen; einige Arbeiten fanden statt dessen mögliche Defekte auf den Chromosomen 9, 11, 18 und 19 (für Überblicke; s. Kandel, 1991a; Basset, 1992; Garofalo et al., 1992 sowie insbesondere Kendler u. Diehl, 1995); auch eine Lokalisation auf dem X-Chromosom wird diskutiert (Crow et al., 1989). Versuche, Veränderungen in Genen, welche die Bildung von Dopaminrezeptoren steuern und auf verschiedenen Chromosomen lokalisiert sind, mit schizophrener Symptomatik in Verbindung zu bringen, sind bis jetzt wenig erfolgreich verlaufen (s. Dollfus et al., 1996). Mittlerweile konnten mit größerer Sicherheit zwei Gene identifiziert werden, deren Veränderung bei Schizophrenie eine wichtige Rolle spielt: Es handelt sich zum einen um das so genannte Dysbindin-

Gen, welches auf Chromosom 6 lokalisiert ist und die Produktion eines offenbar für Synapsenbildung wie Signaltransduktion wichtigen Stoffes (eben des Dysbindin) determiniert; das andere hier zu nennende Gen ist auf Chromosom 8 gelegen und steuert die Bildung von Neuregulin, welcher Stoff u.a. die glutamaterge Übertragung beeinflusst (s. Nöthen et al., 2004, und die dort angeführte Literatur).

## 4.6 Biologische Befunde

### 4.6.1 Post-mortem Studien und morphologische Befunde mit bildgebenden Verfahren

*Hinweise auf hirnatrophische Veränderungen*: Wiederholt wurden bei Autopsien Schizophrener morphologische Besonderheiten in den Gehirnen gefunden, speziell *Erweiterung der Ventrikel als Zeichen von Hirnatrophie*. Entsprechende Veränderungen konnten auch in vivo mit Kernspin- und Computertomographie nachgewiesen werden (für Überblicke; s. etwa Lawrie u. Abukmeil, 1998; McCarley et al., 1999; Hulshoff Pol et al., 2001); eine ausführliche Darstellung und Kommentierung sowohl von in-vivo- wie auch post-mortem-Studien findet sich bei Berman et al. (1995); eine Metaanalyse kernspintomographischer Befunde präsentieren Wright et al. (2000). Da solche Befunde häufig schon zu Beginn der Erkrankung erhoben werden können, ist eine Interpretation als Krankheitsfolge mit gewisser Sicherheit auszuschließen; dabei scheint es so, dass die kortikalen Atrophien um so progredienter und gravierender sind, je ausgeprägter die schizophrene Symptomatik ist (Mathalon et al., 2001; Cahn et al., 2002). Zudem zeigen Studien an High-risk-Personen, nämlich an Kindern schizophrener Eltern, die (noch) keine Symptome aufweisen, dass auch dort gehäuft Ventrikelveränderungen zu finden sind, diese sich also nicht erst im Verlaufe der Erkrankung einstellen oder gar Folge von Medikation sind.
*Hirnatrophien als Korrelat speziell von Typ-II-Schizophrenie*: Diese morphologischen Veränderungen werden als charakteristisch insbesondere für *Personen mit Typ-II-Schizophrenie* betrachtet, also mit vorwiegender Minussymptomatik (etwa Klausner et al., 1992); eine vergleichsweise große Anzahl von Studien bestätigt solche Zusammenhänge, einige allerdings auch nicht (für Überblicke; s. Szymanski et al., 1991 sowie McCarley et al., 1999; s. auch Csernansky et al., 1991; Bogerts, 1993 sowie Berman et al., 1995 für eine Darstellung weiterer neuropathologischer Besonderheiten bei Schizophrenen).
*Spezifische frontale Atrophien*: Insbesondere wird – auch im Kontext der später darzustellenden „Hypofrontalitätshypothese" – auf die Atrophien im *Stirnlappen* (speziell im präfrontalen Kortex) hingewiesen (s. Selemon et al., 2002 für einen Literaturüberblick zu post-mortem-Studien und Befunden mit bildgebenden Verfahren); allerdings sind auch hier die Befunde nicht einheitlich (s. beispielsweise Thune et al., 2001 für diesbezüglich negative Befunde). Immerhin würde diese Annahme zu den Ergebnissen von Studien zu funktionellen Besonderheiten Schizophrener passen (s. 4.6.2) und mit der Tatsache übereinstimmen, dass viele der kognitiven Defizite dieser Patienten sich über gestörte Funktionen des Frontallappens erklären lassen.
*Veränderungen weiterer kortikaler Strukturen:* Auch in anderen Kortexregionen wurden bei schizophrenen Patienten umschriebene Abbauprozesse fest gestellt, wenn auch meist weniger auffällig als im Frontalhirn (für einen gründlichen Überblick der älteren Literatur; s. Haroutunian u. Davis, 2000). So stellten etwa Sigmundsson et al. (2001) an Patienten mit überwiegender Minussymptomatik *Verminderungen der grauen Substanz* u.a. in verschiedenen Teilen des *Temporallappens* (inklusive des Hippocampus und des Gyrus parahippocampalis) sowie im Gyrus cinguli fest (für

ähnliche Befunde anderer Autoren; s. die Metaanalyse von Wright et al., 2000). Bemerkenswert ist, dass die Atrophien speziell auf der linken Seite zu finden waren (s. auch Lee et al., 2002; Kasai et al., 2003). Veränderungen im Hippocampus bei Schizophrenen belegt auch die Metaanalyse von Nelson et al. (1998).

*Schizophrenie als mögliche Störung der kortikalen Lateralisation*: Oben wurde bereits erwähnt, dass morphologische und funktionelle Defizite bei Schizophrenen zumeist in der linken Hemisphäre gefunden wurden. Mittlerweile wurde sogar die Hypothese vertreten, dass die Schizophrenie im Wesentlichen eine *Störung der hemisphärischen Asymmetrie* ist, dass die physiologische morphologische und v.a. funktionelle Dominanz der linken Hirnhälfte, insbesondere in jenen für die Sprachverarbeitung und Produktion wichtigen Arealen, bei diesen Patienten – möglicherweise auch bei ihren nichterkrankten Angehörigen – aufgehoben ist oder sogar umgekehrte Verhältnisse vorliegen (s. etwa DeLisi et al., 1997; Sharma et al, 1999; Gur, 1999); allerdings gibt es auch zahlreiche Studien, die dieser Annahme widersprechen (zur Literatur; s. Narr et al., 2001), sodass gewisse Zurückhaltung in der Bewertung angebracht ist.

*Veränderungen subkortikaler Strukturen*: Hier hat man sich in erster Linie auf den *Thalamus* und das *Striatum* (bzw. seine Substrukturen Nucleus caudatus = Caudatum und Putamen) konzentriert. Dahinter steckt einerseits die Überlegung, dass Schizophrenie nicht zuletzt durch *Störungen der Informationsverarbeitung* charakterisiert ist, u.a. durch die Unfähigkeit, zwischen relevanten und irrelevanten Informationen zu unterscheiden, und dass der *Thalamus* als letzte Station der sensorischen Bahnen vor der Hirnrinde wesentlich solche *Filterfunktion* hat. Auf das Striatum (einen Teil der Basalganglien) wird insofern das Augenmerk gerichtet, als bei der Schizophrenie – unabhängig von eventuellen neuroleptischen Nebenwirkungen – häufig *motorische Auffälligkeiten* vorliegen (z.B. Bewegungsautomatismen oder katatoner Stupor) und dass das *Striatum* eine wichtige Rolle in der *Regulation der Motorik* spielt. Es ist nämlich in einen motorischen Regelkreis eingebettet, der außerdem den motorischen Kortex, das Pallidum und motorische Thalamuskerne umfasst und der Optimierung von Bewegungsabläufen dient (s. etwa Silbernagel u. Despopoulos, 2001, S. 237, für eine vereinfachende Darstellung Köhler, 2003, S. 207). Insbesondere die Substruktur Nucleus caudatus ist zudem Teil eines weiteren Regelkreises, der u.a. Gyrus cinguli, orbitofrontalen Kortex und limbische Thalamusanteile umschließt und bei der Bewertung von Eindrücken offenbar eine wichtige Rolle spielt (s. 6.5.4 zur Basalganglienhypothese der Zwangsstörungen); angesichts der bei Schizophrenen nicht selten zu beobachtenden kognitiven Defizite wären auch im Caudatum Veränderungen nicht überraschend.

Zwar nicht durchgängig alle, aber doch eine große Zahl von Studien mit bildgebenden Verfahren und von Autopsien fanden *Veränderungen am Thalamus* und zwar v.a. im Sinne einer *Volumenreduktion* und *Verminderung von Neuronen in einigen Kernen* (für Überblicke und zahlreiche Literaturangaben; s. u.a. McCarley et al., 1999; Gilbert et al., 2001; sowie Byne et al., 2002); diese Veränderungen betreffen offenbar speziell die wichtigen thalamischen Assoziationskerne Pulvinar und Nucleus dorsomedialis, die mit dem dorsofrontalen Kortex zahlreiche Verbindung aufweisen; letztgenannte Region der Hirnrinde wird gehäuft mit der Ausbildung schizophrener Symptomatik in Verbindung gebracht. Unklar bleibt u.a., ob diese Veränderungen im Thalamus den kortikalen voraus gehen oder deren Folge sind.

Weniger klar sind die *Veränderungen an den Basalganglien*; es gibt Hinweise, dass die Nuclei caudati (möglicherweise speziell in der linken Hemisphäre) bei unbehandelten Schizophrenen verkleinert sind (Keshavan et al., 1998; s. auch Levitt et al., 2002 und die dort angeführte Literatur); hingegen unterschieden sich in den Untersuchungen von Gur et al. (1998) sowie Lang et al. (2001) die Volumina der einzelnen Strukturen der Basalganglien bei Schizophrenen zu Beginn der neuroleptischen Behandlung nicht von denen Gesunder. Als Folge der Behandlung mit klassischen Neuroleptika soll sich das Volumen des Nucleus caudatus vergrößern, aber Verkleinerung zeigen, wenn auf atypische Neuroleptika gewechselt wird (Scheepers et al., 2001; s. andererseits Lang et al., 2001). Es scheint wenig sinnvoll, diese Ergebnisse hier eingehender zu diskutieren. Man halte fest, dass Veränderungen des Nucleus caudatus (wahrscheinlich vornehmlich eine Verkleinerung) bei Patienten mit unbehandelter oder im frühen Behandlungsstadium stehender Schizophrenie angenommen wird und dass sich als Folge neuroleptischer Behandlung diese Volumina vermutlich verändern (eventuell gegensinnig bei klassischen und atypischen Neuroleptika und möglicherweise auch wieder davon abhängig, ob auf diese Medikamente angesprochen wird).

*Veränderungen auf zellulärer Ebene*: Angesichts verfeinerter kernspintomographischer Methoden gelingt es mittlerweile, Besonderheiten u.a. im *Stoffwechsel der Nervenzellmembranen* zu studieren, und auch hier wurden bei Schizophrenen Defizite fest gestellt (s. Flyckt et al., 2001, und die dort angeführte Literatur): So scheint u.a. ein Missverhältnis zwischen Abbau und Aufbau von Phospholipidmembranen vorzuliegen, gemessen am Quotienten von Phosphomonoestern zu Phosphodiestern (Horobin, 1998); weiter wurden speziell Störungen der Myelinisierung beobachtet (Davis et al., 2003) Auch gesunde Angehörige und Personen mit Schizophreniespektrumstörungen (s. 8.2) zeigen diese Veränderungen (Klemm et al., 2001).

Tabelle 4.3 stellt noch einmal, allerdings unter erheblicher Vereinfachung, die wichtigsten morphologischen Befunde an Schizophrenen und die daraus möglicherweise zu ziehenden Folgerungen dar.

Tabelle 4.3 Morphologische Besonderheiten von Gehirnen schizophrener Patienten

| Befund und Beschreibung | Folgerung | Kommentar |
|---|---|---|
| generelle Hirnatrophie (u.a. erweiterte Ventrikel) | – unklar<br>– Hinweis auf hirnorganische Krankheit? | – Befund gut gesichert<br>– Folgerungen relativ unklar (biologisches Äquivalent speziell von Negativsymptomatik?) |
| spezifische Atrophien im Frontallappen (v.a. wohl bei Patienten mit überwiegender Negativsymptomatik) | – Hypofrontalität als biologische Grundlage der Typ-II-Schizophrenie? | – Befunde und Folgerung sehr kontrovers diskutiert |
| mangelnde Lateralisation (Aufhebung der physiologischen morphologischen [und funktionellen] Dominanz der linken Hemisphäre) | – Schizophrenie als primäre Lateralisationsstörung? | – interessanter, erst in letzter Zeit breiter diskutierter Befund |
| Volumenreduktion im Thalamus | – Thalamus wichtige Filterstation sensorischer Bahnen<br>– schizophrene Symptomatik Folge einer (morphologisch zu begründenden) Störung der Informationsverarbeitung? | – interessanter Befund<br>– Replikation bleibt abzuwarten |
| Abnormitäten des Nucleus caudatus (wohl v.a. im Sinne einer Volumenreduktion; allerdings anscheinend auch abhängig von Art der neuroleptischen Behandlung) | – unklar<br>– primäre Störung der Motorik und/oder der Informationsverarbeitung? | – Befundlage unklar<br>– Folgerungen relativ vage |
| Abnormitäten auf zellulärer Ebene (z.B. Störungen im Membranstoffwechsel, der Myelinisierung) | – Schizophrenie als primäre Störung im Zellstoffwechsel? | – interessanter, erst in letzter Zeit stärker beachteter Befund |

## 4.6.2 Funktionelle Besonderheiten

*Nachweis frontaler Minderaktivität*: Auch funktionelle Besonderheiten wurden beschrieben, speziell eine mittels Positronen-Emissions-Tomographie (PET) oder funktioneller Kernspintomographie nachzuweisende *zerebrale Minderaktivität* bei geistiger Aktivierung; dabei sollen sich diese Aktivitätseinschränkungen v.a. im *Frontallappen*, und zwar in seinem vordersten Abschnitt (dem *präfrontalen Kortex*), zeigen (Weinberger et al., 1986; Berman et al., 1992; Lahti et al., 2001; Perlstein et al., 2001; Barch et al., 2001; s. insbesondere die Zusammenstellung von Wu et al., 2000); andererseits wurde bei Schizophrenen auch verstärkte Durchblutung dieser Regionen gefunden (z.B. Ebmeier et al., 1993; Catafau et al., 1994; vgl. auch Sabri et al., 1997). Festgehalten sei nur, dass die These der frontalen Aktivitätsverminderung (*Hypofrontalität*) bei Schizophrenen keineswegs einhellig vertreten wird (s. auch Szymanski et al., 1991; Gur u. Gur, 1995 sowie Berman et al., 1995). Offenbar treten die eventuellen Aktivitätsverminderungen im Frontalbereich wiederum bei Patienten mit vorwiegend negativer Symptomatik auf (etwa Wolkin et al., 1992; Potkin et al., 2002; s. auch Kahn u. Davis, 1995); weiter wird diskutiert, ob die funktionellen Störungen – was zunächst im Kontrast zur bei Schizophrenen angenommenen Dopaminüberaktivität zu stehen scheint (s. 4.7) – mit verminderter Aktivität dopaminerger Neurone in dieser Region einhergeht (s. dazu Davis et al., 1991). Eine ausführliche Darstellung der älteren Literatur zu präfrontalen Veränderungen bei Schizophrenen findet sich in Goldmann-Rakic u. Selemon (1997).

Mittlerweile wurden funktionelle Veränderungen zahlreicher weiterer Hirnstrukturen im Rahmen der Schizophrenie untersucht (für einen Überblick; s. Kircher et al., 2004). So konnte u.a. gezeigt werden, dass bei akustischen Halluzinationen (dem Stimmenhören) genau jene Areale im Temporallappen aktiviert sind, die auch bei realen akustischen Wahrnehmungen Aktivierung zeigen (Woodruff et al., 1997). Weiter wurde wiederholt Minderaktivität im Hippocampus nachgewiesen, was zu der bei dem Störungsbild auffallende Beeinträchtigung von Gedächtnisleistungen passen würde (Kircher et al., 2004; s. auch Szeszko et al., 2002).

Auch funktionelle Veränderungen an den Basalganglien (entsprechend den in 4.6.1 beschriebenen morphologischen Veränderungen) wurden in der Literatur beschrieben. So stellten Bustillo et al. (2002) erhöhte Cholinkonzentration im Nucleus caudatus fest, die möglicherweise mit veränderter Zellstruktur und verminderter metabolischer Aktivität einher geht; andererseits fand sich in der Studie von Menon et al. (2001) zwar mangelnde Aktivierung in anderen Teilen der Basalganglien, nicht aber des Nucleus caudatus. Hier scheint es gleichfalls zu früh, eine zusammenfassende Bewertung zu geben.

## 4.6.3 Rezeptorbindungsstudien

*Dopaminrezeptoren*: Im Kontext der Dopaminhypothese der Schizophrenie (s. 4.7) hat man sich hier vornehmlich auf die *Dopaminrezeptoren* mit ihren verschiedenen Subtypen konzentriert (s. auch 1.2.2). Dabei muss zwischen post-mortem- und in-vivo-Studien unterschieden werden, deren Ergebnisse auch unterschiedlich eindeutig ausfielen. In ersteren, die ausführlich bei Shapiro (1993) referiert sind, wurde wiederholt bei Schizophrenen eine *erhöhte Dichte von Dopaminrezeptoren* beobachtet, insbesondere des *Typs $D_2$* (s. unten), allerdings zumeist an lange hospitalisierten, damit in der Regel über viele Jahre neuroleptisch behandelten Patienten; so könnte man die Vermehrung der Dopaminrezeptoren mit mindestens demselben Recht als *Anpassung an die pharmakologische Blockade* betrachten (s. etwa Burt et al., 1977). Trotz dieser Schwierigkeiten werden aus post-mortem-Studien Hinweise auf eine nicht medikamentös bedingte Vermehrung von $D_2$-Rezeptoren in den Gehirnen Schizophrener abgeleitet (Davis et al., 1991), wobei allerdings nur Caudatum, Striatum oder Putamen untersucht wurden, Regionen, deren Aktivität üblicherweise nicht oder nicht in besonderem Maße mit schizophrener Symptomatik in Beziehung gebracht wird.

In-vivo-Untersuchungen an nicht neuroleptisch behandelten Patienten haben wenig eindeutige Ergebnisse geliefert (etwa Farde et al., 1990; Martinot et al., 1990; s. dazu auch Budde u. Heininger, 1991; Gur, 1995; Farde, 1997), wobei allerdings wiederum vornehmlich die möglicherweise nicht oder nur bedingt relevante Dichte von Dopaminrezeptoren im Striatum betrachtet wurde. (Diese Struktur wählt man deshalb gerne als Untersuchungsobjekt, weil – anders als in neokortikalen und limbischen Arealen – dort generell die Dichte von $D_2$-Rezeptoren höher ist und sich somit Veränderungen besser nachweisen lassen). Im Gyrus cinguli, einer dem limbischen System zugerechneten Struktur, fand sich – entgegen den Erwartungen der Dopaminhypothese – bei Schizophrenen verminderte Dichte von $D_2$-Rezeptoren (Suhara et al., 2002; s. zu den komplizierten Sachverhalten auch Wong, 2002). Mittlerweile gibt es Hinweise, dass *nicht nur die Zahl der $D_2$-Rezeptoren*, sondern ebenso die der $D_3$- und besonders der *$D_4$-Bindungsstellen bei Schizophrenen vermehrt sein könnte* (Seeman et al., 1993; Seeman u. Van Tol, 1994). Auch über veränderte Bindungseigenschaften von $D_1$-Rezeptoren wurde berichtet, wobei die Ergebnisse nicht eindeutig sind (s. Knable u. Weinberger, 1997, für einen Überblick; s. auch Karlsson et al., 2002, für weitere Literatur und eine neuere Studie).

*Andere Transmittersysteme*: Erwähnt sei, dass man in den letzten Jahren das Augenmerk zunehmend auf *weitere Transmittersysteme* richtet, wobei insbesondere dem exzitatorisch wirkenden *Glutamat* und spezifischen Glutamatbindungsstellen, in erster Linie dem *NMDA-Rezeptor*, daneben auch dem Kainat- und AMPA-Rezeptor, gewisse pathogenetische Bedeutung zugeschrieben wird (Carpenter u. Buchanan, 1995; s. auch 4.7.6).

Alle diese Bindungsstellen sind ionotrope Rezeptoren und wirken, indem sie $Na^+$- und $Ca^{++}$-Kanäle kontrollieren, erregend. Neben ihrem direkten exzitatorischen, d.h. Depolarisationen hervor rufenden Effekt haben offenbar – vereinfacht formuliert – der Kainat- und der AMPA-Rezeptor eine sensibilisierende Wirkung auf den NMDA-Rezeptor. Letzterer scheint nur periodisch aktiviert zu werden, mit der Konsequenz, dass Letzteres dauerhaft die Leistungsfähigkeit der betreffenden Synapse erhöht (so genannte „long-term potentiation" mit besonderer Bedeutung für die Gedächtnisbildung). Auf den NMDA-Rezeptor wirken wahrscheinlich blockierend die psychotropen Substanzen Alkohol, Phencyclidin und Ketamin, möglicherweise agonistisch hingegen atypische Neuroleptika (stark verkürzt und vereinfacht nach Goff u. Coyle, 2001; s. auch 4.7.6).

Bindungsstudien zeigten vergleichsweise konsistent bei Schizophrenen *Vermehrung des Kainat-Rezeptors im präfrontalen Kortex*, während dieser (wie der AMPA-Rezeptor) im Hippocampus vermindert ist. Während der *NMDA-Rezeptor* selbst offenbar zahlenmäßig nicht verändert ist, liegen möglicherweise *Besonderheiten in der Bindungsfähigkeit und der Ansprechbarkeit auf Glutamat* vor (Goff u. Coyle, 2001). Auch in subkortikalen Regionen; besonders im Thalamus, konnten Zeichen gestörter glutamaterger Übertragung gefunden werden (Smith et al., 2001).

Weiter wird eine Rolle des hemmenden Botenstoffs GABA bei der Pathogenese der Schizophrenie mittlerweile in Erwägung gezogen und Hinweise auf veränderte Synthese und Reuptake dieses Transmitters gefunden (zur Literatur; s. Volk et al., 2001); damit ließe sich möglicherweise teilweise die präfrontale Dysfunktion erklären.

Zudem wurde inzwischen mehr das cholinerge System und seine möglichen Dysfunktionen im Rahmen der Schizophrenie betrachtet; dies geschieht nicht zuletzt deshalb, weil dieses Transmittersystem wesentlich an diversen kognitiven Prozessen beteiligt ist (s. 2.2.5 zur Rolle von Acetylcholin bei Einspeicherungsprozessen), und kognitive Störungen zunehmend als wichtigstes Charakteristikum der Schizophrenie angesehen werden. So gibt es etwa Hinweise, dass muskarinerge Acetylcholinrezeptoren im präfrontalen Kortex dieser Patienten mangelnde Bindungsfähigkeit aufweisen (s. Crook et al., 2001 und die dort angeführte Literatur).

Weiter sind Veränderungen in der Dichte von Serotoninbindungsstellen beschrieben worden, so eine erhöhte Dichte von $5-HT_{1A}$-Rezeptoren (Tauscher et al., 2002). Dies ist insofern von Interesse, als ein Angriffspunkt atypischer Neuroleptika Serotoninbindungsstellen sein könnten.

### 4.6.4 Neurochemische Studien

*In-vivo-Untersuchungen*: Im Rahmen der augenblicklich favorisierten Dopaminhypothese der Schizophrenie (s. 4.7) hat man wiederholt die *Konzentration des Dopaminmetaboliten Homovanillinsäure* bei Schizophrenen untersucht, wobei allerdings die Bestimmung in der Umgebung der zentralnervösen Synapsen, die allein direkte Belege für oder gegen verstärkte Ausschüttung des Transmitters liefern würde, bis jetzt bei Lebenden noch nicht befriedigend gelungen ist. Man ist daher dort auf die wenig aussagekräftige globale Erfassung der Konzentration entweder im Liquor cerebrospinalis oder im Blutplasma angewiesen. Dopamin ist erwähntermaßen nicht liquorgängig (1.2.2); Bestimmung seiner Konzentrationen im Plasma spiegelt somit keineswegs die Verhältnisse an den Synapsen wider.

Die Ergebnisse zu den Liquorkonzentrationen der Homovanillinsäure sind *widersprüchlich* und nicht einfach zu interpretieren (für Zusammenstellungen; s. Widerlov, 1988 sowie Davis et al., 1991). Neben Studien, die auf Vermehrung dieses Metaboliten im Liquor Schizophrener hinwiesen, wurde mindestens bei einer im Vergleich zu anderen psychiatrischen Patienten entgegen der Erwartung erniedrigte Konzentration von Homovanillinsäure gefunden (Bowers, 1974); andere Autoren, etwa Post et al. (1975) konnten keine diesbezüglichen Unterschiede zu Kontrollgruppen feststellen.

Ein Teil der negativen oder entgegen der Erwartung ausfallenden Befunde lässt sich möglicherweise durch eine diesbezügliche Inhomogenität der Untersuchungsstichproben erklären. Mittlerweile wird die Hypothese vertreten, dass es Subgruppen schizophrener Patienten gibt, die erniedrigte Dopaminaktivität aufweisen; dies sind offenbar besonders solche mit Negativsymptomatik (Thibaut et al., 1998).

Zunehmend hat man sich in den letzten Jahren auf Glutamat und damit in Verbindung stehende Substanzen konzentriert. So fanden Kim et al. (1980) erniedrigte Konzentration von Glutamat in der Cerebrospinalflüssigkeit Schizophrener und stellten daraufhin eine „Glutamathypothese der Schizophrenie" auf (s. 4.7.6); dieser Befund konnte teilweise bestätigt werden, während andere Untersuchungen diesbezüglich zu negativen Ergebnissen kamen (für Literatur; s. Goff u. Coyle, 2001).

*Post-mortem-Studien*: Untersuchungen zur Bestimmung lokaler Konzentrationen von Transmittern oder Metaboliten (speziell von Dopamin), wie sie bei Davis et al. (1991) zusammengestellt und kommentiert sind, liefern ebenfalls nur bedingt konsistente Ergebnisse.

Zwar wurden fast in allen Studien höhere Homovanillinsäure- oder Dopaminkonzentrationen in Hirnregionen verstorbener Schizophrener gefunden; über die betreffenden hyperaktiven Gebiete besteht hingegen Uneinigkeit, indem in manchen Studien nur höhere Konzentrationen in Nucleus accumbens, in anderen im Caudatum, in einer weiteren schließlich nur in der Amygdala festgestellt wurde (Davis et al., 1991). Sicher ist hier ein Teil der Unterschiede auf die Medikation zurückzuführen.

Verminderte Konzentration von Glutamat (und dem verwandten Aspartat) wurde von Tsai et al. (1998) im präfrontalen Kortex und Hippocampus verstorbener schizophrener Patienten festgestellt, dazu Veränderung einiger weiterer Substanzen mit Bedeutung für den Glutamatstoffwechsel. Hier ist aber u.a. unklar, ob diese Veränderungen selbst einen *pathogenetischen Faktor* darstellen oder *sekundärer*, z.B. kompensatorischer Natur, sind.

### 4.6.5 Untersuchungen zu prä- und perinatalen Risikobedingungen; die Rolle von Schädel-Hirn-Traumen

*Bedeutung von Infektionen*: Im Rahmen von Genesetheorien, die als eine wichtige Ursache von Schizophrenie embryonal oder frühkindlich erworbene *Infektionen* ansehen, wurde wiederholt versucht, mehr oder weniger aussagekräftige einschlägige Belege zu erbringen. Häufig wird in diesem Zusammenhang eine Studie von Mednick et al. (1988) zitiert, der zu Folge Kinder von Schwangeren, die im zweiten Schwangerschaftsdrittel einer großen *Grippeepidemie* ausgesetzt waren, ein höheres Schizophrenierisiko aufwiesen; allerdings war in dieser Studie nicht nachgewiesen worden, dass sich die Mütter tatsächlich infiziert hatten. Vergleichbare Ergebnisse lieferte eine ähnlich angelegte spätere Studie (Barr et al., 1990), wobei auch hier der Nachweis einer erfolgten Infektion ausstand; zudem waren die Beziehungen zwischen Exposition und Schizophrenierisiko nicht allzu deutlich ausgeprägt (ähnliche Befunde bei Takei et al., 1996). Einen vergleichsweise klaren, an Hand des Antikörperstatus ermittelten Zusammenhang zwischen mütterlicher Infektion während der Schwangerschaft und Schizophrenierisiko der Kinder fanden Buka et al. (2001). Allerdings liegen ebenso diesbezüglich negative Studien vor (Erlenmeyer-Kimling et al., 1994; Susser et al., 1994).

*Geburtsmonate als mögliche Determinante*: Ein indirekter Beleg für eine *virale Genese* wurde aus dem Befund abgeleitet, dass Personen mit Schizophrenie häufiger in den Spätherbst- und frühen Wintermonaten geboren sind, wo man besondere Exposition gegenüber Viren annimmt (s. etwa Torrey et al., 1993; s. allerdings auch Suvisaari et al., 2001 für eine Alternativerklärung); demnach stellten also, im Gegensatz zur Ansicht der Arbeitsgruppe um Mednick, entweder Infektionen der Mutter im letzten Schwangerschaftsdrittel oder solche des Neugeborenen ein erhöhtes Risiko für die Entwicklung einer späteren Schizophrenie dar. In der Überblicksarbeit von Torrey et al. (1997) haben hingegen v.a. Kinder, die im Winter und Frühling geboren wurden, höheres Risiko für diese Störung; der Sachverhalt ist reichlich unklar.

Möglicherweise muss man hierbei wieder nach der Art der Symptomatik differenzieren: So fanden Kirkpatrick et al. (2000), dass Personen mit Minussymptomatik bevorzugt in den Sommermonaten geboren wurden; hier ist also noch längst nicht alles eindeutig geklärt.

*Andere Faktoren*: Auch andere *Viruserkrankungen, Rhesusunverträglichkeit, Unterernährung der Schwangeren, Untergewicht bei der Geburt, Mindergewicht im Kindesalter, toxische Einflüsse* wurden ebenso wie *Geburtskomplikationen* als mögliche Faktoren für die Entstehung der Schizophrenie diskutiert (für einen älteren Überblick; s. DeLisi et al., 1986; für neuere Arbeiten; s. Hollister et al., 1996; Susser et al., 1996; Wahlbeck et al., 2001; Cannon et al., 2002), wobei sich aus solchen korrelativen Studien nicht wirklich überzeugende Belege entnehmen lassen. Auch (möglicherweise pränatal im Rahmen von Infektionen erworbene) *autoimmunologische Besonderheiten* werden als Grundlagen wenigstens für einzelne Schizophreniefälle diskutiert (Ganguli et al., 1993; Wright u. Murray, 1993; s. zu dieser Diskussion auch Wyatt et al., 1995). Auch fortgeschrittenes Alter der Väter bei der Zeugung erhöht möglicherweise das Schizophrenierisiko der Kinder (Malaspina et al., 2001a).

*Schädel-Hirn-Traumen*: Auf deren mögliche ätiologische Bedeutung hatte bereits Kraepelin hingewiesen, und mittlerweile deuten einige größere Studien gleichfalls in diese Richtung (für Literaturangaben; s. Malaspina et al., 2001b). Allerdings ist die *Kausalrelation noch unklar*: Es wäre durchaus denkbar, dass mit der genetischen Disposition zur Schizophrenie generell ein größeres Risiko vorliegt, solche Unfälle zu erleiden.

*Toxische Einflüsse*: Hier hat sich das Augenmerk zunehmend auf den *Konsum psychotroper Substanzen* gerichtet, in erster Linie auf *Cannabis*, in zweiter auf die *psychotropen Narkosemittel Phencyclidin und Ketamin*; schließlich wurde ein pathogener Effekt anderer „Rauschdrogen" in Betracht gezogen, nämlich von *Halluzinogenen* und damit *verwandten Stoffen* (z.B. „Ecstasy") sowie von *Kokain* und *Amphetaminen*.

Dass Cannabiskonsum akut zu Wahn und Halluzinationen führen kann, die den Beginn einer längeren, über den aktuellen Konsum hinaus gehenden schizophrenen Störung bilden, ist wenig umstritten. Fraglich ist jedoch, ob Cannabiskonsum einen eigenen Risikofaktor für die Entwicklung einer Schizophrenie darstellen, wie es einige Autoren vermuten (s. etwa Allebeck, 1993) oder ob hier lediglich eine Koinzidenz vorliegt, also Risikopersonen für Schizophrenie auch stärkeren Cannabiskonsum aufweisen (welche Ansicht beispielsweise von Grinspoon u. Bakalar, 1997, vertreten wird).

Einnahme der Narkosemittel Phencyclidin und Ketamin kann bei Gesunden zu Reaktionen führen, die teilweise den Symptomen der Schizophrenie ähneln sowie bei schizophrenen Patienten die Symptomatik verstärken. Längerer Konsum soll zu anhaltenden psychotischen Reaktionen, vergleichbar denen bei Schizophrenie, führen (Jentsch u. Roth, 1999; s. auch 4.7.6 zur Glutamathypothese der Schizophrenie).

Halluzinationen und psychotische Symptomatik werden akut nach Konsum hoher Dosen klassischer Halluzinogene (z.B. von LSD) beschrieben; auch unmittelbare Übergänge in eine anhaltende paranoide Schizophrenie sind dokumentiert (s. Julien, 1997, S. 335 ff. sowie Pechnik u. Ungerleider, 1997); zu den diesbezüglich nicht ganz eindeutigen Befunden nach Konsum von MDMA („Ecstasy"); s. Thomasius et al. (1997).

Kokain- und Amphetamineinnahme kann akut zu Halluzinationen und wahnhafter Symptomatik führen („Kokain"- und „Amphetaminpsychosen"), was man auf den dopaminagonistischen Effekt dieser Substanzen zurück führt (s. auch 4.7.2). Dass längerfristige Einnahme zu einer Schizophrenie führt, ist nicht sicher nachgewiesen, kann aber auch nicht ausgeschlossen werden (s. Köhler, 2000, S. 122 für Literaturangaben).

## 4.6.6 Neurologische und psychophysiologische Untersuchungen

*Überblick*: In einer zunehmend größeren Anzahl von Studien wurden *neurologische* und *neuropsychologische*, zuweilen auch *psychophysiologische Eigenheiten schizophrener Patienten* untersucht und eine Reihe von *Auffälligkeiten* gefunden (für Überblicke; s. Szymanski et al., 1991; zahlreiche neuere Literaturangaben in Heaton et al., 2001; Braus et al., 2002; Tek et al., 2002). Sie werden nur kurz erwähnt, da ihre Beziehung zur Symptomatik und ihre Bedeutung für die Genese nur bedingt klar sind; sie stützen auf jeden Fall jene Auffassungen, die Schizophrenie nicht zuletzt als *neuropsychologische* Störung (u.a. mit Beeinträchtigungen von Aufmerksamkeits- sowie Gedächtnisleistungen) bei kortikalen Defiziten sehen, speziell frontaler Hirnareale betrachten und nicht zuletzt als neurologische Erkrankung ansehen (s. etwa Goldmann-Rakic u. Selemon, 1997; Mohamed et al., 1999).

*Bemerkenswertere Befunde*: Hier seien nur ungewöhnlich hohe und ungewöhnlich niedrige Raten beim Blinkreflex genannt, Schwierigkeiten, einem bewegten Objekt mit den Augen zu folgen (eye tracking dysfunction; s. dazu Levy et al., 1994), Abnormitäten evozierter Potentiale (Friedman u. Squires-Wheeler, 1994; Mathalon et al., 2002), Ausbleiben elektrodermaler Orientierungsreaktionen bei einem Teil Schizophrener, bei anderen hingegen mangelnde Habituation der Orientierungsreaktion.

Andere Untersuchungen weisen auf Störungen der Aufmerksamkeit und Informationsverarbeitung hin und damit auf mögliche Beeinträchtigungen im präfrontalen Kortex. Als sehr charakteristisch angesehen wird, dass Schizophrene keine Adaptation auf einen Ton zeigen, der von niedrigschwelligen Hinweissignalen angekündigt wird (Braff u. Geyer, 1990); dies wird als Zeichen unzureichender Filterung für bekannte Reize aufgefasst. Mittlerweile wird zunehmend die *willentliche Kontrolle sakkadischer Augenbewegungen* untersucht und auch hier bei Personen mit schizophrener Symptomatik ein deutliches Leistungsdefizit gefunden, was gleichfalls auf *Störungen im präfrontalen Kortex* zurück geführt wird (s. etwa Curtis et al., 2001; Raemaeckers et al., 2002); da oft die gesunden Angehörigen dieser Patienten ebenfalls solche Störungen in den Augenbewegungen aufweisen, vermutet man hier einen Marker für die genetische Disposition zur Entwicklung von Schizophrenie.

*Beziehung zu sonstigen Befunden*: Nach gegenwärtigen Erkenntnissen besteht keine eindeutige Beziehung zwischen diesen Auffälligkeiten und den beschriebenen morphologischen und funktionellen Veränderungen. Wie erwähnt, finden sich diese psycho- und neurophysiologischen Besonderheiten häufig bei *asymptomatischen Verwandten Schizophrener*, sodass man hierin ein Korrelat der genetischen Bereitschaft zur Schizophrenie vermutet (Holzman et al., 1997; Keefe et al., 1997; vgl. jedoch Litman et al., 1997). Ergänzt sei, dass sich bei Schizophrenen *neurologische Symptome* gehäuft finden, beispielsweise motorische Störungen (Ismail et al., 1998).

## 4.7 Die Dopaminhypothese der Schizophrenie; Exkurs über die Glutamathypothese

### 4.7.1 Ursprüngliche und modifizierte Formulierungen der Dopaminhypothese

Diese nimmt, etwas vereinfacht formuliert, *Überaktivität an dopaminergen Synapsen* gewisser mesokortikaler und insbesondere *mesolimbischer Bahnen* an; diese Überaktivität scheint augenblicklich am Besten durch vermehrte *Anzahl von Dopaminrezeptoren* (wohl v.a. des *Subtyps $D_2$*) zu erklären. Etwas anders ausgedrückt: Neuronen in Teilen des Kortex und des limbischen Systems, die mit vom Mittelhirn kommenden und mittels Dopamin übertragenden anderen Nervenzellen in Verbindung stehen, sollen erhöhte Aktivität aufweisen; dies dürfte sich weniger auf verstärkte Feuerung oder vermehrte Transmitterausschüttung der präsynaptischen Neuronen zurück führen lassen, sondern vielmehr durch erhöhte Anzahl postsynaptischer Rezeptoren für Dopamin bedingt sein. Diese These ist wohl heute dahingehend zu modifizieren, dass es v.a. die *mesolimbischen* und weniger die mesokortikalen Bahnen sind, in denen eine verstärkte Aktivität auftritt; bei einigen Patienten wurde sogar *erniedrigte* dopaminerge Aktivität in kortikalen, speziell frontalen Regionen fest gestellt, möglicherweise in Übereinstimmung mit Befunden zu verminderter Durchblutung (s. 4.3 sowie insbesondere Davis et al., 1991).

### 4.7.2 Belege für die Dopaminhypothese

*Parkinson-Syndrom als Nebenwirkung der Neuroleptikatherapie*: Zahlreiche Befunde lassen sich zur *Stützung dieser Dopaminhypothese* anführen, wobei die wichtigste Beobachtung die der *motorischen Nebenwirkungen zahlreicher Neuroleptika* ist (genauer: der so genannten „klassischen"). Die zur Therapie der Schizophrenie eingesetzten älteren Medikamente gehören bekanntlich v.a. den beiden großen Stoffgruppen der Phenothiazine und Butyrophenone an (s. 4.9). Substanzen dieser Gruppen werden als „typische oder „klassische" Neuroleptika bezeichnet; neben ihrer „antipsychotischen" Wirksamkeit, also der Besserung vornehmlich der produktiven Symptome der Schizophrenie, rufen sie bei einem Großteil der Behandelten *extrapyramidal-motorische Symptome* hervor, so bei etwa 30% ein *Parkinson-Syndrom (Parkinsonoid) mit Rigor, Tremor und Akinesie*. Die neuroleptische Potenz dieser Pharmaka ist dabei im Wesentlichen direkt proportional zur Wahrscheinlichkeit, mit der das Parkinson-Syndrom induziert wird (Gaebel, 1996). Zudem haben sie im Tierversuch charakteristische Effekte, z.B. Bewegungsdämpfung und Versteifung der Muskulatur (kataleptogene Wirkung).

Neben den „typischen" (klassischen) Neuroleptika gibt es eine Reihe so genannter atypischer, von denen Clozapin (Leponex®) am Längsten bekannt ist. Die Wirkung auf die Produktivsymptomatik entspricht der typischer Neuroleptika; zudem gibt es Hinweise, dass Clozapin und andere Antipsychotika der zweiten Generation besser als die typischen Neuroleptika Minussymptomatik wie Affektverflachung oder autistischen Rückzug beeinflussen (Breier u. Buchanan, 1996; s. auch 4.9.2). Nicht oder nur sehr selten beschrieben werden bei atypischen Neuroleptika extrapyramidal-motorische Störungen; die oben genannten Neuroleptikawirkungen im Tierversuch bleiben aus oder sind erst bei höheren Dosen zu beobachten (s. dazu Gastpar, 1996).

Das neuroleptisch induzierte Parkinsonoid ähnelt den Symptomen der *Parkinsonschen Krankheit*, bei der eine Degeneration von Zellkörpern dopaminerger Neuronen in der Substantia nigra des Mittelhirns vorliegt, sodass die Aktivierung des für die Motorik wichtigen Striatums über die nigrostriatalen Bahnen vermindert ist; entsprechend findet sich bei der Parkinson-Krankheit auch niedrige Dopaminkonzentration im Striatum (Snyder, 1994, S. 83). Daraus ergab sich zunächst die Folgerung, dass die *klassischen Neuroleptika die dopaminerge Übertragung negativ beeinflussen*, im Weiteren dann die Annahme, dass der *schizophrenen Symptomatik* eine *Überaktivität an dopaminergen Synapsen* zu Grunde liege. Diese bereits Anfang der 60er Jahre, kurz nach Bekanntwerden der Nebenwirkungen der Neuroleptika, vorgebrachte Hypothese wird im Wesentlichen noch weiter als gültig angesehen, wobei mittlerweile einige Präzisierungen erfolgten und gewisse Punkte nach wie vor ungeklärt sind.

*Provokation psychotischer Symptomatik durch L-Dopa*: Eine weitere Stützung der Annahme resultierte aus der Beobachtung, dass unter Therapie der Parkinson-Krankheit mittels der *Dopaminvorstufe L-Dopa* zuweilen, insbesondere bei zu hoher Dosierung, *psychotische Symptome* auftreten (Davis et al., 1988) und dass man bei Schizophrenen versuchsweise die Positivsymptomatik durch Gabe von L-Dopa verstärken konnte (Angrist et al., 1973).

*Amphetaminpsychosen*: Gleichfalls im Sinne der Dopaminhypothese lassen sich Beobachtungen zu gewissen Wirkungen der *Amphetamine* interpretieren: Wie in 3.6 ausgeführt, sind dies Psychostimulanzien, deren Effekt durch *Verstärkung dopaminerger und noradrenerger Übertragung* zu Stande kommt, v.a. durch *vermehrte Ausschüttung der Transmitter* in den synaptischen Spalt und gleichzeitig Hemmung ihrer Wiederaufnahme in das präsynaptische Neuron. In höherer Dosierung können sie auch bei nichtschizophrenen Personen vornehmlich *akustische Halluzinationen und Wahnvorstellungen* auslösen, die denen der Schizophrenie weitgehend gleichen („Modellpsychosen"; s. etwa Snyder, 1978; Angrist u. Van Kammen, 1984); zudem kann ihre Gabe bei schizophrenen Patienten produktive Symptomatik verschlechtern (Janowski u. Davis, 1976; s. auch Angrist u. Van Kammen, 1984); durch Neuroleptika lassen sich die induzierten Symptome bessern (Angrist et al., 1974).

*Antipsychotische Wirksamkeit von Reserpin*: Reserpin, welches Dopaminspeicher entleert und einige Jahre neben den Neuroleptika zur Therapie der Schizophrenie eingesetzt wurde (s. 4.9.2), wirkt *dämpfend auf produktive Symptomatik* bei Schizophrenen. Dies gibt einen weiteren Hinweis auf die Bedeutung dieses Transmitters bei der Entwicklung bestimmter schizophrener Symptome (s. dazu Snyder, 1994, S. 80 f.).

*Befunde aus neurochemischen Studien und Rezeptorbindungsuntersuchungen*: Die genannten Beobachtungen geben *keinen eindeutigen Hinweis, wie die dopaminerge Überaktivität bei Schizophrenie* vorzustellen ist; denkbar wäre sowohl verstärkte Freisetzung des Transmitters aus präsynaptischen Zellen wie erhöhte Zahl postsynaptischer Rezeptoren. Neurochemische Studien lieferten gewisse, aber nicht unbestrittene Indizien auf erhöhte Dopaminkonzentration in Synapsennähe: möglicherweise erhöhte Konzentration von Homovanillinsäure im Liquor; Nachweis von Dopaminvermehrung in einigen Regionen bei post-mortem-Studien; radiologisch in vivo nachweisbare Erhöhung des subkortikalen Dopaminumsatzes (s. Abi-Dargham et al., 1998b); deutlicher scheinen die Belege für Rezeptorvermehrung (s. 4.6.1). Augenblicklich favorisiert man deshalb eindeutig die zweite der Hypothesen.

### 4.7.3 Vorstellungen zur Neuroleptikawirkung auf dem Hintergrund der Dopaminhypothese

*Neuroleptika als Dopaminrezeptorenblocker*: Zur Erklärung der Neuroleptikawirkung nimmt man an, dass diese in Konkurrenz zu Dopaminmolekülen die *Rezeptoren v.a. in limbischen Strukturen* besetzen, *ohne* aber eine *Wirkung auszuüben (Rezeptorblockade)*; diese Hypothese wird deutlich durch die Beobachtung gestützt, dass die Bindungsorte im Gehirn für Neuroleptika offensichtlich weitgehend denen der Dopaminmoleküle entsprechen. Nicht ganz passt zu diesem Modell, dass die klinische Wirkung der Neuroleptika in der Regel erst nach Tagen bis Wochen einsetzt, während Effekte der Rezeptorblockade unmittelbar auftreten müssten; man nimmt an, dass die Wirkungen der Blockade zunächst noch durch verstärkte Ausschüttung aus dem präsynaptischen Neuron kompensiert werden (s. 4.9.2).

*Erklärung der Nebenwirkungen*: Die begleitenden *extrapyramidal-motorischen Nebenwirkungen*, z.B. das Parkinsonoid, führt man auf gleichzeitige, therapeutisch nicht intendierte Blockade an *Synapsen speziell der nigrostriatalen Bahnen* zurück; das Striatum als Zielort dieser Bahnen besitzt wahrscheinlich in *besonderer Dichte Dopaminrezeptoren des Typs $D_2$*, zu denen die klassischen Neuroleptika nachweislich hohe Affinität besitzen. Dass die atypischen Neuroleptika sehr viel seltener extrapyramidale Nebenwirkungen haben, versucht man entweder durch selektive Blockade von mesolimbischen $D_2$-Bindungsstellen zu erklären oder (unwahrscheinlicher) durch spezifische Blockade der im Striatum seltenen $D_4$-Rezeptoren.

In Tabelle 4.4 sind noch einmal kurz Befunde zusammen gefasst, die Anlass zur Erstellung der Dopaminhypothese gegeben haben.

Tabelle 4.4 Befunde zur Stützung der Dopaminhypothese

| Befund | Beschreibung; Folgerung | Kommentar |
|---|---|---|
| neuroleptisches Parkinson-Syndrom | – nach Gabe klassischer Neuroleptika oft Symptomatik wie bei Parkinson-Krankheit<br>– da bei letzterer Dopaminmangel vorliegt, wirken diese Medikamente offenbar negativ auf dopaminerge Übertragung<br>– also Folgerung: Positivsymptomatik geht mit DA-Überaktivität einher | – Folgerung gut begründet<br>– allerdings unklar, wie DA-Überaktivität zu Stande kommt |
| L-Dopa-Psychosen | – Parkinsonpatienten entwickeln nach Gabe von L-Dopa manchmal Wahn und Halluzinationen<br>– Folgerung: Verstärkung der Aktivität des dopaminergen Systems begünstigt Ausbildung von Positivsymptomatik | – zeigt Rolle des dopaminergen Systems für psychotische Symptome<br>– bei Schizophrenen auch Verstärkung der Positivsymptomatik durch L-Dopa |
| Amphetamin- und Kokainpsychosen | – nach Konsum der dopaminagonistischen Amphetamine und von Kokain zuweilen Wahnideen und Halluzinationen<br>– also: Verstärkung der Aktivität im dopaminergen System begünstigt Ausbildung von Positivsymptomatik | – zeigt Rolle des dopaminergen Systems für psychotische Symptome<br>– Gabe dieser Substanzen an Schizophrene verstärkt Positivsymptomatik |
| unklare Befunde zu Homovanillinsäure (HVA) im Liquor Schizophrener | – in einigen Studien vermehrte Liquorkonzentration des DA-Metaboliten HVA bei Schizophrenen<br>– Folgerung: vermehrte Transmitterausschüttung an dopaminergen Synapsen | – insgesamt wenig beweiskräftig, denn:<br>– Ergebnisse dieser Studien nicht eindeutig<br>– generell unklare Beziehung zwischen HVA-Konzentration im Liquor und DA-Aktivität an Synapsen des Gehirns |
| Nachweis vermehrter $D_2$-Rezeptoren | – in Gehirnen verstorbener Schizophrener (speziell im Striatum) Anzahl von Dopaminrezeptoren des Typs $D_2$ vermehrt gefunden<br>– Folgerung: biologische Grundlage der Positivsymptomatik wohl weniger verstärkte Feuerung (präsynaptischer) dopaminerger Neurone, sondern erhöhtes Ansprechen postsynaptischer Neurone | – einiges unklar, u.a.<br>– schwer auszuschließen, dass Rezeptorenvermehrung Effekt der Neuroleptikatherapie<br>– Striatum enthält zwar generell zahlreiche DA-Bindungsstellen, aber Bedeutung für Pathogenese der Produktivsymptomatik unklar<br>– zudem uneinheitliche Befunde zu Vermehrung anderer Rezeptortypen |

## 4.7.4 Präzisierungen und Modifikationen der Dopaminhypothese

*Präzisierung hinsichtlich beteiligter Strukturen*: Die Dopaminhypothese hat in den letzten Jahren noch gewisse Umformulierungen erfahren (s. Snyder, 1994, S. 90 ff.; Carlson, 2004, S. 628 ff.). Insbesondere aus Tierstudien mit in-vitro-Lokalisierung von Neuronen ergab sich, dass die Bahnen, an deren Synapsen Dopaminmoleküle und Neuroleptika ihre Wirkung entfalten, offensichtlich vom *ventralen Tegmentum* (dem vorderen Teil) des Mittelhirns zu Strukturen im frontalen Kortex und zu einzelnen Teilen des *limbischen Systems* wie frontoorbitalen Kortex, Hippocampus, Amygdala, oder Gyrus cinguli laufen; wichtige Fasern gelangen auch zum Nucleus accumbens, welcher, in unmittelbarer Nähe der Basalganglien gelegen, anscheinend eine Art Belohnungs- oder Verstärkungszentrum darstellt (s. 1.2.4).

*Unterschiedlich große Bedeutsamkeit von Rezeptorsubtypen*: Auch lässt sich mittlerweile zeigen, dass *keineswegs alle Dopaminrezeptoren* von den typischen Neuroleptika gleichmäßig blockiert werden, sondern bevorzugt oder sogar ausschließlich die eines der fünf bekannten Typen von Dopaminbindungsstellen, nämlich die des *Typs $D_2$* (s. etwa Farde et al., 1992); dabei scheinen die antipsychotisch sehr wirksamen Neuroleptika der Butyrophenongruppe, wie Haloperidol (Haldol-Janssen®), weitgehend selektiv $D_2$-Rezeptoren zu blockieren, die zumeist weniger potenten Phenothiazine sowohl Rezeptoren des Typs $D_1$ wie $D_2$ (Snyder, 1978; Snyder, 1994, S. 90). Entsprechend wird angenommen, dass nur Überaktivität der letzteren die schizophrene, genauer gesagt: die produktive Symptomatik bedingt. Wie erwähnt, ist es vorwiegend oder sogar ausschließlich Positivsymptomatik wie Wahn, Halluzinationen, Ich-Störungen und katatone Symptome, die durch klassische Neuroleptika gebessert wird, und somit besitzt wahrscheinlich die *Dopaminhypothese* lediglich für die Typ-I-Schizophrenie Gültigkeit. Zudem *provozieren* die dopaminagonistischen Amphetamine nur *produktive Symptomatik*, wirken sich hingegen möglicherweise sogar vorteilhaft auf Minussymptome aus, was gleichfalls den Schluss nahe legt, dass letzteren keine Dopaminüberaktivität zu Grunde liegt (s. dazu ausführlich Haracz, 1982).

*Zur Wirkung atypischer Neuroleptika*: Das Fehlen extrapyramidaler Nebenwirkungen der atypischen Neuroleptika wie Clozapin bei gleichzeitig antipsychotischer Wirkung versuchte man zuerst durch eine *selektive Affinität zu Dopaminrezeptoren an Synapsen der mesolimbischen Bahnen und fehlende Blockade im nigrostriatalen System* zu erklären; der Sachverhalt scheint jedoch insgesamt komplexer: Bei größerer neuroleptischer Potenz als Chlorpromazin hat Clozapin eine geringere Affinität zu $D_2$-Rezeptoren (Farde et al., 1992), blockiert andererseits – hierin ähnlich den Phenothiazinen – $D_1$-Rezeptoren (für Belege; s. Gerlach u. Hansen, 1992), daneben aber wahrscheinlich noch die der Subtypen $D_3$ und besonders $D_4$ (Stevens, 1991; Seeman, 1993; Barondes, 1995, S. 190). Da $D_4$-Rezeptoren sich v.a. in Gebieten befinden, deren Aktivität man mit schizophrener Symptomatik in Beziehung bringt, etwa in der Amygdala, wurde diskutiert, ob selektive Blockade von $D_4$-Rezeptoren oder anderer Typen therapeutisches Prinzip atypischer Neuroleptika darstellen könnte; Ausbleiben extrapyramidaler Nebenwirkungen bei einigen Neuroleptika wäre in diesem Modell durch Fehlen von $D_4$-Rezeptoren in nigrostriatalen Bahnen zu erklären.

Mittlerweile ist man jedoch wieder weitgehend von der *Annahme abgekommen*, dass die *atypischen Neuroleptika* (Neuroleptika der zweiten Generation) ihren Angriffspunkt an $D_4$-Rezeptoren haben; letztere Vermutung gilt bestenfalls für Clozapin, und auch da wird bestritten, dass sich daraus die starke antipsychotische Wirkung herleitet. Für die anderen Neuroleptika der zweiten Generation (z.B. Amisulprid, Olanzapin, Quetiapin, Risperidon) wird im Wesentlichen ebenfalls eine hauptsächliche Bindung an $D_2$-Rezeptoren angenommen (Windgassen u. Bick, 2004); danach würde die alte Theorie einer regionenspezifischen Blockade (speziell im limbischen System, weniger im Striatum) doch letztlich größere Plausibilität besitzen.

Die mittlerweile als gesichert anzusehende Wirkung der atypischen Neuroleptika auf die Negativsymptomatik versucht man weniger durch Angriffspunkte im dopaminergen System, sondern entweder durch *antagonistische Effekte an Serotoninrezeptoren* (v.a. wohl des Typs 5-HT$_2$) zu erklären, im Sinne der *Glutamathypothese* durch einen *Agonismus an NMDA-Rezeptoren* (s. 4.7.6)

### 4.7.5 Verbindung der Dopaminhypothese zu anderen biologischen Befunden

*Dopaminüberaktivität und frontale Minderaktivität*: Naheliegenderweise hat man versucht, die Dopaminhypothese der Schizophrenie mit der angenommenen „Hypofrontalität", der Minderaktivität im Frontalhirn, in Verbindung zu bringen. Vergleichsweise sicher nach dem Gesagten ist, dass erstere v.a. für die Produktivsymptomatik Gültigkeit hat, während als verhaltensmäßiges Korrelat der Frontalhirnschädigung speziell Minussymptome auftreten.

*Ein verbindendes Modell*: Für das gleichzeitige Auftreten sowohl positiver wie negativer Symptome wurde ein viel diskutiertes Modell aufgestellt: Danach betreffen eventuelle Schädigungen *einerseits frontale und präfrontale Regionen* (mit der *direkten Folge der Minussymptomatik*), tangieren gleichzeitig aber *Strukturen, die vom Frontalhirn ausgehend auf die Dopaminaktivität in den mesolimbischen Bahnen hemmend einwirken*. Läsion dieser präfrontalen Areale müsste dann zu *verstärktem Feuern* in jenen Nervenzellen des limbischen Systems führen, die über dopaminerge Synapsen mit Neuronen aus dem Mittelhirn in Verbindung stehen, Thesen, die etwa bei Weinberger (1987) sowie bei Davis et al. (1991) entwickelt werden; dafür würde sprechen, dass in mehreren Tierexperimenten Läsionen des präfrontalen Kortex zu verstärkter dopaminerger Aktivität und Zunahme von D$_2$-Rezeptoren u.a. im Nucleus accumbens führten (Haroutunian et al., 1988; s. auch die Davis et al., 1991 sowie bei Kandel, 1991a angeführte Literatur). Diese noch recht spekulativen, gleichwohl intellektuell äußerst anregenden Vermutungen zur „Hypofrontalität" können hier nicht weiter diskutiert werden. Es sei nur angedeutet, dass einige Punkte erklärt werden müssten, etwa die lange Latenz zwischen früher frontaler Schädigung und Erstmanifestation der Schizophrenie, das häufige Vorkommen ausschließlich produktiver Symptome ohne nachweisbare Veränderungen im Frontalhirn, die Entwicklung von Residualzuständen mit Negativsymptomen nach langjährigem Vorherrschen einer Positivsymptomatik.

### 4.7.6 Die Glutamathypothese der Schizophrenie

*Allgemeines; Vorbemerkungen*: Sie wird in den letzten Jahren zunehmend als ergänzendes – weniger als eigentliches alternatives – Modell zur Dopaminhypothese betrachtet und soll besser als letztere v.a. die *biologischen Grundlagen der Negativsymptomatik* verständlich machen sowie die *diesbezügliche therapeutische Wirksamkeit atypischer Neuroleptika* erklären.

Ausgangspunkt waren einerseits die Beobachtungen eines erniedrigten Spiegels des Neurotransmitters Glutamat im Liquor cerebrospinalis schizophrener Patienten (Kim et al., 1980; s. auch 4.6.4), andererseits die Beobachtung, dass Einnahme der glutamatantagonistischen psychotropen Substanzen Phencyclidin und Ketamin *Symptome hervor ruft*, die denen der *Schizophrenie*, insbesondere der *Typ-II-Form, ähneln*.

Insgesamt ist diese Hypothese noch wenig exakt ausformuliert, wird aber sicher im Laufe der nächsten Jahre Präzisierung erfahren; auch die diesbezüglichen Belege sind noch unzureichend. Die Darstellung folgt im Wesentlichen den Übersichtsarbeiten von Carlsson et al. (1999a) sowie Goff u. Coyle (2001).

*Wirkungen von Phencyclidin (PCP) und Ketamin*: Beide Substanzen dienten (und dienen teilweise heute noch) als Narkosemittel, wurden aber bald als *psychotrope Substanzen* missbraucht (s. dazu Köhler, 2000, S. 168 ff. sowie 3.8.1). Die – unter gewisser Vereinfachung als ähnlich anzusehenden – Wirkungen von PCP und Ketamin sind nur bedingt als „halluzinatorisch" zu bezeichnen; als wesentlicher Effekt ließe sich eher eine „Dissoziation der Persönlichkeit" nennen: Die Konsumenten ziehen sich autistisch zurück, reagieren weniger und unsystematisch auf äußere Reize, haben Schwierigkeiten, ihre Aufmerksamkeit zu richten und zu halten, weisen Gedächtnisstörungen auf und zeigen „Zerfahrenheit"; v.a. bei höheren Dosen von PCP kann es zu einer Art katatonen Stupor bei erhaltenem Bewusstsein kommen. Bei niedrigen Dosen herrscht eine euphorische Erregtheit vor. Schon früh wurde auf die Ähnlichkeit mit den *schizophrenen Symptomen*, insbesondere der *Negativsymptomatik*, hingewiesen (z.B. Javitt et al., 1991; Krystal et al., 1994); auch soll sich bestehende Schizophrenie unter Konsum von PCP verschlechtern. Als Wirkmechanismus von Phencyclidin wird Bindung an eine innerhalb des Ionenkanals des NMDA-Rezeptors gelegene Stelle angenommen, wobei der Einstrom von positiv geladenen Ionen verhindert wird, also ein *glutamatantagonistischer Effekt* auftritt; Ketamin dürfte einen ähnlichen Wirkmechanismus haben, bindet aber deutlich schwächer an den NMDA-Rezeptor. Verabreicht man schizophrenen Patienten Ketamin, so kommt es zum Rückfall bzw. *Verstärkung* bestehender Symptomatik, welcher Effekt sich mit dem *atypischen Neuroleptikum* Clozapin, nicht aber mit Haloperidol, abmildern lässt.

Längerfristige Einnahme von PCP kann zu dauerhaften psychotischen, denen der Schizophrenie ähnelnden Symptomen führen; die Patienten weisen zudem Symptome der Hypofrontalität mit den charakteristischen neuropsychologischen Defiziten auf.

In Tierversuchen zeigten sich nach längerer Gabe von PCP psychomotorische Auffälligkeiten und Gedächtnisstörungen, die auch nach Absetzen der Substanz persistierten; durch Behandlung mit Clozapin ließen sich diese kognitiven Einschränkungen verhindern (Jentsch et al., 1997).

*Zusammenhang zwischen dopaminergem und glutamatergem System*: Zwischen diesen besteht vermutlich insofern ein Antagonismus, als vom Kortex ausgehende glutamaterge Neurone die Dopaminfreisetzung von Neuronen mit Ursprung im Hirnstamm hemmen. Akute Anwendung von NMDA-Antagonisten (wie z.B. eben von PCP und Ketamin) erhöht vermutlich unmittelbar die Ausschüttung von Glutamat- und Dopamin im präfrontalen Kortex und subkortikalen Arealen, während längerfristige Anwendung den Dopaminumsatz im Frontallappen zu reduzieren scheint; auch die Ausbildung der im Frontallappen sehr häufigen und für die Gedächtnisleistung vermutlich wesentlichen $D_1$-Rezeptoren wird vermindert; hingegen wird die Dopaminfreisetzung in subkortikalen Arealen, z.B. am Nucleus accumbens, erhöht.

*Wirkung atypischer Neuroleptika auf PCP- und Ketamineffekte*: Als charakteristische neuropsychologische Einschränkung bei Schizophrenie wurde in 4.6.6 die Unfähigkeit erwähnt, auf einen angekündigten akustischen Stimulus zu adaptieren, ein Effekt, der sich auch durch Ketamingabe erzeugen lässt. Dieser kann durch atypische Neuroleptika aufgehoben werden, während mit Haloperidol dies nicht gelingt. Mittlerweile wird die These vertreten, *atypische Neuroleptika* wirkten *agonistisch am NMDA-Rezeptor*, verstärken also den Effekt der glutamatergen Übertragung.

*Die eigentliche Glutamathypothese*: Sie ist letztlich sehr allgemein formuliert, nämlich als eine wie immer geartete *Unterfunktion am NMDA-Rezeptor für Glutamat*, vielleicht auch an anderen Rezeptortypen für diesen Transmitter; die beschriebene erhöhte intrazerebrale Glutamatkonzentration wäre demnach eher als sekundär anzusehen. *Gestörte glutamaterge Übertragung* könnte zum einen wesentlich die *Negativsymptomatik* erklären, insbesondere die *kognitiven Einschränkungen*, zum anderen über die indirekte Dopaminausschüttung von Neuronen aus subkortikalen Arealen die *Positivsymptomatik*. Die Wirkung atypischer Neuroleptika wäre somit möglicherweise weniger über Blockade von Dopamin- und Serotoninrezeptoren zu erklären, sondern einen *agonistischen Effekt am NMDA-Rezeptor für Glutamat*.

## 4.8 Biologische Erklärungsansätze

*Bedeutung genetischer Faktoren*: Als wesentliches ätiologisches Moment biologischer Natur für die Schizophrenie gilt augenblicklich die *genetische Disposition*, wie sich aus Zwillingsuntersuchungen und Adoptionsstudien ergibt (s. 4.5). Auf welchen Chromosomen die beteiligten Gene lokalisiert sind und welche Merkmale sie physiologischerweise determinieren, ist jedoch unklar. Die nahe liegende Annahme, dass die pathologisch veränderten Gene u.a. für die *Entwicklung bestimmter Dopaminrezeptoren* verantwortlich sind, konnte bis jetzt nicht überzeugend belegt werden. Hinzu kommt die Schwierigkeit, dass Veränderung der Dopaminbindungsstellen eher als charakteristisch für Typ-I-Schizophrenie gilt, wohingegen die genetisch offenbar stärker determinierte Typ-II-Schizophrenie nicht mit Veränderungen von Dopaminrezeptoren in Zusammenhang gebracht wird (s. 4.5 und 4.7.4).

Weiter bleibt zu klären, in welcher Beziehung die genetischen Faktoren der Schizophrenie zu den genannten zerebralen Veränderungen stehen und schließlich, wie ihre Relation zu dem zweiten wichtigen ätiologischen Moment ist, der *intrauterinen Infektion*. Nach den in 4.5 angeführten Konkordanzraten dürfte v.a. eine unbestimmte Disposition für Schizophrenie vererbt werden; diese könnte in der Anfälligkeit liegen, auf Grund viraler Infektionen Hirnschäden zu entwickeln. Unklar ist zudem, welche Bedeutung die erwähnten *neurologischen und neuropsychologischen Defizite*, besonders die *Störungen der Aufmerksamkeit und Informationsverarbeitung*, für die Genese haben, ob diese lediglich als weitere Symptome einer hirnorganischer Erkrankung aufzufassen sind oder eigenständige pathogenetische Bedeutung haben.


## 4.9 Biologische Therapie

### 4.9.1 Nicht-medikamentöse Behandlung

*Überblick*: Die Behandlung der Schizophrenie geschieht heute so gut wie ausschließlich mit *Neuroleptika*; lediglich die *Elektrokrampftherapie* kommt noch in seltenen Fällen zur Anwendung. Nur aus historischem Interesse seien daher einige weitere, heute überholte Therapiemethoden genannt (s. Tabelle 4.5).

*Psychochirurgische Eingriffe*: Insbesondere die 1935 von Moniz eingeführte *präfrontale Leukotomie (Lobotomie)* und die etwas später entwickelte transorbitale Lobotomie wurden v.a. in den 30er und 40er Jahren keineswegs selten bei schizophrenen Patienten durchgeführt, Folge u.a. fehlender sonstiger Therapiemöglichkeiten und resultierender Überfüllung der Anstalten (Comer, 2001, und die dort zitierte Literatur). Im Wesentlichen wurden dabei Fasern durchtrennt, die von tieferen Hirnteilen in die *orbitofrontalen und präfrontalen Regionen* führen, dabei sicher auch einige der Bahnen, deren Überaktivität mit schizophrener Symptomatik in Verbindung gebracht wird (s. 4.7.4). Die Dämpfung produktiver Symptomatik kann wohl als erwiesen angesehen werden, wenn auch unter Inkaufnahme schwerer Persönlichkeitsveränderungen in Form von Interesselosigkeit und affektiver Verflachung; zudem war das Operationsrisiko keineswegs niedrig. Bei der Schizophrenie scheinen psychochirurgische Eingriffe heutzutage überhaupt nicht mehr durchgeführt zu werden; bei schweren Zwangssyndromen kommen sie nach wie vor zur Anwendung, allerdings weniger in Form der genannten präfrontalen Leukotomie, sondern als Cingulotomie, Durchtrennung von Fasern im Gyrus cinguli (s. auch 6.5.5).

*Insulin-Koma-Therapie*: Ihre Entdeckung in den 30er Jahren ist der zufälligen Beobachtung zu verdanken, dass schizophrene Patienten, denen man zur Steigerung des Appetits niedrig dosiert Insulin verabreichte, Besserung der Symptomatik zeigten.

Auf der Basis dieser Befunde applizierte man sehr viel höhere Dosen und senkte damit den Blutzucker so stark, dass es zur *Bewusstlosigkeit (hypoglykämischem Koma)* kam, häufig mit der Folge deutlicher Besserungen (Barondes, 1995, S. 121); diese nicht ungefährliche Therapie, deren Wirkungsweise nie eindeutig geklärt werden konnte, wurde offenbar nach 1950 weitgehend verlassen, findet sich aber auch noch in den 70er Jahren als zuweilen praktizierte Behandlung erwähnt; mittlerweile scheint sie restlos obsolet geworden zu sein.

*Elektrokrampftherapie (EKT)*: Gegenüber der Behandlung mit Neuroleptika ist auch sie bei der Behandlung der Schizophrenie weitgehend in den Hintergrund getreten. Lediglich die *perniziöse (febrile) Katatonie*, also ein lebensbedrohlicher Zustand, wird heute, wenigstens in Deutschland, als unzweifelhafte Indikation dafür angesehen; mittlerweile gibt es auch die Empfehlung, den Einsatz von EKT dann ins Auge zu fassen, wenn akute Formen der Schizophrenie nicht auf Neuroleptika ansprechen (Bundesärztekammer, 2003). Da das Verfahren hierzulande am häufigsten noch bei schweren, therapieresistenten Depressionen zur Anwendung kommt, soll es erst im anschließenden Kapitel kurz vorgestellt werden (s. 5.9.3). Angemerkt sei nur, dass es sich um die *Induktion eines zerebralen Krampfanfalls durch elektrische Reizung* handelt, ein Verfahren, welches in Narkose und unter Muskelrelaxation durchgeführt wird. Die Wirkmechanismen bei Schizophrenie sind weitgehend ungeklärt (s. dazu Abrams, 1992; Haug, 1996b sowie die einschlägigen Beiträge in Coffrey, 1993). Die Wirkung dieses Verfahrens wird v.a. über *Beeinflussung von Rezeptorempfindlichkeiten* und *Transmitterausschüttung* zu erklären versucht; bei der Schizophrenie ergibt sich dabei die Schwierigkeit, dass alle nach Elektrokrampfbehandlung festgestellten Veränderungen (Steigerung der Dopaminkonzentration und Sensitivierung gewisser Typen von Dopaminrezeptoren) eher einen die Symptomatik verstärkenden Effekt haben müssten (s. dazu Sackeim et al., 1995).

Tabelle 4.5 Nichtmedikamentöse biologische Therapie der Schizophrenie

| Verfahren | Prinzip | Wirkmechanismus | Indikation |
|---|---|---|---|
| psychochirurgische Eingriffe | Entfernung von Hirnarealen oder Faserverbindungen | Zerstörung überaktiver Regionen (?) | bei Schizophrenie obsolet |
| Insulinbehandlung (Insulin-Koma-Therapie) | Erzeugung eines hypoglykämischen Komas | unklar (Veränderung von Rezeptoreigenschaften?) | offenbar nicht mehr eingesetzt |
| Elektrokrampf-Behandlung | Erzeugung eines epileptischen Anfalls | Veränderung von Rezeptoreigenschaften? | als Mittel der ersten Wahl nur bei Schizophrenen mit perniziöser Katatonie; eventuell auch dann, wenn Neuroleptikabehandlung erfolglos |

## 4.9.2 Medikamentöse Therapie

*Behandlung mit Reserpin*: Eine kurzfristig der Ära der Neuroleptikabehandlung vorausgehende und sich noch zeitweise mit ihr überschneidende medikamentöse Therapie war die mit *Reserpin*; dieser Stoff wird aus Rauwolfia serpentina isoliert, einer in Südasien verbreiteten Pflanze, welche bereits von den alten indischen Ärzten zur Therapie von Schlaflosigkeit und „Wahnsinn" eingesetzt wurde. Reserpin wirkt sedierend und reduziert wahnhafte Symptomatik, mutmaßlich durch Verminderung des Dopamins in den Endknöpfchen und damit im synaptischen Spalt (zum Wirkmechanismus des Reserpins; s. auch 5.7.2); wegen deutlicher Nebenwirkungen, u.a. massiver Senkung des Blutdrucks sowie Hervorrufen depressiver Symptome, ist man von Reserpin, wenigstens bei der Behandlung der Schizophrenie, so gut wie ganz abgekommen und setzt heute mehr oder weniger ausschließlich Neuroleptika ein.

*Entwicklung der Neuroleptika*: Als erstes Neuroleptikum wurde *Chlorpromazin* entwickelt, wobei seine Entdeckung aus einem Zufallsbefund bei der Suche nach Antihistaminika resultierte; die interessanten Erkenntnisse erst zu den sedierenden, dann den antipsychotischen Eigenschaften von Chlorpromazin sind ausführlich bei Snyder (1994, S. 77 ff.) beschrieben. 1952 in Europa, 1955 in den Vereinigten Staaten zur Behandlung eingeführt, begann mit ihm eine neue Ära der Schizophrenietherapie, und auch heute noch wird die *neuroleptische Potenz* eines Medikaments mit der von Chlorpromazin verglichen. In Deutschland war es lange als Megaphen® im Handel, heute nur noch als Prophaphenin®.

*Einteilung der Neuroleptika*: Chlorpromazin gehört zur chemischen Gruppe der *Phenothiazine*, die durch ein Gerüst von drei Ringen gekennzeichnet sind (*trizyklische Neuroleptika*); bekanntere Repräsentanten sind weiter Levomepromazin (Neurocil®), Thioridazin (Melleril®) oder Perazin (Taxilan®). Mit den Phenothiazinen strukturell gewisse Verwandtschaft besitzen die *Thioxanthene*, zu denen u.a. Chlorprothixen (Truxal®) und Flupentixol (Fluanxol®) gehören.

Eine weitere große Gruppe stellen die Butyrophenone dar, die strukturell keinerlei Ähnlichkeit mit den trizyklischen Neuroleptika aufweisen; Benperidol (Glianimon®) oder Haloperidol (etwa Haldol-Janssen®) sind die bekanntesten. Diphenylbutylpiperidene wie Fluspirilen (Imap®) oder Pimozid (Orap®) sind mit den Butyrophenonen verwandt und werden zuweilen dieser Substanzgruppe zugeordnet.

An atypischen Neuroleptika wurde schon Clozapin (Leponex®) genannt; weiter dazu gerechnet werden u.a. Sulpirid (Dogmatil®), Zotepin (Nipolept®), Olanzapin (Zyprexa®), Quetiapin (Seroquel®), Risperidon (Risperdal®), Amisulprid (Solian®).

Tabelle 4.6 Einteilung der Neuroleptika

| Substanzgruppe | wichtige Repräsentanten mit generic name in Klammern Handelsname (nur in Auswahl) |
|---|---|
| Phenothiazine (trizyklische Neuroleptika) | – Chlorpromazin (Propaphenin®; Megaphen® nicht mehr im Handel)<br>– Levomepromazin (Neurocil®)<br>– Thioridazin (Melleril®)<br>– Perazin (Taxilan®)<br>– Perphenazin (Decentan®)<br>– Fluphenazin (Dapotum®, Lyogen®, Omca®) |
| Thioxanthene | – Chlorprothixen (Truxal®)<br>– Flupentixol (Fluanxol®)<br>– Zuclopenthixol (Ciatyl-Z®) |
| Butyrophenone | – Haloperidol (Haldol-Janssen®)<br>– Benperidol (Glianimon®)<br>– Melperon (Eunerpan®)<br>– Pipamperon (Dipiperon®) |
| Diphenylbutylpiperidine | – Fluspirilen (Imap®)<br>– Pimozid (Orap®) |
| „atypische" Neuroleptika | – Clozapin (Leponex®, Clozapin-neuraxpharm®, Elcrit®)<br>– Sulpirid (Dogmatil®)<br>– Zotepin (Nipolept®)<br>– Risperidon (Risperdal®)<br>– Olanzapin (Zyprexa®)<br>– Quetiapin (Seroquel®)<br>– Amisulprid (Solian®)<br>– Ziprasidon (Zeldox®)<br>– Aripiprazol (Abilify®) |

*Wirkprofil und Wirkmechanismus der Neuroleptika*: Alle genannten Stoffe beeinflussen v.a. die *produktive Symptomatik* und die *Psychomotorik*, wenn auch in verschiedenem Ausmaß; Neuroleptika der Butyrophenongruppe und Diphenylbutylpiperidine weisen i. Allg. eine höhere neuroleptische Potenz als Phenothiazine und Thioxanthene auf (s. auch Möller, 1997, S. 390). Allerdings gibt es hier Ausnahmen: So sind beispielsweise das Thioxanthen Flupentixol (Fluanxol®) und Fluphenazin (Lyogen®) aus der Phenothiazingruppe hochpotente Neuroleptika (Benkert, 1995, S. 83 ff.).

Lange wurde die Auffassung vertreten, dass die Wirksamkeit eines Neuroleptikums weitgehend mit seiner Affinität zu $D_2$-Rezeptoren einhergeht. Nachdem diese Ansicht durch die Entdeckung der hohen Bindungsfähigkeit von Clozapin an Rezeptoren des Typs $D_4$ zeitweise in Frage gestellt worden war, betrachtet man mittlerweile – nicht zuletzt auf Grund des Bindungsverhaltens anderer atypischer Neuroleptika – wieder diese $D_2$-Affinität zumindest als sehr wichtige Determinante der neuroleptischen Potenz. (Woraus die große antipsychotische Wirksamkeit von Clozapin resultiert, bleibt noch zu klären; zu möglichen Wirkmechanismen der neueren Antipsychotika; s. auch Gründer et al., 2003).

Die Wirkung der Neuroleptika setzt typischerweise erst nach *einigen Tagen*, nicht selten sogar nach Wochen ein; dies würde an sich dem Modell einer Rezeptorblockade widersprechen, da in diesem Fall eine unmittelbare Wirkung zu erwarten wäre. Am Plausibelsten scheint die Annahme, dass auf Grund der Blockierung über *Rückkopplungsmechanismen* zunächst die Dopaminproduktion des präsynaptischen Neurons erhöht wird und so in Konkurrenz zu den Neuroleptika mehr Transmittermoleküle zur Verfügung stehen, eine Gegensteuerung, die erst nach Tagen bis Wochen eingestellt wird (Davis et al., 1991; für weitere Thesen; s. Stevens et al., 1997).

*Nebenwirkungen der Neuroleptikabehandlung*: Sehr häufig sind nach Neuroleptikatherapie (abhängig von der verwendeten Substanz) *extrapyramidal-motorische Nebenwirkungen* zu beobachten (s. Tabelle 4.7). Das erwähnte *Parkinsonoid mit Rigor, Tremor und Akinesie* tritt bei etwa 30% der insbesondere mit hochpotenten klassischen Neuroleptika Therapierten zumeist innerhalb der ersten 4 Wochen auf; wie in 4.7.2 ausgeführt, hat die Beobachtung dieser Nebenwirkung wesentlich zur Dopaminhypothese der Schizophrenie geführt. Eine weitere Nebenwirkung stellen die *Frühdyskinesien*, dar, Krämpfe und Hyperkinesien insbesondere der Gesichts-, Augen- oder Zungenmuskulatur, oft auch der Extremitäten, die nach wenigen Tagen einsetzen und bei etwa 20% der mit klassischen Neuroleptika Behandelten zu beobachten sind; *Akathisie*, quälende motorische Unruhe, dürfte sich bei etwas mehr als 20% der damit therapierten Patienten einstellen, mitunter bald nach Behandlungsbeginn, oft erst aber nach mehreren Wochen (genauere Angaben dazu bei Benkert u. Hippius, 2005, S. 189 f.). Alle diese Bewegungsstörungen sind reversibel, verschwinden häufig mit Absetzen der Neuroleptika oder mit Übergang auf ein anderes, sind zudem – mit Ausnahme der Akathisie – meist mit dem Anticholinergikum Biperiden (Akineton®) gut zu beherrschen (für Genaueres; s. Bandelow et al., 1993). Man erklärt diese extrapyramidal-motorischen Störungen durch Blockade der Dopaminrezeptoren im nigrostriatalen System (Bandelow et al., 1993; Gastpar, 1996), ohne offenbar bis jetzt in Einzelheiten die Pathogenesen dieser äußerst verschiedenartigen Symptome genau zu kennen.

Die *Spätdyskinesien* (tardiven Dyskinesien) treten bei etwa 10% bis 20% der mit klassischen Neuroleptika Behandelten auf, bei Langzeittherapierten und älteren Personen noch sehr viel häufiger (Morgenstern u. Glazer, 1993; s. auch Shamir et al., 2001 und die dort angeführte Literatur). Sie zeigen sich i. Allg. frühestens nach einem halben, häufig erst nach mehreren Jahren. Diese unwillkürlichen Bewegungen im Gesichts-, Schlund- und Extremitätenbereich sind durch *Anticholinergika nicht zu bessern* (verschlechtern sich sogar dadurch typischerweise); Clozapin scheint bei einem Teil der Patienten durch andere Neuroleptika induzierte Spätkinesien zu bessern (Lieberman et al., 1991; Buckley, 1997). Man versucht, diese motorischen Symptome durch eine Steigerung der Empfindlichkeit der Dopaminrezeptoren auf Grund der andauernden Blockade (s. etwa Baldessarini u. Tarsy, 1980) zu erklären. Dies ist jedoch keineswegs unumstritten, insbesondere da aus der Zeit vor Neuroleptikatherapie offenbar ähnliche Symptome bei Schizophrenen berichtet worden waren (Crow et al., 1982; McCreadie et al., 2002). Unglücklicherweise sind diese Spätdyskinesien bei einem nicht unbeträchtlichen Anteil *irreversibel*, nach manchen Autoren in etwa 50% (Möller et al., 2000, S. 277). Mittlerweile gibt es Hinweise, dass Vitamin $B_6$ (Pyridoxin), ausreichend dosiert und über mehrere Wochen verabreicht, diese Symptomatik zumindest teilweise bessern kann (Lerner et al., 2001). Weiter wird gewisse (insgesamt wohl eher mäßige) Wirkung des antioxidativ wirksamen Vitamin E diskutiert, eine möglicherweise diesbezüglich größere von Melatonin (s. Shamir et al., 2001 und die dort angeführte Literatur). Auch Tiaprid (Tiapridex®) soll zuweilen einen günstigen Effekt haben (Möller et al., 2000, S. 278) und ist für diese Indikation zugelassen.

Tabelle 4.7 Neuroleptisch induzierte Extrapyramidalsymptomatik und ihre Behandlung

| Syndrom | Beschreibung | erstes Auftreten | Ansprechen auf Anticholinergika wie Biperiden (Akineton®) | andere Medikamente zur Behandlung |
|---|---|---|---|---|
| Akathisie | quälende motorische Unruhe; Unfähigkeit, still zu sitzen | meist bald nach Behandlungsbeginn | mäßig | Betablocker |
| Parkinsonoid (neuroleptisch induziertes Parkinson-Syndrom) | Rigor, Tremor, Akinesie (Bewegungsarmut) | meist innerhalb der ersten 4 Wochen der Behandlung | sehr gut | |
| Frühdyskinesien | Krämpfe und unwillkürliche Bewegungen, v.a. im Gesichtsbereich | oft Stunden bis wenige Tage nach Behandlungsbeginn | sehr gut | |
| Spätdyskinesien | unwillkürliche Bewegungen im Mund-, Schlund- u. Extremitätenbereich | erst nach mehreren Monaten, üblicherweise Jahren nach Behandlungsbeginn | nicht gut, häufig Verschlechterung | – Clozapin<br>– Vitamin $B_6$, Vitamin E, Melatonin (Substanzen mit antioxidativer Wirkung)<br>– Tiaprid (Tiapridex®) |

Nachdem *atypische Neuroleptika*, insbesondere Clozapin (Leponex®), nur selten *extrapyramidale Nebenwirkungen* hervorrufen, insbesondere die gefürchteten *Spätdyskinesien* weitestgehend auszubleiben scheinen – wenn auch nicht sicher auszuschließen sind (s. etwa Gonzales, 2003) –, wird es zunehmend gebräuchlicher, auf diese Substanzen auszuweichen. So ergab eine Studie an einem Hospital im Raum Boston, dass 1993 bei nur 12% der neuroleptisch behandelten Patienten dies mit atypischen Neuroleptika geschah, hingegen dieser Anteil 1998 bereits 72% betrug (Centorrino et al., 2002); mit Abstand am Häufigsten verschrieben wurde dort Olanzapin, gefolgt von Quetiapin und Risperidon. Deutlich seltener zum Einsatz kamen Clozapin und Haloperidol. Auch in Deutschland geht die Tendenz mehr und mehr zum Einsatz atypischer Neuroleptika. In jedem Fall gilt die offizielle Empfehlung, die Behandlung junger schizophrener Patienten bevorzugt mit atypischen Neuroleptika vorzunehmen (Windgassen u. Bick, 2004).

Die lange vertretene Meinung, atypische Neuroleptika seien zwar verträglicher, aber antipsychotisch weniger wirksam, lässt sich nach neueren Studien *nicht mehr auf-*

*recht erhalten* (s. etwa Rosenheck et al., 1997; Buchanan et al., 1998; Breier u. Hamilton, 1999; Kane et al., 2001; Chakos et al., 2001; Breier et al., 2002; Volavka et al., 2002; Windgassen u. Bick, 2004). Man geht mittlerweile davon aus, dass Clozapin, ebenso wohl Quetiapin und Risperidon, vielleicht weitere atypische Neuroleptika, hinsichtlich ihrer *Wirkung auf Positivsymptomatik* Haloperidol *zumindest ebenbürtig* sind. Jedoch sei darauf hin gewiesen, dass die Ergebnisse kontrovers diskutiert werden. Auch die Ansicht, dass bei akut agierten Zuständen von Schizophrenie klassische Neuroleptika besser ansprechen, ist nach der Studie von Wright et al. (2001), welche die diesbezügliche Wirkung von intramuskulär verabreichten Haloperidol und Olanzapin verglichen, mit Vorbehalt zu betrachten.

Allgemein ist davon auszugehen, dass extrapyramidale Nebenwirkungen (sowohl früh wie spät auftretende) bei der Neuroleptika der zweiten Generation *deutlich seltener* sind und dass sie offenbar auch *besser auf die Minussymptomatik* wirken.

Andererseits führen atypische Neuroleptika wohl stärker als die meisten klassischen zu *Gewichtszunahme*, v.a. Clozapin und Olanzapin (s. Eder et al., 2001); wahrscheinlich ist der starke antiserotonerge und antihistaminerge Effekt dafür verantwortlich (s. 7.2.1 zur Bedeutung von Serotonin bei der Regulation des Essverhaltens); zudem begünstigt Therapie mit diesen Neuroleptika *Entwicklung von Diabetes mellitus und Hyperlipidämie* (s. dazu Lund et al., 2001; Windgassen u. Bick, 2004). Was die Erhöhung des *Prolactinspiegels* mit der Folge von Gynäkomastie (Brustvergrößerung), Galaktorrhö (Milchfluss) und Dämpfung von Libido und Potenz angeht, ist davon auszugehen, dass dieser Effekt zumindest bei Amisulprid und Risperidon häufig beobachtet wird (Turrone et al., 2002; Windgassen u. Bick, 2004).

Diese zuletzt erwähnten Nebenwirkungen der Neuroleptika, Veränderungen im Hormonhaushalt mit Symptomen wie Menstruationsstörungen, Galaktorrhö (Milchfluss), Gynäkomastie (Wachsen der Brüste) oder Libidoverlust besitzen nicht nur klinische Bedeutung; sie sind auch theoretisch interessant, weil sie wiederum auf neuroleptische Hemmung dopaminerger Übertragung zurück geführt werden können, nämlich in einem weiteren dopaminergen System, dem tuberoinfundibulären. Dieses zieht vom Hypothalamus zur Hypophyse, wobei seine Aktivierung Ausschüttung des Hypophysenhormons Prolactin hemmt; entsprechend erhöht sich bei Blockade zugehöriger Rezeptoren die Konzentration von Prolactin mit den beschriebenen Effekten (Snyder, 1994, S. 93; Gastpar, 1996). In der Literatur findet sich daneben die Ansicht, dass Dopamin das Inhibiting-Hormon für Prolactin ist, also nicht über Nervenbahnen zur Hypophyse gelangt, sondern auf dem Blutwege. Da in jedem Fall die Adenohypophyse Dopaminrezeptoren besitzen muss und diese entsprechend durch Neuroleptika blockiert werden, ist genauere Diskussion dieser beiden Modelle hier nicht erforderlich.

Weitere Nebenwirkungen, die es sowohl bei Behandlung mit klassischen wie atypischen Neuroleptika zu beachten gilt, sind u.a. *Blutbildveränderungen* (nicht nur bei Clozapin; s. unten), Leberschäden, Hautreaktionen und diverse subjektiv unangenehme *vegetative Symptome* wie Mundtrockenheit, Obstipation und Herz-Kreislaufbeschwerden (s. etwa Möller, 1997, S. 407 ff.; Hinterhuber u. Fleischhacker, 1997); sie werden im Wesentlichen auf zusätzliche Beeinflussung anderer Transmittersysteme zurück geführt (z.B. *Blockade muskarinerger Acetylcholinrezeptoren*).

Ein besonderes Problem der Behandlung mit dem ansonsten gut verträglichen und antipsychotisch sehr wirksamen, zudem nach Meltzer et al. (2003) suizidpräventiv wirkenden Clozapin stellen die wiederholt beschriebenen *schweren Blutbildveränderungen* (Agranulozytosen) dar, was sogar zu einem zeitweiligen Zurückziehen des Medikaments vom Markt geführt hatte; mittlerweile steht es wieder zur Verfügung, wobei allerdings sichergestellt sein muss, dass die behandelnden Ärzte regelmäßig Blutbildkontrollen vornehmen lassen (Benkert, 1995, S. 91 ff.; Breier u. Buchanan, 1996). Aus diesem Grunde scheint man nach wie vor mit seinem Einsatz eher zurückhaltend; dabei ist Clozapin dem beliebten Risperidon sehr wahrscheinlich in seiner Wirksamkeit überlegen, bietet noch geringeres Risiko für die Entwicklung extrapyramidaler Störungen und führt auch nicht zu wesentlichen Erhöhungen des Prolactinspiegels (Azorin et al., 2001); die andererseits zu beachtende zuweilen erhebliche Gewichtszunahme unter dieser Substanz wurde oben erwähnt.

Wie mehrfach betont, wird auch Wirksamkeit der atypischen Neuroleptika auf die Negativsymptomatik berichtet (Leucht et al., 1999; Meltzer u. McGurk, 1999; Purdon et al., 2000; zu diesbezüglichen Effekten von Amisulprid; s. Leucht et al., 2002). Als Mechanismus wird augenblicklich Blockade gewisser Serotoninbindungsstellen angenommen, v.a. des $5-HT_{2A}$-Rezeptors; möglicherweise erhöht sich dadurch die Freisetzung von Acetylcholin (s. 2.2 zu dessen Rolle bei Gedächtnisleistungen). Dies ist nicht unbestritten, da das nachweislich keinen $5-HT_{2A}$-Antagonismus aufweisende Amisulprid gut auf die Negativsymptomatik wirkt. Möglicherweise beruht die Beeinflussung der Negativsymptomatik auch auf einem Glutamatagonismus (s. 4.7.6).

Generelles Problem der Behandlung mit atypischen Neuroleptika ist ihr *deutlich höherer Preis*: So liegen die Kosten für Tagesdosen etwa 3–17-mal höher als bei Behandlung mit Haloperidol (Kassenärztliche Bundesvereinigung, 2002). Ob trotzdem Therapie mit neueren Neuroleptika angesichts kürzerer Klinikaufenthalte und niedrigerer Rehospitalisierungsraten letztlich günstiger ist, steht in Diskussion.

Tabelle 4.8 Gegenüberstellung klassischer und atypischer Neuroleptika

|  | klassische Neuroleptika (N. der 1. Generation) | atypische Neuroleptika (N. der 2. Generation) |
|---|---|---|
| Wirkmechanismus | – v.a. Blockade von $D_2$-Rezeptoren (unspezifisch im gesamten ZNS) | – nicht sicher geklärt; Möglichkeiten:<br>– selektive Blockade von $D_2$-Rezeptoren im mesolimbischen System?<br>– Blockade anderer Dopaminrezeptoren (z.B. des Typs $D_4$)?<br>– Blockade von Serotoninrezeptoren (deshalb möglicherweise günstige Beeinflussung der Negativsymptomatik)?<br>– Stimulation von NMDA-Rezeptoren (deshalb möglicherweise günstige Beeinflussung der Negativsymptomatik)? |
| antipsychotische Effekte (Wirkung auf Positivsymptomatik) | – stark | – zumindest bei manchen ebenfalls stark (z.B. bei Clozapin) |
| Wirkung auf Negativsymptomatik | – gering | – wahrscheinlich recht gut |
| extrapyramidale Nebenwirkungen | – hohe Wahrscheinlichkeit | – Risiko gering (aber prinzipiell vorhanden) |
| Erhöhung des Prolactinspiegels mit Potenzverlust, Gynäkomastie, Galaktorrhö | – gegeben | – bei einigen ebenfalls beschrieben |
| weitere Nebenwirkungen | – speziell bei Phenothiazinen anticholinerge Effekte (z.B. Mundtrockenheit, Akkommodations-Störungen, Dämpfung der Magen-Darm-Aktivität, Harnverhaltung)<br>– Erniedrigung der Krampfschwelle | – anticholinerge Effekte wohl geringer<br>– Gewichtszunahme (z.B. bei Clozapin)<br>– ungünstige Beeinflussung von Zucker- und Fettstoffwechsel<br>– bei Clozapin: besonderes Risiko von Blutbluteveränderungen (Agranulozytosen) |
| Kosten der Tagesdosis | – vergleichsweise günstig | – deutlich höher (Gesamtkosten der Behandlung auf lange Sicht aber vielleicht sogar günstiger) |

*Neuroleptika bei der Rezidivprophylaxe*: Nach Ausklingen einer schizophrenen Episode wird empfohlen, die Neuroleptikabehandlung zur *Rezidivprophylaxe* weiter zu führen, und zwar im Anschluss an die erste Episode noch für 6 Monate bis 2 Jahre, nach weiteren Episoden sogar für 2–5 Jahre (Gastpar, 1996; ähnliche Empfehlungen bei Möller, 1997, S. 200 f.); hier hebt man den Nutzen von *Depotpräparaten* hervor, da bei oraler Medikation die regelmäßige Einnahme häufig nicht sichergestellt ist. Allgemein wird darauf hingewiesen, die Dosis individuell anzupassen und möglichst niedrig zu halten; Entwicklung von Spätdyskinesien ist im Auge zu behalten. Auch hier tendiert man zunehmend zum Einsatz atypischer Neuroleptika, wobei von dieser Gruppe augenblicklich nur Risperidon als Depotpräparat im Handel ist.

## 4.10 Zusammenfassung

*Schizophrenie* ist durch eine Reihe *verschiedenartiger Symptome* charakterisiert, die bei den einzelnen Patienten in sehr unterschiedlicher Zusammensetzung auftreten können. Es ist deshalb sinnvoller, von *Schizophrenien* zu sprechen oder wenigstens *Unterformen* zu bilden.

Neben *formalen Denkstörungen* in *Form von Zerfahrenheit, Bizarrheit* in *Sprache* und *Verhalten, inadäquaten und unnatürlich gehobenen Affekten* sind v.a. *inhaltliche Denkstörungen* wie *Wahnideen* zu nennen, die häufig mit *Halluzinationen zumeist akustischer Natur (Stimmen)* einher gehen. Typisch ist ein *Beeinflussungswahn*, die Vorstellung gelenkt zu sein, nicht mehr den Körper zu kontrollieren, der eigenen Person entfremdet zu sein (*Ichstörungen*). Neben dieser eher *produktiven (positiven) Symptomatik* in Gestalt psychischer Neubildungen finden sich als *negativ* im Sinne von defizitär zu charakterisierende Symptome wie *sozialer Rückzug, Antriebs- und Interessenlosigkeit, Verarmung der Sprache und Affektnivellierung.* Hinzu kommen mitunter mehr oder weniger stark ausgeprägte *psychomotorische (katatone) Symptome*, beispielsweise *Bewegungsstereotypien, motorische Überaktivität*, ebenso aber *völlige Regungslosigkeit (katatoner Stupor).*

Nach dem Vorherrschen der geschilderten Symptome unterscheidet man mehrere *Unterformen*: die v.a. durch Wahn und Halluzinationen gekennzeichnete *paranoide Schizophrenie*, die *hebephrene Form*, bei der vorwiegend affektive Störungen sowie sozialer Rückzug und Antriebslosigkeit das Bild prägen, schließlich die *katatone Schizophrenie* mit ausgeprägt psychomotorischen Symptomen. Als *schizophrenes Residuum* wird ein Zustand bezeichnet, der sich bei einem Teil der Erkrankten nach Jahren einstellt und der v.a. durch Affektverflachung, Antriebslosigkeit und sozialen Rückzug charakterisiert ist; zeigt sich dieses Symptombild gleich zu Beginn der Erkrankung, ohne dass Zeichen der anderen Unterformen voraus gingen, stellt man (unter Zurückhaltung) die Diagnose *Schizophrenia simplex*. Eine gröbere, jedoch aus verschiedenen Gründen sinnvolle und für viele Zwecke auch hinreichend differenzierte Einteilung ist die in *Typ-I-Schizophrenie* mit vorwiegend *produktiver Symptomatik* (Wahn, Halluzinationen, Zerfahrenheit, evtl. inadäquate Affekte) und *Typ-II-Schizophrenie*, bei der eher *negative Symptome* wie Antriebslosigkeit, Affektverflachung, Sprachverarmung und sozialer Rückzug das Bild beherrschen. Nicht klar in diesem System ist die Stellung der katatonen Schizophrenie, wie überhaupt bei Charakterisierung positiver und negativer Symptomatik in der Literatur *Unstimmigkeiten* fest zu stellen sind. Neben den symptomatologischen Unterschieden zwischen Typ-I- und Typ-II-Schizophrenie gibt es weitere: So soll sich *familiäre Häufung eher bei Typ-II-Schizophrenie* finden, ebenfalls v.a. bei dieser Form *morphologische Veränderungen im Sinne von Hirnatrophie* fest zu stellen sein. *Typ-I-Schizophrenie* scheint hingegen deutlicher durch *neurochemische Besonderheiten* charakterisiert zu sein, speziell *Überaktivität dopaminerger Systeme*; ihre *Prognose* gilt als *günstiger*.

Die Störung beginnt zumeist im *späten Jugend-* oder *frühen Erwachsenenalter*, bei der *hebephrenen Subform* typischerweise *früher*, der *paranoiden* i. Allg. eher *später*. Neben *chronisch progredienten Verläufen* sind v.a. *schubförmige* Verlaufsformen häufig, oft mit Zurückbleiben von *Resterscheinungen*, im Extremfall mit Entwicklung eines *Residualsyndroms*; ebenso kann aber mehr oder weniger vollständige *Remission* nach diesen Schüben auftreten; *paranoide Symptombilder* gelten als *prognostisch günstig*, die *hebephrene Form* als *ungünstig*.

*Familiäre Häufung* der Störung ist eine gut belegte Tatsache; *Adoptionsstudien* zeigen, dass Vorliegen von Schizophrenie bei den *leiblichen Eltern*, nicht bei den Adoptiveltern, das *Schizophrenierisiko* der Kinder *wesentlich erhöht*. Deutlich höhere *Konkordanzraten* von eineiigen im Vergleich zu zweieiigen Zwillingspaaren sprechen für eine wesentliche *genetische* Komponente. Möglicherweise ist die *familiäre Häufung deutlicher für Typ-II-Schizophrenie*. Im Verwandtenkreis schizophrener Personen finden sich *vermehrt Fälle* mit *weniger ausgeprägter, nicht eindeutig schizophrener Symptomatik* („*Schizophrenie-Spektrumsstörungen*").

Post-mortem-Studien und neuroradiologische Untersuchungen weisen häufig Veränderungen im Sinne von *Hirnatrophie* nach (Ventrikelerweiterungen), die offensichtlich nicht oder nicht allein Krankheitsfolge darstellen; sie scheinen (nicht unumstritten) v.a. Personen mit Typ-II-Schizophrenie zu kennzeichnen. Kontrovers diskutiert wird auch, ob sich insbesondere bei Personen mit Typ-II-Schizophrenie *metabolische Minderaktivität* in den frontalen Hirnabschnitten findet (*Hypofrontalität*).

*Neurochemische Studien* an Schizophrenen haben sich speziell auf *Dopamin* konzentriert; Anlass dafür hat in erster Linie die Beobachtung gegeben, dass die therapeutisch bei Schizophrenie eingesetzten *klassischen Neuroleptika Nebenwirkungen* zeigen, die am Besten durch einen *Dopaminantagonismus* erklärt werden.

Bestimmung der *Dopaminkonzentrationen im Hirngewebe* ist nur post-mortem möglich und ergab in einigen Hirngebieten schizophrener Patienten *erhöhte Konzentration* von Dopamin (ebenso wie von seinem Metaboliten Homovanillinsäure); allerdings ist man sich über die betreffenden dopaminreichen Regionen uneins; zur Diskussion stehen hier u.a. Nucleus accumbens, Nucleus caudatus und Amygdala.

An lebenden Patienten lässt sich nur die *Liquorkonzentration von Homovanillinsäure* bestimmen, welche (inkonsistent) erhöht gefunden wurde. Dies könnte, in Einklang mit post-mortem-Befunden der Dopaminvermehrung, im Sinne eines *gesteigerten Umsatzes des Transmitters im präsynaptischen Neuron* interpretiert werden. Allerdings ist die Bedeutung und die Spezifität der Liquorkonzentration von Transmittermetaboliten nicht unumstritten.

*Rezeptorbindungsstudien* geben Hinweise auf *Vermehrung von $D_2$-Rezeptoren für Dopamin*, allerdings keineswegs eindeutig und auch nicht sicher in den diesbezüglich für bedeutsam gehaltenen limbischen Regionen; möglicherweise sind daneben $D_3$- und $D_4$-Rezeptoren vermehrt. Generell ist bei all diesen Befunden ein möglicher Einfluss neuroleptischer Langzeitmedikation zu bedenken. Auch ist zu berücksichtigen, dass in vielen dieser Untersuchungen nicht zwischen Typ-I- und Typ-II-Schizophrenie unterschieden wurde, wobei sich diese Subgruppen hinsichtlich Aktivität des dopaminergen Systems verschieden verhalten dürften.

Die *Dopaminhypothese der Schizophrenie* wurde aus Beobachtungen über *Nebenwirkungen der Neuroleptikabehandlung* konzipiert; als weiterer Hinweis wurde *Induktion psychotischer Symptome* durch *Dopaminagonisten* wie *L-Dopa, Kokain* und *Amphetamine* aufgefasst; Ergebnisse neurochemischer Untersuchungen und Bindungsstudien lassen sich als direktere Belege betrachten. Die Dopaminhypothese nimmt *Überaktivität speziell mesolimbischer Bahnen* in Gehirnen Schizophrener an. Dabei scheint weniger die Dopaminausschüttung aus präsynaptischen Neuronen verstärkt, sondern eher die *Zahl postsynaptischer Dopaminrezeptoren vermehrt*. Dies trifft offenbar in besonderem Maße die des *Typs $D_2$*; auch Vermehrung von $D_4$-Rezeptoren wird zunehmend stärker diskutiert. Gute Argumente gibt es dafür, dass Dopaminüberaktivität eher für Patienten mit Typ-I-Schizophrenie charakteristisch ist, während bei *Patienten mit vorwiegender Negativsymptomatik* sogar ein *geringerer Metabolismus in den frontalen Hirnregionen* (evtl. mit verminderter Dopaminaktivität) vermutet wird. Interessante, aber weitgehend spekulative und nicht unumstrittene Hypothesen bringen *Dopaminüberaktivität mesolimbischer Bahnen* mit einem *Wegfall inhibitorischer, vom Frontalhirn ausgehender Neuronensysteme* in Verbindung; *negative Symptome* würden dann *direkt* auf *Minderleistung frontaler Bereiche* zurück gehen, *positive* auf die *damit verbundene Disinhibition*. Mittlerweile wird zunehmend eine *Glutamathypothese* der Schizophrenie favorisiert, die insbesondere *Erklärung für die Negativsymptomatik* bieten könnte: Vermutet wird hier *verminderte Ansprechbarkeit des NMDA-Rezeptors für Glutamat*.

Als wichtigstes *ätiologisches Moment* der Schizophrenie werden *genetische Faktoren* angesehen; es dürfte sich um *polygene Vererbung* mit nicht allzu hoher Penetranz handeln. Weder ist es allerdings bis jetzt sicher gelungen, die betreffenden Gene auf Chromosomen zu lokalisieren noch die Funktion der bei Schizophrenie veränderten Gene anzugeben; naheliegend, aber unbewiesen ist, dass sie Ausbildung von Dopaminrezeptoren steuern. Als weitere ätiologische Momente werden *intrauterine Infektionen* (etwa bei *Grippeerkrankung der Schwangeren*) oder *Geburtskomplikationen* angeschuldigt. Im Sinne der *Hypofrontalitätshypothese* könnte man spekulieren, dass diese Einflüsse zu Frontalhirnschädigungen führen, welche wiederum indirekt Überaktivität dopaminerger mesolimbischer Bahnen nach sich zögen. Verbindung zur genetischen Disposition ließe sich dadurch herstellen, dass letztere die Infektionsanfälligkeit erhöht. Dies sind sich aber weitgehend spekulative Gedankengänge.

Die *Therapie* der Schizophrenie geschieht in aller Regel mit *Neuroleptika*, lange Zeit insbesondere vom Typ der Butyrophenone und Phenothiazine (so genannte *klassische Neuroleptika* oder *Antipsychotika der ersten Generation*), deren Wirkmechanismus v.a. in der *Blockade von $D_2$-Rezeptoren* gesehen wird. Deutlich *besser* spricht dabei die *produktive Symptomatik* an, etwa *Wahn* und *Halluzinationen*. An akuten Nebenwirkungen sei nur das *Parkinson-Syndrom* (Rigor, Tremor, Akinesie) genannt, welches sich innerhalb der ersten Behandlungswochen einstellt, reversibel ist und auf Anticholinergika gut anspricht; man erklärt es durch *Blockade von Dopaminrezeptoren im nigrostriatalen System*. Nach längerer Behandlung mit klassischen Neuroleptika stellen sich bei einem Teil der Patienten *Spätdyskinesien* ein, die z.T. irreversibel sind; sie werden (nicht unumstritten) auf kompensatorische *Vermehrung von Dopaminrezeptoren im nigrostriatalen System* zurückgeführt.

*Atypische Neuroleptika* haben ebenfalls deutliche *antipsychotische Effekte* und zeigen *bessere Wirkung auch auf Negativsymptome*; zudem treten *motorische Nebenwirkungen* nie oder nur *selten* auf. Ihr *Wirkmechanismus* ist ungeklärt; besondere *Affinität zu $D_4$-Rezeptoren* oder zu $D_2$-Rezeptoren spezifisch im *limbischen System* könnte eine wesentliche Rolle spielen; die Wirkung auf die Negativsymptomatik über einen *Serotoninantagonismus* (v.a. wohl am 5-$HT_2$-Rezeptor) oder über *Agonismus am NMDA-Rezeptor* erklärt. Zuweilen auftretende *Nebenwirkungen im blutbildenden System* (Agranulozytosen) standen zeitweise dem Einsatz von *Clozapin* entgegen; mittlerweile kann es unter regelmäßigen Blutbildkontrollen wieder angewendet werden. Zunehmend häufiger eingesetzt werden andere *atypische Neuroleptika* (*Antipsychotika der zweiten Generation*), z.B. Quetiapin, Olanzapin, Risperidon, Amisulprid, die bei meist *besserer Verträglichkeit* und deutlich *geringerem Risiko für extrapyramidale Syndrome* in der Wirkung auf die *Positivsymptomatik* klassischen Neuroleptika mindestens *ebenbürtig* sein dürften und besser auf *Negativsymptomatik* wirken. Hier sind andere Nebenwirkungen zu beachten, u.a. wohl *stärkere Erhöhung des Prolactinspiegels*, häufigere *Gewichtszunahme* sowie negative *Beeinflussung des Zucker- und Lipidstoffwechsels*. Dem breiten Einsatz entgegen stehen erheblich *höhere Kosten der Tagesdosen* – möglicherweise ist aber *langfristig* auf Grund geringerer Rehospitalisierungsraten Therapie mit atypischen Neuroleptika nicht wirklich teurer.

# 5 Affektive Störungen

## 5.1 Depressives und manisches Syndrom

*Allgemeines*: Ein relativ einheitlicher *Symptomenkomplex*, der hauptsächlich durch *gedrückte Stimmung, Interessenverlust und Verminderung des Antriebs* gekennzeichnet ist, kann unter *verschiedenartigen Bedingungen* auftreten; dies ist etwa der Fall bei *hirnorganischen Krankheiten*, nach *Einnahme von Substanzen*, beispielsweise bestimmten Medikamenten, als *Reaktion auf schwere Verluste oder Niederlagen*, schließlich auch *ohne äußerlich erkennbaren adäquaten Anlass*, gewissermaßen von innen heraus („endogen"). Diesem im Folgenden hier in Anlehnung an gängigen psychiatrischen Sprachgebrauch *depressives Syndrom* genannten Symptombild ist ein weiteres zur Seite zu stellen, welches, wenn auch nicht vollständig, als dessen Gegenstück betrachtet werden kann und als *manisches Syndrom* bezeichnet wird: Charakteristisch ist *gehobene Stimmung, gesteigerte Aktivität und ein Gefühl von Leistungsfähigkeit*. Da bei vielen Personen *abwechselnd sowohl depressive wie manische Syndrome auftreten*, fasst man beide unter der Bezeichnung *affektive Störungen* zusammen; man steht hier in der Nachfolge E. Kraepelins, der das „manisch-depressive Irresein" als Krankheitskategorie eingeführt hatte.

*Charakteristika des depressiven Syndroms*: Als typische Symptome des depressiven Syndroms werden in ICD-10 (S. 141) „*depressive Stimmung*", „*Verlust von Interesse oder Freude*" sowie „*erhöhte Ermüdbarkeit*" genannt, in der Literatur zuweilen auch als *Kernsymptome* bezeichnet (Haug, 1996a). Als weitere „häufige Symptome" (Zusatzsymptome) werden in der ICD-10 „*verminderte Konzentration und Aufmerksamkeit*", „*vermindertes Selbstwertgefühl und Selbstvertrauen*", „*Schuldgefühle und Gefühle von Wertlosigkeit*", „*negative und pessimistische Zukunftsperspektiven*", „*Suizidgedanken, erfolgte Selbstverletzung oder Suizidhandlungen*", „*Schlafstörungen*" sowie „*verminderter Appetit*" aufgeführt.

Tabelle 5.1 Charakteristika depressiver Episoden nach ICD-10

| typische Symptome (Kernsymptome) | – depressive Stimmung<br>– Verlust von Interesse oder Freude<br>– erhöhte Ermüdbarkeit |
|---|---|
| andere häufige Symptome (Zusatzsymptome) | – verminderte Konzentration und Aufmerksamkeit<br>– vermindertes Selbstwertgefühl und Selbstvertrauen<br>– Schuldgefühle und Gefühle von Wertlosigkeit<br>– negative und pessimistische Zukunftsperspektiven<br>– Suizidgedanken, erfolgte Selbstverletzung oder Suizidhandlungen<br>– Schlafstörungen<br>– verminderter Appetit |

Weder müssen notwendig alle Kernsymptome noch alle Zusatzsymptome auftreten, um eine depressive Episode zu diagnostizieren; je mehr von ihnen vorhanden sind, desto sicherer ist jedoch die Diagnose und desto höher der Schweregrad: Zur Feststellung einer „leichten depressiven Episode" nach ICD-10 genügt das Vorliegen von mindestens 2 der typischen und 2 der Zusatzsymptome (dies nicht in besonderer Ausprägung); um eine „schwere depressive Episode" zu diagnostizieren, müssen alle 3 Kernsymptome zu beobachten sein, dazu mindestens 4 der Zusatzsymptome, einige davon besonders schwer ausgeprägt.

*Das somatische Syndrom als Unterscheidungsmerkmal depressiver Störungen*: Abgesehen vom Schweregrad können depressive Syndrome auch *qualitativ* wesentlich unterschiedlich sein. Eine augenblicklich v.a. unter theoretischen Gesichtspunkten diskutierte Unterscheidung ist die zwischen einem *depressiven Syndrom ohne und mit begleitendem „somatischen Syndrom"*. Letzteres wird vielfach in der psychiatrischen Literatur als charakteristisch für die *„endogene" Depression* angesehen (s. 5.2) und ist v.a. durch *körperliche Symptome wie deutlichen Verlust von Libido, Appetitverlust und stärkere Gewichtsabnahme gekennzeichnet, daneben durch frühmorgendliches Erwachen und „Morgentief"*; weiter als charakteristisch angesehen werden die teilweise in den Kernsymptomen definitorisch eingeschlossenen Zeichen von *„Interessenverlust oder Verlust der Freude an normalerweise angenehmen Aktivitäten"* sowie die *„mangelnde Fähigkeit, auf eine freundliche Umgebung oder freudige Ereignisse emotional zu reagieren"*. Schließlich wird als typisches Merkmal des somatischen Syndroms auch der *„objektive Befund einer psychomotorischen Hemmung oder Agitiertheit"* angeführt (ICD-10, S. 140). Letzteres entspricht der Unterscheidung zwischen einem „ängstlich-agitiert-depressiven" und einem „gehemmt-depressiven" Syndrom (beziehungsweise nach älter Bezeichnung zwischen einer „agitierten" und einer „gehemmten" Depression), welche von erheblicher therapeutischer Relevanz ist. Schließlich stellt ein weiteres Differenzierungsmerkmal innerhalb (schwerer) depressiver Syndrome das zusätzliche *Vorliegen psychotischer Symptome* dar, die häufig die Gestalt von *Halluzinationen, Wahnideen* oder von *depressivem Stupor* annehmen; die theoretische Bedeutung und die therapeutischen Implikationen dieser Zusatzsymptomatik sind weniger klar.

*Charakteristika des manischen Syndroms*: Die manische Störung ist nach ICD-10 (S. 132) charakterisiert durch *„gehobene Stimmung sowie eine Steigerung in Ausmaß und Geschwindigkeit der körperlichen und psychischen Aktivität"*. Auffällig ist zunächst die *„situationsinadäquat"* gehobene Stimmung, die *„zwischen sorgloser Heiterkeit und fast unkontrollierbarer Erregung"* schwankt, zuweilen auch *„eher gereizt und misstrauisch"* sein kann. Weiter ist der deutlich *gesteigerte Antrieb* zu bemerken, der sich in einer Vielfalt von Aktivitäten zeigt, welche aber nicht zu Ende geführt werden; die betreffende Person ist leicht ablenkbar und wendet sich schnell neuen Interessen zu, sodass eine ausgesprochene Unproduktivität resultiert. Dem entspricht das *ideenflüchtige Sprachverhalten*, bei dem die Themen rasch gewechselt werden; in schweren Fällen von Manie kann die Abgrenzung von der assoziativ weitgehend gelockerten Sprache Schizophrener nicht leicht sein. Der *Verlust üblicher sozialer Hemmungen* kann zu ausgesprochen *distanzlosem Verhalten* führen; angesichts der häufig gesteigerten *Libido* und der *Selbstüberschätzung der eigenen Attraktivität* ist *inadäquates Verhalten auf sexuellem Gebiet* alles andere als selten. Die *Größenideen* (bis hin zum regelrechten Größenwahn) und die *unrealistische Einschätzung der eigenen finanziellen Möglichkeiten* führen häufig zu *ruinösen Unternehmungen* und *sinnlosen Anschaffungen*. Körperlich fühlen sich die Patienten meist *sehr wohl*, benötigen *wenig Schlaf*; der *Appetit ist nicht selten verringert*; in schweren Fällen können durch mangelnde Nahrungs- und Flüssigkeitszufuhr *lebensbedrohliche Zustände* auftreten. *Psychotische Symptome wie Wahn und Halluzinationen* kommen vereinzelt vor und erschweren dann die Abgrenzung gegenüber einer Schizophrenie.

*Hypomanie*: Bei dieser *gemilderten Form eines manischen Syndroms* stellen die Patienten durch ihren übermäßigen Rededrang und ihre unangemessene Vertraulichkeit zwar zumeist für die *Umgebung eine Belastung* dar, die Symptome sind jedoch *nicht so ausgeprägt*, dass sie *„zu einem Abbruch der Berufstätigkeit oder zu sozialer Ablehnung"* führen. Im Falle einer *Manie* kann hingegen die *Berufstätigkeit nur noch selten* ausgeführt werden (dargestellt im Wesentlichen nach ICD-10, 132 ff. sowie Haug, 1996a).

## 5.2 Formen affektiver Störungen

*Affektive Syndrome im Rahmen organischer Erkrankungen ("sekundäre" Depressionen und Manien)*: Sie treten unter diesen Bedingungen keineswegs selten auf und wären nach ICD-10 in die Kategorie F0 (Organische, einschließlich symptomatischer psychischer Störungen) einzureihen, genauer in F06 (organische affektive Störungen). Als Ursache depressiver Zustände lassen sich – neben *Infektionskrankheiten, Anämien, degenerativen Erkrankungen wie Chorea Huntington und Morbus Parkinson, extra- und intrakraniellen Tumoren – v.a. vaskuläre Störungen* anführen. Letztere sind insofern oft aufschlussreich, als nach zerebralen Ischämien (Schlaganfällen) teilweise affektive Symptomatik ausbleibt, teils auftritt und man aus der Lokalisation der Gewebsschädigungen bei diesen „sekundären" Depressionen Schlüsse auf die auch bei primären affektiven Erkrankungen beteiligten anatomischen Strukturen zu ziehen hofft (s. etwa House et al., 1990; Herrmann et al., 1993). Auch *Hormonstörungen* können affektiven Veränderungen zu Grunde liegen; hier sind in erster Linie *Hypo-und Hyperthyreose* sowie *Störungen im System Hypothalamus-Hypophyse-Nebennierenrinde* zu nennen (Addison-Krankheit bei Ausfall, Cushing-Syndrom bei verstärkter Aktivität der Nebennierenrinde bzw. externer Zufuhr ähnlicher Substanzen). Diese Beobachtungen sind insofern von theoretischem Interesse, als sie zu Überlegungen zur Rolle endokriner Faktoren auch bei nicht organisch einzuordnenden Depressionen geführt haben (s. dazu auch Checkley, 1992; Baumgartner, 1993).

*Depressive Störungen im Rahmen sexualhormoneller Umstellungen*: In diesem Kontext sind Depressionen zu erwähnen, die mit *Menstruation, Schwangerschaft, Wochenbett* und *Klimakterium* in Zusammenhang stehen. Das überzufällig häufige Vorkommen von Depressionen im Wochenbett ist gesichert, wobei dies in einzelnen Fällen der Beginn einer rezidivierenden, nicht notwendig an weitere Geburten gebundenen depressiven Störung sein kann (dazu ausführlich Cox, 1992). In der *Schwangerschaft beobachtet man depressive Episoden eher seltener* als in anderen Zeiten; eine statistische Häufung der *klimakterischen Depression* ist nicht gesichert. Weitgehend einig ist man sich über das gehäufte Auftreten *depressiv-gereizter Zustände einige Tage vor Beginn der Menstruation (prämenstruelles Syndrom)*. Über die Rolle biologischer Faktoren bei den genannten depressiven Störungen liegt letztlich wenig Gesichertes vor (zum prämenstruellen Syndrom; s. auch Leibenluft et al., 1994).

*Organische Ursachen manischer Störungen*: Sie entsprechen häufig denen depressiver Symptome, etwa *intrakranielle Tumoren, Durchblutungsstörungen, Traumen* (Starkstein et al., 1991), zudem diverse *Stoffwechselerkrankungen*, weiter interessanterweise auch jene Hormonstörungen, die depressiver Symptomatik zu Grunde liegen können, nämlich Addison-Krankheit, Cushing-Syndrom, Hyperthyreose.

*Affektive Störungen nach Einnahme von Substanzen*: Klinisch und theoretisch bedeutsamer sind affektive *Störungen als Folge von Medikamenteneinnahme* (etwa depressive Syndrome nach Einnahme von Steroiden oder des Blutdruckmittels Reserpin; s. 5.7.2) und speziell nach Konsum *psychotroper Substanzen*. Hier wäre in erster Linie manische Symptomatik nach Einnahme von *Kokain und Psychostimulanzien* zu nennen (s. auch 3.5 und 3.6); dies gibt zur Vermutung Anlass, die durch diese Substanzen bewirkten Transmitterveränderungen könnten auch den spontan auftretenden manischen Syndromen zu Grunde liegen (s. 5.7.6).

*Nicht durch organische Faktoren bedingte affektive Symptome*: Weitaus häufiger treten jedoch *affektive Syndrome ohne nachzuweisende organische Krankheit* oder ursächlich anzuschuldigenden Substanzkonsum auf; diese „primären" Formen wären gemäß ICD-10 in Kategorie F3 (Affektive Störungen) einzuordnen. Im typischen Fall handelt es sich dabei um *mehr oder weniger zeitlich scharf begrenzte, häufig rezidivierende Symptomatik*. Depressive Episoden dauern im Mittel etwa 6 Monate, manische sind mit durchschnittlich 4 Monaten kürzer.

*Klassifikation (nichtorganischer) affektiver Störungen nach ICD-10*: Die (ausschließliche) Diagnose einer *depressiven Episode* erfolgt nach ICD-10 nur dann, wenn ihr nicht weitere affektive Episoden vorausgegangen sind. War dies der Fall und waren alle Episoden zuvor ausschließlich durch depressive Symptomatik gekennzeichnet, spricht man von einer *rezidivierenden depressiven Störung*, deren augenblickliche Phase noch bezüglich Schweregrad, eventueller psychotischer Symptomatik und gegebenenfalls hinsichtlich Vorliegen des somatischen Syndroms (s. 5.1) charakterisiert wird. War hingegen vor der augenblicklich vorliegenden depressiven Episode mindestens eine hypomanische oder manische aufgetreten, wird nach ICD-10 die Diagnose einer *bipolaren Störung mit gegenwärtig depressiver Episode* gestellt; im DSM-IV unterscheidet man bekanntlich zwischen Bipolar I Störung mit manischen und Bipolar II Störung mit ausschließlich hypomanischen Episoden.

Analog diagnostiziert man eine *hypomanische oder manische Episode* allein, wenn es sich überhaupt um die erste affektive Episode bei der betreffenden Person handelt; waren bereits depressive Phasen vorausgegangen, wird die Diagnose einer *bipolaren Störung* mit *gegenwärtig manischer (beziehungsweise hypomanischer) Episode* gestellt. Nicht sofort nachvollziehbar spricht man nach ICD-10 (ebenso DSM-IV) auch *dann* von einer *bipolaren Störung*, wenn *bis dahin nur manische oder hypomanische Phasen aufgetreten sind*. Dies beruht auf der Erkenntnis, dass Personen mit ausschließlich rezidivierender manischer Symptomatik den Patienten, die daneben gelegentlich depressive Episoden erleben, „in Familienanamnese, prämorbider Persönlichkeit, Krankheitsbeginn und langfristiger Prognose" ähnlich sind (ICD-10, S. 135).

*Relative Häufigkeiten der einzelnen affektiven Störungen*: Die *rein depressiven Störungen* sind mit etwa 60% der Fälle (bezogen auf die „endogenen" affektiven Psychosen; s. unten) die *häufigsten Varianten affektiver Störungen*; davon umfassen etwa 20–30% nur eine Episode, ein ähnlicher Prozentsatz deren 2 oder 3, ungefähr die Hälfte 4 oder mehr; ca. 35% der (endogenen) affektiven Psychosen sind *bipolare Störungen*, wobei man im Mittel von etwa der doppelten Phasenzahl wie bei den rezidivierenden depressiven Störungen ausgeht; Verläufe mit einer oder mehreren rein manischen Episoden sind mit knapp 5% deutlich seltener (nach Möller, 1997, S. 222 f.; s. auch Judd, 1997 sowie Köhler, 1999, S. 35 f. und die dort zitierte Literatur).

Eine besondere Subgruppe von Patienten mit bipolaren Störungen stellen die „rapid cyclers" dar, Personen (meist Frauen) mit raschem Wechsel von depressiven und manischen Episoden (s. dazu ausführlich Coryell et al., 1992); die Prognose gilt als ungünstig, um so mehr als die Betroffenen schlecht auf die Lithiumprophylaxe ansprechen. Eine Untergruppe der „rapid cyclers" stellen Personen mit „switching" dar, einem unmittelbaren Übergang von Phasen entgegengesetzter Natur; dieser Verlauf scheint prognostisch besonders schlecht zu sein (s. Maj et al., 2002 und die dort angeführte Literatur).

*Anhaltende affektive Störungen*: Seltener als die episodenförmig verlaufenden sind die *anhaltenden affektiven Störungen*; mit *Dysthymia* wird in der ICD-10 eine chronisch depressive Verstimmung bezeichnet (die von der Charakteristik her in gewisser Hinsicht der „neurotisch" genannten Depression entspricht); *Zyklothymia* nennt man eine *andauernde Stimmungslabilität* mit depressiven und hypomanischen Schwankungen, die jedoch nicht intensiv genug sind, um die Diagnose einer regelrechten affektiven Episode zu rechtfertigen.

*Zur Unterscheidung „endogener" und nicht-endogener affektiver Störungen*: In der betont syndromatologisch-deskriptiv aufgebauten ICD-10 wird also nicht mehr die in früheren psychiatrischen Diagnoseschemata übliche und teilweise auch noch heute, etwa bei Möller (1997), gepflegte Unterscheidung zwischen *reaktiver, neurotischer und endogener Depression* gemacht. Immerhin bleibt die Möglichkeit, das für die „endogenen" Depressionen oder Melancholien von vielen als vergleichsweise typisch erachtete *„somatische Syndrom"* zusätzlich in der Diagnose zu vermerken; die Autoren der ICD-10 selbst bezeichnen die „wissenschaftliche Absicherung" dieses Syndroms in jedem Fall als „etwas fragwürdig" (S. 131).

Hingegen scheint zunehmender Konsens darin zu bestehen, dass die *psychotische Depression*, also ein depressives Syndrom, welches mit Wahn und Halluzinationen einhergeht (und früher sicher unter „endogene Depression" eingereiht wurde), sich von nichtpsychotischer Depression hinsichtlich diverser neuropsychologischer, neuropharmakologischer und endokrinologischer Aspekte unterscheidet (s. Belanoff et al., 2001 und die dort angeführte Literatur).

Als Folge unterschiedlicher Klassifikation *differieren epidemiologische Angaben*, je nachdem ob sich Untersucher auf depressive Störungen allgemein oder die selteneren endogenen Depressionen beziehen; konsequenzenreicher ist vermutlich, dass einige der im Weiteren präsentierten Erkenntnisse, die vornehmlich an Patienten mit als endogen aufgefassten depressiven Störungen gewonnen wurden, nicht mit Verlässlichkeit auf depressive Störungen im weiteren Sinne zu übertragen sind.

## 5.3 Erstmanifestationsalter und Verlauf

*Erstmanifestationsalter*: Bezüglich *des ersten Auftretens* depressiver und bipolarer Störungen liegen sehr *unterschiedliche Angaben* vor, die an anderer Stelle vergleichend präsentiert wurden (Köhler, 1998, S. 106 und S. 229); wesentliche Ursache für diese Diskrepanzen dürfte sein, dass sich einige Autoren speziell auf die schwereren Verlaufsformen konzentriert haben, andere, insbesondere amerikanische Untersucher, leichtere depressive Verstimmungen ebenfalls einbezogen haben.

Einigermaßen zutreffend dürfte die Angabe sein, dass *bipolare Störungen* sich i. Allg. zwischen *20. und 30. Lebensjahr erstmals manifestieren*, unipolare zwischen *30. und 40.*, also durchschnittlich ungefähr *ein Jahrzehnt später* einsetzen.

Während man früher der Auffassung war, regelrechte depressive Störungen seien nur selten unter *Kindern und Jugendlichen* zu finden, werden solche Fälle zunehmend häufiger beschrieben (s. Harrington et al., 1993; Harrington, 2001 und die dort angeführte Literatur). Auch *bipolare Störungen* können schon früh, d.h. vor dem 16. Lebensjahr, zuweilen sogar bei Kindern unter 10 Jahren, auftreten und scheinen dann eine schlechte Prognose zu haben (Geller et al., 2002); diese schon vor der Pubertät beginnenden affektiven Störungen sind möglicherweise von denen des Erwachsenenalters in wesentlichen Punkten verschieden (Weissman, 2002; Jaffee et al., 2002).

Weiter treten nicht selten Depressionen erst später, nach dem 60. Lebensjahr, auf (late-onset depression, late-life depression). Es gibt gute Hinweise, dass sich diese *Spätformen* von den *früher einsetzenden affektiven Störungen pathogenetisch unterscheiden*; möglicherweise handelt es sich um *zerebrale Durchblutungsstörungen*, die sich nicht in neurologischer, sondern affektiver Symptomatik äußern (s. auch 5.8).

*Verlauf*: Die *rezidivierenden depressiven* und die *bipolaren Störungen* nehmen oft einen *Verlauf über Jahrzehnte*, wobei mit *zunehmendem Alter die depressiven Episoden i. Allg. länger werden* (ICD-10, S. 135). In der Regel gehen die Phasen (evtl. mit einer kurzen Nachschwankung in die entgegengesetzte Richtung) in einen Zustand *affektiver Normalität* über; Residualzustände werden typischerweise nicht beobachtet.

*Prognose*: Stellt sich somit die Prognose affektiver Störungen an sich als gut dar, ist doch anzumerken, dass schätzungsweise 10–15% der Personen mit *Depressionen* (sowohl der unipolar Depressiven als auch der bipolar affektiv Gestörten) *Suizid* begehen und dass der materielle und soziale Schaden, der in manischen Phasen angerichtet werden kann, nicht immer vollständig reversibel ist.

*Exkurs über saisonal abhängige affektive Störungen*: Von möglicher theoretischer Bedeutung ist, dass bei einem gewissen Anteil der Patienten die depressiven Verstimmungen zu *bestimmten Jahreszeiten aufzutreten* pflegen (zumeist in Herbst und Winter), sodass hier zuweilen auch von *„saisonal abhängigen Depressionen"* gesprochen wird, eine Kategorie, die im DSM-IV, nicht aber in ICD-10 vorgesehen ist; oft handelt es sich um depressive Episoden im Rahmen bipolarer Störungen mit nur hypomanischen Phasen (Bipolar II nach DSM-IV). Die Symptomatik entspricht weitgehend der des geschilderten depressiven Syndroms, jedoch wird atypischerweise häufig über *verstärkten Hunger mit Gewichtszunahme, Gier nach Kohlenhydraten sowie verlängerten Schlaf* berichtet (Rosenthal et al., 1984). Die nosologische Stellung der saisonal abhängigen Depressionen ist unklar; biologische Rhythmen scheinen in der Pathogenese eine wichtige Rolle zu spielen, die Symptomatik bessert sich relativ zuverlässig auf Lichttherapie (nach Blehar u. Lewy, 1990 sowie Oren u. Rosenthal, 1992; s. auch 5.8 und 5.9.3).

## 5.4 Epidemiologie

*Bipolare Störungen*: Deutliche *Diskrepanzen* finden sich in den *Angaben zur Häufigkeit affektiver Störungen*. Die Lebenszeitprävalenz bipolarer Störungen (mit mindestens einer ausgeprägten manischen Phase) dürfte etwa bei 1% liegen und ist höher (über 5%), wenn man Verläufe mit lediglich hypomanischen Episoden sowie Fälle von Zyklothymia (s. 5.2) einbezieht. Übereinstimmung besteht weitgehend darin, dass *von bipolaren Störungen Frauen und Männer etwa gleich häufig betroffen* sind.

*Depressive Störungen*: Noch viel *stärker differieren Prävalenzangaben* zu depressiven Störungen, v.a. weil teilweise nach Unterformen getrennt wird, andere Autoren hingegen sowohl einmalige Episoden, rezivierende Verläufe und chronische Formen zusammenfassen, zudem mitunter nur die behandlungsbedürftigen, zuweilen auch weniger schwere Verstimmungen betrachtet werden. Vereinzelt werden Lebenszeitprävalenzen von über 20% für Frauen, über 10% für Männer angegeben; für die schweren, als „endogen" diagnostizierten Depressionen („Melancholien") wird hingegen von manchen Autoren (etwa Möller, 1997, S. 205) eine Lebenszeitprävalenz von weniger als 1% genannt. Einig scheint man sich darin zu sein, dass *Frauen von depressiven Störungen etwa doppelt so häufig wie Männer betroffen* sind, wobei hinsichtlich der schweren Zustandsbilder das Verhältnis noch extremer sein dürfte.

## 5.5 Familiäre Häufung und Vererbung

*Familiäre Häufung*: *Familiär gehäuftes Vorkommen affektiver Störungen* wurde wiederholt in großen Studien nachgewiesen, wobei die Zusammenhänge dann besonders klar sind, wenn man sich auf *schwere rezidivierende depressive Zustände und insbesondere auf bipolare Verläufe mit eindeutigen manischen Phasen* bezieht. Viele Angaben in der Literatur sind leider insofern nur bedingt aussagekräftig, als oft nicht zwischen uni- und bipolaren Störungen getrennt wird und sich manche Autoren nur auf die von ihnen als endogen aufgefassten manisch-depressiven Erkrankungen beziehen, andere hingegen affektive Störungen verschiedener Genese und Schweregrade berücksichtigen (für eine Zusammenstellung; s. Tsuang u. Faraone, 1990).

Unter Bezug auf die bei Haug (1996a) zusammengestellten Daten haben *Kinder von Eltern mit einer depressiven Störung* eine *Wahrscheinlichkeit von etwa 20%, eine „affektive Störung"* zu entwickeln, *sind beide Elternteile depressiv erkrankt, von über 50%*. Für *Kinder einer Person*, die an einer bipolaren Störung leidet, liegt die *Wahrscheinlichkeit*, eine *affektive Störung* zu erleiden, mit *24%* noch *höher*, ein Wert, der auf *55% steigt, wenn beide Eltern bipolar erkrankt sind*. Einige weitere Studien sind bei Merikangas u. Kupfer (1995) zusammengestellt; noch einmal zeigt sich, wie sehr die in der Literatur präsentierten Prävalenzen differieren; eindeutig ist jedoch zu ersehen, dass die familiäre Häufung wesentlich ausgeprägter bei *bipolaren Störungen* ist (s. auch Nöthen et al., 2004).

*Zwillingsstudien*: Bei einer Zusammenfassung von 10 Zwillingsstudien, wie sie bei Allen (1976) dargestellt ist, ergibt sich hinsichtlich *bipolarer Verläufe eine Paarkonkordanzrate* von 72% für eineiige, von 14% für zweieiige Zwillingspaare; hinsichtlich unipolarer Störungen liegen die entsprechenden Zahlen bei 40% und 14% (für weitere Studien; s. Merikangas u. Kupfer, 1995; s. auch McGuffin et al., 1996).

*Untersuchungen an Adoptivkindern*: Wie bei der Schizophrenie (s. 4.5) liegen mittlerweile *Adoptionsstudien* vor, die zeigen, dass die familiäre Häufung affektiver Störungen zumindest teilweise auf *genetische Faktoren* zurückzuführen sein sollte: *Biologische Verwandte von adoptierten Probanden mit einer affektiven Störung* haben gegenüber den *Adoptivverwandten* dieser erkrankten Personen ein *deutlich erhöhtes Risiko*, eine uni- oder bipolare affektive Störung zu entwickeln (Wender et al., 1986; s. dazu auch Gershon, 1990, S. 377 f.; Tsuang u. Faraone, 1990, S. 93 ff.; Merikangas u. Kupfer, 1995).

*Genetik*: Versuche, die für Entwicklung affektiver Störungen *verantwortlichen Gene* zu identifizieren, sind bis jetzt nicht überzeugend ausgefallen: Angesichts der größeren Häufigkeit depressiver Störungen bei Frauen wurde ein X-chromosomaler Erbgang vermutet, der aber definitiv bestimmte Fälle von familiärer Häufung nicht erklären könnte; bestenfalls wäre damit also nur auf die Entstehung einer Subgruppe bipolarer affektiver Störungen gewisses Licht geworfen (s. Mendlewicz et al., 1987); zudem ließen sich solche Befunde keineswegs uneingeschränkt replizieren (u.a. etwa Berrettini et al., 1990; s. auch Tsuang u. Faraone, 1990; Mirow et al., 1994 sowie Gilliam u. Knowles, 1995 und die dort angeführten Arbeiten).

Ebenso wurden veränderte, für Entwicklung affektiver Störungen verantwortliche Gene auf den Chromosomen 5 und 11 gefunden, jedoch nicht zweifelsfrei belegt (s. Propping, 1989, S. 199; Mirow et al., 1994). Neuere Studien lokalisieren disponierende Gene für bipolare affektive Störungen u.a. auf Chromosom 18 (De Bruyn et al., 1996; Coon et al., 1996; McMahon et al., 2001; für weitere „Kandidatenregionen"; s. Nurnberger et al., 2001; Baumann et al., 2003; Nöthen et al., 2004).

Angesichts der angenommenen Bedeutung des serotonergen Systems für die Pathogenese affektiver Störungen hat man sich beispielsweise auf Gene konzentriert, die Ausbildung von Serotoninrezeptoren und Serotonintransportern determinieren, ohne allerdings bis jetzt diesbezügliche Veränderungen sicher mit affektiven Veränderungen in Verbindung bringen zu können (Vincent et al., 1999; Bellivier et al., 2000).

Eine interessante Beobachtung führt möglicherweise auf lange Sicht zu einem besseren Verständnis genetischer Faktoren, nämlich dass Depression häufig mit Substanzmissbrauch vergesellschaftet ist, speziell exzessivem Rauchen (s. Diercker et al., 2002, für ausführliche Belege). Man kann zwar nicht ausschließen, dass Nikotin zu Veränderungen führt, die Depression hervorrufen, ebenso wenig, dass Rauchen einen Versuch der Selbstmedikation darstellt (Klimek et al., 2001); gleichwohl liegt die Hypothese nahe, dass ein gemeinsamer determinierender Faktor für Depression und Hang zum Substanzmissbrauch vorliegt.

## 5.6 Biologische Befunde bei Personen mit affektiven Störungen

### 5.6.1 Morphologische Besonderheiten

*Fehlen größerer Post-mortem-Studien*: Nachdem es sich bei den schweren affektiven Störungen in der Regel um episodenhaft verlaufende Zustandsbilder handelt, sterben die Betroffenen, anders als dauerhaft hospitalisierte schizophrene Patienten, nur in den seltensten Fällen in Kliniken; entsprechend selten kommt es auch zu Obduktionen, die, wenn überhaupt, vornehmlich Personen nach Suizid oder Patienten mit sekundären Depressionen betreffen; offenbar sind größere Post-mortem-Studien zu neuroanatomischen Auffälligkeiten hier nicht vorhanden.

*Studien mit bildgebenden Verfahren*: Hingegen wurden in den letzten Jahren eine Vielzahl von Untersuchungen an affektiv gestörten Patienten mit Computertomographie (CT) und Kernspintomographie (magnetic resonance imaging = MRI) durchgeführt; sie sind bei Steffens et al. (1993), Pearlson u. Schlaepfer (1995), Soares u. Mann (1997) sowie, speziell für bipolare Störungen, bei Stoll et al. (2000) sowie Soares u. Innis (2000) aufgelistet und kommentiert (s. auch Goodwin u. Jamison, 1990). Zum einen ging es um die Frage unspezifischer Veränderungen im Sinne von *Hirnatrophie*, zum anderen um den Nachweis *regionaler Besonderheiten* v.a. in *Neokortex, Cerebellum, Hypophyse* sowie an *subkortikalen Strukturen* wie *Basalganglien* oder *Thalamus*; immer häufiger richtet sich in letzter Zeit das Augenmerk auf *Veränderungen der weißen Substanz* (also insbesondere der Nervenbahnen), die man in besonderer Häufigkeit bei älteren Personen mit affektiven Störungen findet und mit *mangelnder Durchblutung* in Verbindung bringt. Die Darstellung ist insofern sehr schwierig, als man einerseits deutlich – was in der Literatur leider nur teilweise geschieht – zwischen unipolaren und bipolaren Störungen zu unterscheiden hat, zudem Studien an jüngeren und älteren Patienten auseinander halten muss. Die meisten Befunde sowohl negativer wie positiver Natur sind augenblicklich zu wenig eindeutig, um ein abschließendes Urteil zu gestatten und seien daher eher summarisch referiert.

*Uneinheitliche Befunde zu einer diffusen Hirnatrophie*: Ob sich bei Personen mit affektiven Störungen *gehäufte Hirnatrophie* findet, also v.a. Zeichen von Ventrikelerweiterung (speziell des 3.), Verbreiterung der Sulci und Verminderung von Hirnvolumen mittels CT und MRI nachzuweisen sind, ist augenblicklich umstritten. Während sich aus einer Metaanalyse von Elkis et al. (1995) Belege für eine solche generelle Hirnatrophie ableiten lassen, sehen Soares u. Mann (1997) dies wenig überzeugend nachgewiesen (s. auch Stoll et al., 2000); wenn überhaupt, so scheint das eher bei Patienten mit spätem Beginn der affektiven Störungen zu beobachten zu sein.

*Studien zu regionalen Veränderungen im Kortexbereich*: Hier sind die Befunde wenig eindeutig; möglicherweise findet sich *Verkleinerung der Stirnlappen*, speziell im präfrontalen Bereich (s. dazu die Darstellung der in der Literatur mitgeteilten reichlich widersprüchlichen Befunde bei Nolan et al., 2002).

Die Widersprüche liegen möglicherweise darin begründet, dass der Stirnlappen sowohl aus weißer Substanz (Marklager) wie grauer Substanz (Kortex) besteht, und manche Untersuchungen sich mehr auf das Gesamtvolumen dieses Lappens, andere sich spezifisch auf die Veränderungen der frontalen kortikalen Areale beziehen.

*Befunde zu subkortikalen Strukturen*: Auch diese sind nicht eindeutig und möglicherweise deutlich unterschiedlich zwischen uni- und bipolar affektiv Gestörten.

Vergrößerung des Thalamus wurde vermutet bei bipolar Erkrankten, Verkleinerung bei unipolar Depressiven, wobei jedoch sichere Belege fehlen, zudem Größenbestimmung dieser aus verschiedenen Kernen zusammengesetzten Struktur mit neuroradiologischen Verfahren schwierig und fehlerbehaftet ist. Auch zu Veränderungen von Hippocampus und Amygdala bei affektiv gestörten Personen liegen wenig konsistente, teils geradezu widersprüchliche Ergebnisse vor.

Besser gesichert scheint Verkleinerung der Basalganglien bei unipolar Depressiven, während für bipolar Erkrankte eindeutige diesbezügliche Befunde noch ausstehen; möglicherweise ist bei diesen Patienten der Nucleus caudatus (eine Substruktur der Basalganglien) sogar vergrößert.

Relativ einheitlich wurde eine Verkleinerung des Cerebellums festgestellt und zwar sowohl bei unipolar wie bipolar affektiv Gestörten; dies scheint besonders deutlich bei älteren Personen oder solchen mit zahlreichen Episoden in der Anamnese zu sein. Schwer ist es hier, Effekte von Substanzmissbrauch, v.a. Alkohol, auszuschließen; auch wird diskutiert, dass Lithiumtherapie diese Veränderungen bedingt haben könnte (Stoll et al., 2000). Hinsichtlich typischer Veränderungen in Hirnstamm, Corpus callosum und Septum pellucidum bei Personen mit affektiven Erkrankungen liegen keine eindeutigen Ergebnisse vor.

Vergleichsweise übereinstimmend fand sich hingegen Vergrößerung der Hypophyse (wohl speziell des Vorderlappens) bei Depressiven, was zur Hypothese einer Überaktivität im System Hypothalamus-Hypophyse-Nebennierenrinde bei diesen Patienten passt (s. 5.6.5 sowie 5.8).

*Besonderheiten der weißen Substanz*: Vornehmlich bei älteren Patienten wurden wiederholt *Veränderungen der subkortikalen weißen Substanz* (der „Marklager") in Form einer Verdichtung gefunden (s. etwa Thomas et al., 2002 und die dort angeführte Literatur); sie werden im Sinne der vaskulären Hypothese der Depression (s. 5.8) v.a. auf *Durchblutungsstörungen* zurückgeführt. Auch biochemische Besonderheiten ließen sich bei älteren Patienten in diesen Regionen zeigen (Kumar et al., 2002). Allerdings sind auch bei bipolar Gestörten oft schon früh diese Marklagerverdichtungen zu erkennen, was nicht leicht zu interpretieren ist; möglicherweise trägt gehäufter Substanzmissbrauch zu diesen Veränderungen bei (Stoll et al., 2000).

*Studien zur Hemisphärenasymmetrie*: Weiter wurden wiederholt Patienten nach zerebralen Ischämien und Traumata, seltener mit Tumoren, dahingehend untersucht, ob Lokalisation in einer bestimmten Hemisphäre mit spezifischer affektiver Symptomatik einher geht. Obwohl auch hier einige anderslautende Befunde vorliegen, findet man bei sekundären *depressiven* Störungen v.a. Läsionen der *linken* Hirnhälfte, sowohl kortikaler wie subkortikaler Anteile. Hingegen scheinen in den selteneren Fällen, in denen zerebrale Ischämien *manische* Symptomatik nach sich ziehen, die Läsionen speziell in der *rechten* Hemisphäre, vorzugsweise subkortikal, lokalisiert zu sein (s. etwa Starkstein et al., 1991 und die dort angeführte Literatur).

*Veränderungen im Neuronenstoffwechsel*: Mittels einer speziellen Technik (MRS, magnetic resonance scanning) lassen sich die regionalen Konzentrationen verschiedener Stoffe bestimmen, z.B. von Phosphorsäureestern und Cholin (als Bestandteil u.a. von Zellmembranen). Eine zuweilen bei bipolar affektiv Gestörten gefundene, aber noch nicht ausreichend replizierte Vermehrung von Cholin und Phosphormonosäureestern könnte auf *verstärkte zerebrale Umbauvorgänge* hindeuten (Stoll et al., 2000).

*Resümee*: Fasst man diese Befunde unter Vereinfachung zusammen, so gibt es mehr oder weniger deutliche Hinweise, dass 1) bei affektiv gestörten Patienten *Vermehrung der weißen subkortikalen Substanz* vorliegt und zwar bei bipolar Gestörten sowohl für jüngere wie für ältere Patienten, bei den unipolar Depressiven nur für solche in höherem Alter (möglicherweise Zeichen von Durchblutungsstörungen). Weiter finden sich 2) bei Patienten mit uni- wie bipolaren Verläufen Verkleinerungen im *Cerebellum*, wohl weitgehend unabhängig vom Alter. 3) Nur bei unipolar Depressiven konnte Verkleinerung der Basalganglien (von Putamen wie auch Caudatum) nachgewiesen werden. 4) Ebenfalls nur bei unipolar Depressiven scheint der *Hypophysenvorderlappen vergrößert* zu sein, möglicherweise besonders bei jenen Patienten, bei denen der Dexamethason-Suppressionstest (s. 5.6.5) negativ ausfällt. 5) Relativ spezifisch für Patienten mit bipolaren Störungen könnte Vergrößerung des 3. Ventrikels sein, wobei aber hierzu letztlich wenig Studien vorliegen. 6) Treten *depressive* Zustände als Folge zerebraler Läsionen auf, so liegen diese offenbar bevorzugt in der *linken* Hemisphäre; Läsionen der *rechten* Hirnhälfte – sofern sie überhaupt affektive Symptomatik hervorrufen – dürften eher mit einem *manischen Syndrom* einher gehen.

Andere Beobachtungen sind mit gewisser Zurückhaltung zu nennen, bevor nicht weitere Daten vorliegen: Dies ist eine generelle Hirnatrophie, speziell bei Patienten mit spätem Einsetzen affektiver Symptomatik sowie Verkleinerung des linken Stirnlappens bei unipolar Depressiven. Alle diese Befunde stellen oft Aussagen über große Patientenkollektive dar; Versuche, Subgruppen von Patienten etwa hinsichtlich Verlauf, Begleitsymptomatik (psychotisch versus nichtpsychotisch) oder Ansprechen auf Therapie zusammenzustellen, bei denen obige Aussagen universellere Gültigkeit haben, sind bis jetzt nur wenig erfolgreich gewesen.

## 5.6.2 Funktionelle Besonderheiten

*Unsichere Hinweise auf regionale zerebrale Minderaktivität*: Auch Studien an Depressiven mittels PET (Positronen-Emissions-Tomographie) oder SPECT (single-photon emission computed tomography) wurden mittlerweile häufiger durchgeführt (mit teilweise recht widersprüchlichen Befunden). Zumindest vergleichsweise konsistent konnte gewisse *Minderaktivität in den Stirnhirnbereichen* während depressiver Episoden gefunden werden (sowohl im Rahmen unipolarer wie bipolarer Verläufe), wobei zu eventuellen Seitenbetonungen dieser Hypofrontalität keine einheitliche Befundlage gegeben ist (Pearlson u. Schlaepfer, 1995). Möglicherweise lassen sich die Inkonsistenzen der mitgeteilten Befunde teilweise dadurch auflösen, dass Minderaktivität v.a. im dorsolateralen (also hinten-seitlich gelegenen) präfrontalen Kortex zu beobachten ist, während der vorn gelegene Teil dieser Region mehr unteraktiviert scheint (s. Sackeim, 2001 und die dort angeführte Literatur).

Auch die Aktivität des Gyrus cinguli (speziell seines anterioren, also vorn gelegenen Teils) während depressiver Episoden hat in letzter Zeit verstärktes Interesse erfahren; allerdings wird sowohl über Minder- wie Überaktivität in dieser Region berichtet (Ebert u. Ebmeier, 1996; für weitere Literaturangaben s. Pizzagalli et al., 2001 sowie Sackeim, 2001); möglicherweise lassen sich Depressive hinsichtlich der Aktivität dieser Region in zwei Gruppen einteilen, wobei verstärkter Metabolismus ein Prädiktor für das Ansprechen von Pharmakotherapie und Schlafentzug sein könnte (Wu et al., 2000; Pizzagalli et al., 2001)

### 5.6.3 Rezeptorbindungsstudien

*Überblick*: Hier hat man sich gemäß der *Monoaminhypothese* (s. 5.7) speziell auf die diversen Rezeptoren für *Noradrenalin* ($\alpha_1$ und $\alpha_2$ mit weiteren Unterformen, $\beta_1$ und $\beta_2$) sowie die verschiedenen Rezeptoren für *Serotonin* (= 5-HT) konzentriert (5-HT$_1$ mit den Unterformen A–D sowie 5-HT$_2$, 5-HT$_3$ und 5-HT$_4$); ausführlicher sind diese Rezeptoren in 1.2.2 beschrieben (s. auch Baraban u. Coyle, 1995). Angemerkt sei hier noch einmal, dass manche dieser Rezeptoren *sowohl präsynaptisch wie postsynaptisch lokalisiert* sind (Neumaier et al., 1997), und ihre Besetzung durch einen geeigneten Liganden oder Blocker somit *höchst unterschiedliche Effekte* haben kann; globale Bestimmung von Anzahl oder Empfindlichkeit solcher Bindungsstellen liefert daher oft nur sehr unzureichende Information über die pathogenetische Bedeutung eventueller Rezeptorveränderungen.

*Vermehrung bestimmter Noradrenalinrezeptoren*: Vergleichsweise übereinstimmend wurde die Dichte bestimmter Bindungsstellen für Noradrenalin, nämlich die der $\alpha_2$-*Rezeptoren*, in den Gehirnen Depressiver *vermehrt* gefunden, während bezüglich $\beta$-*Rezeptoren Uneinigkeit* herrscht (s. etwa Schatzberg u. Schildkraut, 1995 sowie die in Arranz et al., 1997 angeführte Literatur); andererseits scheint die *Empfindlichkeit dieser Rezeptoren* vermindert, wie sich aus der reduzierten STH-Sekretion nach Gabe von Clonidin bei Depressiven folgern lässt (s. auch 5.6.5).

*Uneinheitliche Befunde zu Serotoninrezeptoren*: Diesbezüglich sind die Ergebnisse *weniger einheitlich* und nicht einfach zu interpretieren: Weder Zahl noch Empfindlichkeit von 5-HT$_{1A}$- und 5-HT$_{1D}$-Rezeptoren wurde i. Allg. in Gehirnen von Suizidopfern verändert gefunden (Maes u. Meltzer, 1995). Für die 5-HT$_2$-Bindungsstellen wurde sowohl über Vermehrung, Verminderung wie auch normale Anzahl in Gehirnen von Suizidopfern berichtet (s. Delgado et al., 1992; Hrdina et al., 1993; Arranz et al., 1994; Green et al., 1995 sowie Arranz et al., 1997 und die dort zitierte Literatur).

### 5.6.4 Neurochemische Studien

*Überblick*: Im Rahmen der bekannten Monoaminhypothese der Depression (s. 5.7) hat man v.a. *Konzentrationen* von *Noradrenalin* und seinem *Metaboliten MHPG* sowie von *Serotonin* und des *Metaboliten 5-HIAA* (s. 5.7.1) in verschiedenen Körperflüssigkeiten wie Urin, Plasma und besonders Liquor cerebrospinalis untersucht; auch

Post-mortem-Studien zu Bestimmung der lokalen Verteilung dieser Substanzen im Gewebe wurden wiederholt durchgeführt, wobei dazu meist die *Gehirne suizidierter Patienten* herangezogen wurden. Die Ergebnisse sind, um es vorwegzunehmen, alles andere als eindeutig und teilweise *schwer zu interpretieren*; insbesondere ist es bei den Suizidopfern nicht immer sicher, dass es sich um Fälle von affektiven Störungen im strengen Sinne der diagnostischen Systeme handelte.

*Verminderung des Serotoninmetaboliten 5-HIAA*: Vergleichsweise übereinstimmend sind die Befunde zu einer *erniedrigten Konzentration von 5-HIAA*, eines Produkts des Serotoninabbaus, im Liquor von depressiven Patienten und Suizidopfern (zu älteren Studien; s. McNeal u. Cymbolic, 1986, zu weiteren Meltzer, 1990; Bandelow u. Rüther, 1991; Delgado et al., 1992 sowie Maes u. Meltzer, 1995); auch hier gibt es aber durchaus negative Studien (etwa Koslow et al., 1983); fraglich ist zudem, wieweit die 5-HIAA-Konzentration im Liquor, der mittels Lumbalpunktion erhalten wurde, die Verhältnisse im Gehirn adäquat wiedergibt (Asberg et al., 1990; Bandelow u. Rüther, 1991).

Aussagekräftiger sind daher Untersuchungen, in denen der Gehalt von *Serotonin* und *5-HIAA* im *Gewebe* bestimmt wurde, üblicherweise in den Gehirnen von Suizidopfern. Die Ergebnisse lassen sich dahingehend zusammenfassen, dass im Hirnstamm, wo die Zellkörper der serotonergen Neuronen vornehmlich liegen, verschiedentlich *erniedrigte Konzentrationen von Serotonin und seinem Metaboliten* gefunden wurden, während bezüglich der Konzentrationen in anderen Hirnteilen keine Übereinstimmung der Befunde besteht (s. Stanley et al., 1986 sowie insbesondere Arranz et al., 1997 und die dort zitierte Literatur).

*Studien zum Serotoninpräkursor Tryptophan*: Auch verminderte Plasmakonzentration von *Tryptophan*, aus dem in den Neuronen Serotonin gebildet wird (s. 1.2.2 sowie 5.7.1), wurde bei Depressiven festgestellt (Anderson et al., 1990a). Dies würde mit der Modellvorstellung verringerter Serotoninproduktion in Einklang stehen; allerdings sind andere Untersucher diesbezüglich zu negativen Ergebnissen gekommen. Interessanter (wenn auch nur ungenügend gestützt) scheint augenblicklich die Hypothese, dass bei Depressiven die Verfügbarkeit des Tryptophan für die Biosynthese von Serotonin in den Neuronen verringert ist (Meltzer, 1990).

*Befunde zu Noradrenalin und seinem Metaboliten MHPG*: Die Konzentration beider Stoffe (in Urin, Plasma, Liquor) wurde zwar wiederholt *erniedrigt* gefunden, dies aber *keineswegs einheitlich*. Interessant ist die Beobachtung, dass die *Urinkonzentration von MHPG* nur bei *depressiven Episoden im Rahmen bipolarer Störungen* erniedrigt sein soll; bei Patienten mit unipolaren Depressionen scheint dies im Vergleich zu Gesunden nicht der Fall oder zumindest weniger deutlich (etwa Muscettola et al., 1984). Dieses bemerkenswerte Ergebnis konnte zumeist, wenn auch nicht immer, repliziert werden, speziell dann, wenn man Patienten mit Bipolar I-Störung, also regelrecht manischen Phasen betrachtete (s. Schatzberg u. Schildkraut, 1995 sowie Green et al., 1995 und die dort angeführte Literatur).

Die wenigen Untersuchungen zur *Konzentration von Noradrenalin und MHPG* im Hirngewebe von Suizidopfern haben im Wesentlichen *keine Unterschiede* gegenüber Proben aus Gehirnen natürlich verstorbener Patienten ergeben (Arranz et al., 1997 und die dort angeführten Studien).

*Widersprüchliche Beobachtungen zu Dopamin*: Zunehmend wendet sich das Interesse dem bei den affektiven Störungen lange wenig beachteten Transmitter Dopamin zu. Der größere Anteil der bis jetzt noch wenigen Studien berichtet eher über *verminderte Dopaminaktivität* bei Depressiven, insbesondere Suizidierten; jedoch wurden ebenso normale und sogar erhöhte Konzentrationen von Dopamin und von seinem Metaboliten Homovanillinsäure bei Stichproben Depressiver gefunden (Arranz et al., 1997; s. auch Delgado et al., 1992).

*Transmitterveränderungen während manischer Episoden*: Hierzu liegen kaum Studien vor (s. dazu Schatzberg u. Schildkraut, 1995). Vergleichsweise gesichert scheint, dass dort *nicht*, wie man erwarten könnte, *Serotonin- oder 5-HIAA-Konzentrationen erhöht* sind, sondern sich, ähnlich wie in depressiven Episoden, *eher eine Verminderung* dieser Substanzen findet (Price, 1990). Der *Noradrenalinspiegel* dürfte bei diesen Patienten hingegen erhöht sein (etwa Post et al., 1978). Man hat daher die Hypothese aufgestellt, die Erniedrigung von Serotonin schaffe erst die Basis, auf welcher der Noradrenalinspiegel sinken oder steigen könne und somit weitgehend gegensätzliche affektive Symptomatik bestimme (s. 5.7.6).

*Resümee*: Zusammenfassend sprechen die Befunde weitgehend übereinstimmend für eine *erniedrigte Serotoninaktivität bei Depressiven in Regionen des Hirnstamms*, von denen die serotonergen Neuronen ihren Ausgang nehmen. Weniger eindeutige Hinweise existieren für *verminderte Aktivität von Noradrenalin* bei diesen Patienten; möglicherweise ist diese nur während *depressiver Episoden im Rahmen bipolarer Verläufe* erniedrigt. Ungeklärt ist, ob sich diese Veränderungen auch zwischen den Episoden finden, außerdem, ob Patienten mit uni- und bipolaren Störungen sich nicht nur hinsichtlich der Aktivität des Noradrenalin, sondern auch der anderer Transmitter, speziell des Serotonin, unterscheiden. Mit aller Zurückhaltung zu interpretieren, legen einige Studien nahe, dass in *manischen Episoden gleichzeitig erniedrigte Serotonin- und erhöhte Noradrenalinaktivität* vorliegt.

### 5.6.5 Untersuchungen zu Regulationsstörungen im Hormonsystem

*Hinweise auf Hormonstörungen bei sekundären Depressionen*: Auf Grund der erwähnten Tatsache, dass hormonelle Veränderungen, etwa Cushing-Syndrom und Addison-Krankheit als Störungen im Hypothalamus-Hypophysenvorderlappen-Nebennierenrinden-System sowie Hypo-und Hyperthyreose nicht selten mit affektiver, speziell depressiver Symptomatik einhergehen, wurde die *hormonelle Regulation depressiver Patienten* genauer untersucht (s. dazu Poland et al., 1987 und Holsboer, 1995).

*Der Dexamethason-Suppressionstest*: Er wurde in diesem Zusammenhang am Häufigsten durchgeführt. Bekanntlich stimuliert das vom *Hypothalamus ausgeschüttete Hormon CRF* (corticotropin releasing factor, auch corticotropin releasing hormone = CRH) den *Hypophysenvorderlappen zu Produktion von ACTH* (adrenocorticotropem Hormon); dieses gelangt auf dem Blutweg in die *Nebennierenrinde* und veranlasst sie zur Produktion u.a. von *Glucocorticoiden* (v.a. *Cortisol* und *Cortison*). Im Sinne einer *Rückkopplung* führt *Erhöhung des Cortisolspiegels* oder ähnlicher Stoffe, auch durch externe Verabreichung, zu *verminderter hypophysärer ACTH-Ausschüttung* und damit *geringerer Cortisolproduktion*. Bei vielen *depressiv Gestörten*, besonders wohl „endogen" Depressiven, seltener bei Dysthymen oder reaktiv Depressiven, gilt dieser *Regulationsmechanismus* als *nicht funktionsfähig* (Carroll et al., 1981). Nachweis geschieht durch Gabe von *Dexamethason*, das bei Gesunden ebenfalls die *ACTH-Produktion dämpft* und so indirekt zu *Senkung des Cortisolspiegels* führt. Dieses *Absinken des Cortisolspiegels bleibt* bei etwa der Hälfte *affektiv Gestörter während depressiver Episoden aus*, normalisiert sich aber bei den meisten nach Remission (s. Kathol et al., 1989; Shelton et al., 1991 sowie Ribeiro et al., 1993 und die dort angeführte Literatur). Generell findet sich im Rahmen depressiver Störungen gehäuft ein *erhöhter Plasmaspiegel von Cortisol* (Hypercortisolismus; s. Baumann et al., 2003).

*Folgerungen aus der gestörten Suppression*: Man schließt daraus auf zeitweise *Überaktivität im Hypothalamus-Hypophysen-Nebennierenrinden-System* bei Depressiven (s. auch Young et al., 2003, für weitere Interpretationen); Ursache und Bedeutung dieses Befundes bleibt jedoch insofern unklar, als keineswegs bei allen Patienten der Dexamethason-Suppressions-Test pathologisch ausfällt und Ausfälle auch bei anderen psychischen Störungen beobachtet werden (s. dazu u.a. die einschlägigen Abschnitte in den Kapiteln 6 und 7); entsprechend scheint er zwar in der *Forschung* vielfach eingesetzt zu werden, in der *klinischen Praxis* jedoch von *untergeordneter Bedeutung* zu sein (Haug, 1996a). Immerhin deutet der Befund in die gleiche Richtung wie die in 5.6.1 geschilderte Hypophysenvergrößerung bei vielen unipolar Depressiven; möglicherweise liefert im Falle einer solchen Vergrößerung der Dexamethason-Suppressions-Test mit erhöhter Wahrscheinlichkeit pathologische Ergebnisse.

Zudem gibt es Hinweise, dass *negativer Ausfall des Dexamethason-Suppressionstests* bei Personen mit affektiven oder schizoaffektiven Störungen ein *Prädiktor für das Suizidrisiko* ist (Coryell u. Schlesser, 2002); auch sollen Patienten mit pathologischem Ausfall dieses Tests stärkere *neuropsychologische Einschränkungen* zeigen, Folge möglicherweise des erhöhten Plasmacortisol-Spiegels (s. Belanoff et al., 2001 und die dort angeführte Literatur).

*Hormonelle Stimulation der Hypophyse (CRH- und TRH-Test)*: Auch die Reaktion der *Hypophyse auf Stimulation durch Hypothalamushormone* wurde häufiger bei Depressiven untersucht.

Beim *CRH- (oder CRF-)Test* misst man die *Ausschüttung von ACTH* (und evtl. Cortisol) auf *externe Zufuhr des Releasing-Hormons CRH (CRF)*; sie fällt während *depressiver Episoden* in der Regel *schwächer* aus, was für *mangelnde Ansprechbarkeit hypophysärer Rezeptoren* sprechen könnte (für weitere Interpretationen sowie einige interessante, noch zu replizierende Ergebnisse ähnlicher Tests; s. Holsboer, 1995 sowie Barden et al., 1995). Allgemein lässt sich aus den Befunden des Dexamethason- und CRH-Tests lediglich mit gewisser Sicherheit ableiten, dass im *Regelkreis Hypothalamus-Hypophyse-Nebennierenrinde* bei vielen affektiv Gestörten, hauptsächlich während depressiver Episoden, die *Rückkopplung* beeinträchtigt ist.

Zuweilen wird auch der *TRH-Test* angewendet: *Ausschüttung von TRH* (TSH releasing hormone) aus dem Hypothalamus und externe Gabe dieses Hormons führt bei Gesunden zu einem *Anstieg des TSH* (thyreoideastimulierenden Hormons) aus der Hypophyse. Dieser Effekt bleibt bei unipolar Depressiven während der Episoden zumeist aus und deutet auf *verminderte Aktivität im System Hypothalamus-Hypophyse-Schilddrüse* hin. Bei bipolar affektiv Gestörten wird hingegen sowohl über einen negativen TRH-Test als auch über besonders deutliches Ansprechen auf TRH-Gabe in depressiven Phasen berichtet; veränderte Reaktion auf TRH über die depressive Episode hinaus soll ein Prädiktor für erhöhte Rückfallwahrscheinlichkeit sein (verkürzt im Wesentlichen nach Holsboer, 1995 sowie Haug, 1996a; s. auch Checkley, 1992 sowie Loosen u. Prange, 1982 für eine Zusammenstellung älterer Studien).

Weiter konzentrierte sich die Forschung bei affektiven Störungen auf das *Wachstumshormon STH* (somatotropes Hormon; im angloamerikanischen Raum oft growth hormone = GH genannt), welches der Hypophysenvorderlappen nach Stimulation durch Releasinghormone produziert und ausschüttet. Durch Gabe des die $\alpha_2$-Rezeptoren stimulierenden Clonidin lässt sich bei Gesunden die Sekretion von STH erhöhen, während sie bei unipolar Depressiven (auch zwischen den Episoden) schwächer ausfällt; dies wird über eine verminderte *Empfindlichkeit dieser adrenergen Rezeptoren* erklärt (Matussek, 1991). Bei Patienten mit bipolarer Störung soll nach Clonidinverabreichung die Produktion hingegen normal oder sogar erhöht sein (Haug, 1996a); auch dieser Test hat vornehmlich Bedeutung für die *Forschung*, wobei die Einordnung der Befunde noch schwierig ist. Für weitere Tests zur Stimulierung der Ausschüttung von Wachstumshormon, etwa mittels des entsprechenden hypothalamischen Releasinghormons oder Insulin und die schwierige Interpretation der Ergebnisse sei auf Holsboer (1995) verwiesen.

Zu gewisser Bedeutung in der Depressionsforschung ist auch die *Untersuchung des Plasmaprolactinspiegels* nach Verabreichung des *Serotoninagonisten Fenfluramin* gekommen. Im Vergleich zu gesunden Kontrollpersonen erhöht sich die Konzentration dieses Hypophysenhormons bei Depressiven typischerweise weniger stark, möglicherweise auch zwischen den Episoden (Flory et al., 1998); dies könnte sich über eine *herabgesetzte Empfindlichkeit gewisser Subtypen von Serotoninbindungsstellen erklären* lassen. Allerdings steht zur Diskussion, ob Fenfluramin spezifisch nur auf Serotoninrezeptoren wirkt (Nash u. Meltzer, 1991). Zudem konnte keineswegs in allen Studien mit Depressiven verminderte Prolactinausschüttung nach Gabe dieser Substanz gefunden werden (s. dazu Brown et al., 1991).

## 5.6.6 Psychophysiologische Studien

*Überblick*: Sie wurden v.a. mit unipolar Depressiven durchgeführt, teils auch mit bipolar affektiv Gestörten in der depressiven Episode und bringen interessante, jedoch ätiologisch-pathogenetisch nur bedingt aufschlussreiche Ergebnisse (s. Tabelle 5.2).

Tabelle 5.2 Biologische Befunde bei Personen mit depressiven Störungen (Auswahl)

| Art der Veränderung | spezifische Befunde | Bedeutung |
|---|---|---|
| Morphologische Veränderungen | – Verkleinerung von Basalganglien u. Cerebellum | – unklar<br>– Befunde kaum repliziert |
| | – Vergrößerung der Hypophyse | – Störung im System Hypothalamus-Hypophyse-Nebennierenrinde |
| | – Vergrößerung des 3. Ventrikels | – unklar<br>– wohl nur bei bipolaren Störungen |
| Funktionelle Besonderheiten | – evtl. Minderaktivität in Frontallappen u. Gyrus cinguli | – unklar; bleibt zu replizieren |
| Veränderungen auf Rezeptorebene | – evtl. Vermehrung u. verminderte Empfindlichkeit von $\alpha_2$-Rezeptoren | – evtl. Beleg für Dysregulation im noradrenergen System |
| | – Befundlage unklar bzgl. Serotoninrezeptoren | |
| Konzentration von Transmittern | – möglicherweise verminderte Konzentration von Serotonin im Hirnstamm | – interpretierbar im Sinne der Serotoninmangelhypothese |
| | – bzgl. Noradrenalin Befundlage unklar | |
| Konzentration von Transmittermetaboliten | – 5-HIAA im Liquor vermindert | – interpretierbar im Sinn der Serotoninmangelhypothese |
| | – evtl. MHPG im Urin vermindert | – möglicherweise nur bei bipolaren Störungen<br>– evtl. interpretierbar im Sinne der Noradrenalinmangelhypothese |
| Regulationsstörungen im Hormonsystem | – negativer Ausfall des Dexamethason-Suppressionstests | – spricht für Dysregulation im System Hypothalamus-Hypophyse-Nebennierenrinde |
| | – negativer Ausfall des CRH-Stimulations-Tests | – wie oben |
| | – negativer Ausfall des TRH-Stimulations-Tests | – spricht für Dysregulation im System Hypothalamus-Hypophyse-Schilddrüse |
| psychophysiologische Studien | – Verkürzung der REM-Latenz | – Störung in der Regulation des REM-Schlafs |
| | – evtl. Erhöhung von Herzrate u. Muskeltonus | – unklar |
| | – Erniedrigung der elektrodermalen Aktivität | – unklar |

*Schlafstudien*: Gut nachgewiesen sind *Störungen im Schlaf-Wach-Rhythmus und Verlauf des Schlafes*, wobei *verzögertes Einschlafen* sowie häufiges *nächtliches und frühes morgendliches Aufwachen* zu beobachten sind; weniger eindeutig ist *Verkürzung der Tiefschlafphasen* mit zeitlich in der Summe etwa unveränderten, jedoch vornehmlich *in die erste Nachthälfte verlagerten REM-Phasen*. Speziell aber ist die Zeit von Schlafbeginn bis zum Einsetzen der ersten REM-Phase *(REM-Latenz)* bei Depressiven *verkürzt* (Kupfer, 1976; Reynolds u. Kupfer, 1987; Kupfer u. Reynolds, 1992; Benca et al., 1992). Durch Gabe *cholinagonistischer Stoffe*, wie Arecolin, lässt sich die verkürzte REM-Latenz besonders gut zeigen *(cholinerge REM-Induktion)*. Verstärktes Ansprechen auf Arecolin ist mit gewisser Häufigkeit während depressiver Episoden festzustellen; ob dies auch für symptomfreie Personen mit affektiven Störungen in der Anamnese gilt, ist umstritten (Berger et al., 1989; Sitaram et al., 1987; Thase et al., 1998). Die Störungen des Schlafes, speziell die Veränderungen der REM-Phasen, werden als *genetisch determinierte begünstigende Bedingung für die Ausbildung depressiver Symptomatik* diskutiert (Nurnberger et al., 1983; Kupfer u. Reynolds, 1992; s. dazu auch ausführlich Riemann u. Voderholzer, 2003).

*Spontan-EEG und evozierte Potentiale; peripher-autonome Variablen*: Die nicht seltenen, weil auch oft einfach durchzuführenden Untersuchungen lieferten bis jetzt wenig zum Verständnis affektiver Störungen.

EEG-Studien sind ausführlich bei Zahn (1986) dargestellt und kommentiert. Die Interpretation der Ergebnisse ist schwierig, u.a. weil auch erhebliche Inkonsistenzen vorliegen; möglicherweise deuten die Befunde auf gewisse Hemisphärenasymmetrie bei affektiv Gestörten hin, und zwar, entgegen früherer Vorstellungen, v.a. auf Minderleistungen der linken Hirnhälfte.

Psychophysiologische Studien an Depressiven mit peripheren Maßen liefern teilweise widersprüchliche, zudem ziemlich unspezifische Befunde: Erhöhung der Herzfrequenz und des Muskeltonus, daneben erniedrigtes Hautleitfähigkeitsniveau, reduzierte elektrodermale Aktivität und Verminderung des Speichelflusses (Zahn, 1986; Goodwin u. Jamison, 1990).

## 5.7 Monoaminhypothesen affektiver Störungen

### 5.7.1 Neurochemie der Monoamintransmitter

*Noradrenalinsynthese*: Wie in 1.2.2 ausführlicher dargestellt, wird der zu den Katecholaminen zählende Neurotransmitter Noradrenalin in Neuronen aus der Aminosäure *Tyrosin* synthetisiert (genauer: aus der linksdrehenden Form L-Tyrosin); erster Schritt ist dabei Hydroxylierung zu *L-Dopa*, der zweite Abspaltung der COOH-Gruppe (Carboxyl-Gruppe) und damit Bildung von *Dopamin*. Nach Aufnahme des Dopamin in die Vesikel entsteht durch *weitere Hydroxylierung Noradrenalin*. Dieses wird bei Erregung des Neurons in den synaptischen Spalt entleert.

*Noradrenalinrezeptoren*: Das freigesetzte Noradrenalin bindet sich an sowohl *prä- wie postsynaptisch lokalisierte spezifische Noradrenalinrezeptoren* und führt zu Veränderungen. Zumeist nicht direkt über Öffnung von Ionenkanälen, sondern über Anregung mehrerer komplizierter Zwischenschritte kommt es dabei zur *Potenzialänderung an der postsynaptischen Membran (second messenger-Prinzip)*. Präsynaptisch wird, ebenfalls über nachgeschaltete Signaltransduktions-Prozesse, die *Ausschüttung vermindert* (Benkert u. Hippius, 1996, S. 16 ff.).

Noradrenalinrezeptoren teilt man augenblicklich in die Typen $\alpha_1$, $\alpha_2$, $\beta_1$ und $\beta_2$ ein, wobei man innerhalb der $\alpha_1$-Rezeptoren mindestens 4, mit $\alpha_{1A}$ bis $\alpha_{1D}$ indizierte Subtypen unterscheidet, innerhalb der $\alpha_2$-Rezeptoren 3 Subtypen 2A, 2B und 2C. Besetzung dieser Rezeptoren führt zu Aktivierung von G-Proteinen; diese aktivieren wiederum Enzyme wie beispielsweise Adenylylcyclase, worauf über mehrere Umwandlungen schließlich spezifische Prozesse in der postsynaptischen Zelle in Gang gesetzt werden, die Erregung der Membran nach sich ziehen (Signaltransduktion nach dem „second messenger"-Prinzip).

*Präsynaptische Autorezeptoren*: Noradrenalin im Spalt kann sich auch an *präsynaptische Autorezeptoren des Typs $\alpha_2$* anlagern; dadurch werden (wiederum über Aktivierung von G-Proteinen und Adenylylcyclase) *inhibitorische* Prozesse in Gang gesetzt, welche die *Transmitterausschüttung* bei nachfolgenden Impulsen, zudem die *Noradrenalinproduktion* durch Hemmung des Enzyms Tyrosinhydroxylase verringern (nach Benkert u. Hippius, 1996, S. 16 ff.).

*Inaktivierung von Noradrenalin*: Sie erfolgt zu einem gewissen Anteil *im synaptischen Spalt durch das Enzym COMT*, hauptsächlich jedoch durch *Wiederaufnahme in das präsynaptische Neuron*; dabei handelt es sich um einen *aktiven Prozeß mittels Transporterproteinen (Carrierproteinen)*. Innerhalb der Zelle wird der größere Anteil des wiederaufgenommenen Noradrenalin im Cytoplasma durch das Enzym *Monoaminoxidase* zunächst zu DHPG und schließlich mittels COMT zu *MHPG (3-Methoxy-4-Hydroxy-Phenylglykol)* abgebaut; Konzentration dieses Metaboliten in Liquor cerebrospinalis, Plasma und Urin wird als Maß für die noradrenerge Aktivität an den zentralen Neuronen angesehen. Das Enzym Monoaminoxidase liegt in zwei, mit MAO-A ($MAO_A$) und MAO-B ($MAO_B$) bezeichneten *Unterformen* vor, von denen *MAO-A* die Monoamine *Noradrenalin, Adrenalin und Serotonin abbaut*; *Dopamin* wird, ebenso wie das für Nebenwirkungen der MAO-Hemmer wesentlich verantwortliche *Tyramin*, sowohl von MAO-A wie MAO-B inaktiviert; *spezifische Blockade von MAO-A* führt demnach zur Erhöhung des verfügbaren *Noradrenalin* und *Serotonin*, während der Abbau von Tyramin weiter durch nicht blockiertes MAO-B erfolgen kann (s. 5.9.2).

*Noradrenerge Bahnen*: Mittels Noradrenalin übertragende zentralnervöse Bahnen gehen vornehmlich vom lateralen Tegmentum des Mittelhirns und insbesondere vom *Locus caeruleus* im Pons aus und projizieren u.a. in Teile des limbischen Systems (Hippocampus, Amygdala, Gyrus cinguli, Kerne von Thalamus und Hypothalamus) und in den frontalen Kortex (Snyder, 1994, S. 113; Baraban u. Coyle, 1995).

*Serotoninsynthese*: Serotonin wird, ebenfalls in den Neuronen, aus der *Aminosäure (L-)Tryptophan* gebildet, wobei der erste Schritt eine Hydroxylierung mittels Tryptophanhydroxylase zu *L-5-Hydroxy-Tryptophan*, der zweite eine Decarboxylierung zu *5-Hydroxy-Tryptamin (5-HT = Serotonin)* ist. Da das Enzym Tryptophanhydroxylase in vivo nicht saturiert ist (also normalerweise nicht alle vorhandenen Enzymmoleküle für die Biosynthese benötigt werden), lässt sich durch Gabe von *Aminpräkursoren*, beispielsweise von L-Tryptophan, die *Produktion von Serotonin* im Körper *anregen* (ein Effekt, der bei Gabe von Vorstufen des Noradrenalin auf Grund unterschiedlicher kinetischer Bedingungen der Synthese im wesentlichen ausbleibt).

*Serotoninrezeptoren*: Für Serotonin (5-HT) kennt man an der *postsynaptischen Membran* augenblicklich 7 Typen von Bindungsstellen ($5-HT_1$ bis $5-HT_7$ bezeichnet), wobei von $5-HT_1$ 4 weitere *Subtypen* A bis D, von $5-HT_2$ deren 3 bekannt sind. Besetzung führt wieder über second messenger-Mechanismen (Aktivierung von G-Proteinen und Adenylylcyclase) zu Membranveränderungen; Besetzung der $5-HT_3$ Bindungsstelle macht offenbar jedoch insofern eine Ausnahme, als es dabei direkt zur Öffnung von Ionenkanälen und damit zur Depolarisierung kommt (s. auch 1.2.2).

*Präsynaptische Autorezeptoren*: Besetzung *präsynaptischer Serotoninrezeptoren* vom Typ $5-HT_{1B}$ und $5-HT_{1D}$ bewirkt mittels Signaltransduktion eine *verminderte Transmitterausschüttung* bei den folgenden Nervenimpulsen (nach Benkert u. Hippius, 1996, S. 17 ff.).

*Abbau von Serotonin*: Er geschieht nach augenblicklichem Erkenntnisstand ausschließlich *intrazellulär durch MAO (genauer: MAO-A)*; Endprodukt ist *5-Hydroxyindolessigsäure* (5-hydroxy-acetindolic acid = *5-HIAA* als in der Literatur gebräuchliche Abkürzung).

*Serotonerge Bahnen*: Die *Zellkörper serotonerger Neuronen* sitzen v.a. in den *Raphe-Kernen* der *Medulla oblongata* und einigen anderen, zur Formatio reticularis gerechneten Teilen des Hirnstamms; die Axone laufen teils ins Rückenmark und Kleinhirn, teils in die Basalganglien (Nucleus caudatus, Putamen, Globus pallidus), teils in Teile des limbischen Systems wie Gyrus cinguli, Amygdala, Hippocampus, Teile von Thalamus und Hypothalamus, schließlich auch in den frontalen Kortex (Snyder, 1994, S. 113; Baraban u. Coyle, 1995; s. auch 1.2.3); eine ausführliche Darstellung des serotonergen Systems findet sich bei Törk (1990).

*Funktionen des Serotonin*: Das serotonerge System dürfte eine nicht unbeträchtliche, jedoch in Einzelheiten keineswegs geklärte und gegenüber anderen Transmittersystemen nicht eindeutig abzugrenzende Rolle bei *affektiven Prozessen* spielen, speziell bei Abwehr von Furcht, Depression und Empfindungen der Hoffnungslosigkeit (s. Meltzer, 1990 und die dort angeführte Literatur); vergleichsweise unbestritten ist seine Bedeutung bei der Regulation von *Schlaf* und *Essen* (s. auch 7.2.1 und 7.3.1).

### 5.7.2 Noradrenalin- und Serotoninmangelhypothesen depressiver Störungen und ihre Belege

*Katecholaminhypothese als frühe Formulierung*: Basierend u.a. auf *Befunden zur reserpininduzierten Depression*, zur *stimmungsaufhellenden Wirkung der MAO-Hemmer* und zur *depressionslösenden* Wirkung von Stoffen, welche die *Noradrenalin-Wiederaufnahme* hemmen, wurde in den 60er Jahren von verschiedenen Autoren zunehmend auf die *Bedeutung von Noradrenalin für die Stimmungslage* hingewiesen, Annahmen, die systematisch u.a. von Bunney u. Davis (1965) und insbesondere von Schildkraut (1965) zusammengefasst wurden und als *Katecholaminhypothese affektiver Störungen* in die Literatur Eingang fanden. Gemäß dieser Hypothese gehen (zumindest einige) *Depressionen* mit einem relativen oder absoluten *Mangel von Katecholaminen*, speziell *Noradrenalin*, einher; entsprechend sollte *Überschuss* dieser Stoffe mit *gehobener Stimmung* verbunden sein (Schildkraut, 1965).

*Monoaminhypothese(n) als erweiterte Formulierung*: Während Schildkraut (1965), wenn auch mit gewisser Zurückhaltung, die Rolle von *Serotonin* diesbezüglich für weniger bedeutsam ansah, haben spätere Autoren diese Auffassung deutlich korrigiert; so wurde, relativ früh etwa schon von Coppen (1967), eine erweiterte Formulierung vorgeschlagen, die sowohl Mangel von Noradrenalin wie von Serotonin als Grundlage depressiver Symptomatik annahm. Diese *Monoaminhypothese der Depression* hat sich bis heute gehalten, obwohl einige wichtige für ihre Gültigkeit angeführte Befunde heute anders interpretiert werden müssen. Sie ist zudem in manchen Punkten *wenig präzise* definiert; u.a. bleibt unklar, wie man sich den „Mangel" (deficiency) vorzustellen hat, ob in Form mangelnder Verfügbarkeit im Spalt als Resultat einer präsynaptisch lokalisierten Störung oder in Gestalt veränderter Prozesse in der postsynaptischen Zelle mit beeinträchtigter Signaltransduktion.

*Belege für die Monoaminhypothese*: Zunächst sollen, ohne bereits mögliche kritische Einwände zu berücksichtigen, – im Wesentlichen basierend auf der Übersichtsarbeit von Schildkraut (1965) – die empirischen Belege für die Monoaminhypothese dargestellt werden; erst dann kommen Schwächen dieser Beweisführung zur Sprache und werden mögliche alternative Formulierungen angedeutet.

*Wirkungen von Reserpin auf Stimmung und Antrieb*: Diese Effekte werden in frühen Arbeiten v.a. zur Stützung der Monoaminhypothese angeführt. Das in der indischen Heilkunst schon lange zur Behandlung psychischer Störungen (vermutlich besonders von Manie und Schizophrenie) verwendete, im Strauch Rauwolfia serpentina enthaltene *Reserpin* wurde Mitte der 50er Jahre als Antipsychotikum eingeführt und setzte sich bald auch als wirkungsvolles blutdrucksenkendes Mittel durch. *Nebenwirkung* bei längerer Behandlung in etwa 20% der Fälle ist ein teilweise *schweres depressives Syndrom*. Auch bei *Tieren* ruft *Reserpin Verhaltensänderungen* hervor, speziell *Sedierung mit Einschränkung der spontanen Bewegungen*; diese reserpininduzierte Bewegungsarmut wird deshalb auch als *Tiermodell von Depression* verwendet, an dem sich u.a. die *Wirkungen von Antidepressiva* studieren lassen (s. etwa Willner, 1991).

Die durch Reserpin induzierten Veränderungen in den Neuronen sind bekannt: Freisetzung von Monoamintransmittern aus den Vesikeln, jedoch nicht in den synaptischen Spalt, sondern ins Cytoplasma, wo sie rasch einem *Abbau durch Mono-*

*aminoxidase* unterworfen werden; Einnahme von Reserpin führt somit zu *geringerer Verfügbarkeit der Transmitter* für die synaptische Übertragung. Im Gehirn von Tieren, welche mit Reserpin behandelt und so in ihrem Verhalten verändert wurden, lässt sich *erniedrigter Gehalt von Noradrenalin, Serotonin und Dopamin* nachweisen; entsprechend lag die Vermutung nahe, dass bei *depressiven Personen eine ähnliche Transmitterstörung* vorliegt.

*Hemmung der Noradrenalinsynthese und ihre Effekte*: Auch der Befund, dass das die *Noradrenalinsynthese hemmende alpha-Methyltyrosin* bei Tieren gleichzeitig zu einer *Abnahme von Noradrenalin im Gehirn und zu Sedierung* führt, wurde als Stützung dieses Modells aufgefasst.

*Affektive Veränderungen nach Gabe von Aminpräkursoren*: Weiter wurde als Hinweis für die Gültigkeit der Noradrenalinmangel-Hypothese angesehen, dass *Verabreichung von L-Dopa*, der Vorstufe von Dopamin und damit auch Noradrenalin, bei Tieren wie Menschen die *Wirkungen von Reserpin aufzuheben* vermag.

Zudem deuten, wenn auch keineswegs einheitlich, mehrere Studien darauf hin, dass die *Serotoninvorstufen Tryptophan* und *5-Hydroxy-Tryptophan bei depressiven Patienten die Symptomatik positiv* beeinflussen (s. etwa Mendels et al., 1975 für einen Überblick). Umgekehrt scheint *tryptophanarme Diät depressive Symptomatik zu verschlimmern* (Delgado et al., 1990; s. auch Van der Does, 2001); bei *gesunden Personen* soll dadurch die *Stimmung gedrückt* werden (Young et al., 1985).

*Effekte von Psychostimulanzien und Kokain auf Stimmung und Antrieb*: Weiter wurde angeführt, dass *Kokain* und *Amphetamine*, die v.a. durch Förderung der Ausschüttung aus den Endknöpfchen sowie Hemmung der Dopamin- und Noradrenalin-Wiederaufnahme die *Konzentrationen dieser Transmitter im synaptischen Spalt erhöhen* (s. 3.5 und 3.6), eine euphorisierende und antriebssteigernde Wirkung haben und zuweilen bei *depressiven Zuständen Besserung* bringen.

Im Sinne der Noradrenalinmangelhypothese wird auch der Befund interpretiert, dass nach *längerem Amphetaminabusus ein depressives Syndrom* auftreten kann und dass nachweislich bei Tieren höhere Dosen dieser Psychostimulanzien (wohl über Erschöpfung der Transmittervorräte) den Noradrenalinspiegel im Gehirn reduzieren.

*Wirkungen von MAO-Hemmern*: Die *stimmungsaufhellende Wirkung* der zunächst als Tuberkulostatika eingesetzten Stoffe Iproniazid und Isoniazid war ursprünglich eine Zufallsentdeckung gewesen; danach wurden sie zur Behandlung depressiver Syndrome eingesetzt, mit gutem Erfolg, wenn auch teilweise unter Inkaufnahme erheblicher Nebenwirkungen (s. 5.9.2). Der Wirkmechanismus dieser Substanzen konnte bald als eine Hemmung der Monoaminoxidase aufgeklärt werden; entsprechend lässt sich tierexperimentell zeigen, dass diese Stoffe den *Spiegel der Monoamine Noradrenalin und Serotonin* im Gehirn heben. Ebenfalls konnte in Tierversuchen nachgewiesen werden, dass durch Gabe von MAO-Hemmern die sedierende Wirkung des die Monoaminspeicher entleerenden Reserpin aufgehoben wird.

*Depressionsbehandlung durch Monoamin-Wiederaufnahmehemmer*: Die *depressionslösende Wirkung von Stoffen, die an den Synapsen das Transmitterangebot durch Hemmung präsynaptischer Wiederaufnahme (Reuptake-Hemmung) erhöhen*, wurde lange Zeit als wohl stärkstes Argument für die Gültigkeit der Monoaminmangelhypothese ins Feld geführt. Tatsächlich haben die meisten der zur Depressionsbehandlung eingesetzten Stoffe (MAO-Hemmer und Aminpräkursoren ausgenommen) einen solchen unmittelbaren Effekt, wobei die älteren trizyklischen Antidepressiva i. Allg. sowohl Noradrenalin- wie Serotonin-Reuptake hemmen, neuere Entwicklungen sich zunehmend auf eines der Transmittersysteme beschränken, insbesondere die selektiven Serotonin-Reuptake-Hemmer gar nicht die Wiederaufnahme von Noradrenalin verhindern. Entsprechend potenzieren sich die auf einem ähnlichen Mechanismus beruhenden Wirkungen der Amphetamine und der trizyklischen Antidepressiva, z.B. des besonders gut erforschten Imipramin (Schildkraut, 1965).

*Konzentrationen von Monoaminen und deren Metaboliten*: Unter der Annahme eines Mangels von Noradrenalin und/oder Serotonin im synaptischen Spalt müsste sich Erniedrigung dieser Transmitter im Hirngewebe nachweisen lassen, ebenso möglicherweise ihrer Metaboliten in der Cerebrospinalflüssigkeit oder im Plasma sowie im Urin. Während die ältere Literatur sich nur zurückhaltend auf entsprechende Ergebnisse stützen konnte, die v.a. bezüglich des Noradrenalin und seines Metaboliten MHPG alles andere als eindeutig sind, zeigen neuere Untersuchungen zum Serotoninstoffwechsel vergleichsweise übereinstimmend die genannten Veränderungen; so wurde *reduzierter Gehalt von Serotonin in verschiedenen Hirnregionen von Suizidopfern* nachgewiesen, zudem gibt es *Hinweise auf verminderte Konzentration des Serotoninabbauprodukts 5-HIAA im Liquor cerebrospinalis Depressiver* (s. 5.6.4).

Die Monoaminhypothese hat dank ihrer eindeutigen Formulierung zu experimentellen Studien im Rahmen von Tiermodellen der Depression Anlass gegeben. So zeigten Weiss et al. (1981), dass bei Ratten, die durch *unkontrollierbare Elektroschocks in einen depressionsähnlichen Zustand mit motorischer Hemmung* versetzt wurden, der *Noradrenalingehalt* des Locus caeruleus deutlich erniedrigt war. Obwohl die Ergebnisse diverse Interpretationen zulassen, zudem die Studie offenbar nie mehr in größerem Stil repliziert wurde, schien kurze Erwähnung hier angebracht.

Tabelle 5.3 Befunde im Sinne der Monoaminhypothesen der Depression (Auswahl)

| Stichwort | Befund |
|---|---|
| Reserpininduzierte Depression | – Gabe des die Monoaminspeicher entleerenden Reserpin führt zu depressiven Verstimmungen |
| Wirkung von Aminpräkursoren | – Vorstufen von Noradrenalin u. Serotonin bessern depressive Symptome<br>– tryptophanarme Diät verschlechtert Symptomatik |
| Effekte von Kokain und Psychostimulanzien | – Dopamin- u. Noradrenalinverfügbarkeit erhöhende Stoffe wirken antriebssteigernd, euphorisierend, manchmal therapeutisch bei Depression |
| Effekte von MAO-Hemmern | – MAO-Hemmer erhöhen Verfügbarkeit von Monoaminen und wirken antidepressiv |
| Wirkung trizyklischer Antidepressiva | – Stoffe, welche die Monoamin-Wiederaufnahme hemmen, haben antidepressive Wirkung |
| Konzentrationen von Monoaminen und ihren Metaboliten | – reduzierte Serotoninmengen im Hirnstamm Depressiver<br>– erniedrigte Konzentration von 5-HIAA im Liquor depressiver Patienten<br>– evtl. erniedrigte Konzentration von MHPG im Urin depressiver Patienten |

## 5.7.3 Offene Fragen zu den Monoaminhypothesen

*Unklarheit über die Grundlagen des Monoamindefizits*: Unabhängig von der anschließend zu diskutierenden Beweiskraft der für die Monoaminhypothese der Depression beigebrachten Belege bleiben einige unklare Punkte anzuführen. Zunächst ist offen, auf *welche Weise* man sich den *Neurotransmittermangel* vorzustellen hat. Prinzipiell ist auf Grund der vorliegenden Befunde nicht zu entscheiden, ob die Störung in der *Synthese*, etwa bei mangelnder Verfügbarkeit der Aminpräkursoren oder reduzierter Leistung der katalysierenden Enzyme, in mangelnder Ausschüttung, *verstärkter Wiederaufnahme* oder im *beschleunigten Abbau der Transmitter* begründet ist. Depressive Symptomatik lässt sich nach den angeführten Befunden sowohl durch Förderung der Synthese (Aminpräkursoren), Verstärkung der Ausschüttung (Amphetamine), Hemmung der Wiederaufnahme (trizyklische Antidepressiva, selektive Serotonin-Reuptake-Hemmer, Amphetamine) und Verhinderung des Abbaus (MAO-Hemmer) positiv beeinflussen, wobei daraus nicht zu folgern ist, dass tatsächlich jeder einzelne dieser Prozesse gestört sein muss; es liegt nahe anzunehmen, dass mit

Eingriff an beliebiger Stelle der Kette eventuelle Fehlregulationen andernorts kompensiert werden können. Ebenso wenig lässt sich nach den präsentierten Beobachtungen ausschließen, dass der eigentliche der depressiven Symptomatik zu Grunde liegende Prozess *postsynaptisch* zu suchen ist (entweder in *Veränderung der Rezeptorenzahl* und ihrer *Empfindlichkeit* oder in einer *Störung der Signaltransduktion*).

*Frage nach der Gültigkeit für alle Depressionsformen*: Nicht deutlich formuliert ist zudem, ob sich die *Monoaminmangelhypothese* auf *alle Formen depressiver Störungen* bezieht, somit auch auf die reaktiven und neurotischen Depressionen nach alter Terminologie, oder nur auf jene früher und teilweise heute noch als „psychotisch" oder „endogen" bezeichneten, in der Regel schwereren Formen; zudem ist keineswegs klar herausgestellt, ob sich hinsichtlich Transmitterstörungen affektive Episoden im Rahmen *uni-* und *bipolarer Verläufe* unterscheiden. Eine *eindeutig formulierte Transmittertheorie manischer Episoden* steht so gut wie noch aus (s. 5.7.6).

*Relative Bedeutung von Noradrenalin- und Serotoninmangel*: Schließlich wurde bis jetzt wenig unternommen, den gegenseitigen Bezug der beiden Transmittersysteme in der Pathogenese zu klären, im Besonderen die Frage zu beantworten, ob stets *sowohl ein Mangel von Noradrenalin als auch Serotonin* vorliegt, oder je nach Patient oder klinischer Symptomatik ein *Defizit in dem einen oder anderen System* nennenswert überwiegt (Zwei-Typen-Theorie der Depression; s. Maas, 1975).

## 5.7.4 Einwände gegen die Monoaminmangelhypothesen

*Historisches*: Schon relativ bald (etwa von Baldessarini, 1975) wurden gegen die Monoaminhypothese der Depression zwingende Argumente angeführt, die zunehmend an Gewicht gewonnen haben, sodass viele Autoren, etwa Kandel (1991b), Matussek (1991), Delgado et al. (1992) oder Fritze et al. (1992) diese Hypothese, wenigstens in der oben gegebenen Formulierung, mehr oder weniger komplett ablehnen.

*Zweifel an der Gültigkeit der zum Beleg angeführten Befunde*: Zunächst ist anzumerken, dass einige von Schildkraut (1965) als Belege herangezogene Befunde später *nicht hinreichend repliziert* werden konnten oder *anders interpretiert werden* mussten. Dies gilt etwa für die *depressiogenen Wirkungen des Reserpin*, die als Folge der Vesikelentleerung rasch eintreten müssten, während initial nur Sedierung erfolgt. Erst nach längerer Therapie können Depressionen auftreten, aber auch das nur bei etwa 20% der so Behandelten (Goodwin u. Bunney, 1971; Fritze et al., 1992).

Weiter ist es mittlerweile *umstritten*, ob Gabe von *Aminpräkursoren* tatsächlich hinreichend gut *depressive Symptomatik beseitigt*; Versuche, Tryptophan und Hydroxy-Tryptophan in Medikamentenform zur Depressionsbehandlung einzusetzen, sind unbefriedigend geblieben und wurden de facto wieder aufgegeben (s. 5.9.2). Zudem sind die Befunde zu *Transmitterkonzentrationen* in Gehirn und Liquor *keineswegs eindeutig*, speziell nicht hinsichtlich Noradrenalin.

*Neuere Modelle zum Wirkmechanismus von Antidepressiva als Einwand gegen die Mangelhypothesen*: Insbesondere aber ist das am Nachdrücklichsten für die Monoaminhypothese angeführte *Argument der therapeutischen Wirkung von Wiederaufnahme- und MAO-Hemmern* in seiner *Beweiskraft angezweifelt* worden. Monoamin-Wiederaufnahmehemmer, wie an Amphetaminen und Kokain zu sehen (s. 3.5 u. 3.6), entfalten ihre stimmungsaufhellende und antriebssteigernde Wirkung unmittelbar, binnen weniger Minuten. Hingegen vergehen Tage oder Wochen, bis die depressionslösende Wirkung der trizyklischen Antidepressiva und selektiver Serotonin-Wiederaufnahmehemmer einsetzt; ähnliches gilt für die MAO-Hemmer, deren Effekt ebenfalls verzögert eintritt, während sie vergleichsweise schnell das Transmitterangebot im Spalt vermehren sollten.

Etwa Mitte der 70er Jahre setzte sich zunehmend die Erkenntnis durch, dass den antidepressiven Wirkungen der eingesetzten Medikamente weniger direkte Erhöhung der Transmitterkonzentration als vielmehr *sekundäre dadurch induzierte Adaptationsprozesse* zu Grunde liegen dürften (etwa Vetulani u. Sulser, 1975); mittlerweile besteht weitgehende Übereinstimmung, dass durch Steigerung der Noradrenalin- und Serotoninkonzentration eine *Reduktion der Zahl oder Empfindlichkeit der postsynaptischen Rezeptoren* eingeleitet wird *(down-regulation)*, mit deren Abschluss erst die therapeutische Wirkung voll erreicht ist (s. auch 5.9.2). Wie sich ein solcher Befund mit der Monoaminmangelhypothese in der bisherigen Formulierung vereinbaren lässt, ist augenblicklich nur schwer vorstellbar.

## 5.7.5 Neuformulierungen der Monoaminhypothesen

Sie werden nur sehr zögerlich unternommen sowie zumeist mit Zurückhaltung und in gewisser Vagheit vorgebracht. Sie seien deshalb auch nur angedeutet.

*Dysregulationsmodelle*: In Anbetracht der Tatsache, dass Mangel- oder Überschusshypothesen affektiver Störungen nur geringe empirische Unterstützung erhalten hatten, andererseits aber eine Bedeutung der Monoamine für die Entstehung der Symptomatik nicht geleugnet werden kann, formulierten Siever und Davis (1985) ein *Dysregulationsmodell des noradrenergen Systems*, welches die pathologischen Prozesse mehr auf der *Ebene der Rezeptoren* als auf der der Transmitterproduktion und Ausschüttung ansiedelt und Störungen der letzteren eher als sekundär ansieht. Dabei weisen die Autoren u.a. auf die geringere Ansprechbarkeit der noradrenergen $\alpha_2$-Rezeptoren auf Clonidin hin (s. 5.6.3) und stellen zur Diskussion, ob nicht veränderte Empfindlichkeit präsynaptischer Autorezeptoren vom Typ $\alpha_2$ zu Fehlregulation in der Ausschüttung führen könne. Weiter ist nach ihrer Ansicht die Wirkung antidepressiver Medikation nicht so sehr in einer Herauf- oder Herabregulation noradrenerger Rezeptorsensibilität zu sehen, sondern hat in ihrer Beeinflussung sowohl prä- wie postsynaptischer Rezeptoren den Nettoeffekt einer *Stabilisierung des durcheinander geratenen noradrenergen Systems*. Das von den Autoren selbst in aller Zurückhaltung vorgeschlagene Noradrenalinmodell der Depression ist das einer verstärkten und unsystematischen Feuerung noradrenerger Neurone bei gleichzeitig verringerter Ausschüttung pro Impuls (stark verkürzt nach Siever u. Davis, 1985).

*Modelle gestörten Gleichgewichts verschiedener Transmittersysteme*: Andere Hypothesen beziehen *weitere Transmitter* in die Monoaminmodelle ein, in erster Linie *Acetylcholin*, wobei der häufig ausgeprägt *anticholinerge Effekt* vieler Antidepressiva Stützung einer solchen Annahme darstellt; auch bei Gesunden haben *Anticholinergika eine leicht euphorisierende Wirkung*. Umgekehrt sollen *Cholinomimetika* (Substanzen, welche die Übertragung an cholinergen Synapsen verstärken) *manische Symptomatik reduzieren* und bei Gesunden wie depressiv Gestörten die *Stimmung drücken*. Zudem kann bei Tieren mittels Cholinagonisten ein dem depressiven Syndrom analoger Zustand hervorgerufen werden bzw. ein experimentell induziertes Depressionsäquivalent verstärkt werden. Auch die erwähnte Verkürzung der REM-Latenz mittels Cholinomimetika wird hier als Hinweis angeführt (zu Belegen; s. Fritze u. Beckmann, 1988; Müller, 1991; Fritze et al., 1992; Janowski u. Overstreet, 1995 und die dort angeführte Literatur). Zuerst von Janowski et al. (1972) wurde dementsprechend die Hypothese aufgestellt, dass *bei affektiven Störungen das Gleichgewicht zwischen (nor)adrenerger und cholinerger Aktivität* verschoben sei und zwar bei der *Manie im Sinne eines Überwiegens der ersten, bei der Depression der zweiten Komponente*. Wie man sich diese Über- oder Unteraktivität vorzustellen hat, ob im Sinne vermehrten oder verminderten Acetycholinangebots im Spalt oder durch Veränderung der Empfindlichkeit von (in erster Linie wohl muskarinergen) Rezeptoren, ist nicht in letzter Deutlichkeit formuliert. Eingehendere Diskussion dieses Acetylcholinmodells und weiterer diverser, der Monoaminhypothese alternativ gegenübergestellter neuerer Theorien kann hier nicht geleistet werden (s. dazu Fritze u. Beckmann, 1988; Fritze et al., 1992). Zu erwähnen ist lediglich, dass zunehmend sowohl GABA als auch Dopamin für die Pathogenese affektiver Störungen in den Blickpunkt gerückt sind; hierzu sei auf Müller (1991), Kapur und Mann (1992) sowie Willner (1995) verwiesen.

### 5.7.6 Transmittermodelle der Manie und bipolarer Störungen

*Mögliche Noradrenalinüberaktivität während der Manie*: Transmittertheorien weiterer affektiver Störungen wurden kaum explizit formuliert und sollen nur kurz, teilweise in Rückgriff auf Gesagtes, dargestellt werden. Nicht zuletzt durch Vergleich mit den durch *Amphetamine und Kokain hervorgerufenen Symptombildern* hat man beim *manischen Syndrom v.a. Überaktivität von Noradrenalin* vermutet: Im Rahmen von Überschuss-Mangel-Modellen würde man *verstärkte präsynaptische Ausschüttung oder veränderte postsynaptische Wirkung dieses Transmitters* in der *manischen Episode* erwarten, im Kontext von Gleichgewichtshypothesen ein *Überwiegen noradrenerger gegenüber cholinerger Aktivität* (s. 5.7.5). Direkte Belege sind wiederum eher spärlich; immerhin dürfte aber die *erhöhte MHPG-Konzentration* in Liquor und Plasma *während manischer Episoden* besser nachgewiesen sein als das Defizit während depressiver Phasen. Vermehrung von Serotonin und seinen Metaboliten wurde in der Regel nicht beobachtet. Nach allerdings dringend replikationsbedürftigen Studien *findet sich sowohl in depressiven wie manischen Episoden eine erniedrigte Konzentration des Serotoninabbauprodukts 5-HIAA im Liquor* (Sjostrom, 1973; Price, 1990); zudem soll Gabe des Serotoninpräkursors L-Tryptophan auch manische Symptome bessern (Prange et al., 1974). Es wurde daher die Vermutung geäußert, der *Serotoninmangel im synaptischen Spalt bilde die Grundlage für affektive Labilität, auf der sich je nach Verfügbarkeit von Noradrenalin eine depressive oder manische Symptomatik entwickle* („permissive"-Hypothese; s. Prange et al., 1974).

*Veränderte Ionenpermeabilitäten als mögliche Grundlage affektiver Schwankungen*: Die Labilität der affektiven Lage im Rahmen bipolarer Störungen wurde von einigen Autoren auch auf *veränderte Ionenpermeabilitäten* von Membranen zurückgeführt (etwa Meltzer, 1991); vornehmlich Störungen des Natriumtransports wurden hier vermutet, wobei als Beleg für diese Annahme v.a. die affektstabilisierende Wirkung von Lithiumionen (s. 5.9.4) herangezogen wird. Insgesamt scheint diese Hypothese allerdings eher zurückhaltende Aufnahme in der Literatur erfahren zu haben.

*Störungen der nachgeschalteten Signaltransduktion*: In den letzten Jahren hat man sich zunehmend – unabhängig von spezifischen Transmittersystemen – auf *secondmessenger-Prozesse* (s. 1.2.2) bei *Personen mit bipolaren Störungen* konzentriert. Anstoß gab die Beobachtung, dass die *Wirkmechanismen der stimmungsstabilisierenden Lithiumsalze* nicht zuletzt in *Eingriffen in die der Rezeptorbesetzung nachgeschalteten intrazellulären Signaltransduktion* liegen (z.B. Aktivierung oder Inaktivierung der Adenylylcyclase mit Förderung oder Hemmung der cAMP-Bildung, Beeinflussung der Proteinkinase mit Wirkung auf die Weite von Ionenkanälen). Zu (bereits vor Therapie vorliegenden) Veränderungen von second messenger-Prozessen bei bipolar Gestörten liegen zahlreiche Befunde vor (Soares u. Mallinger, 2000; zitiert nach Baumann et al., 2003; dort auch eine Übersicht). Diese Befunde (z.B. vor Lithiumgabe erhöhte, nach Therapie mit diesen Substanzen erniedrigte Protein-Kinase) sind zu kompliziert, um sie hier darzustellen, zudem offenbar noch nicht sehr konsistent. Da der eigentliche therapeutische Effekt der Antidepressiva (z.B. der trizyklischen) nicht so sehr in einer Veränderung der synaptischen Transmitterkonzentration liegen dürfte, sondern in *Neuregulierung postsynaptischer Rezeptoren* (s. 5.9.2), ist aber zu erwarten, dass die Suche nach Abnormitäten der nachgeschalten Signaltransduktion intensiviert wird und klarer interpretierbare Ergebnisse liefert.

## 5.8 Biologische Erklärungsansätze affektiver Störungen

*Überblick zu ätiologischen Modellen*: Eigentliche *Entstehungstheorien* werden in den entsprechenden Abschnitten von psychiatrischen Lehrbüchern zumeist eher knapp behandelt; zudem führt man in diesem Kontext oft Modelle an, die, wie etwa die Störungen im Transmitterhaushalt, sich eher auf die Pathogenese beziehen, also selbst wiederum *erklärungsbedürftig* sind. Als einziges *gesichertes ätiologisches Moment* biologischer Natur sind im Augenblick *genetische Faktoren* zu nennen; andere Kausalbedingungen der Entstehung, wie sie bei der Alzheimer Demenz möglicherweise toxische oder traumatische Einflüsse, bei der Schizophrenie wahrscheinlich pränatale Infektionen darstellen, werden für affektive Störungen nicht ernsthafter erwogen (vgl. jedoch Machon et al., 1997 für die Theorie einer infektiösen Genese).

Immerhin gibt es Hinweise, dass Personen mit bipolaren Störungen – ebenso wie solche mit Schizophrenie (s. 4.6.5) – gehäuft in Winter- und Frühjahrsmonaten geboren wurden (Torrey et al., 1997); dies könnte für eine infektiöse Genese sprechen; daneben wären andere saisonale Einflüsse zu diskutieren.

Am Häufigsten wird als kausaler Faktor „*Stress*" auf Grund von Umweltkonstellationen diskutiert, der neben einer psychologischen auch eine wesentlich biologische Dimension hat (Baumann et al., 2003).

*Genetische Disposition als gesicherte biologische Bedingung in der Ätiologie*: Wie in 5.5 ausgeführt, ist die genetische Determiniertheit affektiver Störungen ähnlich hoch wie bei der Schizophrenie, offenbar ausgeprägter bezüglich bipolarer als unipolarer Verläufe. Wie die nicht vollständigen Konkordanzraten eineiiger Zwillinge zeigen, wird nur die *Bereitschaft* vererbt, affektive Symptomatik zu entwickeln, sofern zusätzliche psychologische oder biologische Bedingungen hinzutreten; sicher gibt es auch Fälle, in denen sich die Symptomatik ohne weitere äußere Anstöße entwickelt.

*Versuche, die biologische Disposition zu präzisieren*: Will man anzugeben, worin die biologische Bereitschaft begründet sein könnte, so wäre nach dem Gesagten besonders eine gewisse *Labilität der Transmittersysteme* zu nennen, sei es im Sinne veränderter präsynaptischer Ausschüttung oder abnormer Empfindlichkeit der Rezeptoren, evtl. auch gestörter nachgeschalteter postsynaptischer Prozesse (Signaltransduktion), vielleicht auch einer Dysregulation, die alle drei Ebenen gleichzeitig betrifft.

Weiter lassen sich *Fehlregulationen in diversen Hormonsystemen* nennen, wobei die der Achsen *Hypothalamus-Hypophyse-Nebennierenrinde* und *Hypothalamus-Hypophyse-Schilddrüse* die stärkste Beachtung erfahren haben.

Schließlich könnte auch die Anlage zu *Fehlregulationen der biologischen Rhythmen* vererbt sein. Hier wäre v.a. *Verkürzung und Verflachung des Schlafes*, weiter *Vorverlegung* und *Verlängerung der REM-Phasen in der ersten Nachthälfte*, *Verkürzung* in der *zweiten* zu nennen; dass diese Schlafstörungen mehr als ein reines Begleitphänomen der affektiven Symptomatik darstellen, schließt man nicht zuletzt aus der *therapeutischen Wirkung des Schlafentzugs* (s. 5.9.3). Auch wurde die Hypothese aufgestellt, alle antidepressiven Medikamente unterdrückten den REM-Schlaf und entfalteten letztlich auf diesem Wege ihre klinische Wirkung (Vogel et al., 1980), eine Ansicht, der allerdings in dieser Absolutheit der Formulierung widersprochen wurde (Carlson, 2004, S. 657). Zudem gibt es Hinweise, dass die erwähnten Abnormitäten des Schlafes *genetisch* tradiert sein könnten: So sollen *Verwandte ersten Grades von Depressiven* ebenfalls Verkürzung der *REM-Latenz* aufweisen, auch wenn sie selbst nie Zeichen depressiver Verstimmung gezeigt hatten (Giles et al., 1987; Giles et al., 1998). Ein weiterer Hinweis auf die *Störung biologischer Rhythmen* bei depressiven Patienten wird aus der Sonderform der *saisonal abhängigen Depression* abgeleitet, die auffällig gut auf Lichttherapie anspricht (s. 5.9.3); man hat dazu die Hypothese aufgestellt, diese therapeutische Maßnahme synchronisiere gewissermaßen die aus dem Takt geratenen „Zeitgeber" (Carlson, 2004, S. 659 f.; zur Bedeutung gestörter biologischer Rhythmen bei der Depression; s. auch die Beiträge in Halaris, 1987).

Schließlich wären in ätiologischen Modellen affektiver Störungen die gefundenen morphologischen Veränderungen mit anderen Auffälligkeiten in Verbindung zu bringen, was am Leichtesten für die Hypophysenvergrößerung und die Veränderungen im System Hypothalamus-Hypophyse-Nebennierenrinde gelingen dürfte.

*Wechselseitige Abhängigkeit der ätiologischen Momente*: Dass die bei Depressiven für pathogenetisch wichtig erachteten Abweichungen *zusammenhängen*, ist vergleichsweise sicher, wenn auch keineswegs in allen Einzelheiten und v.a. hinsichtlich der Kausalrelationen geklärt. Veränderungen in einem Transmittersystem, beispielsweise im cholinergen, wirken auf andere, etwa das noradrenerge und umgekehrt (Janowski u. Overstreet, 1995); auch die Hormonsysteme sind alles andere als unabhängig (s. etwa Checkley, 1992). Weiter *beeinflusst*, um zunächst die eine Richtung der diversen Wechselwirkungen von Hormonen und Neurotransmittern zu beleuchten, beispielsweise *ACTH die Ausschüttung von Endorphinen*, *Freisetzung von CRF* (CRH) aus dem Hypothalamus die Aktivität des Locus caeruleus und damit die *Freisetzung von Transmittern* aus den davon ausgehenden noradrenergen Neuronen (Shelton et al., 1991); Schilddrüsenhormone wirken u.a. auf die Eigenschaften noradrenerger und serotonerger Rezeptoren (Baumgartner u. Campos-Barros, 1993); Glucocorticoide beeinflussen sowohl Anzahl wie Empfindlichkeit etwa von Serotonin-Rezeptoren (Maes u. Meltzer, 1995), möglicherweise auch die Signaltransduktion nach Besetzung serotonerger Rezeptoren (Lesch, 1991b). Umgekehrt wirken *Transmitter auf Hormonsysteme*, so Acetylcholin auf die Ausschüttung von Wachstumshormon, Endorphinen, ACTH und Cortisol (Janowski u. Overstreet, 1995). Auch hängen *biologische Rhythmen mit der Aktivität von Neurotransmittern* zusammen (die Abläufe während des Schlafs beispielsweise mit der von Serotonin und Acetylcholin) und werden daneben *hormonell* beeinflusst, insbesondere durch das in den letzten Jahren in das öffentliche Interesse gerückte Melatonin. Umgekehrt zeigen Hormone deutliche Rhythmizität ihrer Ausschüttung (am Bekanntesten wohl die circadianen Schwankungen des Plasmacortisol-Spiegels).

Auch die *depressiogene Wirkung des biosozialen Faktors Stress* lässt sich durch *Einwirkung auf die verschiedenen genannten Systeme* erklären, etwa durch Störung des Schlafes, durch Aktivierung der Achse Hypothalamus-Hypophyse-Nebennierenrinde mit Ausschüttung von ACTH und Cortisol, das seinerseits erwähntermaßen die Empfindlichkeit von Rezeptoren verändert, schließlich durch vermehrte Sekretion von Noradrenalin und Adrenalin aus dem Nebennierenmark, was wiederum Einfluss auf das Hypothalamus-Hypophysen-Nebennierenrinden-System hat. Unter Stressbedingungen soll weiter die Ausschüttung von Acetylcholin im Gehirn steigen und kompensatorisch die Empfindlichkeit der muskarinergen Acetylcholinrezeptoren vermindert werden (Janowski u. Overstreet, 1995).

*Resümee und offene Fragen*: Die Aufzählung solcher Zusammenhänge ließe sich noch fortsetzen, ohne dass dadurch weitere wesentliche Erkenntnisse präsentiert würden. Es bleibt festzuhalten, dass *kein klares ätiopathogenetisches Modell der Depression* (oder allgemeiner: *affektiver Störungen*) existiert, welches – vergleichbar etwa dem Weinbergerschen Modell der Schizophrenien – genetische und andere Faktoren mit morphologischen Befunden und Nachweisen von Transmitterveränderungen in eine logische Verbindung bringt.

Zudem ist in aller Deutlichkeit hervorzuheben, dass die oben gegebenen, letztlich noch reichlich vage formulierten Entstehungshypothesen, ihre Gültigkeit vorausgesetzt, sich offenbar nur auf *Subtypen von Depression* beziehen. Die genannten Charakteristika des Transmitterhaushalts, der neuroendokrinen Systeme, der biologischen Rhythmen scheinen sich weniger auf die chronisch depressiven Verstimmungen im Sinne von Dysthymia zu beziehen als vielmehr auf die phasenhaft abgegrenzten Verläufe, möglicherweise wiederum v.a. auf jene, die man als „endogen" oder „psychotisch" zu bezeichnen pflegte. Selbst innerhalb der letzteren, deutlich eingeschränkten Gruppe dürfte es kein einheitliches Entstehungsmodell geben; insbesondere ist fraglich, ob den nicht saisonal auftretenden depressiven Verstimmungen, die auch auf Lichttherapie schlechter anzusprechen scheinen, gleichfalls ausgeprägte Störungen biologischer Rhythmen zu Grunde liegen. Weiter ist im Augenblick keineswegs geklärt, ob *die für unipolare Depressionen gültigen Modelle auch auf die depressiven Episoden bipolarer Verläufe übertragen* werden können. Schließlich finden sich kaum Theorien der *Manie* und *bipolarer Verlaufsformen* formuliert, und es ist augenblicklich auch nicht zu sehen, wie die gängigen biologischen Modelle der Depression zu denen einer allgemeineren Theorie affektiver Störungen erweitert werden könnten.

Erwähnt sei kurz, dass eine bis jetzt wenig beachtete Theorie *affektive Störungen als Folge von verschobenen Ionenkonzentrationen an der Membran* sieht, die wiederum aus verminderter Leistungsfähigkeit der Natrium-Kalium-ATPase resultiert; je nach Ausmaß dieser Minderaktivität würde es zur Manie (als mildester Variante) oder zu bipolaren und schließlich depressiven Störungen (bei stärkerer Aktivitätsreduktion) kommen (El-Mallakh, 1996, S. 79 ff.)

Weiter sei ergänzt, dass man für *spät auftretende depressive Syndrome* (late-onset depression) mittlerweile verstärkt *Durchblutungsstörungen* verantwortlich macht („vaskuläre Hypothese der Depression; s. Alexopoulos et al., 1997). Angeführt zum Beleg wird u.a., dass Schlaganfälle häufig depressive Symptomatik nach sich ziehen (letztere entsprechend gehäuft bei Risikopatienten mit Bluthochdruck und Diabetes zu beobachten ist) und dass die bei vielen Personen mit spätem Beginn der Depression zu beobachtenden Veränderungen der weißen Substanz sich als Schädigung bei mangelnder Blutversorgung erklären lassen; zudem wirken manche antidepressiv wirksame Substanzen auch auf neurologische Symptomatik nach Schlaganfällen.

## 5.9 Biologische Therapien

### 5.9.1 Übersicht; Historisches

*Unterscheidung zwischen Akuttherapie und Prophylaxe*: Bei der Therapie (nichtchronischer) affektiver Störungen ist zwischen *Beeinflussung der akuten Symptomatik in der Episode* und *Prophylaxe weiterer Episoden* zu unterscheiden. Die Form der Akutbehandlung ist wesentlich *davon abhängig*, ob ein *depressives* oder *manisches Syndrom* vorliegt. Die *Phasenprophylaxe bipolarer affektiver Störungen* geschieht pharmakologisch mittels *Lithiumsalzen* und *Antikonvulsiva* (insbesondere Carbamazepin); bei *unipolaren depressiven Verläufen* sind die gleichen Substanzen wirksam; zuweilen werden zur Prophylaxe hier auch *Antidepressiva* eingesetzt.

Die Verabreichung von Antidepressiva stellt auch mit Abstand die wichtigste Therapieform depressiver Episoden dar und soll daher zuerst und am Ausführlichsten besprochen werden. Andere Maßnahmen wie Schlafentzug, Lichttherapie, Elektrokrampfbehandlung kommen, wenn überhaupt, zumeist nur begleitend zur Pharmakotherapie zur Anwendung und werden daher lediglich knapp dargestellt. Nur sehr summarisch wird hier die Therapie der chronischen depressiven Störung (Dysthymia, neurotische Depression in alter Terminologie) diskutiert (s. dazu Howland, 1991).

*Wandel in der Behandlung von depressiven Episoden*: Historisch gesehen waren mit der *Schlafbehandlung* (s. Perry et al., 1997, S. 603 ff.), der heute wohl obsoleten *Insulintherapie* und der *Elektrokrampfbehandlung* die ersten moderneren biologischen Therapien depressiver Störungen im Wesentlichen *nichtpharmakologischer Natur*. Mitte der 50er Jahre standen fast gleichzeitig mit Imipramin das erste *trizyklische Antidepressivum*, mit (dem ursprünglich zur Behandlung der Tuberkulose eingesetzten) Iproniazid der erste *Monoaminoxidasehemmer* (MAO-Hemmer) zur Verfügung;

besonders die zahlreich entwickelten trizyklischen Antidepressiva, sodann weitere Entwicklungen (*tetra- und heterozyklische Antidepressiva, selektive Serotonin-Wiederaufnahmehemmer, neuere MAO-Hemmer*) haben andere biologische Therapien zunächst fast völlig in den Hintergrund gedrängt. Erst Anfang der 70er Jahre wurde mit dem *therapeutischen Schlafentzug* eine weitere biologische Behandlungsmöglichkeit gefunden, die allerdings in der Regel mit pharmakologischer Behandlung kombiniert wird. Seit gut einem Jahrzehnt wird, ebenfalls zumeist nicht isoliert, die *Lichttherapie* praktiziert, wobei deren Anwendung v.a. auf Patienten mit saisonal abhängiger Depression (s. 5.3) beschränkt bleibt. *Elektrokrampftherapie affektiver Störungen* wurde mit Einführung der Psychopharmaka deutlich seltener, kommt aber bei schweren Depressionen oder bei fehlendem Ansprechen auf Antidepressiva nach wie vor zur Anwendung, heute anscheinend zunehmend öfter.

*Entwicklung von Behandlungsmethoden für Manie*: Die biologische Therapie nichtorganischer manischer Syndrome war zu Beginn des Jahrhunderts im Wesentlichen pharmakologischer Art mittels diverser *sedierend wirkender Stoffe*, und wurde später erfolgreicher mit *Elektrokrampfbehandlung* versucht. Mit Einführung des *Reserpin* und der *Neuroleptika* in den 50er Jahren standen wirksamere Pharmaka zur Verfügung, welche andere biologische Therapien verdrängten (die Elektrokrampfbehandlung jedoch, speziell in den USA, nie völlig). Nachdem entdeckt worden war, dass die zur Phasenprophylaxe rezidivierender affektiver Störungen eingesetzten *Lithiumsalze* auch akut auf manische Symptomatik wirken, stehen diese als *weitere Therapiemöglichkeit* zur Verfügung.

*Neuere Methoden der Phasenprophylaxe*: Während die *Prophylaxe affektiver Episoden* lange ein therapeutisches Problem darstellte, hat sich mit Einführung der *Lithiumsalze* etwa Mitte der 60er Jahre diese Situation grundlegend gebessert; allerdings ist die Therapie auf Grund der hohen Toxizität der Lithiumionen nicht einfach und erfordert *genaue Kontrollen*. Nachdem *Carbamazepin* und weitere *Antikonvulsiva* (Valproinsäure, Lamotrigin) ebenfalls bei der Phasenprophylaxe affektiver Störungen wirksam sind und einige der toxischen Eigenschaften von Lithiumsalzen nicht besitzen, haben diese dort gleichfalls gewissen Stellenwert.

*Hinweise zu den folgenden Abschnitten*: Die Darstellung der biologischen Therapien bei affektiven Störungen ist sehr summarisch und *darf in keinem Fall als Therapieanleitung aufgefasst werden*; hierzu sei mit Nachdruck auf die zahlreichen Darstellungen der Psychopharmakotherapie verwiesen. Die folgenden Ausführungen dienen allein dem Zweck, die biologischen Krankheitsmodelle zu illustrieren und ihre Erstellung auf Grund beobachteter medikamentöser Effekte nachvollziehbar zu gestalten. Dass mit der Beschränkung auf allein biologische Therapien keine Ablehnung anderer Therapieformen impliziert wird, ist selbstverständlich, jedoch besser noch einmal nachdrücklich zu betonen. Im Übrigen beziehen sich die Ausführungen auf nicht organisch bedingte und auf episodenhaft verlaufende affektive Störungen, also nicht auf sekundäre Depressionen und Manien, ebenso wenig in der Regel auf die Dysthymia und Zyklothymie; dies wird im Weiteren nicht mehr gesondert hervorgehoben.

## 5.9.2 Antidepressiva

*Definitionen*: Als *Antidepressiva* (früher auch: Thymoleptika) bezeichnet man i. Allg. Stoffe, die zur *Behandlung depressiver Syndrome* eingesetzt werden. Die Bezeichnung ist insofern *missverständlich*, als viele der Antidepressiva, etwa Imipramin, Clomipramin oder selektive Serotonin-Wiederaufnahmehemmer auch bei anderen Störungen wie Zwangssymptomen, Ängsten oder Essstörungen eingesetzt werden, andererseits einige Substanzen, die, wie die Benzodiazepine, ebenfalls bei depressiver Symptomatik zuweilen zur Anwendung kommen, nicht unter Antidepressiva subsumiert werden.

*Einteilung*: Auch diese ist *unbefriedigend*, da sie teils nach *historischen Gesichtspunkten* erfolgt (Antidepressiva der ersten und zweiten Generation), teils nach *strukturchemischen* (tri- und tetrazyklische Antidepressiva), teils schließlich nach *funktionellen* (etwa MAO-Hemmer, selektive Serotonin-Reuptake-Hemmer). Übersichtlichste Einteilung scheint die in 1) trizyklische Antidepressiva 2) tetrazyklische und heterozyklische Antidepressiva 3) selektive und nicht-selektive MAO-Hemmer 4) Serotonin-Wiederaufnahmehemmer 5) Aminpräkursoren und 6) Johanniskraut. *Trizyklische Antidepressiva* und *nicht-selektive MAO-Hemmer* bilden im Wesentlichen die Antidepressiva der „*ersten Generation*", die übrigen Gruppen die der zweiten.

Tabelle 5.4 Antidepressiva: Stoffklassen und Wirkmechanismen (in Anlehnung an Köhler, 1999, S. 92 sowie die Ausführungen in Benkert u. Hippius, 2005, S. 55 ff.)

| Stoffklasse | Wirkstoffe (Handelsnamen nur in Auswahl) | Wirkprinzip |
|---|---|---|
| Trizyklische Antidepressiva | – Imipramin (Tofranil®) <br> – Clomipramin (Anafranil®) <br> – Amitriptylin (Saroten®) <br> – Amitriptylinoxid (Equilibrin®) <br> – Desipramin (Petylyl®) <br> – Dibenzepin (Noveril®) <br> – Doxepin (Aponal®) <br> – Nortriptylin (Nortrilen®) <br> – Trimipramin (Stangyl®) | – Erhöhung des Transmitterangebots durch Hemmung des Reuptakes <br> – langfristig wohl Herabsetzung der Rezeptorempfindlichkeit (Down-Regulation) |
| Tetrazyklische Antidepressiva und andere nicht eindeutig einzuordnende Substanzen | – Mianserin (Tolvin®) <br> – Maprotilin (Ludiomil®) <br> – Trazodon (Thombran®) <br> – Venlafaxin (Trevilor®) <br> – Viloxazin (Vivalan®), <br> – Mirtazepin (Remergil®) <br> – Reboxetin (Edronax®, Solvex®) | – teilweise wohl ähnlich wie bei trizyklischen Antidepressiva <br> – teilweise andere Wirkmechanismen |
| Selektive Serotonin-Wiederaufnahmehemmer (SSRIs) | – Fluoxetin (Fluctin®) <br> – Fluvoxamin (Fevarin®) <br> – Sertralin (Gladem®, Zoloft®) <br> – Paroxetin (Seroxat®, Tagonis®) <br> – Citalopram (Cipramil®) <br> – Escitalopram (Cipralex®) | – Hemmung der Wiederaufnahme spezifisch von Serotonin <br> – langfristig wohl Down-Regulation |
| MAO-Hemmer (nicht selektiv) | – Tranylcypromin (Jatrosom N®) | – irreversible, nicht selektive Hemmung von MAO <br> – Erhöhung der Monoaminkonzentration im Spalt <br> – langfristig wohl Down-Regulation |
| MAO-A-Hemmer (selektiv und reversibel) | – Moclobemid (Aurorix®, Moclix®) | – reversible und spezifische Blockade von MAO-A <br> – damit Erhöhung der Monoaminkonzentration im Spalt <br> – langfristig wohl Down-Regulation |
| Aminpräkursoren | – Tryptophan (Kalma®, Ardeytropin®) | – Steigerung der Serotoninproduktion durch Bereitstellung von Vorstufen |
| Johanniskraut | – Hypericum (Aristo 350®, Esbericum forte®, Neuroplant 300®, Psychotonin 300®, Jarsin 300®, Remotiv®) | – unklar (MAO-Hemmung, Wiederaufnahmehemmung, Bindung an GABA-Rezeptoren?) |

*Wichtige trizyklische Antidepressiva*: Die *trizyklischen Antidepressiva* leiten sich von *Imipramin* ab, dessen *stimmungsaufhellende* Wirkung zuerst von R. Kuhn (1957; 1958) beschrieben wurde. Sie bestehen, hierin den Phenothiazinen (s. 4.9.2) ähnlich, aus einer Anordnung von drei Ringen („Trizyklus") mit einer Seitenkette; die einzelnen Substanzen unterscheiden sich durch strukturchemisch oft geringe, bezüglich Wirksamkeit hingegen häufig bedeutsame Variationen an der Seitenkette oder am Zentralring. Bekannte trizyklische Antidepressiva sind neben Imipramin (Tofranil®) u.a. Clomipramin (Anafranil®), Desipramin (Petylyl®), Amitriptylin (z.B. Saroten®) und Doxepin (etwa Aponal®). Maprotilin (etwa Ludiomil®), zuweilen als tetrazyklisches Antidepressivum aufgeführt, hat strukturchemische Ähnlichkeiten mit den trizyklischen Antidepressiva und wird deshalb oft dieser Gruppe zugeordnet.

*Klinische Wirkungen der trizyklischen Antidepressiva*: Der wichtigste Effekt ist (neben Linderung u.a. von Angst- und Zwangssymptomatik) ein *stimmungsaufhellender*; hinsichtlich der Beeinflussung des Antriebs unterscheiden sie sich voneinander dadurch, dass einige eher *sedierend* wirken, von den erwähnten Substanzen etwa Doxepin, Amitriptylin und Maprotilin, andere wie Desipramin wenig oder nicht sedierend, sogar zuweilen *antriebssteigernd*; Imipramin und Clomipramin werden diesbezüglich als vorwiegend neutral angesehen. Je nachdem, ob die Behandlung eher auf ein gehemmt-depressives oder agitiert-ängstlich-depressives Syndrom zielen soll, ist dieser *unterschiedliche Effekt auf den Antrieb* bei der Auswahl des Präparats zu berücksichtigen (s. dazu Benkert u. Hippius, 1996, S. 30 ff. sowie Möller et al., 2000, S. 212 f..).

Eine wichtige Nebenwirkung ist die im Falle bipolar erkrankter Personen keineswegs seltene manische Symptomprovokation. Sie tritt nicht nur bei Behandlung mit trizyklischen Antidepressiva auf, sondern auch bei Therapie mit MAO-Hemmern; sie scheint seltener bei Patienten zu sein, die mit selektiven Serotonin-Wiederaufnahmehemmern behandelt werden, kommt aber auch dort vor. Biologische Prädiktoren für diesen ausgesprochen unerwünschten Effekt sind noch unklar (s. dazu ausführlich Mundo et al., 2001).

Neben dieser Beeinflussung von Stimmung und Antrieb treten oft noch andere, zumeist *nicht erwünschte körperliche* Effekte auf, die in der Regel auf die *anticholinerge* Wirkung der trizyklischen Antidepressiva zurückzuführen sind (etwa *Erhöhung des Augeninnendrucks, Harnverhaltung, Störungen im Magen-Darm-Trakt*, speziell *Verstopfung* [Obstipation] bis hin zur *Darmlähmung* [Ileus]) und nicht selten den Einsatz dieser Medikamente verbieten; nicht als anticholinerger Effekt zu erklären sind die keineswegs seltenen und unbedingt zu beachtenden *Überleitungsstörungen am Herzen*. Zuweilen werden auch allergische Reaktionen oder Veränderungen des Blutbildes beobachtet (dazu und zu weiteren Nebenwirkungen; s. ausführlich Möller et al., 2000, S. 81 ff.; Benkert u. Hippius, 2005, S. 25 ff.).

*Effekte der trizyklischen Antidepressiva auf Transmitter und Rezeptoren*: Sie sind vielfältig, offenbar teilweise gegenläufig und noch keineswegs in allen Einzelheiten geklärt. Ein wichtiger *unmittelbarer* Effekt, der lange Zeit auch für die *antidepressive Wirkung* der Substanzen verantwortlich gemacht wurde, ist die *Wiederaufnahmehemmung (Reuptake-Hemmung) für Monoamine*, mutmaßlich durch *Besetzung der Bindungsstellen*, die an den für den aktiven Rücktransport verantwortlichen Proteinen eigentlich für die Neurotransmitter vorgesehen sind (s. auch 5.7.1); Resultat ist eine erhöhte Verfügbarkeit der Transmitter im synaptischen Spalt.

Die meisten trizyklischen Antidepressiva beeinflussen die *Wiederaufnahme sowohl von Noradrenalin wie von Serotonin*, wenn auch in unterschiedlichem Ausmaß: Amitriptylin und Imipramin hemmen die Rückaufnahme beider Transmitter (ungefähr) in gleichem Maße, Trimipramin und Desipramin deutlich stärker die von Noradrenalin, Clomipramin bevorzugt die von Serotonin (s. Möller et al., 2000, S. 61); aus dieser Aufzählung ist unmittelbar zu ersehen, dass eine einfache Beziehung zwischen bevorzugter Wirkung auf ein Transmittersystem und sedierendem versus antriebssteigerndem Effekt der Substanz nicht besteht. Tatsächlich beruht der sedierende Effekt offenbar auf *Blockade von Histaminrezeptoren* (s. unten), was *unabhängig* von der Wirkung auf serotonerges und noradrenerges System geschieht. Zur Erhöhung der Transmitterausschüttung führt auch ein weiterer Effekt, nämlich *Blockade der präsynaptischen Autorezeptoren.*

Weiter blockieren trizyklische Antidepressiva *postsynaptische Rezeptoren* (womit zum Teil offenbar Wirkungen der Reuptake-Hemmung wieder aufgehoben werden); daraus erklären sich großteils die *unerwünschten Nebenwirkungen*: Blockade der *noradrenergen $\alpha_1$-Rezeptoren* wird für die *Blutdrucksenkung* verantwortlich gemacht, die der *Bindungsstellen für Histamin für die Sedierung*, Blockade *muskarinerger Acetylcholinrezeptoren* u.a. für *Verdauungs- und Miktionsbeschwerden, Tachykardien, Beeinträchtigung der Akkommodation* (Möller et al., 2000, S. 63 f.). Im Sinne der erwähnten Monoamin/Acetylcholin-Ungleichgewichtshypothesen der Depression (s. 5.7.5) wurde die *anticholinerge Wirkung* auch als eigentliche Ursache der *Stimmungsaufhellung* interpretiert (zu dieser Diskussion; s. Janowski u. Overstreet, 1995).

Wie in 5.7.4 ausgeführt, tritt die *erhöhte Verfügbarkeit von Transmitter im Spalt* als Folge von Reuptake-Hemmung mehr oder weniger *unmittelbar* ein, kann also *nicht die antidepressive Wirkung der trizyklischen Medikamente* erklären, welche sich i. Allg. erst 2–3 Wochen einstellt. Mittlerweile herrscht deshalb weitgehend Übereinstimmung darüber, dass *der eigentliche antidepressive* Effekt der Trizyklika in einer *verzögert einsetzenden Veränderung (Neuregulierung) postsynaptischer Rezeptoren* oder *nachgeschalteter Signal-Transduktionssysteme* besteht. Man nimmt augenblicklich an, dass als Folge der medikamentös hervorgerufenen Vermehrung von Noradrenalinmolekülen im synaptischen Spalt sich die Zahl postsynaptischer β-Rezeptoren reaktiv vermindert *(beta-down-regulation)*, zudem die *Aktivität des die Signal-Transduktion katalysierenden Enzyms Adenylylcyclase* reduziert wird; mögliche weitere Veränderungen treffen die (prä- und postsynaptischen) α-Rezeptoren (für Einzelheiten dieser komplizierten und in vieler Hinsicht unzureichend verstandenen Prozesse; s. Benkert u. Hippius, 1996, S. 23 ff.). Auch *Veränderungen der Serotoninbindungsstellen* wurden nach längerfristiger Gabe von trizyklischen Antidepressiva beobachtet, wobei von den zahlreichen Typen von 5-HT-Rezeptoren einige offenbar *sensitiviert*, andere in ihrer *Empfindlichkeit beeinträchtigt* werden.

Angesichts vieler ungeklärter Einzelheiten ist sinnvollerweise nur festzuhalten, dass der *klinisch relevante Effekt* der trizyklischen Antidepressiva *nicht* direkt, wie lange vermutet, in einer *Erhöhung des Transmitterangebots im synaptischen Spalt* zu bestehen scheint, sondern offenbar in einer diesen Effekt kompensierenden *Veränderung vornehmlich postsynaptischer Rezeptoren und Signal-Transduktionsmechanismen*; auf die Schwierigkeit, diese Modellvorstellungen mit den Monoaminmangelhypothesen der Depression in Einklang zu bringen, wurde schon in 5.7.4 hingewiesen.

*Tetrazyklische Antidepressiva und weiter, nicht eindeutig den anderen Kategorien zuzuordnete Antidepressiva*: Zur *schlecht definierten Gruppe* der „tetrazyklischen Antidepressiva" (manchmal auch als „Heterozyklika" bezeichnet) wird vornehmlich Mianserin (Tolvin®) sowie zuweilen Maprotilin gerechnet, das nach Vorschlag von Benkert u. Hippius (1996, S. 92) besser den trizyklischen Antidepressiva zugeordnet werden sollte. Grob kann man sie dadurch charakterisieren, dass sie ähnliche Wirkprinzipien unmittelbarer und längerfristiger Art wie die trizyklischen Antidepressiva aufweisen, dabei eine deutlich geringere oder fehlende anticholinerge Wirkung haben. Das hat zur Konsequenz, dass diese Medikamente mit weniger Nebenwirkungen als die trizyklischen Antidepressiva behaftet sind und oft besser vertragen werden; ob dies ihre Bevorzugung gegenüber den altbewährten trizyklischen Substanzen rechtfertigt, steht in Diskussion.

In diesem Zusammenhang seien einige weitere Antidepressiva genannt, nämlich Venlafaxin (Trevilor®), Viloxazin (Vivalan®) oder Mirtazepin (Remergil®). Man könnte sie dadurch charakterisieren, dass sie – wie die Heterozyklika – nicht aus drei Ringen bestehen, aber sich wesentliche Wirkmechanismen mit den Trizyklika teilen, nämlich Blockade präsynaptischer Autorezeptoren und von Carrierproteinen typischerweise sowohl für Noradrenalin wie Serotonin (für Wirkungen auf einzelne Transmittersysteme; s. Spezialwerke, z.B. Benkert u. Hippius, 2005; für eine knappere Darstellung auch Köhler, 2001). Die anticholinergen Nebenwirkungen sind (mit Ausnahmen) sehr gering, weshalb sie in dieser Beziehung als gut verträglich gelten.

*Selektive Wiederaufnahmehemmer für Serotonin*: Zu den *selektiven Serotonin-Wiederaufnahmehemmern* (oft abgekürzt mit *SSRI = selektive Serotonin-Rückaufnahme-Inhibitoren*) zählt man insbesondere Fluoxetin (Fluctin®, Prozac® in den USA), Fluvoxamin (Fevarin®) sowie Paroxetin (Seroxat®, Tagonis®). Sie wirken im Wesentlichen nur auf die *Rückaufnahme von Serotonin* und *beeinflussen andere Transmittersysteme nicht* oder bestenfalls gering. Auf Grund der *fehlenden anticholinergen* und *antihistaminergen* Eigenschaften treten einige bei Trizyklika häufige *vegetative Nebenwirkungen in geringerem Maße auf* und fehlt die *Sedierung*; andere, durchaus nicht zu vernachlässigende Nebenwirkungen und Kontraindikationen für diese Medikamente werden bei Benkert u. Hippius (1996, S. 97 ff.) diskutiert, besonders die *negative Beeinflussung der Sexualfunktionen*.

Die Hemmung der Serotonin-Wiederaufnahme geschieht wie bei den trizyklischen Antidepressiva durch Besetzung der Serotoninbindungsstelle an den Transporterproteinen; die auch bei den Serotonin-Reuptake-Hemmern *verzögert einsetzende antidepressive Wirkung* beruht nach augenblicklichen Kenntnissen wieder auf *Veränderung postsynaptischer und (möglicherweise präsynaptischer) Rezeptoren für Serotonin und nachgeschalteter Signal-Transduktionssysteme*.

Der Einsatz von SSRI bei Kindern und Jugendlichen wird in letzter Zeit kontrovers diskutiert, da in den USA nach Einnahme von Paroxetin in dieser Population Verdacht auf Erhöhung des Suizidrisikos aufgekommen ist (s. dazu ausführlich die Diskussion in Holtmann et al., 2005). Andererseits zu befürchten, dass mit Unterlassung der medikamentösen Behandlung die Suizidgefahr sich erst recht erhöht. In Deutschland ist die Situation kompliziert, da für die meisten der SSRI keine Zulassung für die Behandlung kindlicher und juveniler Depressionen besteht (daher Anwendung im Rahmen einer „Off-Label-Verordnung"). Fluoxetin, Sertralin und Citalopram sollen dabei die geringsten Suizidalitätsrisiken aufweisen.

*MAO-Hemmer der ersten Generation*: Die ersten Monoaminoxidase-Hemmer (MAO-Hemmer), die kurz nach Entdeckung der stimmungsaufhellenden Wirkung von Iproniazid entwickelt wurden, waren *irreversibel* und *nicht selektiv* (etwa das heute noch erhältliche Tranylcypromin [Jatrosom N®]). Mit dem zu hemmenden Enzym MAO gehen diese Substanzen eine schwer lösbare Verbindung ein, die auch bei größerem Angebot von Monoaminen, beispielsweise des mit bestimmter Nahrung anfallenden, hypertensiv (Blutdruck steigernd) wirkenden *Tyramin*, erhalten bleibt; zudem *blockieren sie beide Unterformen der Monoaminoxidase* (s. 5.7.1), sodass keine Enzyme für den Tyraminabbau zu Verfügung stehen. Bei älteren MAO-Hemmern kam es daher nicht selten zu *Blutdruckkrisen*, wenn das etwa in *Käse* enthaltene Tyramin entgegen Diätempfehlungen aufgenommen wurde; nicht zuletzt deshalb wurden die antidepressiv zweifellos sehr wirksamen Medikamente i. Allg. zurückhaltend eingesetzt.

*Neuere MAO-Hemmer*: Die neu entwickelten MAO-A-Hemmer sind insofern *selektiv*, als die *Unterform MAO-B nicht blockiert* wird und somit immer noch ein Enzym für den Abbau von Tyramin zur Verfügung steht; zudem sind sie *reversibel*, können also bei größerem akuten Angebot von Tyramin vom Enzym MAO-A verdrängt werden, welches somit wieder seine inaktivierende Funktion aufnehmen kann. Weiter klingt nach Absetzen der reversiblen MAO-A-Hemmer die Wirkung rasch ab, was u.a. bei der Umstellung auf neue Präparate von Vorteil sein kann (nach Benkert u. Hippius, 1996, S. 104 f.). Ein reversibler und selektiver MAO-A-Hemmer ist Moclobemid (Aurorix®), zu dem mittlerweile zunehmend mehr Erfahrungen vorliegen. Wegen der fehlenden Blockade muskarinerger Acetylcholinrezeptoren treten vegetative Nebenwirkungen treten offenbar deutlich seltener als bei den trizyklischen Antidepressiva auf; die diätetischen Einschränkungen bei der Einnahme dieses Präparats sind gering im Vergleich zu denen bei Medikation mit einem irreversiblen, nicht selektiven MAO-Hemmer. Moclobemid wirkt nicht sedierend, sodass im Falle suizidaler Patienten in der Regel starke zusätzliche Sedierung erforderlich ist (Benkert u. Hippius, 2005, S. 83 ff.).

*Wirkungen der MAO-Hemmer auf Transmitter und Rezeptoren*: Die *kurzfristige Wirkung der MAO-Hemmer* besteht in einer *Erhöhung des Angebots u.a. von Noradrenalin und Serotonin durch Verhinderung ihres Abbaus*; die erst nach gewisser Zeit einsetzende antidepressive Wirkung wird wieder auf *Veränderungen an Rezeptoren* sowie *Beeinflussung postsynaptischer Signal-Transduktionsprozesse* zurückgeführt (für Einzelheiten; s. Benkert u. Hippius, 1996, S. 18 ff.).

*Aminpräkursoren*: *Vorstufen der Monoamine (Aminpräkursoren)* wie L-Tryptophan und L-5-Hydroxy-Tryptophan (Oxitriptan) als Ausgangsprodukte der Serotoninsynthese haben als Antidepressiva nur *geringe Bedeutung*.

Zum einen enttäuschten offenbar die therapeutischen Erfolge, zum anderen kam es unter Behandlung mit L-Tryptophan wiederholt zu ernsten Nebenwirkungen (Eosinophilie-Myalgie-Syndrom mit schweren Muskel- und Gelenkschmerzen). L-Tryptophan (Kalma®, Ardeytropin®) ist deshalb im Wesentlichen nur als Medikament zur *Behandlung von Schlafstörungen* im Einsatz, Oxitriptan (Levothym®) nicht für psychiatrische Indikationen zugelassen.

*Johanniskraut:* Dieses erfreut sich großer Beliebtheit in der Bevölkerung, da es ohne Rezept erhältlich ist und als „natürliche Substanz" für besonders nebenwirkungsfrei gehalten wird. Über Letzteres lässt sich sicher streiten, da im Falle solcher frei erhältlichen Medikamente Nebeneffekte i. Allg. deutlich schlechter dokumentiert sind (für durchaus vorhandene Nebenwirkungen; s. Holtmann et al., 2005). Auch die Wirksamkeit ist nach metaanalytischen Studien eher unklar (Werneke et al., 2004); immerhin wurde in einer Studie zumindest diesbezügliche Ebenbürtigkeit mit Paroxetin gefunden (Szegedi et al., 2005; zitiert nach Holtmann et al., 2005)

*Andere Medikamente*: Zuweilen werden auch nicht zu den Antidepressiva gerechnete Substanzen zur Behandlung depressiver Störungen eingesetzt (oft *augmentativ*, d.h. zusätzlich zur *Erhöhung der Wirksamkeit der Antidepressiva*). Hier sind in erster Linie *Benzodiazepine* (s. 3.4), *Lithiumsalze* und *Östrogene* zu nennen (letztere besonders bei Frauen in der Postmenopause und speziell in den Wechseljahren; s de Noaves Soares et al., 2001; zur möglicherweise antidepressiven Wirkung von Testosteron bei Männern und Probleme der Anwendung; s. Yates, 2000). Gut belegt ist zudem der augmentative Effekt von *Schilddrüsenhormonen* (s. hierzu den Übersichtsartikel von Bauer et al., 2003); auch zusätzliche Gabe von 3-omega-Fettsäuren soll die Wirksamkeit antidepressiver Therapie erhöhen (Nemets et al., 2002). Der Einsatz von Neuroleptika bei depressiven Störungen ohne psychotische Begleitsymptomatik wird kontrovers beurteilt. Bei wahnhaften Depression ist oft Kombination eines Antidepressivums mit einem Neuroleptikum erforderlich (Benkert u. Hippius, 2005, S. 180 f.)

Es ist wenig bestritten, dass Lithium in depressiven Phasen zumindest einen augmentativen Effekt hat. Bei ausreichend hohem Spiegel ist möglicherweise die antidepressive Wirkung bei bipolar Gestörten allein so stark, dass sich die Therapie mit Antidepressiva erübrigen könnte (s Nemeroff et al., 2001). Letzteres wäre wegen der erwähnten Gefahr der manischen Symptomprovokation natürlich ausgesprochen erwünscht.

*Indikation und Wirksamkeit der Antidepressiva*: Die *stimmungsaufhellende* Wirkung der Antidepressiva wurde in zahlreichen Studien gegenüber Placebo getestet und gilt als gut belegt; dabei scheint es allerdings, dass nicht die Phasendauer, sondern lediglich die Schwere der Symptomatik reduziert wird (Haug, 1996a). Auch muss in mindestens einem Drittel der Fälle mit nicht ausreichendem Erfolg gerechnet werden (Thase et al., 2002), sodass man Umstellung auf andere Präparate versucht, evtl. auch weitere biologische Verfahren einsetzt. Für Einzelheiten hinsichtlich Dosierung, Therapiedauer, Erhaltungsmedikation muss auf entsprechende Beiträge in Lehrbüchern der Psychiatrie und der Psychopharmakologie verwiesen werden (etwa Möller, 1997;

Möller et al., 2000; Benkert u. Hippius, 2005). Betont sei noch einmal, dass der *therapeutische Effekt in der Regel nicht vor einigen Wochen erwartet werden kann*, zudem möglicherweise bis zur deutlichen Verbesserung der Stimmungslage das *Suizidrisiko* unter Antidepressivatherapie durch Aufheben der Antriebshemmung *vergrößert* ist (s. dazu Möller, 1997, S. 225).

Weiter gilt anzumerken, dass die alte Vorstellung, Antidepressiva hätten nur bei „endogenen" Depressionen ihren sinnvollen therapeutischen Einsatz, zu überdenken ist: Eine Anzahl von Studien konnte belegen, dass auch bei der *Dysthymia* (der „neurotischen Depression" in alter Terminologie) der Einsatz dieser Medikamente zumindest kurzfristige Verbesserungen bringt (für Überblicke; s. etwa Howland, 1991; Kapfhammer u. Laakmann, 1993; s. auch Hellerstein et al., 1993).

### 5.9.3 Weitere biologische Verfahren zur Behandlung depressiver Syndrome

*Schlafentzug und Unterdrückung des REM-Schlafs*: Schlafentzug (auch *Wach-* oder *Nachttherapie* genannt) erfährt zunehmend theoretisches Interesse und praktische Anwendung, zum einen, weil man damit weitere Aufschlüsse über *biologische Grundlagen depressiver Syndrome* und die *Rolle der dabei häufig auftretenden Schlafstörungen* erhofft, zum anderen, weil sich hier ein sehr rasch zu Erfolgen führendes therapeutisches Verfahren bietet. Beim *totalen Schlafentzug* werden die Patienten die ganze Nacht wach gehalten, beim *partiellen* zu Beginn der zweiten Nachthälfte geweckt; auch Wecken allein während REM-Phasen wird praktiziert. Häufig stellt sich als Folge totalen Schlafentzugs bereits am folgenden Tag eine Besserung ein, die allerdings schon durch ein kurzes Einnicken zurückgehen kann (Wiegand et al., 1987) und oft spätestens nach einer durchschlafenen Nacht mehr oder weniger verschwindet. Deshalb werden häufig Schlafentzüge für mehrere aufeinanderfolgende Nächte durchgeführt. Der *Effekt* von *Wecken ausschließlich in REM-Phasen* tritt nur *allmählich* ein, soll jedoch *stärker anhalten* (Vogel et al., 1980; zum Schlafentzug und seinen Varianten; s. ausführlich Riemann u. Voderholzer, 2003, S. 72 ff.).

In ihrer Übersicht finden Wu und Bunney (1990), dass Schlafentzug zu einer unmittelbaren Besserung bei etwa 60% der untersuchten depressiven Patienten führte, in ähnlich hohem Prozentsatz bei den unipolaren wie den bipolaren Formen; bipolar Erkrankte geraten nach Schlafentzug häufig sogar in einen manischen oder hypomanischen Zustand. Bei Patienten mit „neurotischer Depression" lag die Erfolgsrate niedriger, immerhin aber bei 48%.

Zur Erklärung hat man einige interessante Hypothesen entwickelt, etwa die, dass *während des Schlafes bestimmte depressiogene Substanzen* produziert werden, wobei hierfür beispielsweise das Wachstumshormon oder Cortisol Kandidaten sein könnten; weiter wird die Annahme diskutiert, dass im *REM-Schlaf Aktivierung des cholinergen Systems* erfolgt und sich damit ein *Ungleichgewicht zu Lasten adrenerger Stimulation* ausbildet, was durch Schlafentzug unterbrochen würde. Ein anderer Erklärungsversuch geht davon aus, dass *während des Wachens euphorisierende Substanzen* ausgeschüttet werden, etwa TSH (welches bei Depressiven möglicherweise in geringerer Menge produziert wird), und dass Schlafentzug eine Möglichkeit bietet, die TSH-Ausschüttung kompensatorisch zu vermehren (nach Wu u. Bunney, 1990; s. dazu auch Parekh et al., 1998 sowie Orth et al., 2001 und die dort zitierte Literatur). Weitere Hypothesen und Befunde werden u.a. bei Salomon et al. (1994a), Kuhs et al. (1996), Neumeister et al. (1998) sowie Riemann u. Voderholzer (2003) diskutiert.

*Lichttherapie*: Schon in ihrer ersten Beschreibung der *saisonal abhängigen affektiven Störung* wiesen Rosenthal und Mitarbeiter (1984) darauf hin, dass sich die depressive Symptomatik bei diesen Patienten durch *Verlängerung der täglichen Helligkeitsperioden mittels künstlichen Lichts* besserte (s. auch Rosenthal et al., 1985). Dieses Verfahren, bei dem die Patienten, vorzugsweise in den Morgenstunden, für *mehrere Tage hintereinander künstlichem Licht* ausgesetzt werden, fand bald breiteres Interesse.

Mittlerweile liegen auch zahlreiche Evaluationsstudien vor (s. Terman et al., 1989), die bei saisonal abhängigen Depressionen insgesamt gute Erfolge nachweisen; es wurde sogar schon vorgeschlagen, durch Lichtexposition in den Herbstmonaten prophylaktisch einzugreifen (Meesters et al., 1994). Bei nicht saisonal abhängigen depressiven Störungen wird der Nutzen der Lichttherapie hingegen kontrovers beurteilt.

Über den Wirkmechanismus herrscht keine Einigkeit (s. dazu Blehar u. Lewy, 1990 sowie Riemann u. Voderholzer, 2003, S. 75 f.); Unterdrückung der hauptsächlich bei Dunkelheit statt findenden Melatoninproduktion wurde vermutet; diskutiert wird auch Neueinstellung der durch die kurzen Wintertage aus dem Takt geratenen Zeitgeber.

*Elektrokrampftherapie*: Diese 1938 eingeführte Therapie löste bald die schwer steuerbare Induktion eines epileptischen Anfalls durch intravenös verabreichtes Cardiazol ab. Mittels *kurzer Stromstöße* wird dabei in *Narkose* und unter *Muskelrelaxation* ein *zerebraler Krampfanfall* hervorgerufen; bei Beschränkung auf die nicht-dominante Hemisphäre sind bei wohl nicht nennenswert verminderter Wirksamkeit Nebenwirkungen, speziell *anschließende Desorientierung* und *Gedächtnisstörungen*, geringer. Zumeist werden im Laufe von 2–3 Wochen 6–8 solcher Behandlungen vorgenommen. Während in den USA und Skandinavien die Elektrokrampftherapie zuweilen sogar als Methode erster Wahl eingesetzt wird (s. Thompson et al., 1994), ist man in Deutschland sehr viel zurückhaltender. Als *Indikation* gelten im Wesentlichen neben der *seltenen febrilen katatonen Schizophrenie* (s. 4.9.1) *schwere therapieresistente Depressionen*, Depressionen mit *wahnhafter Symptomatik*, zudem solche mit hoher *Suizidalität* oder *Nahrungsverweigerung* (für Genaueres; s. Bundesärztekammer, 2003); bei medikamentösen Therapien weitgehend unzugänglichen Depressionsfällen werden immerhin Besserungsraten von etwa 70% berichtet (nach Haug, 1996b).

Der Wirkmechanismus ist nicht vollständig bekannt, wird jedoch, insbesondere in Tierexperimenten, zunehmend besser erforscht (für eine Übersicht; s. Gleiter u. Nutt, 1989). Gefunden wurde v.a. *Herabregulation der β-Rezeptoren* für *Noradrenalin (beta down-regulation)*, welche den Effekten längerer antidepressiver Medikation entspricht; hinsichtlich der Wirkung auf die $\alpha_1$- und $\alpha_2$-adrenergen sowie die diversen 5-HT-Rezeptoren ist die Befundlage nicht eindeutig (s. auch Sackeim et al., 1995). Daneben werden Einflüsse auf die *Hormonregulation* diskutiert, beispielsweise Steigerung der TRH-Ausschüttung (für diese und zahlreiche weitere Hypothesen s. Fink, 1992; Perry et al., 1997, S. 615 ff. sowie Nobler et al., 2001).

*Psychochirurgie*: Erwähnt sei kurz, dass in *schweren therapieresistenten Fällen von Depression* in manchen Ländern, beispielsweise Großbritannien, nach wie vor Eingriffe im Gehirn vorgenommen werden (s. dazu Bridges, 1992). Dabei wird allerdings nicht mehr die bereits lange obsolete präfrontale Lobotomie oder Leukotomie durchgeführt, eine relativ ausgedehnte Faserdurchtrennung unter weitgehender Eröffnung des Schädels; vielmehr werden stereotaktisch durch ganz kleine Bohrlöcher lokal sehr begrenzte Hirnregionen zerstört, beispielsweise mittels genau platzierbarer radioaktiver Strahlen. Die Läsionen betreffen dabei bevorzugt Fasern unterhalb des Nucleus caudatus (daher die Bezeichnung *stereotaktische Subcaudatum-Tractotomie*). Bekanntlich ist über diese Therapieform eine heftige Diskussion im Gange, die hier nicht aufgegriffen werden soll; anzumerken ist jedoch, dass sie von den verantwortlichen Operateuren als letzte mögliche Interventionsform bei schweren, oft von Suizidversuchen begleiteten Depressionen angesehen wird, nachdem medikamentöse Behandlung und Elektrokrampftherapie ohne Erfolg geblieben sind.

## 5.9.4 Medikamente zur Phasenprophylaxe

*Allgemeiner Überblick; Bedeutung und Indikation der Lithiumprophylaxe*: Zur Prophylaxe *depressiver Phasen* im Rahmen *ausschließlich unipolarer Verläufe* werden zuweilen Antidepressiva empfohlen, insbesondere wenn Lithium nicht vertragen wird oder sich als unwirksam erweist (s. Möller et al., 2000, S. 238 ff.; Möller, 1997, S. 229). Die *Standardprophylaxe rezidivierender affektiver Störungen*, speziell der *bipolaren*, geschieht heute jedoch im Wesentlichen mit *Lithiumpräparaten*, alternativ mit *Carbamazepin*. Diese Medikamente werden dann in der Regel, Verträglichkeit vorausgesetzt, über mehrere Jahre gegeben; ein Abbruch der Lithiumprophylaxe wegen Erfolglosigkeit soll nicht vor 3 Jahren erfolgen. Wirksamkeit dieser Behandlung ist gut belegt: Innerhalb eines definierten Zeitraums soll es bei unipolaren depressiven Störungen mit Placebo in 70% zu einem Rückfall kommen, mit Lithium nur in 30%; die entsprechende Rückfallquote bei bipolaren Störungen betrug mit Placebo 79%, bei Lithiumprophylaxe nur 39% (nach Benkert, 1995, S. 76 ff.; s. dazu auch Maj et al., 1998); insbesondere soll die *Suizidrate von bipolar affektiv Gestörten unter Lithiumprophylaxe deutlich sinken* (Goodwin u. Ghaemi, 1998). Trotz nachgewiesener Effizienz ist man bei unipolaren Störungen mit der Lithiumprophylaxe offenbar jedoch nach wie vor zurückhaltend (Prien, 1992; Schou, 1997).

Neben diesem vorbeugenden phasenreduzierenden Effekt haben Lithiumpräparate zudem eine *direkte therapeutische Wirkung in manischen Episoden*; ob sie eine unmittelbare antidepressive Wirkung haben, ist umstritten; wahrscheinlich können sie jedoch die *Wirksamkeit gleichzeitig verabreichter Antidepressiva erhöhen* (so genannte *Lithiumaugmentation*; s. Benkert u. Hippius, 2005, S. 53 sowohl die bei Köhler, 1999, S. 100 dazu angeführte Literatur).

*Lithiumsalze*: Lithium liegt in Medikamenten in Salzform, somit als ein einwertiges positives Ion, vor. Bekanntere Präparate sind Quilonum® (Lithiumacetat) und Hypnorex® (Lithiumcarbonat). Da die *therapeutische Breite von Lithium* gering ist, zudem unter Behandlung nicht selten eine Funktionseinschränkung der Niere auftritt, ist besonders in den ersten Monaten der Therapie genaue *Kontrolle des Lithiumplasmaspiegels* erforderlich. Zeichen der Intoxikation sind u.a. Tremor, Übelkeit, Krampfanfälle, Schläfrigkeit bis hin zum Koma.

*Wirkmechanismen der Lithiumprophylaxe*: Als einwertiges Ion teilt Lithium einige Eigenschaften mit Natrium, woraus man auch teilweise seine stimmungsstabilisierenden Effekte zu erklären versucht. Die bestenfalls ansatzweise geklärten und offenbar höchst komplizierten Wirkmechanismen der Lithiumionen können im hier gesetzten Rahmen nur angedeutet werden (s. dazu ausführlicher; Benkert u. Hippius, 1996, S. 124 ff. sowie insbesondere El-Mallakh, 1996). Am Besten gesichert ist die *Hemmung der Signaltransduktion* durch Lithium, also die Dämpfung der indirekten Wirkung von Rezeptorbesetzung auf das Membranpotential des postsynaptischen Neurons. Wie in 5.7.1 erwähnt, führt Besetzung von Noradrenalin- und Serotoninrezeptoren mit Transmittermolekülen zumeist nicht direkt zur Veränderung postsynaptischer Membraneigenschaften, sondern zunächst zur Aktivierung von G-Proteinen; diese wiederum aktivieren diverse Enzyme und setzen damit Reaktionsketten in Gang, die schließlich an der Membran zu Potentialveränderungen führen. Lithiumionen greifen einerseits bereits *hemmend bei der Aktivierung der G-Proteine* ein, andererseits an verschiedenen Stellen der nachgeschalteten intrazellulären Vorgänge (für weitere Hypothesen der Lithiumwirkung; s. Rapoport et al., 2002). Widersprüchlich diskutiert wird die Hypothese, dass Lithiumionen zudem unmittelbar an Rezeptoren deren Empfindlichkeit herabsetzen. Unklar ist auch, inwieweit Lithium auf Ausschüttung und Transport diverser Transmitter, u.a. von biogenen Aminen und Acetylcholin, Einfluss nimmt (El-Mallakh, 1996, S. 49 ff.). Interessant und unmittelbar einleuchtend ist die Annahme, dass Lithiumionen auf Grund chemischer Ähnlichkeit zu Natriumionen auf Ionenkanäle und damit das Membranpotential wirken, beispielsweise Einströmen von Calcium in Neuronen erschweren (El-Mallakh, 1996, S. 73 ff.).

*Alternativen zur Lithiumbehandlung*: Bei *Versagen der Lithiumtherapie oder Unverträglichkeit* wird zur Phasenprophylaxe auch das *Antikonvulsivum Carbamazepin* (z.B. Tegretal®, Timonil®) eingesetzt. Zahlreiche Wirkmechanismen stehen dabei zur Diskussion: Senkung der Natriumleitfähigkeit und damit Stabilisierung des Membranpotentials, Verstärkung GABAerger Hemmung und Dämpfung der exzitatorischen Wirkung von Glutamat, Eingriff in die Signaltransduktion ähnlich wie Lithium (Biber et al., 1996); hinsichtlich Beeinflussung der Transmitterausschüttung sind die Ergebnisse nicht eindeutig (s. dazu Benkert u. Hippius, 1996, S. 127); auch Erhöhung der Ausschüttung von TRH als Wirkfaktor wird diskutiert (Marangell et al., 1994).

Als weiteres Antikonvulsivum ist zur Stimmungsstabilisierung Lamotrigin (celmendos®) zugelassen, allerdings nur zur Prophylaxe depressiver Episoden im Rahmen einer bipolaren Störung (wofür besonders gute Wirksamkeit nachgewiesen ist; s. z.B. Bowden et al., 2003). Für Valproinsäure hingegen, welche laut zahlreichen amerikanischen Studien ebenfalls phasenprophylaktische Wirksamkeit zeigt (z.B. Gyulai et al., 2003), liegt in Deutschland nach wie vor nur die Zulassung für nichtpsychiatrische Indikation (in erster Linie zur Epilepsiebehandlung) vor.

Tabelle 5.5  Medikamente zur Phasenprophylaxe affektiver Störungen („Stimmungsstabilisierer")

| Wirkstoffe (Handelsnamen nur in Auswahl) | Bemerkungen |
|---|---|
| **Antidepressiva** | – nur bei unipolaren rezidivierenden depressiven Störungen; nicht bei bipolaren Störungen (Gefahr manischer Symptomprovokation) |
| **Lithiumsalze** Lithiumacetat (Quilonum®) Lithiumaspartat (Lithium-Aspartat®) Lithiumcarbonat (Hypnorex retard®, Quilonum retard®) | – gewissenhafte Kontrolle des Plasmaspiegels erforderlich, v.a. zu Beginn der Therapie<br>– hohe Abbruchrate<br>– wenig wirksam bei „rapid cycling"<br>– vermindert erheblich das Suizidrisiko |
| **ANTIKONVULSIVA** | |
| **Carbamazepin** (Tegretal®, Timonil®) | – in der Regel besser verträglich als Lithiumsalze<br>– wirksamer als letztere bei „rapid cycling"<br>– außer bei Indikation „rapid cycling" eher Mittel der 2. Wahl |
| **Lamotrigin** (celmendos®) | – Zulassung als Phasenprophylaktikum mit gewisser Einschränkung<br>– Beurteilung noch schwierig |
| **Valproinsäure** (Convulex®, Leptilan®) | – in Deutschland nur als Antikonvulsivum zugelassen (obwohl phasenprophylaktische Wirkung gut belegt) |

### 5.9.5 Therapie manischer Syndrome

*Medikamentöse Behandlung*: Die *antimanische Wirkung von Lithiumsalzen* wird bei der *Behandlung entsprechender Episoden* benutzt, in schwereren Fällen zugleich mit *rascher wirksamen dämpfenden* Substanzen – dies um so mehr, als Einstellung eines therapeutisch wirksamen Lithiumspiegels gewisse Zeit erfordert. Hier sind in erster Linie *Neuroleptika* zu nennen; dabei wird man zunehmend zurückhaltender mit dem Einsatz der klassischen, v.a. in Anbetracht motorischer Nebenwirkungen. Statt dessen kommen immer mehr *atypische* zur Anwendung (4.9.2), wobei keineswegs für alle Substanzen dieser Gruppe Zulassung für diese Indikation besteht; zugelassen zur Therapie manischer Episoden und dabei wirksam ist u.a. Olanzapin (Tohen et al., 2002). Auch wird die Lithiumtherapie nicht selten mit Gabe von *Benzodiazepinen* kombiniert. Über den Einsatz von *Carbamazepin* an Stelle von Lithium während manischer Episoden wird diskutiert; die Substanz ist in Deutschland mit dieser Indikation nach wie vor nicht zugelassen (Benkert u. Hippius, 2005, S. 133).

*Nichtmedikamentöse Therapie*: Bestenfalls höchst selten in Deutschland, häufiger aber in den USA, wird zur Behandlung manischer Episoden *Elektrokrampftherapie* eingesetzt; die Erfolgsquote bei Patienten, die auf die übliche Therapie mit Lithium oder Neuroleptika nicht ansprechen, soll bei etwa 60% liegen (s. dazu Mukherjee et al., 1994). Über die Wirkmechanismen kann wenig Definitives gesagt werden; anzunehmen ist wiederum, dass die *Empfindlichkeit von Rezeptoren* verändert wird.

Tabelle 5.6 Medikamente zur Behandlung manischer Episoden

| **Wirkstoffe** (Handelsnamen nur in Auswahl) | **Bemerkungen** |
|---|---|
| **Lithiumsalze** Lithiumacetat (Quilonum®) Lithiumaspartat (Lithium-Aspartat®) Lithiumcarbonat (Hypnorex retard®, Quilonum retard®) | – neben der phasenprophylaktischen nachgewiesene antimanische Wirkung – Zulassung für diese Indikation liegt vor – oft als Monotherapie nicht ausreichend |
| **Neuroleptika** (nicht alle von ihnen zugelassen zur Therapie manischer Episoden) | – mittlerweile bevorzugt atypische wegen geringerer motorischer Nebenwirkungen |
| **Benzodiazepine** | – als Monotherapie nicht ausreichend – zuweilen notwendig zur Verstärkung der antimanischen Effekte von Lithium |
| **Antikonvulsiva** Carbamazepin (Tegretal®, Timonil®) Valproinsäure (Valproat®, Convulex®, Leptilan®) Lamotrigin (celmendos®) | – in Deutschland ist keines der genannten Antikonvulsiva zur Therapie der Manie zugelassen, obwohl (evtl. mit Ausnahme von Lamotrigin) die diesbezügliche Wirksamkeit als belegt gilt |

## 5.10 Zusammenfassung

Das *depressive Syndrom* ist v.a. gekennzeichnet durch *gedrückte Stimmung, Interessenverlust und Verminderung des Antriebs*, das *manische Syndrom* als Gegenstück vornehmlich durch *gehobene Stimmung, gesteigerte Aktivität und ein Gefühl von Leistungsfähigkeit*.

Sowohl depressive wie manische Syndrome können *im Rahmen verschiedener organischer Krankheiten* auftreten, wobei *Hirnerkrankungen, Hormonstörungen* und *Systemerkrankungen* nur einige von vielen Ursachen darstellen; sie können sich auch als Folge von *Substanzkonsum* oder *Medikamenteneinnahme* einstellen.

Neben diesen „sekundären" Depressionen und Manien kommen beide Syndrome auch *ohne nachweisbare organische Ursache* vor und bilden dann die Gruppe der eigentlichen (d.h. primären) *affektiven Störungen*.

Das depressive Syndrom kann einen sich über *Jahre erstreckenden Verlauf* nehmen und wird dann als *Dysthymia* bezeichnet (entsprechend etwa der „neurotischen Depression" der älteren psychiatrischen Terminologie). Zumeist ist es jedoch *zeitlich abgegrenzt*, sodass man von einer „*depressiven Episode*" spricht. *Wiederholen* sich diese Episoden, wird eine *rezidivierende depressive Störung (unipolare depressive Störung)* diagnostiziert. Rein manische Episoden können vorkommen, *wechseln sich aber in aller Regel mit Phasen depressiver Verstimmung* ab; in beiden Fällen wird – etwas überraschend – von einer *bipolaren affektiven Störung* gesprochen.

Eine spezielle Form der depressiven Episode geht mit einem so genannten *somatischen Syndrom* einher, gekennzeichnet durch zahlreiche ausgeprägte *körperliche Beschwerden* (*Libido- und Appetitverlust, Schlafstörungen mit frühem Erwachen*) sowie besonders deutlicher Symptomatik in den Morgen- und frühen Vormittagsstunden („*Morgentief*"). Eine solche depressive Episode mit somatischen Syndrom entspricht vom Erscheinungsbild her weitgehend der „*endogenen Depression*" oder *Melancholie* der älteren, jedoch auch heute durchaus noch gebräuchlichen Terminologie. Während die *modernen Versionen* der wichtigen Klassifikationssysteme den Begriff (und letztlich auch das Konzept) der *endogenen Depression aufgegeben* haben, wird es von verschiedenen Autoren beibehalten; es sei darauf hingewiesen, dass viele im Weiteren referierte biologische Befunde vornehmlich an Patienten mit schweren, hospitalisierungsbedürftigen „endogenen" Depressionen gewonnen wurden und möglicherweise nicht darüber hinaus generalisiert werden dürfen.

*Depressive Episoden*, sei es, dass sie vereinzelt oder im Rahmen einer rezidivierenden depressiven Störung vorkommen, dauern *im Mittel etwa 6 Monate*; *manische Episoden*, die selten als einmaliges affektives Vorkommnis, sondern typischerweise im Verlauf *bipolarer Störungen* auftreten, sind mit *durchschnittlich 4 Monaten zumeist kürzer*; zudem finden sich im Rahmen *bipolarer affektiver Störungen* i. Allg. *mehr Phasen* als bei *unipolaren depressiven Verläufen*.

Eine *familiäre Häufung* affektiver Störungen ist gut belegt und deutlich v.a. bei *bipolaren Verlaufsformen*; diesbezügliche *Konkordanzraten eineiiger Zwillingspaare* liegen *erheblich über* denen für *zweieiige*. *Adoptionsstudien* legen eine nicht unbeträchtliche *genetische Determinierung* für die Störungen nahe. Bis jetzt ist es jedoch nicht gelungen, die möglicherweise verantwortlichen veränderten *Gene auf Chromosomen zu lokalisieren* und ihre *physiologische Aufgabe zu identifizieren*.

Bei der Suche nach *biologischen Besonderheiten* affektiv gestörter, speziell depressiver Patienten, hat man sich lange vergleichsweise wenig auf morphologische Hirnveränderungen konzentriert; post-mortem-Studien sind selten und Untersuchungen mit bildgebenden Verfahren gestatten soweit nur bedingt eindeutige Aussagen. Diskutiert wird eine *diffuse Hirnatrophie, Verkleinerung* einiger *subkortikaler Strukturen* und *speziell des Cerebellums, Vergrößerung der Hypophyse*, fragliche *Erweiterung des 3. Ventrikels, Verdichtungen der weißen Substanz* (möglicherweise bevorzugt bei Personen mit *spät einsetzenden affektiven Störungen*). Diese Befunde müssten an größeren und weniger selegierten Stichproben repliziert werden und sind zudem in ihrer Spezifität und pathogenetischen Bedeutung unklar. Ähnliches gilt für die wiederholt als auffällige Störung berichtete *frontale Minderaktivität* bei Depressiven.

Besser in einen *theoretischen Bezugsrahmen* gestellt werden können hingegen Befunde zu *Veränderungen der Transmitterausschüttung* und zu *Eigenschaften von Rezeptoren*. Im Kontext der *Monoaminmangelhypothesen* wurden in post-mortem-Studien dabei speziell die *Konzentrationen von Serotonin und Noradrenalin im Gehirn depressiver Patienten* untersucht; hier zeigte sich *Serotoninmangel* hauptsächlich in Regionen des *Hirnstamms*, während bezüglich *Noradrenalin* weniger eindeutige Befunde vorliegen. Hinweise gibt es auch, dass der *Serotoninmetabolit 5-HIAA im Liquor Depressiver vermindert* ist (wohl auch im Hirngewebe), während hinsichtlich *MHPG, des Abbauprodukts von Noradrenalin*, die Befundlage *weniger klar* ist. Am Bemerkenswertesten ist die Beobachtung einer *erniedrigten Urinkonzentration von MHPG während depressiver Phasen von Patienten mit bipolarer Störung*; hingegen ist dies nicht oder weniger deutlich bei Personen mit rein unipolar depressiven Verläufen zu beobachten. Wenig Studien gibt es zu *Transmitterveränderungen während manischer Episoden*; es scheint, dass auch dabei *5-HIAA reduziert* ist, wohingegen wiederholt über erhöhte *Ausscheidung von MHPG* berichtet wurde.

Wenig *konsistente Ergebnisse* lieferten bis dato *Rezeptorbindungsstudien*: Die Zahl der *alpha$_2$-Bindungsstellen* für *Noradrenalin* scheint bei Depressiven *vermehrt* zu sein (bei gleichzeitiger eventueller Reduktion ihrer Empfindlichkeit); die Bedeutung dieses Befundes ist insofern sehr unklar, als dieser Rezeptortyp zum Großteil präsynaptisch lokalisiert ist, seine Vermehrung oder gesteigerte Empfindlichkeit also eher noradrenalinantagonistisch wirkt. Bezüglich *Serotoninrezeptoren* ist die *Befundlage weitgehend unsicher*, sodass sich eine Diskussion der Ergebnisse erübrigt.

Das häufige Vorkommen affektiver, speziell depressiver Symptomatik bei *endokrinen Störungen („sekundäre" Depressionen)* hat Anlass gegeben, auch bei primären Depressionen nach *Auffälligkeiten im Hormonhaushalt* zu suchen. Am häufigsten wurde dabei der *Dexamethason-Suppressionstest* eingesetzt, der die physiologische Unterdrückung der Cortisolsekretion nach Gabe von Dexamethason misst; dieses erniedrigt im Sinne einer negativen Rückkopplung die Ausschüttung von ACTH aus der Hypophyse und führt entsprechend normalerweise zu einem deutlichen Absinken des Plasma-Cortisolspiegels. Dieser Effekt bleibt bei einem Großteil Depressiver aus, sodass man hier eine *Dysregulation im System Hypothalamus-Hypophyse-Nebennierenrinde* vermutet; in ähnliche Richtung deutet auch das *Ausbleiben der hypophysären ACTH-Sekretion* nach Stimulation durch das *Hypothalamushormon CRF*. Mangelnde Ausschüttung von TSH durch die Hypophyse *nach Gabe des stimulierenden TRH* kann als *Dysregulation im System Hypothalamus-Hypophyse-Schilddrüse* interpretiert werden. Allerdings ist die Bewertung dieser Befunde schwierig, da sie offenbar nicht spezifisch für depressive Störungen sind, sondern u.a. auch bei einigen neurotischen, Ess- und Persönlichkeitsstörungen beobachtet werden. Immerhin gibt es Hinweise, dass *negativer Ausfall des Dexamethason-Suppressionstests* bei Personen mit affektiven oder schizoaffektiven Störungen ein *Prädiktor für das Suizidrisiko* ist; auch sollen Patienten mit pathologischem Ausfall dieses Tests stärkere *neuropsychologische Einschränkungen* zeigen.

*Psychophysiologische Untersuchungen* an Depressiven zeigen als bemerkenswertestes Ergebnis eine *Störung des Schlafs*, insbesondere ein *rasches Einsetzen der REM-Phasen nach dem Einschlafen (verkürzte REM-Latenz)*; dieser Befund gilt als vergleichsweise *spezifisch* und hat möglicherweise pathogenetische Bedeutung, beschreibt also u.U. mehr als ein reines Begleitsymptom. *Andere psychophysiologische Besonderheiten*, etwa Erhöhung der Herzrate und Erniedrigung der elektrodermalen Aktivität bei Depressiven, sind in ihrer *Spezifität* und *Bedeutung unklar*.

Die in den 60er Jahren entwickelten *Monoaminmangelhypothesen* der Depression haben die Forschung in hohem Maße angeregt und sind auch heute noch von Bedeutung, obwohl sie in ihrer früheren einfachen (dabei dankenswert präzisen) Formulierung als *widerlegt* betrachtet werden können. Sie nehmen eine (nicht weiter spezifizierte) *Minderaktivität im noradrenergen und serotonergen System als biologische Grundlage depressiver Episoden* an; weniger eindeutig legte man sich bezüglich der *Manie* fest, vermutete aber zunächst eher eine Überaktivität beider Transmittersysteme; heute geht die Auffassung mehr dahin, dass auch der Manie ein *Serotoninmangelzustand* zu Grunde liegt, allerdings bei *gleichzeitiger noradrenerger Überaktivität*.

Als *Belege für diese Mangelhypothesen* wurden mehrere Beobachtungen herangezogen, u.a. die *Wirkung des Reserpin*, welches durch *Entleerung der Monoaminspeicher* ins Cytoplasma (mit resultierendem Abbau der Monoamine) neben der gewünschten Blutdrucksenkung zuweilen *schwer depressive Symptomatik* nach sich zieht. Zudem konnte ins Feld geführt werden, dass *Kokain* und *Amphetamine*, welche die *synaptische Verfügbarkeit von Dopamin und Noradrenalin erhöhen*, antriebssteigernde, euphorisierende und mitunter bei depressiven Patienten *stimmungsaufhellende* Wirkungen haben. Weiter für diese Hypothese sprach der *therapeutische Effekt* von Medikamenten, deren *Wirkmechanismus in der Hemmung des die Monoamine abbauenden Enzyms Monoaminoxidase* erkannt wurde *(MAO-Hemmer)*, die indirekt somit die synaptische Transmitterkonzentration erhöhen. Im selben Sinn konnte die *Wirkung der die Noradrenalin- und Serotonin-Wiederaufnahme hemmenden trizyklischen Antidepressiva* interpretiert werden. Schließlich gelang es auch in einigen Studien, durch Gabe von *Ausgangsprodukten der Serotoninsynthese (Tryptophan und 5-Hydroxy-Tryptophan als Serotoninpräkursoren) Linderung depressiver Zustände* zu erzielen und umgekehrt, durch *tryptophanarme Diät Depressionen zu verstärken*.

*Gegen diese einfache Mangelhypothese sprechen eine ganze Reihe von Argumenten.* Das wichtigste ist, dass die insbesondere für die Beweisführung herangezogene *Erhöhung der Transmitterkonzentration* durch *Antidepressiva* nicht der *eigentliche therapeutische Wirkmechanismus* sein kann; in diesem Fall müsste der Effekt sehr viel *früher* eintreten, während bekanntlich bis zum *Einsetzen der antidepressiven Wirkun-*

*gen* sowohl von Wiederaufnahmehemmern wie MAO-Hemmern in der Regel *einige Wochen* vergehen. Auch wurde angezweifelt, ob andere zum Beleg herangezogene Befunde wie die Nebenwirkung des Reserpins, die antidepressive Wirksamkeit der Psychostimulanzien, die Depressionsförderung durch tryptophanarme Diät sowie die therapeutischen Effekte von Aminpräkursoren wirklich *zweifelsfrei gesichert* sind.

Ohne deswegen die Bedeutung der Monoamine in der Pathogenese affektiver Störungen herabsetzen zu wollen, favorisiert man heute *andere Modelle* als die Mangel- oder Überschusshypothesen. Ein noch wenig präzisiertes *Dysregulationsmodell* nimmt *Störungen auf der Ebene von noradrenergen Rezeptoren* an, *Gleichgewichtsmodelle* beziehen den Transmitter *Acetylcholin* mit ein. Danach wäre die *Grundlage der depressiven Verstimmung* ein *Überwiegen cholinerger Aktivität* gegenüber *noradrenerger und serotonerger*, die der *manischen Hochstimmung* ein relatives *Überwiegen des noradrenergen Systems im Vergleich zum cholinergen*. Beide Theorien haben aber *keineswegs allgemeine Anerkennung* gefunden. Für *spät einsetzende Depressionen* werden zunehmend *vaskuläre Faktoren* verantwortlich gemacht.

Die *biologische Therapie depressiver Zustände* erfolgt v.a. *pharmakologisch*, wobei *trizyklische* und *tetrazyklische Antidepressiva, Serotonin-Wiederaufnahmehemmer* sowie die *neuen selektiven und reversiblen MAO$_A$-Hemmer* die wichtigsten Gruppen darstellen; keine therapeutische Bedeutung als Antidepressiva haben die Aminpräkursoren Tryptophan und 5-Hydroxy-Tryptophan. Allen verwendeten Substanzen ist gemeinsam, dass sie synaptische Transmitterkonzentrationen erhöhen. Die *MAO-Hemmer* leisten dies durch *Verhinderung des Abbaus dieser Stoffe* nach Reuptake ins präsynaptische Neuron; die *Wiederaufnahmehemmer besetzen kompetitiv die Carrierproteine, welche die Monoamine in die präsynaptische Nervenzelle zurück transportieren*. Die tri- und tetrazyklischen *Antidepressiva* wirken typischerweise auf die *Wiederaufnahme sowohl von Noradrenalin wie Serotonin* (dies allerdings in unterschiedlichem Maße), die *selektiven Serotonin-Wiederaufnahmehemmer spezifisch* auf das *Reuptake von Serotonin*. Der *eigentliche Wirkmechanismus* der Substanzen wird mittlerweile nicht unmittelbar in Erhöhung der synaptischen Transmitterkonzentration gesehen, sondern in *sekundären Anpassungsprozessen der Rezeptoren auf das verstärkte Transmitterangebot hin (down-regulation)*; dies würde die *erhebliche Latenz* bis zum Wirkungseintritt erklären.

Die Wirksamkeit der Antidepressiva ist unbestritten, wohl nicht nur für die „endogenen", sondern auch andere Formen, darunter für die chronisch verlaufende Dysthymia. Beim Einsatz muss das *unterschiedliche Wirkprofil der Antidepressiva* (eher *antriebssteigernd* vs. eher *hemmend*) berücksichtigt werden.

Zur Therapie des *manischen Syndroms* setzt man *Neuroleptika* sowie die auch zur *Phasenprophylaxe verwendeten Lithiumsalze* ein, zeitweise zur Wirkungsverstärkung auch Benzodiazepine. Für die *Prophylaxe* im *Rahmen rein unipolar depressiver Verläufe* werden *Antidepressiva* verwendet, außerdem zunehmend *Lithiumsalze* und die *Antikonvulsiva Carbamazepin, Lamotrigin und Valproinsäure* (wobei für letztere Substanz nach wie vor in Deutschland die Zulassung für diese Indikation aussteht). Der Einsatz dieser Substanzen liegt bevorzugt aber in der *Verhinderung weiterer Episoden bei bipolaren Verläufen*. Ihr *Wirkmechanismus* ist *nur bedingt geklärt*; angenommen wird v.a. eine *Beeinflussung nachgeschalteter Signaltransduktionsprozesse*.

An nichtpharmakologischen biologischen Therapien sei zunächst die *Elektrokrampfbehandlung bei schweren therapieresistenten Depressionen* genannt, die mutmaßlich über *Veränderung von Rezeptorempfindlichkeiten* wirkt. Der in seinem Mechanismus noch unzureichend verstandene *therapeutische Schlafentzug* zeitigt ebenfalls häufig Wirkung, wenigstens bis zum ersten Schlaf nach Behandlungsbeginn; er wird üblicherweise mit Gabe von Antidepressiva kombiniert. Die *Lichttherapie* ist gleichfalls wirksam, allerdings v.a. oder gar ausschließlich bei den *saisonal abhängigen Depressionen*. Psychochirurgische Eingriffe bei affektiven Störungen dürften heute obsolet sein.

# 6 Angst-, Zwangs- und Belastungsstörungen

## 6.1 Allgemeines; Überblick

*Überblick über die behandelten Störungen*: In der großen Kategorie „Neurotische, Belastungs- und somatoforme Störungen" (F4) sind in der ICD-10 eine Anzahl recht verschiedener Störungsbilder aufgeführt; ihre Zusammenfassung lässt sich am Besten *historisch* verstehen, entsprechen sie doch weitgehend den *Neurosen der psychoanalytischen Krankheitslehre*. Im DSM-IV sind diese Störungen hingegen drei verschiedenen Kategorien zugeteilt, nämlich den Angststörungen, zu denen auch Zwänge und Belastungsstörungen gerechnet werden, den somatoformen und den dissoziativen Störungen. Lediglich zur ersten der hier aufgeführten DSM-Kategorien liegen genügend Befunde vor, um eine Darstellung unter biologischen Aspekten zu rechtfertigen.

Tabelle 6.1 Überblick über die in diesem Kapitel behandelten Störungen

| Code-Nr. nach ICD-10 | Bezeichnung | Charakteristika |
|---|---|---|
| – F40 | – phobische Störung | – Angst vor eindeutig definierten Situationen |
| – – F40.0 | – – Agoraphobie | – – Angst vor offenen Plätzen, Menschenmengen, Reisen in weite Entfernung oder allein |
| – – F40.1 | – – soziale Phobien | – – Angst vor sozialen Situationen, d.h. Angst in kleinen Gruppen |
| – – F40.2 | – –spezifische (isolierte Phobien) | – – Angst vor sehr spezifischen Situationen (z.B. Tieren, Höhen, Dunkelheit) |
| – F41 | – sonstige Angststörungen | – nicht auf bestimmte Situationen begrenzte Angst |
| – – F41.0 | – – Panikstörung | – – wiederkehrende, unvorhersehbare (zeitlich begrenzte) Angstattacken |
| – – F41.1 | – – generalisierte Angststörung | – – generalisierte, anhaltende Angststörung, nicht auf Situationen beschränkt |
| – F42 | – Zwangsstörung | – Zwangsideen (sich aufdrängende, unangenehme oder sinnlose Vorstellungen) <br> – Zwangshandlungen (Zwang, unangenehme oder sinnlose Handlungen auszuführen) |
| – F43 | – Reaktionen auf schwere Belastungen und Anpassungsstörungen | – ausgeprägte psychische Symptomatik im Zusammenhang mit Belastungen |
| – – F43.0 | – – akute Belastungsreaktion[a] | – – unmittelbare Reaktion auf starke Belastung |
| – – F43.1 | – – posttraumatische Belastungsstörung | – – verzögerte Reaktion auf schwer belastendes Ereignis |

[a]: hier nicht besprochen

*Phobien* sind durch eine *objektgebundene Angst* gekennzeichnet, die mit *Abwesenheit des Objektes nicht auftritt* und oft zu *einschränkenden Vermeidungsmaßnahmen* führt. Wesentliches Symptom der *Panikstörung* ist eine *anfallsartig auftretende Angst*, die *nicht an eine spezifische Situation* gebunden ist (Angst- oder Panikattacke), wohingegen bei der *generalisierten Angststörung* die Angstsymptomatik *anhaltend* ist, sich *weder auf bestimmte Situationen beschränkt noch anfallsartig begrenzt* ist. *Zwangsstörungen* sind durch *wiederkehrende, zumeist quälerische Vorstellungen* charakterisiert und/oder durch den *Zwang, unangenehme und an sich als sinnlos erachtete Handlungen immer wieder ausführen zu müssen*. Da bei *Unterlassung solcher Zwangshandlungen* oft *Angst* auftritt, werden im DSM-IV Zwänge zu den *Angststörungen* gerechnet, während sie in ICD-10 eine *eigene Subkategorie* bilden.

*Belastungsstörungen* treten als *Reaktion auf ein Trauma* auf, entweder *unmittelbar (akute Belastungsreaktion)* oder *verzögert und dafür länger anhaltend (posttraumatische Belastungsstörung)*; letztere, die hinsichtlich Häufigkeit und v.a. im Rahmen biologischer Betrachtung die sehr viel wichtigere darstellt, ist insbesondere durch *wiederholtes gedankliches Erleben des Traumas* gekennzeichnet.

Wenn hier ausschließlich biologische Aspekte der Genese besprochen werden und lediglich medikamentöse Behandlungen zur Sprache kommen, heißt dies nicht, dass dazu nicht auch interessante psychologische Erklärungsmodelle existieren und psychologisch begründete Therapieformen bemerkenswerte Wirksamkeit aufweisen (für einen knappen Überblick; s. Köhler, 1998, S. 126 ff.).

## 6.2 Phobien

### 6.2.1 Formen; Verläufe; Epidemiologie

*Arten von Phobien*: In ICD-10 werden drei große Formen situationsgebundener Ängste unterschieden: *Agoraphobie, soziale Phobien* und *spezifische (isolierte) Phobien*. *Agoraphobie* ist charakterisiert durch *Angst, die eigene schützende Wohnung zu verlassen und sich auf Plätze, in Menschenmengen und in Geschäfte zu begeben, auch die, allein in Zügen, Bussen oder im Flugzeug zu reisen*; das Gemeinsame der auslösenden Situationen ist das *Gefühl mangelnder Rückzugsmöglichkeit*. Die angstauslösende Vorstellung ist „zu kollabieren und hilflos in der Öffentlichkeit liegen zu bleiben"; viele verlassen daher ihre Wohnung selten oder überhaupt nicht. In der gefürchteten Situation kann auch ein *Panikanfall* auftreten (Agoraphobie mit Panikattacke nach ICD-10, während im DSM-IV durch die Bezeichnung „Panikstörung mit Agoraphobie" eher die Paniksymptomatik als in Vordergrund gerückt wird).

*Agoraphobien* beginnen in der Regel *später als andere phobische Störungen*, nämlich großteils im 3. Lebensjahrzehnt und nehmen häufig einen *chronischen Verlauf*, der oft durch *Alkohol- und Medikamentenabusus* kompliziert ist; vergesellschaftet mit Agoraphobien können zudem *schwere Depressionen* auftreten (im Wesentlichen nach Reinecker, 1993, S. 35 sowie Margraf u. Becker, 1997, S. 259).

*Soziale Phobien* konzentrieren sich „um die Furcht vor prüfender Betrachtung durch andere Menschen in verhältnismäßig kleinen Gruppen (nicht dagegen in Menschenmengen)"; Folge ist, dass *soziale Situationen gemieden* werden. Die Symptomatik setzt zumeist zwischen 15. und 20. Lebensjahr ein und zeigt vielfach *chronischen Verlauf*, oft bei *gleichzeitigem Alkoholmissbrauch* (nach ICD-10, S. 157 f.).

*Spezifische (isolierte) Phobien* beziehen sich auf sehr *eingeschränkte Situationen* wie etwa Höhen, Donner, Dunkelheit, Zahnarztbesuch, Nähe von Tieren; sie *beginnen früher* als die zuvor genannten phobischen Störungen, oft schon in der *Kindheit*; insgesamt sind sie *weniger einschränkend, verlieren sich* zuweilen auch *spontan*.

*Epidemiologie*: Angaben zur Häufigkeit *differieren* teilweise nicht unerheblich, da oft unterschiedliche Kriterien, besonders hinsichtlich Schweregrad, angesetzt werden. Nach relativ übereinstimmenden Angaben sind *Agoraphobien sehr häufig* (Lebenszeitprävalenzen zwischen 3% und 9%, Sechs-Monats-Prävalenzen zwischen circa 3–6%); *Frauen* leiden darunter zwei- bis dreimal *häufiger* als Männer. *Soziale Phobien* kommen nach Ergebnissen älterer Studien etwa halb so oft wie Agoraphobien vor, nach einer neueren Studie jedoch doppelt so häufig (Magee et al., 1996); sie *betreffen beide Geschlechter* in *ähnlicher Häufigkeit*. Die Sechs-Monats-Prävalenzen *spezifischer Phobien* liegen mit 4–7% noch etwas höher als die der Agoraphobien, wobei allerdings die Beeinträchtigung oft gering ist; *Frauen* sind deutlich *öfter betroffen*, bei Tierphobien etwa zehnmal so häufig (Zahlen nach Reinecker, 1993, S. 17 ff.; Margraf u. Becker, 1997, S. 259 ff.). Oft leiden Personen gleichzeitig an mehreren der genannten phobischen Störungen; nicht nur bei Agoraphobien, sondern auch bei sozialen Phobien können *Panikattacken* zusätzlich zu beobachten sein.

### 6.2.2 Familiäre Häufung und Vererbung

*Familiäre Häufung*: Sie ist bei phobischen Störungen unbestritten (s. dazu ausführlich die Metaanalyse von Hettema et al., 2001 sowie Kendler et al., 2001): Es liegt ein zwei- bis vierfach *erhöhtes Risiko* für Verwandte 1. Grades von Personen mit Phobien vor (Barlow u. Liebowitz, 1995; für soziale Phobien nach Stein et al., 1998, sogar ein zehnfach erhöhtes). Schwer lässt sich entscheiden, was davon auf soziales Lernen (Imitationslernen) und was auf genetische Veranlagung zurückzuführen ist; Kendler et al. (2002) gehen allerdings auf Grund ihrer Untersuchung von einer wesentlichen *Bedeutung der genetischen Disposition* aus.

*Zwillingsuntersuchungen:* Kendler et al. (1992a) berechneten auf Grund einer großen Interviewstudie an Zwillingen hinsichtlich Agoraphobie eine Konkordanzrate von 23,2% für monozygote, von 15,3% für dizygote Zwillingspaare; sehr ähnliche diesbezügliche Unterschiede zeigten sich für die soziale Phobie (24,4% und 15,3%). Bei Unterteilung spezifischer Phobien in die vor Tieren und die vor Situationen (Tunnel, Brücken, Flugzeuge) ergab sich erhöhte Konkordanz eineiiger Zwillingspaare nur hinsichtlich des ersten Typus (25,9% gegenüber 11,0% bei zweieiigen); bei Situationsphobien waren die Konkordanzraten mit 22,2% und 23,7% gleich. Mittels komplizierter Berechnungen, die auch die Lebenszeitkonkordanzen und die Komorbidität einbeziehen, sehen die Autoren das unterschiedliche Vorkommen von Phobien in der Bevölkerung im Wesentlichen durch eine *genetische Bereitschaft allgemein zu Phobien* und dazu durch eine *genetische Begünstigung für die einzelnen Subtypen* erklärt; lediglich bei spezifischen Phobien, die sich auf Situationen beziehen, leiten sie aus ihren Daten gewisse Bedeutung sozialen Lernens ab (s. auch Hettema et al., 2001).

### 6.2.3 Biologische Befunde bei Personen mit Phobien

*Problematische Interpretierbarkeit und unklare Ergebnisse dieser Untersuchungen*: Studien biologischer Variablen bei phobischen Patienten sind zwar recht häufig, meist soziale Phobien oder Agoraphobien mit Panikattacken betreffend; da auch Patienten der ersten Kategorie nicht selten an Panikanfällen leiden, ist es aber nicht leicht, Phobiespezifisches zu isolieren. Zudem sind die Ergebnisse wenig konsistent.

*Psychophysiologische Studien*: Wiederholt wurden (psycho)physiologische Reaktionen von Personen mit Phobien untersucht (für Zusammenstellungen; s. Cameron u. Nesse, 1988; Hoehn-Saric u. McLeod, 1993; Hamm, 1997). Als Ergebnis ist festzuhalten, dass diese bei *spezifischen Phobien nicht*, bei *Agoraphobie* und insbesondere *sozialer Phobie* hingegen *gesteigert* sind. So beobachteten Stein et al. (1992) bei Personen mit sozialer Phobie sowohl im Liegen als auch nach Aufstehen im Vergleich zu Normalpersonen und Patienten mit Panikstörung *erhöhte Plasmanoradrenalinspiegel*. Dies ließe sich als Hinweis auf eine *erhöhte Aktivität des sympathischen Anteils im vegetativen Nervensystem* auffassen; die genetisch determinierte Bereitschaft zu Phobien wäre darin wenigstens zu einem Teil begründet.

Erhöht man allerdings bei Patienten mit sozialer Phobie durch Noradrenalininfusionen den Plasmaspiegel dieses Hormons, treten keineswegs auffällige Angstreaktionen auf (Papp et al., 1988). Dieser Befund macht es unwahrscheinlich, dass die Symptomatik allein durch eine Regulationsstörung im Katecholaminhaushalt zu erklären ist.

*Ergebnisse pharmakologischer Provokationstests*: Weiter wurden Provokationstests mit Phobikern durchgeführt und zwar in erster Linie solche, die auch bei Personen mit affektiven Störungen zur Anwendung kommen (TRH-Test, Clonidingabe zur Stimulation der Ausschüttung von Wachstumshormon und damit zur Testung der Empfindlichkeit von Noradrenalinbindungsstellen, Fenfluramin-Test zur Bestimmung der Sensitivität von Serotoninrezeptoren; s. dazu Cameron u. Nesse, 1988 sowie Mathew et al., 2001); die Ergebnisse sind wenig klar.

Während im *TRH-Test*, anders als bei affektiv Gestörten, bei Patienten mit sozialer Phobie *keine Auffälligkeiten* festgestellt wurden (Tancer et al., 1990), deutet die geringere Ausschüttung von Wachstumshormon nach Clonidingabe bei diesen Personen auf *verminderte Ansprechbarkeit $\alpha_2$-noradrenerger Rezeptoren* hin; die Autoren interpretieren dies als Folge einer *Herabregulation noradrenerger Überaktivität*. Andererseits deutet die Symptomatik eher auf *noradrenerge Überaktivierung* hin; zu bedenken ist dabei, dass $\alpha_2$-Rezeptoren sowohl prä- wie postsynaptisch liegen, womit mangelnde Ansprechbarkeit der ersteren stärkere noradrenerge Übertragung zur Folge hätte. Dass das auf präsynaptische $\alpha_2$-Rezeptoren antagonistisch wirkende Yohimbin die Angstsymptomatik verstärkt und zugleich die Konzentration des Noradrenalinmetaboliten MHPG erhöht, (Potts et al., 1996), würde für besondere *Empfindlichkeit* in diesem Transmittersystem sprechen (s. dazu andererseits wiederum die Befunde von Papp et al., 1988).

Die Frage, ob bei sozialphobischen Personen *veränderte Ansprechbarkeit* des serotonergen und des noradrenergen Systems besteht, ist eben so wenig sicher zu beantworten; *Dopaminminderaktivität* scheint hingegen nach einigen Befunden nicht unplausibel (zu Belegen; s. Mathew et al, 2001).

*Rezeptorbindungsstudien und Untersuchungen mit bildgebenden Verfahren*: Es gibt gewisse Hinweise, dass bei Patienten mit sozialer Phobie in *subkortikalen Regionen Dopaminrezeptoren vermindert oder unempfindlicher* sind (Schneier et al., 2000); andererseits soll auch die *Zahl der Dopamintransporter vermindert* sein (Tiihonen et al., 1997), womit sich die Effekte teilweise aufheben würden.

Bildgebende Verfahren bei Patienten mit sozialer Phobie haben sich v.a. auf *subkortikale Regionen* konzentriert (insbesondere Amygdala und Striatum) und kommen zu schwer interpretierbaren Ergebnissen; möglicherweise liegt Minderaktivität (mit zusätzlicher Volumenreduktion) im Striatum bei hypersensitiver Amygdala vor. Letztere Hypothese findet Bestätigung in einer Studie von Stein et al. (2002a): Diese fanden dass die linke *Amygdala* (und umgebende Regionen) bei Sozialphobikern *stärkere Aktivierung* auf bedrohliche Gesichter zeigte als bei Kontrollpersonen.

*Tierexperimentelle Studien*: Hiervon existieren mittlerweile eine nicht geringe Anzahl, die insbesondere Tiermodelle der sozialen Phobie betrachten. Sie sind ausführlich bei Mathew et al. (2001) zusammengefasst und kommentiert; besonders bemerkenswert, weil auch im Einklang mit Beobachtungen am Menschen, sind die Hinweise auf verminderte dopaminerge Aktivität und verminderte Ansprechbarkeit von Dopaminrezeptoren.

So konnte u.a. gezeigt werden, dass bei einer bestimmten Affenart jene Tiere, die sich mehr zurückzogen und furchtsamer die soziale Umgebung explorierten, *Überaktivität im System Hypothalamus-Hypophyse-Nebennierenrinde* zeigten; weiter fand sich bei ihnen *verminderte serotonerge und dopaminerge Aktivität* (und Stimulierbarkeit), zudem *verminderte Ansprechbarkeit von Dopaminrezeptoren*. Auch Veränderungen anderer Transmittersysteme (u.a. des endogenen Opioidsystems) sowie hormonelle Besonderheiten (z.B. hinsichtlich Oxytocin) ließen sich in Tierstudien zeigen; allerdings ist es umstritten, wieweit diese Tiermodelle tatsächlich der sozialen Phobie beim Menschen entsprechen.

## 6.2.4 Biologische Erklärungsansätze

*Fehlen molekulargenetischer Studien*: Biologische Entstehungsmodelle von Phobien sind eher beiläufig formuliert. Nachgewiesen ist eine *genetische Bereitschaft für phobische Störungen allgemein*, zudem eine weitere, *genau diesen Typus von Phobie* zu entwickeln. Versuche, die spezifische genetische Disposition für Phobien auf Chromosomen zu lokalisieren und die Art des defekten Gens zu bestimmen, liegen noch nicht vor (s. aber 6.4.5 zur eventuellen Bedeutung des veränderten Gens zur Expression von Serotonintransportern bei generalisierter Angststörung).

*Biologische Korrelate genetischer Disposition*: Darüber, wie sich diese Bereitschaft für Phobien ausdrückt, lässt sich im Augenblick nur vage spekulieren. Denkbar wäre eine *sympathische (noradrenerge) Überaktivität*, welche generell Angstreaktionen begünstigen könnte. Auf der anderen Seite wird in der Literatur zuweilen die Hypothese vertreten, bei der sozialen Phobie bestehe eine *mangelnde Dopaminaktivität*, was aus tierexperimentellen Befunden und der Nebenwirkung von Neuroleptika (nämlich Verschlechterung der Symptomatik) geschlossen wird (Mikkelsen et al., 1981). Auch die Tatsache, dass *MAO-Hemmer*, die sowohl auf Dopamin wie auf Noradrenalin wirken, für die Behandlung sozialer Phobien offenbar *geeigneter* sind als die nur den Noradrenalinhaushalt beeinflussenden *trizyklischen Antidepressiva*, wird in diesem Sinne interpretiert (Liebowitz et al., 1992; s. dazu Johnson et al., 1994); letztere fanden, in Einklang mit dieser Hypothese, erniedrigte Liquorkonzentration des Dopaminmetaboliten Homovanillinmandelsäure (zu weiteren, eine dopaminerge Dysfunktion nahe legenden Befunden bei Patienten mit sozialer Phobie; s. Mathew et al., 2001).

*Resümee*: Versucht man zusammenzufassen, so gibt es offenbar eine gewisse – letztlich wohl nicht allzu große – *genetische Bereitschaft* für die Entwicklung von Phobien; Zwischenglied könnte *generelle gesteigerte Reaktivität des sympathischen Nervensystems* sowie *allgemeine noradrenerge Überaktivität* darstellen. Die soziale Phobie würde insofern evtl. eine Sonderstellung einnehmen, als das Verhalten hier möglicherweise (zusätzlich) auf eine *Dopaminminderaktivität* zurückzuführen ist.

## 6.2.5 Biologische Therapie

*Medikamentöse Behandlung*: Sie ist bei Phobien (wenigstens augenblicklich) relativ ungebräuchlich, da psychologische Interventionen, speziell *kognitive Verhaltenstherapie*, sich hier oft allein als wirksam erweisen. Anders als bei generalisierter Angststörung und Panikattacken wird hier *seltener Behandlung mit Benzodiazepinen* versucht, eher Gabe von *Betablockern zur Dämpfung der beta-noradrenergen Überaktivität*. Wirksam bei sozialer Phobie sind nachgewiesenermaßen *MAO-Hemmer* wie Moclobemid (z.B. Aurorix®), welches für diese Indikation auch zugelassen ist (Benkert u. Hippius, 2005, S. 16). Als sehr vielversprechend haben sich zudem die *selektiven Serotonin-Wiederaufnahmehemmer bei der Behandlung der sozialen Phobie* erwiesen (Van Ameringen et al., 2001; Stein et al., 2001; Stein et al., 2002b); man muss jedoch davon ausgehen, dass nur etwa die Hälfte der Behandelten wirklich befriedigende Verbesserungen zeigen.

*Folgerungen aus der Wirksamkeit bestimmter Substanzen*: Für ein ätiopathogenetisches Modell lässt sich hieraus wenig ableiten. Insbesondere scheint es schwer verständlich, wie die Wirksamkeit von MAO-Hemmern und trizyklischen Antidepressiva mit der angenommenen noradrenergen Überaktivität in Einklang zu bringen ist, da beide Medikamentengruppen (zumindest initial) das Noradrenalinangebot an den Synapsen noch erhöhen (s. 5.9.2).

## 6.3 Panikstörung

### 6.3.1 Symptomatik; Verlauf; Epidemiologie

*Symptomatik*: Bei der *Panikstörung* nach ICD-10 (auch episodisch paroxysmale Angst genannt) finden sich gehäuft *Panikattacken in nicht bekannten und nicht vorhersagbaren Situationen, in denen keine objektive Gefahr besteht*. Der Angstanfall beginnt typischerweise *plötzlich* mit *„Herzklopfen, Brustschmerz, Erstickungsgefühlen, Schwindel und Entfremdungsgefühlen (Depersonalisation oder Derealisation)"*; meist stellt sich die *Furcht* ein *zu sterben*, die *Kontrolle zu verlieren*, auch die, *wahnsinnig zu werden*. Die einzelnen Attacken dauern meistens *wenige Minuten*, zuweilen länger. Im Anschluss an eine erste Panikattacke bildet sich die *Furcht aus, weitere zu erleiden*. Treten diese Anfälle bei bekannter Phobie auf, sind sie beispielsweise auf die Situation des „Gefangenseins" beschränkt, so wäre nicht Panikstörung, sondern primär eine Phobie zu diagnostizieren, im angeführten Beispiel „Agoraphobie mit Panikstörung" (verkürzt nach ICD-10, S. 160).

*Verlauf*: Panikstörungen setzen i. Allg.. im *frühen Erwachsenenalter* ein; die *erste Attacke* kommt meist *unvermittelt*. Üblicherweise ist der *Verlauf chronisch*; Spontanremissionen werden selten beobachtet, wenn die Symptomatik länger als ein Jahr bestanden hat (Margraf u. Becker, 1997, S. 259).

*Epidemiologie*: Die Störung ist vergleichsweise *häufig*; die Sechs-Monats-Prävalenz wird mit ca. 1% angegeben, die Lebenszeit-Prävalenz mit 1,4–2,4%. Frauen sind etwa doppelt so häufig betroffen wie Männer. Auffällig ist hohe *Komorbidität* u.a. mit *Alkohol-* und *Medikamentenabusus* sowie mit *Depressionen* (nach Margraf u. Becker, 1997, S. 258 f.).

### 6.3.2 Familiäre Häufung und Vererbung

*Familiäre Häufung*: Sie ist *gut belegt*: das Erkrankungsrisiko für Verwandte 1. Grades von Panikpatienten dürfte gegenüber dem der Allgemeinbevölkerung um das *5– 10fache erhöht* sein. Zwillingsuntersuchungen sprechen dafür, dass kaum die gemeinsame familiäre Umgebung, sondern v.a. *genetische Faktoren* für diese Häufung verantwortlich sind (Hettema et al., 2001). Versuche, Erbgang und Lokalisation der verantwortlichen Gene zu bestimmen, haben keine eindeutigen Ergebnisse geliefert (Crowe et al., 1987).

### 6.3.3 Pathophysiologie der Panikattacke

*Induzierte Panikzustände*: Spontan auftretende Panikattacken bei Menschen sind naturgemäß kaum apparativ zu studieren, so dass man im Labor v.a. auf *induzierte Panikzustände* angewiesen ist, etwa nach $CO_2$-Atmung oder *Lactatinfusion* (s. unten); schwer ist allerdings dabei zu trennen, was direkter Effekt der Provokationsmaßnahme ist und was tatsächlich die induzierte Panikattacke kennzeichnet (Goetz et al., 1993). Dennoch scheint der Panikanfall, wenigstens in seinen zentralnervösen Grundlagen, einigermaßen gut verstanden und kann auch bei Tieren durch verschiedene Maßnahmen hervorgerufen werden.

*Biologische Korrelate der Panikattacke*: Es handelt sich dabei um eine *starke noradrenerge Stimulierung*, bei deren Auslösung die *Aktivität des Locus caeruleus* eine bedeutende, vielleicht unverzichtbare Rolle spielt. Wie in 5.7.1 ausgeführt, ist der Locus caeruleus eine Ansammlung von Neuronenzellkörpern im Pons, von dem noradrenerge Fasern in diverse Hirnteile ausgehen, u.a. in Strukturen des limbischen Systems wie Amygdala, Hippocampus und Kerne des Thalamus (s. auch Snyder, 1994, S. 113). *Elektrische Reizung* dieser Region bei Affen löst dabei eine *Symptomatik* aus, die der Panikattacke beim Menschen auffällig gleicht (s. Comer, 2001, und die aufgeführte Literatur). Ebenso lassen sich panikähnliche Zustände bei Tieren wie Menschen durch das offenbar weitgehend selektiv auf den Locus caeruleus wirkende *Yohimbin hervorrufen*, wohingegen *Clonidin, welches die Aktivität des Locus caeruleus hemmt, die Paniksymptomatik rasch beseitigen kann* (Charney et al., 1984; Nutt u. Lawson, 1992). Während der Attacke scheint neben der vegetativen Symptomatik eine charakteristische asymmetrische *Aktivierung der Temporallappen* aufzutreten (Reiman et al., 1986).

*Provokationsmethoden*: Weniger gut verstanden ist, wie es bei Panikpatienten zu dieser angenommenen Überaktivität im Locus caeruleus kommen könnte. Aus den Ergebnissen einer großen Anzahl von Untersuchungen mit Provokationstests versucht man, Genesemodelle abzuleiten, die aber keineswegs allgemein anerkannt sind.

$CO_2$-*Atmung*: Eine relativ einfache und wirkungsvolle *Provokationsmethode* ist die *Einatmung von Luft mit erhöhtem $CO_2$-Gehalt* (für Überblicke und Diskussion der Befunde; s. Sanderson u. Wetzler, 1990; Papp et al., 1993 sowie Gorman et al., 2001); dabei konnte, wenn auch keineswegs einheitlich, gezeigt werden, dass *Patienten mit Panikstörung* auf diese Manipulation hin *deutlich häufiger Attacken* erleiden als Kontrollpersonen (Gorman et al., 1994; Battaglia et al., 2001). Der Pathomechanismus ist nicht restlos geklärt. Die einleuchtende Hypothese, dass durch die erhöhte Kohlendioxidkonzentration reaktiv eine *Hyperventilation* einsetzt, die zu den Symptomen der Panikattacke führt, scheint nach Auffassung einiger Autoren nicht haltbar (Hibbert u. Pilsbury, 1989; Papp et al., 1993; Pine et al., 1998). Es wird deshalb die Ansicht vertreten, die *Reizung des Atemzentrums* durch den erhöhten $CO_2$-Gehalt des Blutes führe auf *direktem neuronalen Wege zur Aktivitätssteigerung des benachbarten Locus caeruleus* (Judd et al., 1985); die Panikstörung wird in diesem Modell letztlich als *vornehmlich biologische Erkrankung* aufgefasst, nämlich als *Folge eines hypersensitiven Systems von Chemorezeptoren*, wobei allerdings *psychologische Faktoren* die pathologischen Prozesse *verstärken* könnten (Papp et al., 1993).

*Lactatinfusionen*: Eine weitere gängige *Provokationsmethode* stellen *Lactatinfusionen* dar (s. dazu Cowley u. Arana, 1990). Der Pathomechanismus scheint noch nicht geklärt; diskutiert wird v.a. eine *Veränderung des pH-Wertes im Blut und im ZNS* (zu diesen Hypothesen; s. Dager et al., 1994 und die dort angeführte Literatur); umstritten ist auch, ob diese Induktion von Panikanfällen spezifisch für Patienten mit Panikstörung ist (welches letztlich wieder eine primär biologische Erklärung nahe legen würde), oder auch bei gesunden Kontrollpersonen prinzipiell erreicht werden kann (s. zu dieser Diskussion; Margraf et al., 1986a; Margraf et al., 1986b). Interessant ist der Befund, dass gesunde Personen, die auf Lactatinfusionen Panikattacken entwickeln, gehäuft Angehörige mit Angststörungen aufweisen (Balon et al., 1989); es könnte sich also um eine *hereditär vermittelte erhöhte Sensibilität* handeln, die aber bei fehlender Provokation häufig nicht manifest würde.

Auch wenn es nicht zu einer Panikattacke kommt, reagieren Personen mit Panikstörung offenbar verstärkt auf Lactat, etwa in der Herzrate (Yeragani et al., 1994). Um dem nahe liegenden Einwand zu entgehen, die Effekte von Lactatinfusionen wirkten nur oder weitgehend vermittelt über psychologische Variablen wie Erwartungshaltungen, Ängste u.ä., hätten also nur eine Triggerfunktion für psychische Prozesse, studierten Koenigsberg et al., (1994) die Reaktionen von Lactatinfusionen während des Schlafs. Auch unter diesen Bedingungen fanden sie im Vergleich zu einer gesunden Kontrollgruppe stärkere kardiale sowie respiratorische Aktivität und entsprechend höhere Sauerstoffsättigung im Blut von Personen mit Panikstörungen; sie schließen daraus, kognitive Variablen spielten bei diesen unterschiedlichen physiologischen Reaktionen keine Rolle.

Weitere Provokationsmethoden für Panikanfälle beschreiben u.a. Abelson u. Nesse (1994), nämlich Verabreichung von Stoffen, die auf *Cholecystokininrezeptoren* wirken; der Mechanismus ist offenbar komplex und umfasst Aktivierung verschiedener Transmittersysteme.

*Rolle der Hyperventilation*: Hyperventilation, eine über die augenblicklichen metabolischen Bedürfnisse hinausgehende *Sauerstoffzufuhr* und *Kohlendioxidabatmung*, spielt möglicherweise in der Pathogenese und der Aufschaukelung der Symptomatik eine nicht *unerhebliche Rolle*. Durch die *Erniedrigung des $CO_2$-Partialdruckes* im Blut (Hypnokapnie) verschiebt sich der *pH-Wert in den alkalischen Bereich* (respiratorische Alkalose) mit der Folge einer (relativen) *Erniedrigung der Calciumionenkonzentration*; Resultat sind diverse *körperliche Empfindungen* wie Kribbeln, Verkrampfungen, Tachykardie, Schwindel *(Hyperventilationstetanie)*, die angstauslösend wirken und so möglicherweise die Atmung noch verstärken.

## 6.3.4 Weitere biologische Befunde bei Personen mit Panikstörung

*Psychophysiologische Untersuchungen*: Nicht nur während Attacken und unter Provokation wurden Personen mit Panikstörung untersucht. Angesichts der angenommenen starken noradrenergen Aktivierung während des Anfalls wurde v.a. überprüft, ob die Betreffenden *generell erhöhte sympathische Aktivität* aufweisen. Dabei setzte man die Patienten und die Kontrollpersonen nicht nur diversen *pharmakologischen Beeinflussungen* aus (etwa Yohimbin), sondern auch *physikalischen* und *mentalen Stressoren* (cold pressor test zur Induktion von Schmerz, isometrischen Übungen, Kopfrechnen). Die Ergebnisse waren weitgehend uneinheitlich, eher negativ in dem Sinne, dass sich hinsichtlich Variablen der sympathischen Aktivität (Herzrate, Blutdruck, Noradrenalinspiegel) zumeist *keine Unterschiede* absichern ließen (Roth et al., 1992; Stein et al., 1992; Friedman et al., 1993; Hoehn-Saric u. McLeod, 1993; Stein u. Asmundson, 1994 und die dort zitierte Literatur).

*Prüfung endokriner Besonderheiten*: Weiter kamen Tests zur Prüfung der *Hormonregulation* zur Anwendung, entsprechend denen bei Patienten mit Depressionen (s. 5.6.5). Relativ häufig wurde dabei die *Ausschüttung von Wachstumshormon* (GH, STH) auf Clonidin oder auf GH-Releasing Factor studiert; im Wesentlichen zeigten sich bei Panikpatienten ähnliche Befunde wie bei Depressiven, nämlich eine *verminderte Stimulationsfähigkeit* (s. dazu Tancer et al., 1993b und die dort angeführten Studien). Die Interpretation ist nicht einfach; in allgemeinster Form lässt sich sagen, dass gewisse Auffälligkeiten im $\alpha_2$-adrenergen System vorliegen.

Hingegen wurden, anders als bei Depressiven, bei Panikpatienten *keine konsistenten Veränderungen im System Hypothalamus-Hypophyse-Nebennierenrinde* beschrieben; Befunde im Dexamethason- und CRH-Test sind widersprüchlich, ebenso hinsichtlich des Plasmacortisolspiegels (s. dazu Abelson u. Curtis, 1996 und die dort angeführten Studien).

*Serotonerge Reaktivität*: Auch Besonderheiten im *serotonergen System* wurden untersucht, da man diesem Transmittersystem einen modifizierenden Einfluss auf den Locus caeruleus zuschreibt (Gorman et al., 1989). Die Befunde sind wenig aussagekräftig: Weder Zufuhr noch Verminderung des Serotoninpräkursors L-Tryptophan hat anscheinend Einfluss auf Paniksymptomatik (Den Boer u. Westenberg, 1990; Goddard et al., 1994); auch zeigt *Buspiron*, welches am 5-$HT_{1A}$-Rezeptor für Serotonin partiell agonistisch wirkt, offenbar *keinen wesentlichen therapeutischen Effekt bei Panikstörung* (Coplan et al., 1995). Hingegen scheint in Tierversuchen Blockade von 5-$HT_{1C}$-, 5-$HT_2$- und 5-$HT_3$-Rezeptoren anxiolytisch zu wirken (Kahn u. Moore, 1993). Demnach würde (wenigstens im Tierexperiment) *Aktivierung bestimmter Serotoninrezeptoren einen anxiolytischen Effekt haben, die anderer Rezeptortypen Angstreaktionen verstärken* (s. auch Kahn et al., 1991 für eine ausgiebige Diskussion der unsicheren Befundlage und der sehr komplizierten Erklärungsmodelle).

Wenig ist bis jetzt bekannt zu eventuellen morphologischen Besonderheiten in Gehirnen von Personen mit Panikstörungen. Die Studie von Fontaine et al. (1990), die mittels Kernspintomographie bei diesen Patienten v.a. Veränderungen im rechten Temporallappen fanden, ist möglicherweise bis jetzt die einzige dieser Art geblieben.

### 6.3.5 Biologische Modelle von Panikstörungen

*Mögliche Überempfindlichkeit zentralnervöser Strukturen*: Trotz der umfangreichen Literatur zu biologischen Aspekten der Störung findet man letztlich *kaum klar formulierte biologische Vorstellungen zur Genese* (s. Gorman et al., 1989 für ein kompliziertes, den augenblicklichen Befunden so gut wie möglich Rechnung tragendes Modell). Sowohl auf Grund der erheblichen Bedeutung genetischer Faktoren als auch der Ansprechbarkeit auf organische Stimuli, insbesondere solche, die auf das Atemzentrum wirken, wird die These der *Überempfindlichkeit gewisser zentralnervöser Strukturen* vertreten. Als eine davon wird der mehrfach erwähnte *Locus caeruleus* angesehen, der im Sinne strikt biologischer Modelle *spontane Aktivitätsspitzen* zeigt; auch das *Atemzentrum* könnte besonders *empfindlich* sein und würde *bei Reizung durch veränderten Partialdruck von $CO_2$ auf neuronalem Wege den Locus caeruleus stimulieren*; autonome Afferenzen wiederum könnten auf die Medulla oblongata stimulierend einwirken (Gorman et al., 1989). Auch eine *Hypersensitivität postsynaptischer Serotoninrezeptoren bei Panikpatienten* steht in Diskussion (Kahn et al., 1991). *Psychologische Faktoren wie Erwartungsangst* hätten in diesem Modell bestenfalls *sekundäre Bedeutung*.

*Primär psychologische Erklärungsansätze*: Demgegenüber würden psychologische Modelle, wie sie etwa bei Margraf u. Becker (1997, S. 259 ff.) entwickelt werden, zwar nicht die biologische Triggerung von Panikattacken leugnen, jedoch als *eigentliche Ursachen psychologische Vorgänge* ansehen; prinzipiell bei allen Personen mögliche Reaktionen auf externe und interne (biologische) Stimuli würden bei Panikpatienten sich über *psychische Mechanismen (Erwartungshaltungen, Überwertung von Körperempfindungen) aufschaukeln*, bis schließlich das Vollbild der Panikattacke resultiere; die *mangelnde Selbstbegrenzung* einer körperlichen Reaktion *(positive Rückkopplung)* wäre demnach das eigentliche pathogenetische, im Wesentlichen psychologisch zu erklärende Moment. Welche Rolle die Hyperventilation bei dieser Selbstverstärkung körperlicher und psychischer Reaktionen spielt, wäre zu klären.

### 6.3.6 Biologische Therapie

*Medikamentöse Behandlung*: Biologische Therapie von Panikattacken ist, sieht man von der $CO_2$-*Rückatmung bei der mit Panikanfällen zuweilen assoziierten Hyperventilationstetanie* ab (s. 6.3.3), im Wesentlichen medikamentöser Natur (s. auch Tabelle 6.2). Dabei ist *umstritten*, ob die sonst bei Angststörungen zweifellos wirksamen *Benzodiazepine* hier ebenfalls *erfolgreich* sind (s. dazu die Diskussion in Margraf et al., 1986a); von vielen wird der Einsatz dieser Stoffe jedoch durchaus für sinnvoll gehalten (Shader u. Greenblatt, 1995; Perry et al., 1997, S. 305 f.); neben Diazepam gilt Alprazolam, ein etwas modifiziertes Benzodiazepin, hier als zuverlässiges Medikament (Dunner et al., 1986). Bevorzugt werden augenblicklich, sicher auch wegen des wesentlich geringeren Abhängigkeitspotentials, *trizyklische Antidepressiva*, insbesondere Imipramin (Mavissakalian u. Perel, 1992); der Wirkmechanismus ist nicht geklärt. Geht man von noradrenerger Überaktivität bei Panikpatienten aus, so müsste sich initial sogar durch die Hemmung der Noradrenalin-Wiederaufnahme die Symptomatik verstärken. *Langfristig stabilisieren* jedoch möglicherweise die *trizyklischen Antidepressiva das noradrenerge System* (Nutt u. Lawson, 1992). Auch *selektive Serotonin-Wiederaufnahmehemmer* haben sich hier als wirksam erwiesen (Coplan et al., 1997; Ballenger et al., 1998), besonders dann, wenn sie initial mit einer *Substanz aus der Benzodiazepingruppe kombiniert* werden (Goddard et al., 2001). *Keinen therapeutischen Effekt bei der Panikstörung* hat hingegen offenbar das am Serotoninrezeptortyp 5-$HT_{1A}$ partiell agonistisch wirkende *Buspiron* (Coplan et al., 1995). Nicht empfohlen werden von Benkert u. Hippius (2005, S. 15) zudem Betablocker.

Tabelle 6.2 Substanzen und Substanzgruppen für die Behandlung von Angst-, Zwangs- und Belastungsstörungen (nicht Akuttherapie)

| Störung | Substanz (Substanzgruppe) | | | | | | |
|---|---|---|---|---|---|---|---|
| | Benzo-diazepine | Clomi-pramin | andere trizyklische Antidepressiva | SSRI[a] | MAO-Hemmer | Buspiron | Beta-Blocker |
| Phobien | (+) | (+) | (+) | + | +[b] | ? | + |
| Panikstörung | (+)[c] | + | +[d] | + | ? | – | ? |
| generalisierte Angststörung | (+) | (+) | + | ? | ? | + | (+) ? |
| Zwangsstörung | (+) ? | + | (–) | + | (+) | (+) ?[e] | (–) |
| posttraumatische Belastungsstörung | (+) ?[f] | (+) | (+) | + | ? | ? | (+) |

+: therapeutischer Effekt gut belegt; (+): wahrscheinlich; ?: fraglich; (–): eher unwahrscheinlich; –: mit gewisser Sicherheit nach gegenwärtigem Erkenntnisstand auszuschließen
[a]: SSRI = selektive Serotonin-Wiederaufnahmehemmer; [b]: v.a. wohl bei sozialer Phobie; [c]: Alprazolam hier möglicherweise besonders wirkungsvoll; [d]: Imipramin hier möglicherweise besonders wirkungsvoll; [e]: möglicherweise nur oder besonders wirksam in Kombination mit anderen Substanzen; [f]: Zurückhaltung bei der Therapie wegen des hohen Suchtpotentials

## 6.4 Generalisierte Angststörung

### 6.4.1 Symptomatik; Verlauf; Epidemiologie

*Symptomatik*: Die *generalisierte Angststörung* ist charakterisiert durch eine *nicht an Objekte gebundene, unbestimmte Angst*; die Beschwerden gleichen denen einer *Panikattacke* (etwa Nervosität, Benommenheit, Schwindelgefühle, Herzklopfen), sind aber *weniger intensiv und halten länger an*; zudem berichten die Betroffenen über reichlich *unspezifische Sorgen und Vorahnungen*.

*Verlauf*: Die Störung beginnt typischerweise im 3. Lebensjahrzehnt und zeigt zumeist *chronischen Verlauf*. Die *Komorbidität mit unipolaren depressiven Störungen* (major depression) ist bemerkenswert *hoch* (Kendler et al., 1992b; Hoyer et al., 2003).

*Epidemiologie*: Angaben zur Lebenszeitprävalenz schwanken zwischen 1–6%; *Frauen* sind nach einigen, nicht aber allen Angaben, deutlich *häufiger* als Männer betroffen (Kessler et al., 1994; Margraf u. Becker, 1997, S. 255 ff.; Hoyer et al., 2003).

### 6.4.2 Familiäre Häufung und Vererbung

*Familiäre Häufung; Konkordanzraten bei Zwillingsstudien*: Verwandte von Personen mit generalisierter Angststörung leiden an dieser Störung deutlich *häufiger* als Personen der Normalbevölkerung (s. Comer, 2001, S. 110 und die dort zitierte Literatur). Auch *Zwillingsstudien* sprechen für eine *gewisse*, wenngleich offenbar nicht allzu ausgeprägte *genetische Komponente*: In der Studie von Torgersen (1983) zeigten sich bei kleinem Stichprobenumfang keine unterschiedlichen Konkordanzraten zwischen ein- und zweieiigen Zwillingspaaren. Konkordanzraten von 36,1% und 27,0% geben Kendler et al. (1992c) an, wenn generalisierte Angststörungen von einmonatiger Dauer betrachtet wurden, von 13,7% und 10,2%, wenn man sich auf längere Verläufe bezog (ähnliche Relationen bei Andrews et al., 1990; geringe Unterschiede von Konkordanzraten in den auch bei Kendler, 2001 angeführten Studien).

*Genetik*: Kendler et al. (1992b) vertreten auf Grund von Zwillingsstudien die Auffassung, die Entwicklung der generalisierten Angstkrankheit sei wesentlich genetisch determiniert und zwar durch dieselben Gene wie unipolare depressive Störungen (s. jedoch Hettema et al., 2001, für eine diesbezüglich zurückhaltendere Einschätzung).

### 6.4.3 Biologische Befunde bei Personen mit generalisierter Angststörung

*Unklare Ergebnisse aus vergleichsweise wenigen Studien*: Studien mit bildgebenden Verfahren sind bei diesen Patienten selten. Zumeist wurden psychische und physiologische Reaktionen auf *Provokationsmaßnahmen* untersucht (für Überblicke; s. Hoehn-Saric u. McLeod, 1993; Thayer et al., 1996); die recht widersprüchlichen Befunde liefern insgesamt *wenig Belege* für die vielfach vermutete *gesteigerte sympathische autonome Aktivität*; Thayer et al. (1996) gehen von verringerter Vaguskontrolle bei Personen mit dieser Störung aus, was aber noch zu replizieren wäre.

Neuroendokrinologische Studien und pharmakologische Provokationsversuche wurden kaum durchgeführt. Abelson et al. (1991) stellten abgeschwächte Sekretion von Wachstumshormon auf Clonidin fest und schließen auf *verminderte Empfindlichkeit des $\alpha_2$-Rezeptors*; letzteres gilt nicht als unumstritten. Anders als Panikpatienten entwickeln Personen mit generalisierter Angststörung nach Gabe des Serotoninagonisten m-CPP wohl keine verstärkte Angstsymptomatik (Germine et al., 1992).

### 6.4.4 Tierexperimentelle Untersuchungen zur Angst

*Hinweise für eine genetische Komponente*: Züchtungsexperimente, vornehmlich an Mäusen und Hunden, die bei Marks (1986) dargestellt sind, zeigen, dass Furchtsamkeit bzw. „Emotionalität" zu wesentlichen Anteilen *genetisch determiniert* ist.

*Experimentelle Untersuchungen*: Von Interesse sind auch Studien, in denen experimentell Veränderungen im Transmitterhaushalt bzw. an Rezeptoren bewirkt werden. So verabreichten Marczynski u. Urbancic (1988) trächtigen Katzen Diazepam und beobachteten bei den Jungen *verstärkte Furchtsamkeit*; auch ließ sich *verminderte Dichte von Benzodiazepinrezeptoren* in verschiedenen Hirnregionen nachweisen, Folge wohl von Gegenregulationsmechanismen bei erhöhtem Benzodiazepinangebot.

### 6.4.5 Biologische Erklärungsansätze

*Biologische Unterscheidung von Panikstörung und generalisierter Angststörung*: In den ersten Fassungen des DSM war noch von *wesentlichen Gemeinsamkeiten zwischen Panikstörung und generalisierter Angststörung* ausgegangen worden, und diese wurden in Anlehnung an Freud'sche Konzepte als Angstneurose (anxiety neurosis) zusammengefasst; zunehmend gab es jedoch Einwände gegen diese Auffassung, auf Grund deren die Störungsbilder nun *getrennt* aufgeführt werden. Wichtige Argumente für diese Unterscheidung kamen zudem aus *biologischen Studien*, etwa zu genetischen Faktoren und differenzierenden biologischen Markern (Garvey et al., 1993).

Insbesondere die einflussreiche Ansicht von Klein (1964), dass Panikstörungen mit trizyklischen Antidepressiva wie Imipramin, generalisierte Angststörungen hingegen wirksamer mit Benzodiazepinen zu behandeln seien, gab Anstoß, die beiden Störungsbilder als verschiedene nosologische Entitäten zu betrachten (s. dazu auch Buller, 1991). Obwohl diese Klein'sche Beobachtung mittlerweile als nicht zutreffend angesehen wird (s. 6.4.6 sowie Benkert u. Hippius, 1996, S. 39 f.), blieb die Unterscheidung aufrecht erhalten; dass Azapirone wie Buspiron anscheinend nur bei generalisierter Angststörung, aber nicht bei Panikstörung wirksam sind, wird als neue pharmakologische Rechtfertigung angesehen, die beiden Störungsbilder konzeptuell zu trennen (Coplan et al., 1995).

*Rolle von GABA*: Anders als bei der Panikstörung liegt das Augenmerk bei biologischen Konzepten der generalisierten Angststörung weniger auf dem Transmitter Noradrenalin, sondern in erster Linie auf *GABA*, den *$GABA_A$-Rezeptoren* sowie den dem *$GABA_A$-Rezeptorkomplex angegliederten Benzodiazepinrezeptoren* und ihren endogenen Liganden.

Experimentelle Verminderung von Benzodiazepinrezeptoren führt bei Tieren zu erhöhter Ängstlichkeit, die man als Analogon der generalisierten Angststörung beim Menschen betrachten kann. Ebenso lässt sich zeigen, dass Ängstlichkeit bei Tieren teilweise genetisch bedingt ist (s. 6.4.4); es wäre eine plausible Annahme, die Rolle Ängstlichkeit determinierender Gene bestehe in der reduzierten Ausbildung von Benzodiazepinrezeptoren (möglicherweise auch von GABA-Rezeptoren) oder sonstigen Eigenheiten des die Chloridkanäle umgebenden Komplexes. Direkter Nachweis dieser Theorie mittels Rezeptorbindungsstudien steht aber aus. Diskutiert wird weiter, dass bei generalisierter Angst ein Mangel an endogenen Liganden für Benzodiazepinrezeptoren vorliegen könnte; dafür spräche, dass Gabe inverser Benzodiazepinagonisten (die durch Veränderung des Rezeptors antagonistisch wirken) bei gesunden Versuchspersonen Angstzustände auslöst (Insel, 1986).

*Rolle des Serotonin*: Spekuliert wird auch über eine gewisse Bedeutung von Serotonin bei der Pathogenese der Angststörungen; Ansprechen der Symptomatik auf trizyklische Antidepressiva sowie das partiell $5\text{-}HT_{1A}$-agonistische Buspiron weisen auf die Bedeutung dieses Transmitters hin. Da andererseits auch $5\text{-}HT_2$- und $5\text{-}HT_3$-Antagonisten anxiolytisch wirken (Charney et al., 1990; Taylor, 1990), ist ein komplizierter Regulationsmechanismus zu erwarten; Angst ist sicher nicht eindeutig mit Mangel- oder Überaktivität im serotonergen System gleichzusetzen (Kahn et al., 1991; Baldwin u. Rudge, 1995; s. auch 6.4.6).

Ein interessanter Befund sei kurz erwähnt: Danach soll Variation eines Gens, welches die Serotonin-Carrierproteine (und damit die Verweildauer des Transmitters im synaptischen Spalt) kontrolliert, erbliche Unterschiede hinsichtlich Ängstlichkeit zu einem gewissen (letztlich nicht allzu hohen) Prozentsatz erklären können (Lesch et al., 1996); jedoch ließ sich dies in weiteren Studien nicht replizieren (s. Jorm et al, 1998 und die dort angeführte Literatur).

*These struktureller Veränderungen*: Eine andere Erklärungsmöglichkeit wäre, dass bei Personen mit generalisierter Angststörung gewisse Hirnregionen verändert sind, deren Aktivierung angsthemmend oder angstinduzierend wirkt. In diesem Zusammenhang wird in den letzten Jahren v.a. die *Amygdala*, der Mandelkern, genannt, der bei der *Steuerung von Furcht* offenbar eine *bedeutende Rolle* einnimmt (Davis et al., 1994; Adolphs et al., 1995; LeDoux, 1995; s. auch Thomas et al., 2001, für weitere Literaturangaben). Allerdings ist die physiologische Funktion der Amygdala zu wenig klar, um daraus Modelle pathologischer Angst abzuleiten; zudem ist der Nachweis veränderter Hirnstrukturen bei Angstpatienten noch nicht gelungen.

## 6.4.6 Biologische Therapie

*Überblick über die zum Einsatz kommenden Medikamente*: Biologische Behandlung der generalisierten Angststörung geschieht so gut wie ausschließlich *medikamentös*, wobei v.a. *Benzodiazepine* und *Antidepressiva* der verschiedenen Gruppen eingesetzt werden, in den letzten Jahren auch Substanzen, die direkt auf die verschiedenen Typen *postsynaptischer Serotoninrezeptoren* wirken, etwa das partiell agonistisch am $5\text{-}HT_{1A}$-Rezeptor wirkende Buspiron (Benkert u. Hippius, 2005, S. 15 f.); auch Antagonisten des zunehmend in seinen zentralnervösen Wirkungen verstandenen Cholecystokinin sowie $5\text{-}HT_2$- und $5\text{-}HT_3$-Rezeptorantagonisten kommen versuchsweise zur Anwendung (Shader u. Greenblatt, 1995; Baldwin u. Rudge, 1995).

*Wirkmechanismen*: Verstanden im Rahmen eines geschlossenen und empirisch abgesicherten pathogenetischen Modells wird augenblicklich nur die Wirkung der *Benzodiazepine*; wie in 3.4.2 ausgeführt, lagern sich diese an Bindungsstellen an, die Chloridkanäle kontrollierenden Proteinkomplexen aufsitzen; ebenfalls an diesem Komplex befinden sich die Bindungsstellen für den hemmenden Transmitter GABA (genauer: $GABA_A$-Rezeptoren), die bei gleichzeitiger Besetzung der Benzodiazepinrezeptoren empfindlicher werden *(Verstärkung der GABAergen Hemmung durch Benzodiazepine)*. Nachdem bei der generalisierten Angststörung entweder ein (relativer oder absoluter) Mangel an GABA- oder Benzodiazepinrezeptoren vermutet werden könnte und/oder verminderte Ausschüttung von GABA bzw. „endogenen Benzodiazepinen", könnte Verstärkung der GABAergen Hemmung durch Benzodiazepine dieses Ungleichgewicht zwischen erregenden und hemmenden Mechanismen verändern.

*Keineswegs klar ist der Wirkmechanismus trizyklischer und anderer Antidepressiva*. Dies liegt wesentlich daran, dass die *komplizierte Rolle von Serotonin* und der Besetzung der verschiedenen Typen von *Serotoninbindungsstellen* bei der *Angstentstehung* noch *nicht ausreichend verstanden* wird. Anscheinend wirkt agonistische Besetzung des $5\text{-HT}_{1A}$-Rezeptors *anxiolytisch*, allerdings wohl vornehmlich präsynaptisch, also durch Verminderung der Serotoninausschüttung; eine nur bedingt klare postsynaptische Wirkung wird diskutiert (Glaser et al., 1991). Blockade anderer (postsynaptischer?) Bindungsstellen für Serotonin, insbesondere der $5\text{-HT}_2$- und der $5\text{-HT}_3$-Rezeptoren, führt zur *Reduktion von Angst*. In diesem Modell wäre der Effekt der Antidepressiva eine Erhöhung des Serotonins im Spalt mit entsprechenden *langfristigen Gegenregulationen auf Rezeptorebene*. Die anxiolytische Wirkung der Benzodiazepine ließe sich möglicherweise über Verstärkung der GABAergen Hemmung an serotonergen Neuronen erklären. Es ist jedoch davon auszugehen, dass diese Auffassungen zahlreiche Veränderungen erfahren werden.

## 6.5 Zwangsstörungen

### 6.5.1 Symptomatologie; Verlauf; Epidemiologie

*Symptomatik*: Die *Zwangsstörung* bildet in ICD-10 eine eigene Subgruppe der großen Kategorie „Neurotische, Belastungs- und somatoforme Störungen", während sie im DSM-IV als *Unterform der Angststörungen* betrachtet wird. Zwei große Symptomtypen sind bei der Zwangsstörung zu unterscheiden, nämlich *Zwangsgedanken* und *Zwangshandlungen* (im Englischen: obsessions und compulsions, daher auch die Bezeichnung obsessive-compulsive disorder, abgekürzt mit OCD). *Zwangsgedanken* sind nach ICD-10 *„Ideen, Vorstellungen und Impulse, die den Patienten immer wieder stereotyp beschäftigen"*. Fast immer sind sie *quälend*, *„weil sie gewalttätigen Inhalts oder obszön sind, oder weil sie einfach als sinnlos erlebt werden; erfolglos versucht die betroffene Person, Widerstand zu leisten"*. Von diagnostischer Bedeutung ist, dass sie *„als eigene Gedanken erlebt, selbst wenn sie als unwillkürlich und häufig als abstoßend empfunden werden"*. Unter *Zwangshandlungen* oder *Zwangsritualen* versteht man *„ständig wiederholte Stereotypien"*, die *„weder als angenehm empfunden werden"* noch dazu dienen, *„an sich nützliche Aufgaben zu erfüllen"*. Die Patienten *„erleben sie oft als Vorbeugung gegen ein objektiv unwahrscheinliches Ereignis, das ihnen Schaden bringen oder bei dem sie selbst Unheil anrichten können"*. In der Regel wird das Verhalten von den Betroffenen selbst als *„sinnlos und ineffektiv"* erlebt; wenigstens anfangs wird noch versucht, *dagegen anzugehen*. Hingewiesen wird auf die häufige Vergesellschaftung von Zwangssymptomen, insbesondere Zwangsgedanken, mit *Depression* (verkürzt nach ICD-10, S. 164).

Bei den meisten Fällen finden sich Zwangsgedanken und -handlungen gemischt (bei etwa 70% der Fälle), reine Zwangsgedanken sind mit circa 25% seltener, kaum werden ausschließlich Zwangshandlungen beobachtet.

*Verlauf*: Der Beginn der Störung fällt zumeist ins 3. Lebensjahrzehnt; die Untergruppe der *Kontrollzwänge* beginnt in der Regel früher und ist v.a. bei *Männern* zu finden, die *selteneren Waschzwänge*, von denen mehr *Frauen* betroffen sind, setzen typischerweise einige Jahre *später* ein. Schon vor der Erkrankung haben i. Allg. beträchtliche *zwanghafte* Züge bestanden; bis es nach Einsetzen der Zwangsstörung, wenn überhaupt, zur Therapie kommt, vergeht gewöhnlich ein Jahrzehnt; der Verlauf ist dann chronisch (nach ICD-10, S. 164 sowie Reinecker, 1994a, S. 6 ff.).

*Epidemiologie*: Die Zwangsstörung gilt als ausgesprochen *verbreitet*; amerikanischen Zahlen zu Folge liegt die Ein-Jahres-Prävalenz bei 2% (Comer, 2001, S. 146). Männer und Frauen sind ähnlich häufig betroffen.

### 6.5.2 Familiäre Häufung und Vererbung

*Spärliche Befunde zur familiären Häufung und Erblichkeit*: Hierzu liegen kaum aussagekräftige Daten vor; zumeist bezieht man sich allgemein auf Angststörungen, worunter im DSM-IV die Zwangsstörung subsumiert wird. Sicher kommen unter Angehörigen zwangsgestörter Personen Zwangssymptome gehäuft vor (s. auch Hettema et al., 2001); Einzelbeobachtungen sprechen für eine gewisse Erbkomponente (Inouye, 1965). Andererseits erhielten Andrews et al. (1990) in ihrer Zwillingsstudie keinen Hinweis für eine diesbezüglich spezifische genetische Veranlagung.

### 6.5.3 Biologische Befunde

*Untersuchungen mit bildgebenden Verfahren (Überblick)*: Während post-mortem-Studien an Zwangspatienten weitgehend ausstehen, wurden zahlreiche Untersuchungen mit Computer- und Kernspintomographie, Positronenemissionstomographie (PET) und Single-photon emission computed tomography (SPECT) durchgeführt. Sie sind bei Insel (1992) resümiert, dem die Darstellung teils folgt (zu neueren Studien; s. Aylward et al., 1996; Jenike et al., 1996; Rosenberg et al., 1997).

*Untersuchung der Struktur der Basalganglien*: Auf Grund der Tatsache, dass *neurologische Erkrankungen*, welche die *Basalganglien* betreffen, häufig mit *Zwangssymptomatik* einhergehen (s. dazu etwa Hohagen, 1992), ist diese Region besonders beachtet worden. Unter funktionellen Gesichtspunkten teilt man die im subkortikalen Endhirn gelegenen *Basalganglien* (Stammganglien) in *Striatum* und *Pallidum*, wobei das Striatum die Strukturen *Caudatum (Nucleus caudatus)* und *Putamen* umfasst, das *Pallidum* mit dem *Globus pallidus* identisch ist. Insbesondere Veränderungen im Nucleus caudatus wurden hier vermutet, die sich aber mit nur strukturelle Anomalien aufdeckenden bildgebenden Verfahren (Computer- und Kernspintomographie) nicht einheitlich nachweisen ließen: So wurden in den Studien von Luxenberg et al. (1988) und Rosenberg et al. (1997) *Atrophien* des *Caudatums* bzw. des *Striatums* gefunden; in anderen Untersuchungen mit denselben Verfahren wurden jedoch normale Größen dieser Strukturen festgestellt (etwa Aylward et al., 1996; Jenike et al., 1996).

*Studien zu funktionellen Besonderheiten an den Basalganglien*: Bedingt eindeutiger sind Ergebnisse mit Verfahren, die – wie PET und SPECT – die metabolische Aktivität darstellen können. Mehrere Studien fanden keine Unterschiede zu Kontrollpersonen; Baxter et al. (1987) sowie Baxter et al. (1988) berichteten über Aktivitätserhöhung, Rubin et al. (1992) über verminderte Aktivität in der Patientengruppe.

Die Veränderung des Stoffwechsels im Nucleus caudatus als Folge von Therapie wird hingegen recht einheitlich beschrieben: Benkelfat et al. (1990), Baxter et al. (1992) sowie Schwartz et al. (1996) berichten von verminderter Aktivität nach erfolgreicher Behandlung. Zwei weitere Studien konnten zeigen, dass bei Zwangspatienten unter Symptomprovokation die metabolische Aktivität u.a. im Caudatum steigt (Rauch et al., 1994; Breiter et al., 1996).

*Untersuchungen anderer Regionen*: Verfahren wie PET und SPECT, die Funktionszustände darstellen können, ergeben recht eindeutig bei Zwangspatienten eine *gesteigerte Aktivität der orbitalen und präfrontalen Regionen des Stirnlappens*, zumeist beidseitig; damit im Einklang steht, dass nach erfolgreicher Therapie mit einem Serotonin-Wiederaufnahmehemmer sich die metabolische Aktivität dieser Region normalisierte (Swedo et al., 1992a). In einer Studie wurde auch erhöhte Aktivität im linken Gyrus cinguli gefunden, während die anderen zumeist keine diesbezüglichen Unterschiede im Vergleich zu Kontrollgruppen feststellten.

Resümierend ist zu konstatieren, dass vergleichsweise gute Belege für eine *metabolische Überaktivität im Frontalhirn* bei Zwangspatienten vorhanden sind, dass der übereinstimmende Nachweis morphologischer oder funktioneller Besonderheiten der Basalganglien, speziell des Nucleus caudatus, hingegen aussteht; immerhin deutet die Mehrzahl der Studien auf eine Überaktivierung dieser Region bei den Betroffenen.

*Psychophysiologische und neuropsychologische Studien*: Wiederholt wurden bei Zwangsgestörten akustisch und optisch *evozierte Potentiale* gemessen und relativ übereinstimmend *kürzere Latenzen* der N200- und der P300-Welle gefunden, was als Zeichen *kortikaler Überaktivität* interpretiert wird (Ciesielski et al., 1981; Beech et al., 1983; Towey et al., 1990; mit Einschränkungen Savage et al., 1994).

*Schlafstudien* zeigten Abnormitäten, die denen depressiv Gestörter entsprechen (s. dazu 5.6.6), insbesondere *Verkürzung der REM-Latenz* (Insel et. al., 1982a).

Im Rahmen der Basalganglien-Hypothese von Zwangsstörungen (s. 6.5.5) wurden verschiedentlich motorische Tests durchgeführt, deren Ergebnisse jedoch nicht eindeutig sind; gewisse Hinweise gibt es dafür, dass bei Zwangspatienten die *Fähigkeit beeinträchtigt ist, ein bewegtes Objekt mit den Augen zu verfolgen* (Yaryura u. Neziroglu, 1997, S. 266 f.).

*Suppressions- und Provokationstests*: Angesichts der vermuteten *engen Beziehung* zwischen *depressiven* und *Zwangsstörungen* hat man den bei Depression häufig negativ ausfallenden *Dexamethason-Suppressionstest* bei Personen mit Zwangssymptomatik angewendet (s. 5.6.4). Auch hier zeigte sich zumeist fehlende Reaktion (Insel et al., 1982b; Asberg et al., 1982; Insel et al., 1984; Cottraux et al., 1984), wobei die Studien von Lieberman et al. (1985) sowie Monteiro et al. (1986) zu anderen Ergebnissen kamen; die Bedeutung wäre ohnehin unklar.

Erste, noch zu bestätigende Hinweise gibt es auch dafür, dass bei Zwangspatienten, ähnlich wie bei Depressiven, die Stimulation der ACTH-Ausschüttung durch das Hypothalamushormon CRH abgeschwächt ist (Bailly et al., 1994).

Im Kontext der Annahme einer *serotonergen Dysfunktion* bei Zwangsgestörten wurden verschiedentlich Untersuchungen mit dem im Wesentlichen *serotoninagonistischen Stoff m-Chlorophenylpiperazin (m-CPP)* durchgeführt und dabei *Verstärkung der Zwangssymptomatik* beobachtet (etwa Zohar et al., 1987; Hollander et al., 1992; s. aber auch Baumgarten u. Grozdanovic, 1998 für diesbezüglich negative Befunde). Eine Erklärung wäre die einer *Überempfindlichkeit von Serotoninrezeptoren*; da von diesen jedoch eine Vielzahl unterschiedlicher Typen existieren und noch nicht bekannt ist, wie m-CPP auf diese wirkt, wären ebenso andere Interpretationen der Befunde denkbar. Hinweise gibt es auch auf eine Hypersensitivität muskarinerger Acetylcholinrezeptoren bei Zwangspatienten (Lucey et al., 1993), wobei die pathogenetische Bedeutung noch zu diskutieren wäre; möglicherweise lässt sich der Befund im Sinne eines gestörten Gleichgewichts serotonerger und cholinerger Aktivität deuten, ähnlich wie es bei Depression vermutet wird (s. 5.7.5).

*Neurochemische Untersuchungen und Rezeptorbindungsstudien*: Entsprechend der oben erwähnten Serotoninhypothese hat man verschiedentlich die *Konzentration des Serotoninmetaboliten 5-HIAA* im Liquor untersucht, dabei aber wenig eindeutige Ergebnisse erhalten: Keine diesbezüglichen Unterschiede zwischen Zwangspatienten und gesunden Kontrollpersonen beobachteten Thoren et al. (1980) sowie Altemus et al. (1992); in der Untersuchung von Swedo et al. (1992b), bei der keine Kontrollgruppe eingesetzt wurde, zeigten sich nicht eindeutig interpretierbare Resultate. Hingegen fand sich in der Studie von Insel et al. (1985) der 5-HIAA-Spiegel bei den Zwangspatienten mit Mittel erhöht (s. auch Baumgarten u. Grozdanovic, 1998, für eine gründliche Zusammenstellung einschlägiger Befunde).

Überraschenderweise gibt es nur wenige Rezeptorbindungsstudien bei Zwangspatienten; eindeutig interpretierbare Befunde zu Besonderheiten von Serotoninbindungsstellen scheinen auszustehen (Zohar u. Zohar-Kadouch, 1991).

Tabelle 6.3 Biologische Befunde bei Zwangsstörungen und ihre Bedeutung

|  | **Befund** | **Bedeutung** |
|---|---|---|
| morphologische Besonderheiten | – fragliche Atrophien in Caudatum und Putamen | – unklar<br>– möglicher Hinweis auf Bedeutung der Basalganglien |
| funktionelle Besonderheiten | – evtl. metabolische Überaktivität im Nucleus caudatus | – stützt Basalganglienhypothese |
|  | – metabolische Überaktivität im Frontallappen, evtl. im Gyrus cinguli | – stützt Basalganglienhypothese |
| psycho-physiologische Studien | – verkürzte Latenz der P300- und N200-Welle | – unklar<br>– spricht für Überaktivität |
|  | – verkürzte REM-Latenz | – unklar<br>– spricht für Beziehungen zur Depression |
| Suppressions- und Provokationtests | – negativer Ausfall des Dexamethason-Suppressionstests | – unklar<br>– spricht für Beziehungen zur Depression |
|  | – Verstärkung der Zwangssymptomatik auf m-CPP | – spricht für erhöhte Empfindlichkeit von Serotoninrezeptoren |
| Studien zum Transmitterumsatz | – nicht eindeutige Befunde zur Liquorkonzentration von 5-HIAA | – unklar |

## 6.5.4 Biologische Erklärungsansätze

*Überblick*: Biologische Erklärungsansätze betonen zum einen die *Bedeutung des Neurotransmitters Serotonin und seiner Rezeptoren*, zum anderen die *Aktivität subkortikaler und kortikaler Strukturen*, vornehmlich der *Basalganglien* sowie des *Gyrus cinguli* und *orbitofrontaler Regionen*. Eine engere Verknüpfung beider Theorienkomplexe steht bis jetzt aus.

*Serotoninhypothese der Zwangsstörungen*: Wie zur Depression existiert auch eine *Serotoninhypothese der Zwangsstörungen*, die jedoch augenblicklich wenig ausformuliert ist und schon gar nicht adäquat mit einfachen Begriffen wie Serotoninminder- oder Überaktivität wiederzugeben ist.

Die Bedeutung speziell von Serotonin bei Zwangsstörungen ist v.a. daran zu sehen, dass Stoffe, die das *noradrenerge System stimulieren* (z.B. Koffein und Yohimbin), bei Zwangspatienten die *Symptomatik nicht verstärken* – anders als beispielsweise bei Personen mit Panikstörungen. Zum anderen zeigt sich, dass von den trizyklischen Antidepressiva lediglich das weitgehend spezifisch die Serotonin-Wiederaufnahme hemmende *Clomipramin* therapeutische Wirkung bei Zwängen hat, nicht aber andere zusätzlich oder vornehmlich das Noradrenalin-Reuptake beeinflussende Substanzen wie Desipramin, Imipramin oder Amitriptylin (Insel et al., 1990); ähnliche Wirksamkeit weisen auch die selektiven Serotonin-Wiederaufnahmehemmer auf. In direkterer Weise lässt sich zeigen, dass auf das *serotonerge System wirkende Stoffe* Zwangssymptomatik beeinflussen, etwa das partiell agonistische m-CPP diese verstärkt; kompliziert wird der Sachverhalt dadurch, dass das ebenfalls teilweise einen Serotoninagonismus aufweisende Buspiron mit Erfolg zur Linderung von Zwängen eingesetzt wird (Pato et al., 1991) und das serotoninantagonistische Metergolin Zwangssymptomatik intensiviert oder neu hervorruft (Benkelfat et al., 1989).

Ein Teil dieser verwirrenden Befunde dürfte sich dadurch erklären lassen, dass 4 Haupttypen von Serotoninrezeptoren (5-HT$_{1-4}$) nachzuweisen sind, wobei sich für den 5-HT$_1$-Rezeptor weitere 5 Subtypen, für den 5-HT$_2$-Rezeptor deren zwei identifizieren lassen; zudem finden sich einige von ihnen sowohl prä- wie postsynaptisch, womit ihre Stimulierung durch ein und dieselbe Substanz gegenläufige Effekte haben kann (s. 5.7.1 sowie Lesch, 1991a; für eine ausführliche Darstellung; s. die entsprechenden Beiträge in Whitaker-Azmitia u. Peroutka, 1990). Dabei wirkt m-CPP agonistisch auf die wohl ausschließlich postsynaptisch lokalisierten Rezeptoren vom Typ 5-HT$_{1C}$ und 5-HT$_2$; Buspiron stimuliert hingegen v.a. den post- wie präsynaptisch zu findenden 5-HT$_{1A}$-Rezeptor. Metergolin scheint unspezifisch blockierend auf alle 5-HT$_1$- und 5-HT$_2$-Rezeptoren zu wirken (Benkelfat et al., 1989).

Die Serotoninhypothese lässt sich somit augenblicklich nur als *Dysregulation mehrerer Serotonin-Subsysteme* beschreiben. Ein einfacher *Serotoninmangel* oder *übermäßige Serotoninausschüttung* aus den präsynaptischen Neuronen ist auf Grund der üblicherweise im Normbereich liegenden 5-HIAA-Konzentration im Liquor von Zwangspatienten wohl *auszuschließen*. Hingegen scheint eine *veränderte Empfindlichkeit von einigen der Serotoninrezeptoren* aus (hier nicht genauer dargestellten) Stimulationsstudien relativ sicher ableitbar (Lesch, 1991a); in aller Vorsicht könnte man formulieren, dass möglicherweise *Subtypen von Serotoninrezeptoren*, die gewisse Verhaltensweisen stimulieren, *übersensitiv* sind, andere, die neuroendokrine Reaktionen steuern, *verminderte Sensitivität* aufweisen (Hohagen, 1992). In jedem Fall gilt die klassische „Serotoninhypothese" der Zwangsstörung, die eine Minderaktivität in diesem Transmittersystem annimmt, mittlerweile als widerlegt; eher sprechen die Befunde dafür, dass *erhöhte Ansprechbarkeit gewisser Serotoninrezeptoren* die biologische Grundlage der Zwangssymptomatik bildet (Zohar u. Zohar-Kadouch, 1991).

*Basalganglienhypothese*: Eine andere biologische Erklärung der Zwangsstörungen konzentriert sich auf die Rolle einiger anatomischer Strukturen (s. dazu Lesch, 1991a; Insel, 1992; Hegerl u. Mavrogiorgou, 1999). Abgeleitet ist sie ursprünglich von der Beobachtung, dass *Erkrankungen der Basalganglien* wie die Encephalitis lethargica Economo und die Chorea minor (Sydenham) häufig mit *Zwangssymptomatik* einhergehen und das durch motorische Tics charakterisierte Gilles de la Tourette-Syndrom offenbar Verwandtschaft zu Zwangserkrankungen aufweist (Pauls et al., 1986). Die in 6.5.3 beschriebenen mit bildgebenden Verfahren gefundenen *Veränderungen der Basalganglien morphologischer oder funktioneller Natur* sprechen ebenfalls (wenn auch keineswegs eindeutig) für eine mögliche pathogenetische Bedeutung dieser Strukturen, speziell des *Nucleus caudatus*. Zudem wurde wiederholt *verstärkte Aktivierung der orbitofrontalen Region* und des *Gyrus cinguli* bei Zwangspatienten gefunden, ein Befund, der in einigen Studien nach erfolgreicher verhaltenstherapeutischer oder pharmakologischer Behandlung nicht mehr erhoben werden konnte (s. 6.5.3 sowie die Belege in Insel, 1992). Die in ihrer Aktivität bei Zwangspatienten möglicherweise veränderten Strukturen *Orbitofrontalregion, Gyrus cinguli* und *Caudatum* bilden Teil eines *neuroanatomischen Funktionskreises mit exzitatorischen glutaminergen und inhibitorischen GABAergen Neuronen*, der zudem noch *Globus pallidus* und *Thalamus* umfasst (s. dazu Lesch, 1991a; Insel, 1992; Hegerl u. Mavrogiorgou, 1999).

Ein pathogenetisches Modell von Zwangsstörungen, welches in gewisser Vereinfachung als *„Basalganglienhypothese"* bezeichnet wird, geht von Überaktivität dieses Kreises aus. Verbindung zur *Serotoninhypothese* ließe sich dadurch herstellen, dass an den genannten Strukturen, besonders dem Caudatum, zahlreiche serotonerge Neurone enden.

*Belege* für die Gültigkeit dieses Modells lassen sich nicht nur aus der erwähnten begleitenden Zwangssymptomatik bei *Erkrankungen der Basalganglien* und aus *Befunden mit bildgebenden Verfahren* ableiten, sondern auch aus den Effekten der nach wie vor bei Zwangspatienten in größerem Ausmaß vorgenommenen *psychochirurgischen Eingriffe*, bei denen *Verbindungen kortikaler mit subkortikalen Strukturen unterbrochen* werden (s. 6.5.5).

Den Basalganglien schreibt man mittlerweile nicht nur die Funktion zu, als Speicher für Verhaltensprogramme zu dienen, sondern auch die, interne und externe Stimuli zu identifizieren, welche sinnvollerweise solche Programme aktivieren. Bei einer Störung dieser Strukturen oder einer Überaktivität von orbitofrontalem Kortex und Gyrus cinguli, die weitgehend den sensorischen Input in die Basalganglien liefern, könnte es zu biologisch unsinnigen Verhaltensabläufen kommen (stark verkürzt nach Lesch, 1991a; für ein etwas anderes Modell, welches v.a. mangelnde Filterung von Stimuli bereits im orbitofrontalen Kortex annimmt; s. Insel, 1992).

*Frage nach der Ursache von Veränderungen*: Wie die anderen biologischen Modelle neurotischer Störungen beziehen sich Serotonin- und Basalganglienhypothese von Zwangsstörungen ausschließlich auf die *Pathogenese*, berühren also nicht die Frage, wie es zu diesen Dysregulationen kommt. Genetische Faktoren scheinen eine gewisse, jedoch offenbar nicht allzu bedeutsame Rolle zu spielen; Infektionen und Schädel-Hirntraumen können bestenfalls einen kleinen Teil der Fälle und eher solche atypischer Natur erklären. Im Wesentlichen lässt sich die *Entstehung* der meisten Zwangsstörungen augenblicklich *nicht zuverlässig auf biologische Faktoren* zurückführen.

## 6.5.5 Biologische Therapien

*Überblick*: Die Standardbehandlung zwangsneurotischer Symptome besteht in der Gabe von *Clomipramin* oder *selektiven Serotonin-Wiederaufnahmehemmern*, oft in Kombination mit psychotherapeutischen Maßnahmen, bevorzugt Verhaltenstherapie. Andere biologische Behandlungsverfahren wie z.B. Schlafentzug, Lichttherapie oder Elektrokrampfbehandlung sind bei Zwangsstörungen so selten systematischer evaluiert worden, dass über ihre Wirksamkeit nichts Verbindliches gesagt werden kann (Yaryura-Tobias u. Neziroglu, 1997, S. 42 ff.). Hingegen hat die bei anderen psychischen Störungen so gut wie obsolet gewordene „*Psychochirurgie*" hier nach wie vor gewissen Stellenwert.

*Psychochirurgische Verfahren*: Noch vor einigen Jahren, als pharmakologische Behandlung bei Zwangsstörungen nicht oder nur bedingt erfolgreich war, wurden in beträchtlicher Zahl stereotaktische Eingriffe vorgenommen (s. Khanna, 1988 für einen Überblick). Trotz der mittlerweile deutlich verbesserten Heilungschancen durch psychologische und pharmakologische Maßnahmen scheinen bei Therapieresistenz psychochirurgische Eingriffe weiterhin gewisse Bedeutung zu besitzen (s. etwa Hay et al., 1993). Wurde bis in die späten 50er Jahre bei Zwangspatienten in der Regel eine Leukotomie durchgeführt, also relativ großflächig v.a. weiße Substanz im frontalen Kortex zerstört, begann man etwa ab 1960, bevorzugt stereotaktisch Cingulotomien durchzuführen (Ballantine et al., 1987; Jenike et al., 1991; für Kombination dieser Technik mit Zerstörung orbitofrontaler Regionen; s. Sachdev u. Hay, 1996). Dabei werden stereotaktisch, also ohne größere Eröffnung des Schädels, nur durch kleine Bohrlöcher, zumeist beidseitig *Regionen im vorderen Teil des Gyrus cinguli (und die dort verlaufenden Assoziationsfasern) thermisch zerstört*, ein Eingriff, der als vergleichsweise wenig riskant angesehen wird. Auch scheint sich i. Allg. die Symptomatik in solchem Maße zu bessern – nach der Studie von Dougherty et al. (2002) bei einem Drittel oder mehr der auf Medikamente oder Verhaltenstherapie nicht ansprechenden Patienten –, dass dieses Vorgehen von einigen Autoren nach wie vor bei therapieresistenten Fällen empfohlen wird (Jenike et al., 1991); an hauptsächlichen Nebenwirkungen wurden – meist reversible – *Gedächtnisstörungen* beschrieben (Cohen et al., 1999; für andere, seltenere Nebenwirkungen; s. Dougherty et al., 2002). Weitere Techniken sind bei Benkert u. Lenzen-Schulte (1997, S. 120 ff.) dargestellt: Bei der *subkaudalen Traktotomie* werden Fasern durchtrennt, die vom *Stirnhirn zum Nucleus caudatus ziehen*, bei der *anterioren Kapsulotomie* Fasern, welche Teile des Thalamus mit Teilen des Frontalhirns verbinden; die *limbische Leukotomie* als *Kombination von Cingulotomie und subkaudaler Traktotomie* soll die besten Erfolgsaussichten aufweisen.

Der Gyrus cinguli, der sich als mächtige Windung an der Medialseite der Hemisphären bogenförmig längs des Corpus callosum von vorne nach hinten zieht, hat eine Vielzahl von Funktionen, die ausführlich bei Devinsky et al. (1995) dargestellt sind. Allein der im Frontallappen gelegene Teil, der anteriore Gyrus cinguli, besitzt Bedeutung für zielgerichtete Motorik, vegetative Reaktionen, Lernprozesse, aber u.a. auch für die Bewertung von Eindrücken (z.B. Einordnung als aversiv, nicht-aversiv), was insbesondere eine wichtige Komponente des nociceptiven Prozesses ist.

Insofern ist es erstaunlich, dass selbst größere Abtragungen dieser Region (Cingulektomien), wie sie wohl bis in die 70er des letzten Jahrhunderts zur Therapie von u.a. Zwängen, Ängsten, Depressionen vorgenommen wurden, lediglich geringe Persönlichkeitsveränderungen nach sich zogen. Diese Effekte sollten bei der sehr viel weniger eingreifenden Cingulotomie, bei der geringe Kortexareale und wohl v.a. verbindende Assoziationsfasern durchtrennt werden, noch unauffälliger sein.

*Psychopharmakotherapie mit Clomipramin und selektiven Serotonin-Wiederaufnahmehemmern*: Medikamentöse Behandlung von Zwangsstörungen geschah lange mehr oder weniger ausschließlich mit dem *trizyklischen Antidepressivum Clomipramin* (Anafranil®), dessen Effektivität in zahlreichen Studien gegenüber Placebo belegt ist (etwa Katz et al., 1989; The Clomipramine Collaborative Study Group, 1991; für weitere Studien s. Hohagen, 1992). Nachweisen lässt sich auch, dass Clomipramin *anderen trizyklischen Antidepressiva*, beispielsweise Desipramin, Imipramin und Amitriptylin diesbezüglich *überlegen* ist und dass der Effekt wesentlich durch die starke Hemmung der Serotonin-Wiederaufnahme zu Stande kommt; zudem konnte gezeigt werden, dass die Wirkung nicht allein in einer Besserung der häufigen depressiven Begleitsymptomatik besteht, sondern Clomipramin *spezifische Wirksamkeit gegenüber Zwangssymptomatik* aufweist (Zohar u. Insel, 1987; Benkelfat et al., 1989; Lesch, 1991a; Benkert u. Lenzen-Schulte, 1997, S. 99 f.).

Mittlerweile setzt man auch *selektive Serotonin-Wiederaufnahme-Hemmer* bei Zwangssymptomatik ein, etwa Fluoxetin (Fluctin®), Fluvoxamin (Fevarin®) oder Sertralin (Gladem®, Zoloft®); mit diesen Substanzen ließ sich gleichfalls Überlegenheit gegenüber Placebobehandlung nachweisen (zur Literatur; s. Goodman et al., 1990; Hohagen, 1992; Koran et al., 2002; für eine Meta-Analyse der Evaluationsstudien; s. Greist et al., 1995). Die Zeit bis zum *Wirkungseintritt* bei Clomipramin und den selektiven Serotonin-Wiederaufnahme-Hemmern kann bis zu 8 oder 10 Wochen betragen und ist damit noch *länger* als bei der Behandlung depressiver Zustände; zudem scheinen *höhere Dosen* als zur Depressionsbehandlung nötig (Benkert u. Lenzen-Schulte, 1997, S. 101). Mittlerweile herrscht weitgehende Übereinstimmung darüber, dass der Effekt *nicht direkt auf einer Erhöhung der Serotoninkonzentration im synaptischen Spalt beruht*, sondern auf *Anpassungsmechanismen postsynaptischer Rezeptoren an das vermehrte Transmitterangebot (down-regulation)* basiert (s. Moll et al., 1999, für weitere Modellvorstellungen zur Wirkung dieser Substanzen). Interessanterweise scheint *Gabe von Clomipramin initial die Symptomatik zu verschlechtern*, ein Befund, der im Einklang mit der These einer *erhöhten Ansprechbarkeit* von Serotoninrezeptoren steht (Zohar u. Zohar-Kadouch, 1991).

Die Wirksamkeit der Behandlung ist unbestritten, jedoch keineswegs voll befriedigend: Deutliche Symptomverbesserungen lassen sich beispielsweise mit Clomipramin nur in etwa zwei Drittel der Fälle erreichen (Benkert u. Hippius, 1996, S. 41).

*Kombinationstherapien und Monotherapien mit anderen Pharmaka*: Durch *Kombination mit anderen Psychopharmaka*, beispielsweise mit dem partiellen Serotoninagonisten Buspiron, soll die *Erfolgsquote* verbessert werden. Diese Substanz zeigt zumindest in Verbindung mit Fluoxetin Wirkung (Markovitz et al., 1990), während die Effekte der Monotherapie vereinzelt nachgewiesen, aber nicht unumstritten sind (Pato et al., 1991; Benkert u. Lenzen-Schulte, 1997, S. 108). Der Wirkmechanismus ist nicht klar; da Buspiron agonistisch auf den $5\text{-HT}_{1A}$-Rezeptor wirkt, der nicht nur prä-, sondern auch postsynaptisch lokalisiert ist, könnte man hierbei wiederum langfristig eine *Herabregulierung postsynaptischer Rezeptoren* vermuten.

Auch wurden Versuche unternommen, durch Kombination von Clomipramin oder SSRI mit Neuroleptika, Lithiumsalzen und Antikonvulsiva wie Carbamazepin die therapeutische Effizienz zu steigern; entsprechende Ergebnisse sind durchaus positiv, wenn auch noch eindeutiger abzusichern; allein verabreicht, haben diese Substanzen offenbar wenig Wirkung bei Zwangsstörungen (s. dazu Yaryura-Tobias u. Neziroglu, 1997, S. 41).

## 6.6 Posttraumatische Belastungsstörung

### 6.6.1 Symptomatik; Verlauf; Epidemiologie

*Symptomatik*: Die *posttraumatische Belastungsstörung* ist nach ICD-10 definiert als *verzögerte Reaktion auf eine stark belastende Situation*, beispielsweise „*eine durch Naturereignisse oder von Menschen verursachte Katastrophe, eine Kampfhandlung oder ein schwerer Unfall oder Zeuge des gewaltsamen Todes anderer oder selbst Opfer von Folterung, Terrorismus, Vergewaltigung oder anderen Verbrechen zu sein*". Die Symptomatik tritt typischerweise *innerhalb von 6 Monaten nach dem belastenden Ereignis* auf und ist v.a. gekennzeichnet durch das „*wiederholte Erleben des Traumas in sich aufdrängenden Erinnerungen (Nachhallerinnerungen, flashbacks) oder in Träumen*"; all dies spielt sich auf dem Hintergrund eines „*andauernden Gefühls von Betäubtsein und emotionaler Stumpfheit*" ab, einer *Gleichgültigkeit anderen Menschen und Dingen* gegenüber; *Aktivitäten* und *Situationen*, welche an das *Trauma erinnern* können, werden *gemieden*. Die Betroffenen sind typischerweise *vegetativ übererregt, hypervigilant* und neigen zu *Angst* und *Depression*; *Drogeneinnahme* und *Alkoholabusus* können komplizierend hinzutreten (s. dazu ausführlich Stine u. Kosten, 1995 sowie Najavits et al., 1998, speziell zum Substanzmissbrauch die Übersichtsarbeit von Jacobsen et al., 2001b).

*Verlauf*: Der Verlauf ist *wechselhaft*. In der Mehrzahl der Fälle ist jedoch *Heilung zu erwarten*; bei wenigen Patienten kommen auch *chronische Verläufe mit Übergang in eine Persönlichkeitsstörung* vor (verkürzt nach ICD-10, S. 169 f.).

*Epidemiologie*: Angesichts der erst in den letzten Jahren zunehmenden Beachtung des Störungsbilds sind Häufigkeitsangaben mit aller Zurückhaltung zur Kenntnis zu nehmen; Punktprävalenzen von 0,5% bis 1% und Lebenszeitprävalenzen von bis zu 9%, wie in der Literatur berichtet (Davidson, 1992), scheinen ungewöhnlich hoch. Nachweislich deutlich öfter ist das Syndrom bei *Vietnamveteranen* zu beobachten, hoch ist die Prävalenz unter *weiblichen Opfern männlicher sexueller Gewalt*. *Frauen* sind generell etwa *doppelt so häufig betroffen*, was weniger auf eine größere Wahrscheinlichkeit traumatisierender Erlebnisse als vielmehr auf erhöhte Anfälligkeit für die Störung zurückgeführt wird (Breslau et al., 1997).

### 6.6.2 Familiäre Häufung und Vererbung

*Familiäre Häufung; Ergebnisse von Zwillingsstudien*: Exakte und repräsentative Daten dazu liegen noch nicht vor; es ist jedoch davon auszugehen, dass die Störung *fa-*

*miliär gehäuft* auftritt und dass dies nicht zuletzt *Resultat ähnlichen traumatisierenden Milieus* ist. Eine aufwendige Fragebogenstudie an Zwillingspaaren, die in der Zeit des Vietnamkrieges ihren Wehrdienst abgeleistet hatten, zeigt jedoch, dass nicht nur die Konfrontation mit traumatischen Situationen, sondern in beträchtlichem Ausmaß auch *genetische Bereitschaft* die Entwicklung von Symptomen der posttraumatischen Belastungsstörung bestimmt (True et al., 1993).

*Genetik*: Mittlerweile gibt es Hinweise, dass die genetische Grundlage für die Entwicklung der posttraumatischen Belastungsreaktion – vorausgesetzt, eine entsprechend schwere Belastung tritt in der Biographie auf – im *Vorliegen einer bestimmten Genvariation (des D2A1-Allels)* liegen könnte (Comings et al., 1996). Es handelt sich um dasselbe (die *Ausbildung des $D_2$-Rezeptors* determinierende) *Gen*, welches für die *Entstehung von Substanzmissbrauch*, insbesondere *Alkoholismus*, verantwortlich gemacht wird (s. 3.2.4); da ein großer Teil der Personen, die sich wegen posttraumatischer Belastungsreaktion in Behandlung begeben, zugleich Substanzmissbrauch zeigen, ist es schwer, die Bedeutung dieses Befundes eindeutig zu interpretieren.

### 6.6.3 Biologische Befunde

*Überblick*: Biologische Studien an Personen mit posttraumatischer Belastungsstörung haben sich v.a. auf die *psychophysiologische Reaktivität* konzentriert (für Überblicke; s. Friedman, 1993 sowie Prins et al., 1995); auch die zahlreichen Studien, die das *Schlafverhalten* der Betroffenen untersuchten, wären in diese Kategorie einzureihen. Hinzu kommen Untersuchungen zur *Hormonausschüttung und zur hormonalen Regulation*, schließlich Studien zu *Transmittern und Eigenschaften von Rezeptoren*.

*Psychophysiologische Studien*: Zahlreiche Untersuchungen konnten die bereits in der Symptombeschreibung enthaltende *psychophysiologische Überreaktivität* von Patienten mit posttraumatischer Belastungsstörung *bestätigen*.

So zeigen diese Personen eine verstärkte Schreckreaktion (Zusammenziehen des Musculus orbicularis oculi in Verbindung mit Blinzeln, Erhöhung der Herzrate und gesteigerte elektrodermale Veränderungen) auf Töne (Butler et al., 1990; Paige et al., 1990; Shalev et al., 1992); ebenso wurden verstärkte kardiovaskuläre Reaktionen auf psychische Belastungen wie Kopfrechnen gefunden (Blanchard et al., 1991). Auch beobachteten Southwick et al. (1993) erhöhte physiologische Reaktivität nach Gabe des die noradrenerge Aktivität stimulierenden Yohimbin.

*Chronische physiologische Überaktivität* lässt sich auch aus *Schlafstudien* ableiten, in denen sich *verzögertes Einschlafen, verkürzte Schlafdauer, häufigeres Erwachen* und *verminderter REM-Schlaf* zeigten (van der Kolk u. Saporta, 1993).

*Noradrenerge und dopaminerge Überaktivität*: Weiter sprechen eine Reihe biochemischer Befunde für gesteigerte noradrenerge Aktivität, etwa erhöhte Urinsekretion von Noradrenalin, verminderte Zahl adrenerger Rezeptoren und abgeschwächte postsynaptische Signaltransduktion (für Literatur; s. Friedman, 1993; Southwick et al., 1997).

Erwähnt sei, dass in der letzten Zeit neben der noradrenergen eine dopaminerge Überaktivität bei diesem Störungsbild angenommen wird (Hamner u. Diamond, 1993), was noch durch weitere Studien zu bestätigen bleibt; immerhin würde es mit der in 6.6.2 referierten Beobachtung in Einklang stehen, dass bei Personen mit posttraumatischer Belastungsreaktion häufig ein Dopamin-Rezeptor-Gen verändert sein soll.

*Befunde zum Plasmacortisolspiegel und zum Dexamethasontest*: Anders als bei Depressiven, bei denen sich typischerweise ein erhöhter *Plasmacortisolspiegel* zeigt, wurde dieser bei Personen mit posttraumatischer Belastungsstörung zumeist *erniedrigt* gefunden (etwa Yehuda et al., 1990; Yehuda et al., 1996; vgl. jedoch Pitman u. Orr, 1990 sowie Lemieux u. Coe, 1995 für gegenteilige Befunde; zu weiterer Literatur; s. Hockings et al., 1993 sowie Stein et al., 1997).

Im Gegensatz zu depressiv Gestörten, bei denen der Dexamethason-Suppressionstest typischerweise schwächer als bei Gesunden ausfällt (s. 5.6.5), zeigte sich bei Personen mit posttraumatischer Belastungsstörung häufig *normale oder verstärkte Unterdrückung der Cortisolsekretion nach Gabe von Dexamethason* (etwa Kosten et al., 1990; Yehuda et al., 1993); andererseits scheint, nur bedingt mit obigem Befund vereinbar, die ACTH-Ausschüttung auf CRH ähnlich wie bei Depressiven abgeschwächt zu sein (Pitman, 1992).

*Schmerzempfindlichkeit*: Ein interessanter Befund ist der einer *erhöhten Schmerzempfindlichkeit von Personen mit posttraumatischer Belastungsreaktion*, möglicherweise Folge *verminderter Verfügbarkeit endogener Opioide*. Die *Schmerzschwelle* erhöht sich aber offenbar, wenn die Patienten *Belastungen ausgesetzt* sind, beispielsweise mit Erinnerungen an das Trauma konfrontiert werden *(stressinduzierte Analgesie)*; durch *Opiatantagonisten* lässt sich dieser *Effekt* aufheben (zur Literatur; s. Friedman, 1993; van der Kolk u. Saporta, 1993).

### 6.6.4 Biologische Erklärungsansätze

*Fehlen konkret formulierter biologischer Modelle*: Biologische Erklärungen der posttraumatischen Belastungsstörung sind inhaltlich bemerkenswert *unbestimmt*. Es fällt auf, dass Charney und Mitarbeiter (1993; 1995) in ihren ausführlichen Artikeln zu den psychobiologischen Mechanismen der posttraumatischen Belastungsreaktion zwar eine Vielzahl von Befunden aufzählen, nicht zuletzt aus tierexperimentellen Studien, aber sich nicht auf ein eindeutiges, mit wenigen Sätzen referierbares ätiopathogenetisches Modell fest legen.

*Erhöhte Konditionierbarkeit und fehlende Extinktion als Grundlage posttraumatischer Belastungsstörungen*: Versucht man, wenigstens einige Grundgedanken zu resümieren, so sehen die Autoren als neurophysiologische Grundlage der Störung offenbar eine *verstärkte Konditionierbarkeit von Furcht*; nicht nur der unkonditionierte Furchtreiz selbst, nämlich das Trauma oder das direkte Wiedererinnern der traumatischen Situation, erzeugen Angst; mehr oder weniger *locker damit verbundene Stimuli sind ebenfalls angstauslösend*, indem sie entsprechende Erinnerungen hervorrufen. Weiter treten hier die üblichen *Löschungsprozesse nicht* ein, behält also ein nach Konditionierung angstauslösender Stimulus diese Eigenschaft dauernd bei. Schließlich kommt hinzu, dass nicht nur Extinktion ausbleibt, sondern die *Reaktion* auf den Stimulus sogar von Mal zu Mal *stärker* wird *(Sensitivierung)*.

*Biologische Korrelate dieser pathogenen Auffälligkeiten*: Bei diesen Vorgängen (Konditionierung, Extinktion, Sensitivierung) haben v.a. nach den Ergebnissen tierexperimenteller Studien einige *subkortikale Strukturen* eine wesentliche Funktion, wobei neben dem *Hypothalamus* und dem *Locus caeruleus* die schon in den vorigen Abschnitten genannte *Amygdala* eine wichtige Bedeutung hat.

*Empfindlichkeit mehrerer Rezeptorentypen* spielt dabei wohl ebenfalls eine gewisse Rolle; so wird von einigen Autoren angenommen, dass *Regulationsprozesse bei (nor)adrenergen Rezeptoren* gestört sein könnten (Perry et al., 1990). Daneben sind wohl *dopaminerge* verändert, zudem die *NMDA-Rezeptoren für Glutamat*. Überaktivität des noradrenergen und dopaminergen Systems spielt sicher auch bei der *Ausbildung einiger Symptome* der posttraumatischen Belastungsreaktion eine *Rolle*.

*Posttraumatische Belastungsstörung als Störung im Erregungsniveau*: Einige Autoren (etwa Everly, 1993) betrachten die Symptomatik im Wesentlichen als eine *Störung des Erregungsniveaus* (disorder of arousal) und gehen von einer *Hypersensitivität subkortikaler Funktionskreise* aus, die u.a. *septo-hippocampale* Region sowie *Amygdala* umfassen; implizit wird diese Erregbarkeit als *prämorbides Persönlich-*

*keitsmerkmal* aufgefasst, welches bereits die Einschätzung von Situationen als traumatisierend bestimmt; dem Trauma käme damit eine nur auslösende Funktion zu.

Als weitgehend durch *erhöhte Aktivierung* charakterisiert sehen die Störung auch van der Kolk und Saporta (1993) an, die auf gewisse Parallelen zur Panikstörung hinweisen; sie führen an, dass Lactatinfusionen, welche bei Panikgestörten zu einer Panikattacke führen (s. 6.3.3), bei Personen mit posttraumatischer Belastungsstörung *flashbacks* (bildhafte Erinnerungen an das Trauma) auslösen können. Auch in diesem Modell ist nicht klar formuliert, ob die Überreaktivität erst durch das Trauma hervorgerufen wird und welcher Art der Entstehungsmechanismus in diesem Fall ist.

*Rolle des endogenen Opiatsystems*: Sehr unbestimmt bleibt in allen biologischen Modellen die *Rolle des endogenen Opiatsystems* und die Bedeutung der *stressinduzierten Analgesie*; diskutiert wird, ob die *allgemeine emotionale Stumpfheit* (numbing) damit zusammenhängen könnte (van der Kolk u. Saporta, 1993).

*Fehlen eigentlicher ätiologischer Aussagen*: Nicht ausgeführt wird in diesen Modellen jedoch, *was Personen mit posttraumatischer Belastungsreaktion* (vor und nach dem Trauma) *von jenen unterscheidet, die auf ähnliche Erfahrungen anders reagieren*. Insbesondere ist nicht klar, ob *Überaktivität in Transmittersystemen* die *Bedingung für die Konditionierung und Sensitivierung bei ausbleibender Löschung* darstellt oder sich erst als deren *Folge einstellt*. Etwas bestimmter ist die Rolle der *physiologischen Überaktivität* in den arousal-Modellen festgelegt: Nach einigen Autoren ist sie *prämorbid* bereits angelegt und bestimmt dann die weitere Reaktion auf das Trauma.

### 6.6.5 Biologische Therapie

Die biologische Therapie wird wohl ausschließlich *medikamentös* versucht (für ältere Formen der Behandlung; s. etwa Friedman, 1993; zu neueren Behandlungsansätzen; s. Benkert u. Hippius, 2005, S. 18 ff.).

*Trizyklische Antidepressiva* wurden lange hier bevorzugt eingesetzt und *wirken* nachweislich auf die *Übererregbarkeit, die quälenden Erinnerungen an das Trauma* sowie die *häufigen Albträume*; hingegen haben sie auf *Rückzug von Aktivitäten* und die *Vermeidung traumaassoziierter Stimuli* wenig Einfluss. Mittlerweile ist man anscheinend weitgehend davon abgekommen; in Deutschland ist auch kein einziges für die Indikation posttraumatische Belastungsstörung zugelassen.

Die therapeutischen Effekte von *selektiven Serotonin-Wiederaufnahmehemmern* sind hier gut belegt (s. etwa Brady et al., 2000), weshalb sie mittlerweile deutlich bevorzugt werden; Paroxetin ist sogar für diese Indikation explizit zugelassen.

Die *Wirkmechanismen* sind für trizyklische Substanzen *nicht geklärt*; zu erwarten wäre wegen des zumindest initialen Noradrenalinagonismus dabei zunächst eine *weitere Steigerung der Erregbarkeit*; auch die Angriffspunkte der SSRI sind noch weitgehend unklar (Herabregulation von Rezeptorempfindlichkeiten?).

Zuweilen eingesetzt werden *Betarezeptorenblocker*, früher auch häufiger das die Aktivität im *Locus caeruleus* dämpfende *Clonidin*. Hingegen ist man auf Grund des *großen Suchtpotentials* mit *Benzodiazepinen* zurückhaltend; der erwähnte Substanzmissbrauch von Personen mit posttraumatischen Belastungsstörungen scheint v.a. Sedativa zu betreffen (Bremner et al., 1996).

Auch *Lithiumsalze* und *Carbamazepin* kamen wiederholt zur Anwendung, letzteres in der Erwartung, die *Sensitivierung des Limbischen Systems* durch verstärkte Feuerung von Neuronen aus dem Locus caeruleus (kindling) zu *reduzieren*. *Neuroleptika*, die früher häufig gegeben wurden, als man die Symptome bei posttraumatischer Belastungsstörung noch für Zeichen von Psychose hielt, werden mittlerweile *nicht mehr als Mittel der ersten Wahl eingesetzt*; sie kamen zeitweise jedoch zur Anwendung, wenn im Rahmen der flashbacks *Halluzinationen* auftraten. Erwähnt sei, dass der häufig beobachtete *Substanzabusus* weitere gleichzeitige Behandlung erfordert.

## 6.7 Zusammenfassung

In der ICD-10 werden *Angststörungen* in *Phobien, Panikstörung* und *generalisierte Angststörung* unterteilt. Bei der ersten Gruppe ist die *Angst vor einem bestimmten Objekt*, häufiger auch vor einer *bestimmten Situation* das Charakteristische, welche durch teils *aufwendige Maßnahmen vermieden* wird. Man unterscheidet die sich v.a. auf *Menschenmengen beziehende Agoraphobie*, bei der die Hauptangst die ist, hilflos zu kollabieren und nicht entrinnen zu können, die *soziale Phobie mit Angst vor sozialen (prüfenden) Kontakten*, schließlich die an *Objekte* und *klar definierte Situationen* gebundenen *spezifischen* oder *isolierten Phobien*. Bei der *Panikstörung* finden sich *zeitlich begrenzte Angstanfälle* mit *ausgeprägter psychischer und vegetativer Symptomatik*, die in *nicht vorhersehbaren Situationen* auftreten und deswegen auch *nicht prinzipiell verhindert* werden können; die *Angst vor weiteren Attacken* beherrscht das Denken der Betroffenen. Die *generalisierte Angststörung* schließlich ist gekennzeichnet durch eine *diffuse, zeitlich nicht scharf abgegrenzte Angst, die nicht an spezifische Situationen gebunden* ist („freiflottierende Angst"). Oft finden sich *Überschneidungen* der klinischen Bilder (etwa *Panikattacken im Rahmen der Agoraphobie*); auffällig ist weiter erhebliche *Komorbidität mit depressiven Störungen*.

*Familiäre Häufung* ist bei allen genannten Angststörungen zu beobachten; nicht leicht lässt sich aber auf Grund der Befundlage unterscheiden, was dabei auf *genetische Faktoren* und was auf *soziales Lernen* zurückzuführen ist. Die Bedeutung von *Vererbung* wird von einigen Autoren relativ hoch eingeschätzt, ohne dass allerdings dies präzisiert werden könnte; die enge Vergesellschaftung mit Depressionen legt eine gewisse genetische Verwandtschaft der Störungen nahe.

Trotz der Verbreitung der Störungsbilder und der Häufigkeit einschlägiger Untersuchungen existieren *wenige eindeutig interpretierbare, gut replizierbare Befunde zur Biologie von Angsterkrankungen*. Entsprechend gibt es *keine klar formulierten Modelle der Pathogenese* (vergleichbar der Dopaminhypothese der Schizophrenie oder Monoaminmangel-Hypothesen depressiver Störungen); erst *recht nicht* liegen *Theorien der Entstehung* vor, in denen nachgewiesene ätiologische Faktoren stringent mit den Prozessen der Krankheitsentstehung in Beziehung gebracht werden.

Vergleichsweise übereinstimmend wurde über *sympathische Überaktivität* bei Personen mit Agora- und sozialen Phobien berichtet (nicht hingegen bei Patienten mit spezifischen Phobien). Ergebnisse von Provokationstests, besonders die mangelnde Ausschüttung von Wachstumshormon nach Clonidingabe, deuten auf Implikation speziell des *noradrenergen Systems* hin. Man kann aus diesem Befund geringere *Ansprechbarkeit von noradrenergen $α_2$-Rezeptoren* ableiten und dies wiederum als *Gegenregulationsmechanismus* bei Überaktivität des noradrenergen Systems auffassen; unwiderlegbar ist dieser Gedankengang nicht, solange der direkte Nachweis verstärkter präsynaptischer Noradrenalinausschüttung aussteht. Sehr spekulativ könnte man die *genetische Bereitschaft* zur Entwicklung phobischer Störungen in einer *konstitutionellen noradrenergen Hyperaktivität* sehen. Die speziell für *soziale Phobien postulierte Minderaktivität im dopaminergen System* müsste damit noch in logische Verbindung gebracht werden; auch die therapeutische Wirksamkeit von MAO-Hemmern und trizyklischen Antidepressiva, die *initial die Noradrenalinkonzentration erhöhen und langfristig wohl die Empfindlichkeit von Noradrenalinrezeptoren vermindern*, ist *nicht* einfach mit einem solchen *Genesemodell* zu vereinen.

Die *pathophysiologischen Grundlagen der Panikattacke* sind, auch durch tierexperimentelle Studien, recht gut verstanden: *noradrenerge Überaktivität* insbesondere wohl durch *kurzfristige Aktivierung im Locus caeruleus*. Zu *provozieren* ist dies u.a. durch *Atmung von mit $CO_2$ angereicherter Luft* oder durch *Lactatinfusionen*. Der Mechanismus ist noch nicht vollständig geklärt; möglicherweise kommt es durch Verschiebung des pH-Wertes im Blut zu *Stimulation des Atemzentrums*, welches wiederum auf den *Locus caeruleus* wirkt. Auch *Hyperventilation* scheint eine Rolle in der

Pathogenese der Panikattacken zu spielen und ist möglicherweise für gewisse *Aufschaukelung der Symptomatik* verantwortlich. Kontrovers diskutiert wird augenblicklich, ob die genannten Provokationsmethoden *nur bei Personen mit genereller Neigung zu Panikattacken* solche Anfälle auslösen oder ob dies *prinzipiell auch bei Gesunden* möglich ist. Ersteres würde v.a. für *Überempfindlichkeit gewisser zentralnervöser Strukturen* sprechen, also eine *biologische Abnormität* nahe legen; letzteres würde eher auf *spezielle selbstverstärkende Mechanismen* bei Panikpatienten hindeuten, somit *psychologischen Momenten* eine wesentliche Rolle zuschreiben.

Neben der möglichen *Überreaktivität* gewisser Strukturen wie *Atemzentrum* und *Locus caeruleus* gibt es (unsichere) Hinweise auf *generelle gesteigerte Aktivität des noradrenergen sowie des serotonergen Systems*, möglicherweise auf Grund erhöhter Rezeptorempfindlichkeit.

*Biologische Modelle* betonen die bedeutsame *genetische Komponente*, die sich wiederum in Form der *Überaktivität der erwähnten Transmittersysteme* manifestieren könnte; bei geeigneter Stimulation, vielleicht auch spontan, würde es dann zu den *anfallsartigen Aktivitätsspitzen im Locus caeruleus* kommen. *Psychologische Erklärungsansätze* betonen eher die *Vorgänge des Aufschaukelns* einer zunächst unbedeutenden körperlichen Symptomatik durch *Erwartungshaltungen, Selbstbeobachtung und Selbstverstärkungsmechanismen*.

Vergleichsweise *wenige biologische Befunde* liegen für Patienten mit *generalisierter Angststörung* vor. Die oft vermutete *allgemeine vegetative Übererregbarkeit* konnte bis jetzt *nicht sicher nachgewiesen* werden; Veränderung von Rezeptorempfindlichkeiten ist eher schlecht belegt.

*Tierexperimentelle Studien* weisen einerseits auf Bedeutung des *GABAergen Systems und der Benzodiazepinrezeptoren* bei der Entstehung *chronischer Ängstlichkeit* hin, andererseits betonen sie die Rolle gewisser *zentralnervöser Strukturen* bei der Angstentstehung, speziell der *Amygdala*. Dass bei Angstpatienten Abnormitäten in diesen Systemen oder Strukturen vorliegen, ist bis jetzt nicht zweifelsfrei gezeigt worden; prinzipiell wäre es denkbar, dass die genetische Bereitschaft sich in solchen biologischen Besonderheiten manifestiert.

Zur *medikamentösen Behandlung* der genannten Angstsyndrome setzt man *Benzodiazepine* sowie *Antidepressiva* ein; frühere Auffassungen, denen zu Folge die Panikstörung speziell auf trizyklische Antidepressiva, die generalisierte Angststörung hingegen vornehmlich auf Benzodiazepine anspreche, scheinen korrekturbedürftig.

Der *Wirkmechanismus der Benzodiazepine* besteht aller Wahrscheinlichkeit nach in einer *Verstärkung der GABAergen Hemmung* (und möglicherweise in weiterer Folge in *Dämpfung des für die Angstentstehung* wesentlich verantwortlich gemachten *serotonergen Systems*). Unklar ist die Wirkungsweise der *Antidepressiva*, die *initial die Verfügbarkeit von Serotonin im synaptischen Spalt erhöhen* sollten; der *anxiolytische Effekt* wird augenblicklich durch eine *längerfristige Herabsetzung der Empfindlichkeit von Serotoninrezeptoren* gesehen.

Spezifisch bei *generalisierter Angststörung*, nicht aber bei Panikattacken wirksam scheint der *partielle 5-HT1A-Agonist Buspiron*, der möglicherweise durch Stimulation präsynaptischer Autorezeptoren letztlich *serotoninantagonistisch* wirkt; auch Antagonisten am 5-HT$_2$- und 5-HT$_3$-Rezeptor wirken offenbar zuweilen anxiolytisch. Eingesetzt bei Angststörungen werden zudem *Betablocker*, deren Mechanismus zum einen in der *Dämpfung peripherer Reaktionen* besteht (und damit in einer Unterbrechung des Teufelskreises von Symptomwahrnehmung und Symptomverstärkung); direkte *zentralnervöse Angriffspunkte* werden ebenfalls diskutiert.

Die *Zwangsstörung*, die in ICD-10 (im Gegensatz zum DSM-IV) deutlich von den Angststörungen abgegrenzt wird, ist meist gekennzeichnet sowohl durch *Zwangsgedanken* als auch *Zwangshandlungen*. Erstere sind sich *aufdrängende Impulse* oder *Vorstellungen*, welche zwar als *unangenehm* erlebt werden, aber *nicht aus dem Be-*

*wusstsein gedrängt* werden können, letztere *ritualisierte Handlungen*, deren Ausführungen als rational *sinnlos* und *unnütz* erkannt, die aber *nicht unterlassen* werden können.

Zwangsstörungen sind häufig und zeigen oft *chronischen Verlauf. Familiäre Häufung* und eine *genetische Komponente* werden angenommen, wurden aber selten einwandfrei demonstriert.

*Biologische Studien an Zwangspatienten* haben sich einerseits auf *morphologische und funktionelle Besonderheiten im Gehirn* konzentriert, andererseits auf *veränderte Eigenschaften v.a. des serotonergen Systems*. Reichlich widersprüchliche Hinweise gibt es auf *Steigerung der metabolischen Aktivität* in den *Basalganglien*, speziell im *Nucleus caudatus*, eine Besonderheit, die nach erfolgreicher Behandlung verschwinden soll; *noch weniger eindeutig* sind die für diese Strukturen beschriebenen *morphologischen Veränderungen*: Atrophien wurden ebenso gefunden wie normale Größenverhältnisse. Relativ einheitlich wird über gesteigerte *metabolische Aktivität der Frontalregion* berichtet, welche sich nach Therapie zurückbilden soll.

Gewisse Hinweise gibt es auf *Überempfindlichkeit von Serotoninrezeptoren*; als Beleg dafür wird u.a. angeführt, dass Gabe der *serotoninagonistischen Substanz m-CPP Zwangssymptomatik verstärkt*. Weitere Befunde, etwa der häufig *negative Ausfall des Dexamethason-Suppressionstests*, sind in ihrer Bedeutung noch unklar.

*Neuere biologische Modelle* von Zwangsstörungen gehen im Gegensatz zu einer älteren „Serotoninmangel-Hypothese" von einer erhöhten *Empfindlichkeit gewisser Subtypen von Serotoninrezeptoren* aus. Neben dem erwähnten Effekt von m-CPP wird als Beleg das *Ansprechen der Symptomatik* spezifisch auf jene (auch antidepressiv wirkenden) *Substanzen* gesehen, welche die *Serotonin-Wiederaufnahme hemmen* und langfristig die *Empfindlichkeit von Serotoninrezeptoren herabregulieren* sollen. Unklar bleibt, was wiederum die *Ursache* dieser veränderten Empfindlichkeit der Bindungsstellen sein könnte.

Ein weiterer Erklärungsansatz basiert ursprünglich auf Beobachtungen, dass im Rahmen von *Erkrankungen der Basalganglien* (etwa entzündlicher Natur) *gehäuft Zwangssymptomatik* auftritt. Die *„Basalganglienhypothese"* nimmt *Überaktivität* in einem *Funktionskreis* an, der neben anderen Strukturen insbesondere *Orbitofrontalregion, Gyrus cinguli* und *Caudatum* umfasst. Die *Ursache dieser Überaktivität* wird dabei nicht genauer thematisiert, wie auch die *Beziehung zur Serotoninhypothese unbestimmt* bleibt; Verbindung beider Modelle könnte unter Berücksichtigung der Tatsache gelingen, dass in dem *erwähnten Funktionskreis zahlreiche serotonerge Neuronen* enden.

*Genetische Faktoren* könnten ebenso wie *Infektionen* und *Schädel-Hirntraumen* eine gewisse ätiologische Bedeutung für Zwangsstörungen haben, sind aber nicht geeignet, die *Häufigkeit* dieses klinischen Bildes zu erklären.

*Medikamentös* werden bei Zwangsstörungen in erster Linie das weitgehend spezifisch die *Serotonin-Wiederaufnahme hemmende trizyklische Antidepressivum Clomipramin* (Anafranil®) sowie *selektive Serotonin-Wiederaufnahmehemmer* eingesetzt; der Effekt wird durch eine *langfristige Herabregulation der Empfindlichkeit von Serotoninrezeptoren* erklärt.

In *schweren, therapieresistenten* Fällen kommen bei Zwangsstörungen nach wie vor *psychochirurgische Verfahren* zum Einsatz; bevorzugt wird heute dabei offensichtlich die beidseitige *stereotaktische Zerstörung von Teilen des Gyrus cinguli*.

Die *posttraumatische Belastungsstörung* stellt eine *verzögerte Reaktion auf ein stark belastendes Erlebnis* dar. Charakterisiert ist sie v.a. durch *unwillkürliches Wiedererleben der traumatischen Situation (flashbacks)*; psychisch fällt einerseits *deutliche vegetative Erregbarkeit* auf, andererseits ein *Zustand von Betäubung, emotionaler Stumpfheit* und *Gleichgültigkeit anderen gegenüber*. Alles, was an das Trauma erinnern könnte, wird *gemieden*; begleitender *Substanzkonsum* ist häufig. Der Verlauf ist *wechselhaft*, die *Prognose* insgesamt eigentlich *nicht schlecht*.

*Familiäre Häufung* wird beobachtet, die wohl nicht nur auf *gemeinsame traumatisierende Erfahrungen* im selben familiären Milieu zurückgeführt werden kann, sondern auch teilweise *genetisch bedingt* sein dürfte. Mittlerweile gibt es Hinweise, dass hier ein *Gen*, welches die *Ausbildung eines bestimmten Dopaminrezeptors* bestimmt, *pathologisch* verändert ist; es handelt sich um dieselbe *Genveränderung*, welche für die *Entwicklung von Substanzmissbrauch*, speziell *Alkoholismus*, verantwortlich gemacht wird.

*Psychophysiologische Untersuchungen* bestätigen den klinischen Eindruck *vegetativer Übererregbarkeit* und belegen deutliche *Schlafstörungen* mit häufigem Erwachen und verkürzter Schlafdauer. Gewisse Hinweise gibt es auf *noradrenerge* (möglicherweise auch *dopaminerge*) *Überaktivität*, die teilweise offenbar auf Ebene der *Rezeptoren* und der *nachgeschalteten Signaltransduktion kompensiert* wird. Die zahlreichen Studien zur *Hormonausschüttung* liefern kein einheitliches Bild. Anders als bei Depressiven wird jedoch relativ übereinstimmend ein normaler *Dexamethason-Suppressionstest* gefunden; entsprechend ist der *Plasmacortisolspiegel* bei Patienten mit posttraumatischer Belastungsstörung oft erniedrigt. Die Bedeutung dieses Befundes ist noch unklar. Interessanter im Rahmen pathogenetischer Modellvorstellungen ist die Beobachtung einer *erniedrigten Schmerzschwelle*, die man auf *Unterfunktion des endogenen Opioidsystems* zurückführt; unter *Stressbedingungen*, beispielsweise während *Erinnerungen an das Trauma*, scheint sich diese *Schmerzschwelle* zu *erhöhen* (stressinduzierte Analgesie). Dieser Befund müsste allerdings noch gewissenhafter repliziert werden.

*Biologische Modelle der posttraumatischen Belastungsstörung* sind vorläufig reichlich *unbestimmt*. Hingewiesen wird auf eine *erhöhte Konditionierbarkeit* der Betroffenen, weiter auf *schlechtere Löschung konditionierter Reaktionen*, schließlich nicht nur auf *fehlende Extinktion*, sondern sogar eine *zunehmende Verstärkung* der durch Konditionierung erworbenen Reaktion (*Sensitivierung*).

Die *Grundlage* dieser Prozesse sieht man, speziell auf Grund von Tierstudien, in *Überaktivität* gewisser *zentralnervöser Strukturen* (neben *Hypothalamus* und *Locus coeruleus* auch *Amygdala*). Weiter wird angenommen, dass *gestörte Regulationsprozesse* in einigen *Transmittersystemen*, neben *noradrenergem* und *dopaminergem* im *glutamatergen*, an der *Entstehung solcher Fehlkonditionierungen* beteiligt sind. Andere Modelle gehen von einer *generellen Übererregbarkeit subkortikaler Funktionskreise* aus. Anzumerken ist, dass die postulierten Veränderungen in Humanstudien keineswegs nachgewiesen wurden – man beruft sich hier hauptsächlich auf Tierexperimente oder Analogien mit anderen Störungsbildern wie der Panikstörung. Zudem bleibt in all den genannten Modellen offen, ob diese *Veränderungen* erst als *Folge des Traumas* eingetreten sind oder bereits *prämorbid* vorhanden waren und das *Erleben sowie Verarbeiten des Traumas* determiniert haben. Ziemlich unbestimmt bleibt auch die Bedeutung eventueller Besonderheiten im *endogenen Opioidsystem*.

Medikamentös werden v.a. Antidepressiva eingesetzt, in letzter Zeit bevorzugt *selektive Serotonin-Wiederaufnahmehemmer*; ihre Wirkung ist gut belegt. Unklar ist der *Wirkmechanismus*; möglicherweise ist der Effekt teilweise ein indirekter durch *Besserung depressiver Begleitsymptomatik*. Als weitere Medikamente kommen *Betarezeptorenblocker*, seltener wohl das die Aktivität im Locus coeruleus dämpfende Clonidin. Mit Gabe von *Benzodiazepinen* ist man angesichts des *hohen Abhängigkeitspotentials* sehr zurückhaltend.

# 7 Ess-, Schlaf- und sexuelle Funktionsstörungen

## 7.1 Allgemeines; Vorbemerkungen

*Gliederung des Abschnitts F5 in ICD-10*: In dieser Kategorie, überschrieben „Verhaltensauffälligkeiten mit körperlichen Störungen und Faktoren", werden eine *Anzahl vornehmlich körperlicher Syndrome aufgelistet, bei deren Genese und Aufrechterhaltung psychischen Bedingungen i. Allg. gewisse Bedeutung zuzuschreiben ist* (s. Tabelle 7.1). Von diesen sollen hier lediglich die *Essstörungen* in Form von *Anorexia und Bulimia nervosa* besprochen werden (nicht hingegen weitgehend organisch bedingte Essstörungen, die in anderen Kapiteln von ICD-10 aufgelistet sind); weiter kommen *Schlafstörungen* zur Sprache, wobei der Schwerpunkt auf der häufigen Insomnie („Schlaflosigkeit") liegen wird, schließlich die *sexuellen Funktionsstörungen nichtorganischer Natur*. Andere in Abschnitt F5 aufgelistete Störungsbilder wie „Psychische Störungen im Wochenbett" und „Missbrauch von nicht abhängigkeitserzeugenden Substanzen" erscheinen unter biologischen Gesichtspunkten für die Darstellung augenblicklich wenig ergiebig, zumal die postpartale Depression bereits in Kapitel 5 kurz besprochen wurde. Die letzte Kategorie des Subkapitels F5, überschrieben „Psychische Faktoren und Verhaltenseinflüsse bei andernorts klassifizierten Krankheiten" umfasst alle jene etwas undifferenziert mit „psychosomatisch" bezeichneten Erkrankungen; ihre Darstellung würde den hier gesetzten Rahmen bei Weitem sprengen und ist an anderer Stelle ausführlich geschehen (Köhler, 1995).

Tabelle 7.1 Gliederung von Abschnitt F5 in ICD-10

| Code-Nr. | Störung |
|---|---|
| F50 | Essstörungen, u.a.<br>– Anorexia nervosa<br>– Bulimia nervosa |
| F51 | nichtorganische Schlafstörungen, u.a.<br>– Insomnie (Schlaflosigkeit)<br>– Hypersomnie (vermehrtes Schlafbedürfnis)<br>– Schlafwandeln (Somnambulismus)<br>– Pavor nocturnus<br>– Albträume |
| F52 | nichtorganische sexuelle Funktionsstörungen, u.a.<br>– Mangel oder Verlust von sexuellem Verlangen<br>– sexuelle Aversion und mangelnde sexuelle Befriedigung<br>– Versagen genitaler Reaktionen („Impotenz")<br>– Orgasmusstörung<br>– Ejaculatio praecox („vorzeitiger Samenerguss")<br>– Vaginismus<br>– Dyspareunie (Schmerzen beim Geschlechtsverkehr)<br>– gesteigertes sexuelles Verlangen |
| F53 | psychische und Verhaltensstörungen im Wochenbett, nicht andernorts klassifizierbar |
| F54 | psychische Faktoren und Verhaltenseinflüsse bei andernorts klassifizierten Krankheiten |
| F55 | Missbrauch von nicht abhängigkeitserzeugenden Substanzen |
| F59 | nicht näher bezeichnete Verhaltensauffälligkeiten mit körperlichen Störungen und Faktoren |

## 7.2 Essstörungen: Anorexia und Bulimia nervosa

### 7.2.1 Die Regulation des Essverhaltens

*Hypothalamus als wichtiges steuerndes Organ*: Die *Regulation des Essverhaltens* geschieht im Wesentlichen durch den *Hypothalamus*, wobei der *ventromediale Teil* die Funktion haben soll, die *Nahrungsaufnahme zu dämpfen (Sättigungszentrum)*, der *laterale Teil* die, sie *zu stimulieren (Fresszentrum)*; jedoch gibt es gute Gründe, diese Darstellung zumindest für eine sehr starke Vereinfachung zu halten (Pinel, 2001, S. 272 ff.). Mittlerweile wird eher die Annahme favorisiert, dass der ebenfalls paarig im Hypothalamus zu findende *Nucleus paraventricularis* bei der Regulation des Essverhaltens eine entscheidende Rolle spielt (Leibowitz, 1992). Er besitzt zahlreiche Rezeptoren, bei deren Besetzung durch die verschiedenen Neurotransmitter *Nahrungsmenge und spezifischer Nahrungsgehalt unterschiedlich ausfallen*; insbesondere *im Magen-Darm-Trakt produzierte Peptide*, beispielsweise *Cholecystokinin*, scheinen solche Transmitterfunktionen zu übernehmen (Morley u. Blundell, 1988).

*Bedeutung von Serotonin*: Eine weitere wichtige Rolle spielt *Serotonin*, für das am Hypothalamus zahlreiche Bindungsstellen existieren und das im Wesentlichen *hemmend* auf das Essverhalten wirkt: *Aktivierung serotonerger Bahnen führt zu seltenerer und geringerer Nahrungsaufnahme*, v.a. von Kohlenhydraten; umgekehrt *steigt nach Gabe von Serotoninantagonisten die Größe der konsumierten Einzelportionen*. *Serotoninagonisten* wie Fenfluramin (früher als Ponderax® im Handel) wirken daher i. Allg. *appetitzügelnd*, während *Serotoninantagonisten als Nebenwirkung zu Gewichtszunahme führen*. Der Sachverhalt ist jedoch insofern sehr kompliziert, als (wenigstens bei Labortieren) speziell die Aktivierung der Serotoninrezeptoren vom Subtyp 5-$HT_{1B}$ und 5-$HT_{1C}$ hemmend auf Essverhalten wirkt, die des Subtyps 5-$HT_{1A}$ hingegen möglicherweise fördernd (dargestellt im Wesentlichen nach Curzon, 1990 und Jimerson et al., 1990a). *Noradrenalin* hat wahrscheinlich entgegengesetzten Effekt, nämlich eine den *Appetit stimulierende Wirkung* mittels Besetzung von $\alpha_2$-Rezeptoren im Nucleus paraventricularis (Halmi, 1995).

Umgekehrt *wirkt Nahrungsaufnahme auf den Serotoninspiegel* zurück: Kohlenhydrat- und fettreiche Mahlzeiten führen zu *erhöhter Verfügbarkeit des Serotoninpräkursors Tryptophan* im Gehirn und damit *zu verstärkter Produktion und Ausschüttung von Serotonin*. Möglicherweise hat *kurzzeitige Nahrungskarenz* den gleichen Effekt: erhöhte *Tryptophanverfügbarkeit mit verstärkter Serotoninfreisetzung*. Als längerfristige, erst nach Tagen einsetzende Wirkung der Nahrungseinschränkung soll es zur Hemmung der Serotonin-Wiederaufnahme kommen, also zu einem serotoninagonistischen Effekt. Die häufig nach einiger Zeit des *Fastens* auftretenden gehobenen, zuweilen geradezu *euphorischen Stimmungslagen* könnten auf diese *Aktivierung des serotonergen Systems* zurückzuführen sein (nach Huether et al., 1998).

### 7.2.2 Symptomatik; Verlauf; Epidemiologie

*Definition und Symptomatik der Anorexia nervosa*: Nach ICD-10 (S. 199 f.) ist die *Anorexia nervosa (nervöse Magersucht)* durch einen „*absichtlich selbst herbeigeführten oder aufrechterhaltenen Gewichtsverlust*" charakterisiert; zu diesem Zweck werden nicht nur *hochkalorische Speisen vermieden*, sondern auch *Erbrechen induziert, Appetitzügler, Abführmittel und Diuretika eingesetzt* sowie *übertriebene körperliche Aktivität* an den Tag gelegt; es besteht die überwertige *Idee, zu dick* zu sein oder zu werden. Bei Frauen beobachtet man typischerweise *Amenorrhö*, bei Männern *verringerte Libido und Potenz*; beginnt die Störung vor der Pubertät, so findet sich *Hemmung der Reifevorgänge* wie Wachstumsstopp, Verzögerung oder Ausbleiben der ersten Menstruation und fehlende Brustentwicklung bei Mädchen, schwache Ausbildung der Genitalien bei Knaben. Das *Körpergewicht* von Personen mit Anorexia nervosa liegt *mindestens 15% unter der Norm*, der *Body-Mass-Index* (Quetelet-Index), definiert als Körpergewicht in Kilo dividiert durch quadrierte Größe in Metern, ist *kleiner als 17,5*.

*Definition und Symptomatik der Bulimia nervosa*: Die *Bulimia nervosa (Bulimie)* ist gekennzeichnet durch *„wiederholte Anfälle von Heißhunger"* („Essattacken"), bei denen in kurzer Zeit große Nahrungsmengen aufgenommen werden (im Mittel etwa 2000 kcal, in Extremfällen bis 8000 kcal); gleichwohl werden wie bei der Anorexie extreme Maßnahmen durchgeführt, das *Körpergewicht zu kontrollieren*, so *selbstinduziertes Erbrechen nach den Essattacken, Einlegen von Hungerperioden, Einnahme von Appetitzüglern, Laxantien, Diuretika, Schilddrüsenhormonen*. Durch das *wiederholte Erbrechen* kann es zu *Verschiebungen im Elektrolythaushalt* und Symptomen wie *Herzrhythmusstörungen* und *epileptischen Anfällen* kommen (für weitere Störungen; s. Garfinkel, 1995).

*Unterscheidung von Anorexia und Bulimia nervosa*: Oft findet sich bei *ein und derselben Person hintereinander Anorexie und Bulimie*; diese sind im Übrigen keineswegs immer scharf diagnostisch zu trennen, da auch bei manchen Anorexiepatientinnen Essattacken auftreten (Anorexia nervosa, Ess-Brech-Typus nach DSM-IV). In der Praxis scheint sich das Vorgehen zu bewähren, in solchen Fällen von *Anorexie* zu sprechen, wenn das *Körpergewicht deutlich reduziert* ist; auch das *Ausbleiben von drei Monatsblutungen hintereinander* legt diese Diagnose nahe (verkürzt dargestellt nach ICD-10, S. 202 f.; DSM-IV, S. 613 ff.; Laessle u. Pirke, 1997).

Tabelle 7.2 Gegenüberstellung von Anorexia nervosa und Bulimia nervosa

| | **Anorexia nervosa** | **Bulimia nervosa** |
|---|---|---|
| Hauptsymptome | – Vermeiden hochkalorischer Nahrung<br>– selbstinduziertes Erbrechen<br>– intensive körperliche Aktivitäten<br>– Einnahme von Appetitzüglern, Laxantien, Diuretika, Schilddrüsenhormonen<br>– bei manchen Patientinnen auch Essattacken | – charakteristisch: Essattacken mit anschließendem selbstinduzierten Erbrechen<br>– Einlegen von Hungerperioden<br>– intensive körperliche Aktivitäten<br>– Einnahme von Appetitzüglern, Laxantien, Diuretika, Schilddrüsenhormonen |
| sonstige Auffälligkeiten | – bei Frauen: Amenorrhö; oft mangelnde Brustbildung<br>– bei Männern: verringerte Libido und Potenz; zuweilen wenig ausgebildete Genitalien | – Sexualfunktionen in der Regel weniger gestört |
| weitere psychische Symptome | – häufig auch Depression | – häufig auch Depression |
| Body-Mass-Index | – deutlich verringert (mindestens 15% unter der Norm) | – normal |
| Geschlechtsverteilung | – über 90% weiblichen Geschlechts | – über 90% weiblichen Geschlechts |
| Erstmanifestationsalter | – Jugend- oder frühes Erwachsenenalter<br>– oft kurz nach erster Monatsblutung | – typischerweise etwas später |
| Verlauf | – dauert meist weniger als zwei Jahre<br>– Todesfälle im Verlauf nicht selten | – häufig chronischer Verlauf<br>– Todesfälle eher selten |

*Erstmanifestationsalter und Verlauf der Anorexia nervosa*: Typischerweise beginnt die *Anorexia nervosa* im *Jugend- oder frühen Erwachsenenalter*, etwa zwischen 14 und 18 Jahren, bei weiblichen Personen nicht selten *kurz nach den ersten Monatsblutungen*. In etwa einem Viertel der Fälle nimmt sie einen Verlauf von mehr als 2 Jahren. Häufig geht sie mit *depressiver Symptomatik* einher. Nach einigen Angaben *sterben* etwa 5%, nach anderen Autoren sogar bis 18% an ihrer Erkrankung. Todesursachen sind v.a. *kardiovaskuläre Komplikationen (Arrhythmien, Herzversagen)*; daneben werden *Elektrolytstörungen, Blutbildveränderungen, Einschränkung der Nierenfunktion, Osteoporose mit pathologischen Frakturen, Auszehrung sowie Schädigungen oder Erkrankungen im Gastrointestinalsystem*, beispielsweise *Rupturen der Speiseröhre* oder *Darmlähmungen*, beobachtet (Sharp u. Freeman, 1993; s. auch Garfinkel, 1995 sowie Keel et al., 2003). Weiter kommen *Suizide* gehäuft vor.

*Erstmanifestationsalter und Verlauf der Bulimia nervosa*: Sie manifestiert sich i. Allg. etwas *später*; nur selten entwickelt sich jedoch die Störung nach dem 30. Lebensjahr. Der Verlauf ist in der Regel *chronisch* und erstreckt sich oft über mehr als ein Jahrzehnt; *Vergesellschaftung mit Depression* ist auch hier häufig zu beobachten. Todesfälle sind seltener als bei Anorexie und zumeist kardialer Natur; v.a. beschrieben werden *Schädigungen der Zähne und des Mund-Rachenraums durch das gehäufte Erbrechen* (dargestellt im Wesentlichen nach ICD-10, S. 199 ff. sowie Laessle u. Pirke, 1997; zu den medizinischen Komplikationen; s. Mitchell u. Pomeroy, 1989).

*Geschlechtsverteilung; Häufigkeit*: Sowohl bei Anorexia wie Bulimia sind über 90% der Betroffenen *weiblichen Geschlechts*. Die Lebenszeitprävalenz der Anorexie wird für Frauen auf etwa 1% geschätzt, die der Bulimie zwischen 2% und 6% (Zahlen nach Laessle u. Pirke, 1997). Offenbar haben die genannten Essstörungen im Laufe der vergangenen Jahrzehnte *zugenommen* (Holtkamp u. Herpertz-Dahlmann, 2005).

## 7.2.3 Familiäre Häufung und Vererbung

*Angaben zur Anorexia nervosa*: Nach Crisp et al. (1980) ist die Wahrscheinlichkeit deutlich erhöht, unter *Verwandten von Anorexiepatientinnen* ebenfalls Betroffene zu finden; in einer Zwillingsstudie von Holland et al. (1984) zeigte sich bei monozygoten Zwillingen deutlich höhere diesbezügliche Konkordanz als bei dizygoten (55% vs. 7%; s. auch Propping, 1989, S. 273 f.; Garner, 1993).

*Angaben zur Bulimie*: Diese sind wenig verlässlich; hier lässt sich jedoch gleichfalls, wenn auch nicht einheitlich, gewisse *familiäre Häufung* zeigen (s. Kassett et al., 1989 und die dort angeführte Literatur), zudem Hinweise für eine *genetische Komponente* finden: So berechneten Kendler et al. (1991) eine Konkordanzrate bezüglich Bulimie von 22,9% für monozygote, von nur 8,7% für dizygote Zwillingspaare. In den Familien werden *gehäuft affektive Störungen* gefunden (Kassett et al., 1989).

## 7.2.4 Biologische Befunde bei Personen mit Essstörungen

*Überblick*: Sie beziehen sich v.a. auf die pathogenetische Rolle von Neurotransmittern sowie die Regulation des Hormonhaushalts; hinzu kommen Untersuchungen mit bildgebenden Verfahren. Einen Überblick gibt Tabelle 7.3.

*Studien mit bildgebenden Verfahren*: Sie zeigen weitgehend konsistent strukturelle Abweichungen bei Patientinnen mit Anorexia nervosa, insbesondere *Verminderung der weißen und der grauen Substanz* sowie *Vergrößerungen der Liquorräume* (etwa Datlof et al., 1986; Ploog u. Pirke, 1987; Dolan et al., 1988; Krieg et al., 1988; Katzman et al., 1996). Diese Atrophien werden i. Allg. als diffus beschrieben; Veränderungen einzelner Strukturen, wie sie etwa bei Zwangsstörungen im Bereich der Basalganglien vermutet werden, stehen hier nicht in der Diskussion.

Ungeklärt ist, ob es sich um *irreversible* und möglicherweise bereits *prämorbid* zu findende Veränderungen handelt oder ob diese *Folge des Hungerns* sind und sich mit Regulierung der Nahrungsaufnahme zurückbilden. So konnten Ploog und Pirke (1987) bei ungefähr 80% ihrer untersuchten Anorexie-Patienten entsprechende (Pseudo-)Atrophien nachweisen, die sich aber bei etwa der Hälfte der Stichprobe nach Gewichtszunahme nicht mehr oder in geringerem Ausmaß fanden. Ähnliche Befunde ergaben auch andere Längsschnittstudien (Krieg et al., 1988; Golden et al.,

1996), während in der Untersuchung von Lambe et al. (1997) mit Normalisierung des Gewichts nur die Volumendefizite der weißen Substanz, nicht aber die Verminderung der grauen Substanz und die Vergrößerung der Liquorräume Rückbildung zeigten (ähnlich Dolan et al., 1988).

Zur Pathogenese der Hirnatrophien vermutet man, dass diese Folge des über längere Zeit *erhöhten Plasmacortisolspiegels* bei Anorexie sind (Gold et al., 1986; Katzman et al., 1996). Auch der Glukoseumsatz in einigen Hirnregionen wurde bei Anorexiepatientinnen während Hungerperioden (reversibel) erhöht gefunden (Herholz et al., 1987); keine Veränderung dieser Aktivität beobachteten jedoch Emrich et al. (1984).

Seltener sind entsprechende Untersuchungen bei Bulimie-Patientinnen, deuten aber in ähnliche Richtung: Auch hier finden sich Zeichen der *Hirnatrophie* (Verbreiterung der Sulci und Ventrikelerweiterung), die aber geringer als bei Personen mit Anorexia nervosa ausfallen (Krieg et al., 1987; Krieg et al., 1989).

*Untersuchungen zu Regulationsstörungen im Hormonsystem*: Angesichts der häufigen *Vergesellschaftung* von Anorexie und besonders Bulimie mit *depressiven Störungen* wurden hier v.a. jene Untersuchungen durchgeführt, die bei Depressionen gehäuft auffällige Ergebnisse zeigen. Speziell der *Dexamethason-Suppressionstest*, der bei Depressiven übermäßig häufig negativ ausfällt (s. 5.6.5), kam sowohl bei Anorexie als v.a. bei Bulimie wiederholt zum Einsatz und fiel häufig negativ aus.

Relativ übereinstimmend wurde bei Patientinnen mit *Anorexia nervosa* gefunden, dass die *Unterdrückung der Cortisolsekretion nach Dexamethasongabe ausbleibt* (etwa Walsh et al., 1978; Gerner u. Gwirtsman, 1981). *Negativer Ausfall* des Tests wurde fast durchgehend auch bei *Bulimie* festgestellt (Hudson et al., 1982; Hudson et al., 1983; Gwirtsman et al., 1983; Mitchell et al., 1984; Lindy et al., 1985; Hughes et al., 1987; Kiriike et al., 1986; Kaplan et al., 1989). Generell liegt in diesen Studien die Zahl der Patientinnen, bei denen der Dexamethason-Test pathologische Befunde liefert, mit über 50% deutlich höher als in der gesunden Bevölkerung (Hughes et al., 1986) und eher höher als bei Personen mit depressiven Störungen; unklar ist, ob die Assoziation mit Depression bei Bulimie-Patientinnen mit dem gehäuft negativen Ausfall des Tests zu tun hat, oder ob es sich um ein Charakteristikum Essgestörter an sich handelt (Lindy et al., 1985); nach Therapie scheint sich der Befund im Dexamethason-Suppressionstest bei der Mehrzahl der Bulimikerinnen zu normalisieren (Hughes et al., 1986).

Diese Ergebnisse sprechen für eine *Regulationsstörung im Hypothalamus-Hypophysen-Nebennierenrinden-System*, eine Annahme, die durch die häufig *hoch* gefundene *Cortisolplasmakonzentration* bei Anorexiepatientinnen gestützt wird (Gold et al., 1986; Gwirtsman et al., 1989); weniger eindeutig sind die Befunde zu den Cortisolspiegeln von Bulimikerinnen (Gwirtsman et al., 1989).

Auch Störungen anderer *Hormonsystemen* werden bei Personen mit Anorexia nervosa und Bulimie vermutet, so in der Achse *Hypothalamus-Hypophyse-Schilddrüse*.

Ähnlich wie bei Depressiven fällt bei Bulimikerinnen der TRH-Test (s. 5.6.5) zumeist pathologisch aus (Gwirtsman et al., 1983; Kiyohara et al., 1987; mit Einschränkungen Levy et al., 1988); dies konnte jedoch von Norris et al. (1985) sowie Kaplan et al. (1989) im Wesentlichen nicht bestätigt werden. Auch Befunde zum TRH-Test bei Anorexia nervosa sind nicht eindeutig; während etwa Casper u. Frohman (1982) oder Kiyohara et al. (1987) über gehäuft negativen Ausfall bei ihren Patientinnen berichteten, konnten Norris et al. (1985) nur bedingt Unterschiede zu gesunden Kontrollpersonen finden. Zudem gibt es Hinweise, dass einige der Veränderungen *Folge der reduzierten Nahrungsaufnahme* sein könnten (Fichter et al., 1988; Fichter u. Pirke, 1989).

Relativ einheitliche Ergebnisse lieferten Studien über die *Konzentration von Schilddrüsenhormonen* bei Bulimikerinnen: Zumeist wird der $T_3$-Spiegel bei ihnen *erniedrigt* gefunden, zumindest wenn länger keine Essanfälle aufgetreten waren (Pirke et al., 1985; Spalter et al., 1993); jedoch beobachteten Devlin et al. (1990) diesbezüglich normale Werte. Auch ein *erniedrigter Grundumsatz* ließ sich bei Bulimikerinnen feststellen (Devlin et al., 1990), wenigstens in Perioden ohne Essattacken.

Schließlich wurde auch wiederholt die Konzentration der *Sexualhormone* bei Essgestörten untersucht (s. Ploog u. Pirke, 1987 für eine Zusammenstellung älterer Studien); Anlass dazu gibt u.a. die Beobachtung, dass bei Patientinnen mit Anorexie so gut wie immer, bei Bulimikerinnen häufig *Menstruationsprobleme* vorliegen. Auch hier wurden *Abweichungen von Normwerten nach unten* beobachtet (zur Literatur; s. etwa Devlin et al., 1990, sowie Garfinkel, 1995), wobei zu klären ist, was Folge des Hungerns darstellt und somit sekundärer Natur ist.

*Neurochemische Studien und pharmakologische Provokation (Überblick)*: Von den zahlreichen Neurotransmittern wurde v.a. das *Serotonin (5-HT)* bei Personen mit Essstörungen untersucht, da einerseits dieser Transmitter eine wesentliche Rolle bei der Regulation der Nahrungsaufnahme spielt (s. 7.2.1), andererseits *Stoffe, die auf das serotonerge System wirken* (z.B. bestimmte trizyklische Antidepressiva und selektive Serotonin-Wiederaufnahmehemmer) therapeutisch mit Erfolg zur *Behandlung von Anorexia nervosa und Bulimie* eingesetzt werden (s. 7.2.6); hinzu kommt die häufige Vergesellschaftung von Essstörungen mit *Depression*, in deren Pathogenese man dem Serotonin bekanntlich eine wichtige Rolle zuschreibt (s. 5.7; zu anderen Transmittersystemen bei Essgestörten, z.B. dem dopaminergen und dem noradrenergen; s. Kaye et al., 1984a; Fava et al., 1989; Kaye et al., 1990a; Jimerson et al., 1992 sowie Laessle u. Pirke, 1997 und die dort zitierte Literatur).

*Studien zum serotonergen System an Personen mit Bulimie*: Zur Untersuchung der Sensibilität von Serotoninrezeptoren bei Personen mit Bulimie setzten Brewerton et al. (1992) sowie Levitan et al. (1997) den *Serotoninagonisten m-CPP* ein (s. auch 6.5.3) und fanden im Vergleich zu Gesunden *verminderte Prolactinausschüttung*; zu gleichen Ergebnissen kommen einige ältere, bei Jimerson et al. (1990a) zusammengestellte Studien; ähnliche Effekte beobachteten McBride et al. (1991) sowie Jimerson et al. (1997) mit dem Serotoninagonisten Fenfluramin. Diese Befunde lassen sich zwanglos im Sinne *verminderter Sensibilität postsynaptischer 5-HT-Bindungsstellen* interpretieren. Diesbezüglich negative Ergebnisse lieferte jedoch die Studie von Waller et al. (1996), der zufolge sich die Prolactinsekretion von Bulimikerinnen auf den Serotoninagonisten Buspiron nicht von denen gesunder Kontrollpersonen unterschied; allerdings waren die Stichprobenumfänge sehr gering und zudem hat das auf den sowohl prä- wie postsynaptisch lokalisierten $5-HT_{1A}$-Rezeptor wirkende Buspiron eine komplexe, noch nicht restlos verstandene Wirkung. Mittlerweile konzentriert man sich auch auf *andere Subtypen von Serotoninrezeptoren*, z.B. den $5-HT_{2A}$-Rezeptor, ohne dass hierzu schon klar interpretierbare Befunde vorliegen (s. Kaye et al., 2001); noch einmal sei betont, dass die *Pharmakologie der 5-HT-Bindungsstellen* sehr *kompliziert* ist und daher einfache Interpretationen kaum zu erwarten sind.

Wenig eindeutig sind die Ergebnisse zur *Konzentration des Serotonin-Metaboliten 5-HIAA* im Liquor (s. dazu 5.7.1): Kaye et al. (1984b) fanden bei Bulimikerinnen in dieser Variable erniedrigte Werte, ebenso (mit Einschränkungen) Jimerson et al. (1992); hingegen unterschieden sich in der Studie von Kaye et al. (1990b) Patientinnen diesbezüglich nicht von Kontrollpersonen.

Diese Ergebnisse sind insofern schwer zu interpretieren, als sich durch *Hungern* nicht nur der *Spiegel des Serotoninpräkursors L-Tryptophan*, sondern auch *Empfindlichkeit von Serotoninrezeptoren* verändert (Goodwin et al., 1987; Anderson et al., 1990), somit möglicherweise nur ein *Begleitphänomen* der Störung untersucht wird.

*Studien zum serotonergen System an Personen mit Anorexie*: Sie sind generell seltener, liefern aber im Wesentlichen *ähnliche Ergebnisse* wie Untersuchungen an Bulimikerinnen; dies ist insofern nicht überraschend, als Bulimie und Anorexie nacheinander bei derselben Person beobachtet werden können und zudem erhebliche Überschneidungen der Esssymptomatik bestehen. Auch hier wurde mangelnde Ausschüttung von Prolactin nach Gabe des Serotoninagonisten m-CPP beobachtet (Hadigan et al., 1995); zudem sprechen Bindungsstudien für *verminderte Zahl oder Aktivität von Serotoninrezeptoren* (Jimerson et al., 1990a). Kaye et al. (1984a) fanden erniedrigte Liquorkonzentrationen von 5-HIAA nur bei Anorektikerinnen mit Untergewicht, nicht aber bei solchen, bei denen sich das Gewicht stabilisiert hatte; Gerner et al. (1984) beobachteten keine diesbezüglichen Unterschiede zwischen Anorexiepatientinnen und Kontrollpersonen.

*Resümee*: Zusammenfassend finden sich somit gewisse Hinweise auf *verminderte Empfindlichkeit von Serotoninrezeptoren* bei Bulimikerinnen, weniger deutliche auch bei Anorexiepatientinnen. Wenig spricht für verminderte Konzentrationen von Serotoninmetaboliten und somit für eingeschränkte Ausschüttung des Transmitters. Anzumerken ist noch einmal, dass diese Befunde zudem möglicherweise deutlich vom *Ernährungszustand* abhängen und deshalb nicht kausal interpretiert werden dürfen.

Tabelle 7.3 Wichtige biologische Befunde bei Personen mit Anorexia nervosa (A.n.) und Bulimia nervosa (B.n.)

| Befund | Bedeutung |
|---|---|
| **morphologische Besonderheiten** | |
| – bei A.n.: diffuse Hirnatrophien<br>– bei B.n.: wie bei A.n.,<br>  nur weniger ausgeprägt | – unklar<br>– möglicherweise erst Folge des gestörten Essverhaltens |
| **Störungen der Hormonregulation** | |
| – bei A.n.:<br>  – häufig negativer Ausfall des Dexamethason-Suppressionstests<br>  – erhöhter Plasmacortisolspiegel<br>– bei B.n.:<br>  – hinsichtlich des Dexamethason-Suppressions-Tests ähnliche Befunde wie bei A.n.<br>  – Befunde zum Plasmacortisolspiegel weniger eindeutig | – spricht für Störung im System Hypothalamus-Hypophyse-Nebennierenrinde<br>– unterstreicht angenommene Nähe zu depressiven Störungen |
| **Studien zu Transmitter-Systemen** | |
| – bei A.n.:<br>  – reduzierte Ausschüttung von Prolactin nach Gabe der Serotoninagonisten Fenfluramin und m-CPP<br>– bei B.n.: Wie bei A.n., nur ausgeprägter | – spricht für reduzierte Empfindlichkeit von Serotoninrezeptoren |

## 7.2.5 Biologische Erklärungsansätze

*Fehlen eines klar formulierten Genesemodells*: Die Zusammenfassung der zahlreichen, vergleichsweise gut replizierten biologischen Befunde bei Essgestörten zu einem biologischen Genesemodell von Anorexia und Bulimia nervosa steht noch aus. In teilweise recht unbestimmter Weise vermutet man eine *Minderaktivität im serotonergen System*; die zuweilen in der Literatur vertretene Hypothese einer primär hypothalamischen Störung wurde in der letzten Zeit mit guten Argumenten in Frage gestellt (Laessle u. Pirke, 1997).

*Rolle des serotonergen Systems*: Vergleichsweise übereinstimmend wird angenommen, dass es sich um eine *Störung im Transmitterhaushalt* handeln könnte, die in besonderem Maße das *Serotonin* betrifft, aber sich nicht auf dieses beschränkt. Gut gesichert ist eine *serotonerge Minderaktivität*, erkenntlich nicht zuletzt an einer *herabgesetzten Empfindlichkeit* wenigstens einiger der zahlreichen *Serotonin-Rezeptorsubtypen*. Allerdings ist nicht eindeutig auszuschließen, dass es sich um komplizierte *Gegenregulationsmechanismen* auf die veränderte Nahrungsaufnahme hin handelt; nur Längsschnittstudien an Risikostichproben könnten hier Klarheit schaffen. Selbst wenn es sich um ein prämorbides Merkmal handeln sollte, wäre seine Ursache noch zu klären. Die erhöhte Anfälligkeit von Frauen für Essstörungen wird durch andersgeartete serotonerge Mechanismen zu erklären versucht (etwa Halmi, 1995), über deren Ursache wieder zu spekulieren wäre.

Solche Serotoninminderaktivität könnte nach dem in 7.2.1 Gesagten zu *erhöhter Nahrungsaufnahme* führen, somit Essattacken bei Bulimie, nicht aber die Nahrungsverweigerung im Rahmen der Anorexie erklären. Interessant, jedoch höchst spekulativ, ist die These, dass durch *Hungern* versucht wird, den *Serotoninspiegel zu heben*, u.a. mit *euphorisierendem Effekt*. Die *anfallsweise vermehrte Aufnahme von Kohlenhydraten* bei Bulimiepatientinnen hätte dann ebenfalls eine (kurzfristig) *stimmungshebende serotonerge Aktivierung* zur Folge; dies würde zu der von Jimerson et al. (1990b) vorgebrachten Hypothese passen, dass Essanfällen akuter Abfall der Serotoninaktivität im Gehirn voraus geht (s. auch Smith et al., 1999); längerfristige Effekte dieser paroxysmalen ungehemmten Nahrungsaufnahme würden durch anschließendes Erbrechen verhindert. So könnte der bei Subsensitivität von Rezeptoren benötigte Transmitter Serotonin durch Fasten, welches von Essanfällen unterbrochen ist, in erforderlicher Menge an den Synapsen bereitgestellt werden (Huether et al., 1998).

Neuere Theorien sehen die biologische Grundlage der genannten Essstörungen weniger in einer Dysfunktion des serotonergen Systems, sondern vielmehr jener Neuropeptide, die für die Regulation des Essverhaltens zuständig sind. Augenblicklich scheint es wenig sinnvoll, diese noch wenig fundierten Hypothesen detailliert darzulegen (s. Carlson, 2004, S. 491 für Literaturangaben).

### 7.2.6 Biologische Therapie

*Akuttherapie der Anorexia nervosa*: Vordringlichster Behandlungsschritt bei schweren Fällen von Anorexia nervosa mit erheblicher Abmagerung und hinzutretenden Komplikationen ist oft zunächst *Ernährung v.a. mit Kohlenhydraten, häufig mit Magensonde oder parenteral*; nicht selten sind weitere (intensiv-)medizinische Maßnahmen erforderlich, z.B. *Ausgleich des Elektrolythaushalts*. Wenig klar ist, ob Neuroleptika, Antidepressiva oder Lithium wesentlichen therapeutischen Effekt in diesem Stadium der Gewichtsnormalisierung haben. Diskutiert wird, ob die antihistaminerg und antiserotonerg wirkende Substanz Cyproheptadin Einfluss auf die Gewichtszunahme hat; der Einsatz von Clonidin, Opiatantagonisten oder THC (Tetrahydrocannabinol; s. 3.7.2) wurde als unwirksam nachgewiesen oder konnte in seinem Nutzen noch nicht hinreichend geklärt werden (im Wesentlichen nach Walsh u. Devlin, 1995 sowie Fichter, 1993; dort auch genauere Darstellung der einzelnen Studien).

*Rückfallprophylaxe bei Anorexia nervosa*: Nach *Wiederherstellung des Gewichts* wurden Versuche mit selektiven Serotonin-Wiederaufnahmehemmern gemacht, deren Ergebnisse nur bedingt positiv beurteilt werden (Benkert u. Hippius, 2005, S. 448).

*Steuerung des Essverhaltens bei Bulimia nervosa*: Hierzu liegen deutlich mehr und besser kontrollierte Studien vor, die als Zielvariable v.a. die *zahlenmäßige Verringerung des Essattacken* untersuchten (für eine Zusammenstellung; s. Fichter, 1993 sowie Walsh u. Devlin, 1995). Ein Großteil der im Handel befindlichen Antidepressiva, inklusive einiger MAO-Hemmer, wurde bei dieser Indikation evaluiert, wobei die Untersuchungen mit dem selektiven Serotonin-Wiederaufnahmehemmer Fluoxetin (Fluctin®) an den größten Stichproben erfolgten (Fluoxetine Bulimia Nervosa Study Group, 1992). Es ist auch die einzige Substanz, die in Deutschland zur Behandlung der Bulimie zugelassen ist (Benkert u. Hippius, 2005, S. 449; dort auch Kommentierung weiterer bei dieser Indikation eingesetzter Pharmaka).

Über die pharmakologischen *Wirkmechanismen* kann nur spekuliert werden. Offenbar handelt es sich *nicht* um einen *ausschließlich antidepressiven Effekt*, da zur Erreichung des therapeutischen Ziels bei Bulimie möglicherweise *sehr viel höhere Dosen* als zur Depressionsbehandlung benötigt werden (Walsh u. Devlin, 1995).

Gewisse Ähnlichkeit von Bulimia nervosa mit der saisonal abhängigen Depression (s. 5.2) haben dazu Anlass gegeben, auch bei Bulimie die Lichttherapie (s. 5.9.3) einzusetzen (Lam et al., 1994). Die Ergebnisse sind ermutigend, insbesondere für Bulimikerinnen mit saisonal abhängigem Verlauf, können aber auf Grund dieser kleinen Studie noch nicht hinreichend beurteilt werden.

## 7.3 Schlafstörungen

### 7.3.1 Ablauf und Regulation des normalen Schlafs

*Charakteristika des Schlafs*: Der Schlaf ist charakterisiert durch eine Reihe von Veränderungen in psychophysiologischen Parametern, insbesondere der *EEG-Aktivität*, veränderte motorische und sensorische Reaktionen und schließlich durch jene bis heute hinsichtlich Ursache und Funktion höchst umstrittene halluzinatorische Aktivität des Träumens. Die folgende Darstellung bezieht sich in erster Linie auf den physiologischen (ungestörten) Nachtschlaf Erwachsener.

*Schlafstadien*: Nach der EEG-Aktivität wird der Schlaf in 4 *Stadien (Schlaftiefen)* eingeteilt: *Stadium 1* ist gekennzeichnet durch beginnende *niedrigfrequente Wellen, v.a. im theta-Bereich, Stadium 2* durch sogenannte *K-Komplexe* und *Schlafspindeln*, schließlich die *Stadien 3 und 4* durch beträchtlichen Anteil der *langsamen delta-Wellen*; *Stadium 4 (Tiefschlaf)* liegt definitionsgemäß dann vor, wenn der *delta-Anteil* über 50% beträgt. Bekanntlich werden diese Stadien im Laufe der Nacht mehrmals *periodisch durchlaufen*: Nach kurzem Verweilen in den Stadien 1 bis 3 gerät die schlafende Person üblicherweise in einen rund 20-minütigen Tiefschlaf; anschließend werden kurz Stadien 3 und 2 durchlaufen und ein psychophysiologischer Zustand erreicht, welcher Stadium 1 ähnelt, aber zusätzlich durch rasche Augenbewegungen charakterisiert ist (rapid eye movements, daher *REM-Schlaf*); diese erste von üblicherweise 4 bis 6 REM-Phasen dauert lediglich wenige Minuten, worauf wieder Rückkehr in das Tiefschlafstadium eintritt, welches diesmal bereits kürzer ist. Dieser rhythmische Verlauf wiederholt sich noch mehrmals, wobei allerdings Stadium 4 nicht mehr erreicht wird und kurz vor Aufwachen sogar nur noch Wechsel von Stadien 1 und 2 stattfindet. Dabei werden die mit den *REM-Phasen identischen Stadium 1-Phasen immer länger*; die vorletzte und längste kann bis zu einer Stunde dauern; aus der letzten heraus erfolgt zumeist das Erwachen. Insgesamt werden somit *Perioden tieferen Schlafes im Laufe der Nacht immer seltener, REM-Phasen nehmen hingegen zu den Morgenstunden hin immer größere Anteile ein*. Im *Alter* nimmt die gesamte Schlafdauer leicht ab, in stärkerem Maße sowohl *Tief-* wie *REM-Schlafperioden*, offenbar zugunsten von Schlaf der Stadien 2 und 3.

*Vegetative Begleiterscheinungen*: In Phasen *langsamer EEG-Wellen* findet sich eine *parasympathische* Stoffwechsellage (Absinken von Herzrate und Blutdruck, Zunahme gastrointestinaler Motilität). Während der *REM-Phasen* sind als Korrelate *erhöhter sympathischer Aktivität* Herzrate, Blutdruck und Atemfrequenz gesteigert. Der *Muskeltonus* ist deutlich *herabgesetzt*, wobei im Wesentlichen nur die Augenmuskeln und die respiratorische Muskulatur ausgenommen sind. Überraschenderweise ist während REM-Phasen die *Weckschwelle erhöht*, Personen also in diesem Stadium durch Außenreize besonders *schlecht* aus dem Schlaf zu holen; gleichwohl erfolgt Erwachen zumeist aus dieser Phase heraus. Es gibt auch gute Hinweise, dass v.a. in REM-Phasen die *Träume ablaufen*; wenigstens können Träume besser erinnert werden, wenn Weckung aus diesen Schlafphasen erfolgt (nach Kelly, 1991a; Dreßing u. Riemann, 1994, S. 4 ff.; s. dazu auch die Darstellung in Köhler, 2001, S. 258 ff.).

*Regulation des Schlafes*: Sie ist nicht befriedigend geklärt: Weitgehend gesichert ist, dass es eine Reihe von *endogenen „schlafanstoßenden" Substanzen* gibt, etwa gewisse *Peptide*; sie wirken wahrscheinlich indirekt durch *Aktivierung des serotonergen Systems*, dem wesentliche Bedeutung für die *Schlafinduktion* zugeschrieben wird.

Als anatomische Substrate, die bei der Regulation des Schlafes mitwirken, betrachtet man v.a. die *Raphe-Kerne im Hirnstamm*, die serotonerge Neuronen ins Endhirn senden; sie erhalten Input insbesondere vom *Nucleus suprachiasmaticus des Hypothalamus*, dessen Aktivität als *Zeitgeber für circadiane Rhythmen* dient und der wiederum sensorische Informationen aus der *Netzhaut* empfängt. Für die *Induktion des REM-Schlafes* werden *cholinerge Neuronen in der Formatio reticularis* des Hirnstamms verantwortlich gemacht; *Aktivierung* anderer Strukturen des Hirnstamms, so des *Locus caeruleus* und der *dorsalen Raphe-Kerne*, scheinen den *REM-Schlaf zu hemmen*. Der rhythmische Wechsel der Schlafstadien resultiert somit aus *abwechselndem Überwiegen cholinerger und noradrenerger/serotonerger Aktivierung* im Bereich der Formulatio reticularis (nach Kelly, 1991a; Köhler, 2001, S. 258 ff.).

### 7.3.2 Formen von Schlafstörungen; Symptomatik; Verlauf und Epidemiologie

*Überblick*: Die Gruppe der nichtorganischen Schlafstörungen in ICD-10 umfasst zum einen die *Dyssomnien*, welche als „primär psychogene" Störungen hinsichtlich *Dauer, Qualität* oder *Zeitpunkt des Schlafes* definiert sind, zum anderen die *Parasomnien*, *„abnorme Episoden"* während des Schlafes, etwa Schlafwandeln, Pavor nocturnus und Albträume. Nur zu Dyssomnien liegen zuverlässigere und umfangreichere biologische Befunde vor und nur diese werden dargestellt (zu Parasomnien bei Erwachsenen; s. Mayer u. Kotterba, 2004). Dyssomnien lassen sich wiederum unterteilen in die extrem häufige *nichtorganische Insomnie (Schlaflosigkeit)* und die seltenere *Hypersomnie*. Tabelle 7.4 gibt – teils in Abweichung von der Einteilung in ICD-10 – eine Übersicht über nichtorganische Schlafstörungen.

Tabelle 7.4 Einteilung der nichtorganischen Schlafstörungen

| **Dyssomnien** (Störungen hinsichtlich Dauer, Qualität oder Zeitpunkt des Schlafs) | | **Parasomnien** (abnorme Episoden während des Schlafs) |
|---|---|---|
| Insomnie (Schlaflosigkeit) | Hypersomnie (vermehrtes Schlafbedürfnis) | – Schlafwandeln (Somnambulismus)<br>– Pavor nocturnus (nächtliche Episoden von Furcht mit Schreien und motorischen Reaktionen)<br>– Albträume (Traumerleben mit Angst, aber ohne Schreien und Körperbewegungen) |
| – Insomnie bei psychischen Störungen (insbesondere Depressionen)<br>– nicht im Rahmen psychischer Störungen auftretende Insomnie (psychophysiologische Insomnie; besser wohl: idiopathische Insomnie) | – Hypersomnie bei psychischen Störungen (insbesondere bestimmten Depressionsformen)<br>– nicht im Rahmen psychischer Störungen auftretende Hypersomnie (selten; Narkolepsie gehört nicht in diese Kategorie) | |

*Formen von Insomnien*: Schlaflosigkeit ist oft *Symptom einer körperlichen Erkrankung*, resultiert z.B. aus begleitenden *Schmerzen*, kann aber vielfältige andere organische Ursachen haben (dann Klassifikation in anderen Kapiteln der ICD-10). Häufig lassen sich solche nicht finden, während emotionale Faktoren nachgewiesenermaßen oft eine Rolle spielen; nur in diesem Fall wäre die Diagnose einer *nichtorganischen Insomnie* und Klassifikation in Kapitel V der ICD-10 gerechtfertigt.

*Formen von Hypersomnien*: *Nichtorganische Hypersomnien* werden deutlich seltener gefunden und sind dann zumeist Symptom einer anderen *psychischen Störung*; sie können jedoch auch isoliert vorkommen oder als Begleitsymptom so in den Vordergrund treten, dass ein zusätzlicher diagnostischer Vermerk gerechtfertigt erscheint.

*Nicht zur Gruppe der nichtorganischen Hypersomnien* gehört die seltene, wenngleich bekannte und theoretisch interessante *Narkolepsie* (nach ICD-10 zu klassifizieren in Kapitel 6[G] und zwar mit G47). Sie ist gekennzeichnet durch sich *periodisch wiederholende imperative Schlafanfälle* von einigen *Minuten* Dauer, aus denen die Patienten (kurzfristig) *erfrischt aufwachen*; daneben besteht ein *kontinuierliches Müdigkeitsgefühl*. Ein weiteres charakteristisches Symptom sind *kataplektische Attacken*, ein plötzlicher, oft durch Affekte ausgelöster *Tonusverlust der Muskulatur* (etwa Wegsacken der Beine). Weiter werden *Schlaflähmungen (Schlafparalysen)* beobachtet, Unfähigkeit zu sprechen oder sich zu bewegen, insbesondere im Stadium des Einschlafens. Häufig werden auch *„hypnagoge Halluzinationen"* beschrieben, lebhafte Trugwahrnehmungen meist visueller Natur, die v.a. beim Einschlafen auftreten. Die Ätiologie ist unbekannt, wobei möglicherweise *genetische Faktoren* eine gewisse Rolle spielen. Der Nachweis einer bestimmten Antigenstruktur der Leukozyten, speziell des HLA DR 2-Faktors, ist (bei Vorliegen entsprechender Symptomatik) diagnostisch weitgehend beweisend; die pathogenetische Bedeutung dieser Abweichung bleibt vorläufig unklar. Therapeutisch setzt man trizyklische Antidepressiva und MAO-Hemmer ein, welche den REM-Schlaf unterdrücken und so gegen die damit assoziierten Symptome kataplektische Attacken, Schlafparalyse und hypnagoge Halluzinationen wirksam sind; die Tagesmüdigkeit versucht man durch *vigilanzsteigernde Medikamente* zu behandeln, in schweren Fällen mit dem Betäubungsmittelgesetz unterstehenden *Psychostimulanzien* (stark verkürzt nach Dreßing u. Riemann, 1994, S. 150 ff.; s. dazu auch ausführlich Meier-Ewert, 1989, S. 57 ff.).

Zu den organisch bedingten Hypersomnien wird auch die *Schlaf-Apnoe* (G47.3) gerechnet, bei der sich wiederholt Atempausen von mehr als 10 Sekunden Dauer während des Schlafes finden, wobei es zu verminderter Sauerstoffsättigung im Blut kommt; ab gewisser Häufigkeit solcher Atemstillstände werden sie als pathologisch betrachtet. In ihrer Folge können sich verschiedene Erkrankungen einstellen, besonders im *Herz-Kreislauf-System*, wobei v.a. gefährliche *Herzrhythmusstörungen* zu beachten sind. Man unterscheidet ein *obstruktives Schlaf-Apnoe-Syndrom* durch wiederkehrende Behinderungen in den oberen Luftwegen und ein *zentrales* mit Aussetzen der Muskeltätigkeit, schließlich auch kombinierte Formen. Therapeutisch versucht man u.a. allgemeine Maßnahmen wie Gewichtsreduktion und Einstellen von Alkohol- und Nikotinkonsum, weiter Regelung der Schlafgewohnheiten sowie Veränderungen der Schlafposition. Bei ausgeprägten Fällen des obstruktiven Schlaf-Apnoe-Syndroms wird durch Applikation einer Nasenmaske der Druck in den Atemwegen reguliert (stark verkürzt nach Dreßing u. Riemann, 1994, S. 132 ff.; dort Hinweise auf weitere therapeutische Maßnahmen; s. dazu auch Meier-Ewert, 1989, S. 14 ff.).

*Nichtorganische Insomnien*: Schlaflosigkeit ist zumeist nicht organisch bedingt. Nicht selten wird sie bei *psychiatrischen Erkrankungen* beobachtet, wobei die Schlafstörungen *Depressiver* am Bedeutendsten sind. Sehr viel verbreiteter sind jedoch *Insomnien ohne psychiatrische Grundkrankheiten (primäre nichtorganische Insomnien)*. Sie haben am Häufigsten die Form von Einschlafstörungen, gefolgt von Durchschlafstörungen und frühem Erwachen in den Morgenstunden; oft liegen die Störungen kombiniert vor (zur genauen Definition von Insomnie hinsichtlich Dauer, Auftretensumständen u.Ä.; s. Hajak u. Rüther, 1995, S. 2 f. sowie ICD-10, S. 205 ff.).

*Nichtorganische Hypersomnien*: Sie haben die Form von „exzessiver Schläfrigkeit während des Tages" oder von „Schlafanfällen, die nicht durch eine unzureichende Schlafdauer erklärbar sind"; schließlich können sie sich als „verlängerte Übergangszeiten vom Aufwachen aus dem Schlaf bis zum völligen Wachsein" manifestieren (nach ICD-10, S. 208). Sie kommen bei psychiatrischen Erkrankungen vor, speziell bei Depressionen, besonders häufig bei saisonal abhängigen affektiven Störungen. Hypersomnien, die nicht organisch bedingt sind und nicht mit psychiatrischen Erkrankungen in Zusammenhang stehen *(idiopathische Hypersomnien)* spielen eher eine geringe Rolle.

*Verlauf*: Insomnien beginnen zumeist im Erwachsenenalter, speziell die primär-psychophysiologischen Insomnien (s. unten); ein Beginn schon im Kindesalter wird als Charakteristikum der „idiopathischen Insomnie" angesehen. Die Verläufe sind häufig chronisch, wenn auch variabel hinsichtlich Intensität der Beschwerden. Zu Beginn und Verlauf von Hypersomnien finden sich offenbar kaum Angaben in der Literatur.

*Epidemiologie*: Insomnien sind *extrem häufig*; man schätzt, dass etwa ein Drittel der erwachsenen Bevölkerung unter Ein- und Durchschlafstörungen leidet, besonders häufig *Frauen* und *ältere Personen*; der weitaus größte Teil dürfte primärer Art sein. Hypersomnien und speziell die idiopathische Form der Hypersomnie sind sehr viel seltener; für die letztere schätzt man die Prävalenz auf unter 1 Promille (s. dazu die bei Dreßing u. Riemann, 1994, S. 43 sowie S. 170 zitierten Quellen).

### 7.3.3 Familiäre Häufung und Vererbung

*Familiäre Häufung von Insomnien*: Hierzu existieren wenig konkrete Angaben. Schlaflosigkeit dürfte deutlich familiäre Häufung zeigen, wobei dies eher auf ähnliche Lebensgewohnheiten als auf genetische Faktoren zurückzuführen sein sollte.

Bei der *idiopathischen Insomnie*, die bereits im Kindesalter einsetzt, ist *familiäre Belastung* eindeutig nachzuweisen. Für diese Störung nimmt man wesentlich *genetische Faktoren* an (Dreßing u. Riemann, 1994, S. 91 und S. 171); allerdings sind weder der Erbgang noch die evtl. beteiligten Gene bekannt.

### 7.3.4 Biologische Befunde bei Personen mit nichtorganischen Schlafstörungen

*Objektivierung der geschilderten Symptome*: Studien an Schlafgestörten beziehen sich häufig auf Schlafparameter und bestätigen teils die Schlafstörungen, teils können sie zeigen, dass die *Betroffenen oft das Ausmaß ihrer Schlafschwierigkeiten überschätzen* (etwa McCall u. Edinger, 1992).

*Psychophysiologische Studien*: In einigen Arbeiten ließ sich zeigen, dass Patienten mit Schlafstörungen *erhöhte psychophysiologische Aktivierung* aufweisen (Freedman u. Sattler, 1982; Adam et al., 1986; für weitere Literatur; s. Knab, 1989), wobei allerdings die Frage nach der Repräsentativität der Stichproben zu stellen wäre.

### 7.3.5 Biologische Erklärungsansätze

*Hypothesen zu Insomnien*: Da man bei nichtorganischen Dyssomnien biologische Ursachen definitionsgemäß ausschließt, sind entsprechende Erklärungsansätze v.a. psychologischer Natur, gehen etwa bei der „psychophysiologischen Insomnie" von *fehlerhaften Erwartungen* und *Einschätzungen zum Thema Schlaf* sowie *Fehlkonditionierungen* aus (s. dazu Knab, 1989; Kelly, 1991b). Psychophysiologische Theorien betonen das *erhöhte Aktivierungsniveau* („arousal") der Betroffenen mit Hochschaukeln physischer und psychischer Aktivierung im Sinne eines Circulus vitiosus.

Annahmen zu Störungen in Transmittersystemen, etwa im serotonergen, zur Erklärung von Schlafstörungen beziehen sich i. Allg. auf Dyssomnien im Rahmen psychiatrischer Erkrankungen (Reynolds et al., 1995). Für die bereits im Kindesalter einsetzende *idiopathische Insomnie* wird eine *angeborene Schwäche der schlafgenerierenden Zentren* im Hirnstamm verantwortlich gemacht (Dreßing u. Riemann, 1994, S. 91; Hajak u. Rüther, 1995, S. 90); die Abgrenzung der idiopathischen Insomnie als eigene Krankheitseinheit ist jedoch nicht unumstritten (Reynolds et al., 1991).

*Hypothesen zur Hypersomnie*: Wenig existiert zu biologischen Theorien der nichtorganischen Hypersomnie; für die *idiopathische*, also nicht im Zusammenhang mit psychiatrischen Krankheiten auftretende Form schreibt man erwähntermaßen *genetischen Einflüssen* gewisse Bedeutung zu. Als Grundlage angenommen wird eine verstärkte Aktivität des non-REM-Systems in der Formatio reticularis (Schönbrunn et al., 1991).

### 7.3.6 Biologische Therapien

*Überblick*: Zuweilen kommt bei Insomnien Lichttherapie zur Anwendung, v.a. bei Patienten mit gestörtem Schlaf-Wach-Rhythmus (Hajak u. Rüther, 1995, S. 129). In der Regel besteht die biologische Behandlung jedoch in der Gabe von *Hypnotika*, die ausführlicher in 3.4 besprochen sind.

*Hypnotika*: Wohl mit Abstand am Häufigsten werden augenblicklich die *Benzodiazepinhypnotika* eingesetzt, die ihre Wirkung über *Verstärkung der GABAergen Hemmung* entfalten (s. 3.4.2). Sie *verkürzen die Einschlafzeiten* sowie die *Dauer nächtlicher Wachphasen*, bewirken dabei meist *Unterdrückung des REM-Schlafs* wie auch *Reduktion der delta-Aktivität* und damit der *Schlaftiefe*. Benzodiazepine mit kurzer Halbwertszeit führen zu geringerer Kumulation und weniger Hangover-Effekten, jedoch soll Entzugssymptomatik bei ihnen häufiger auftreten (Benkert, 1995, S. 106).

Zunehmend werden heute zur Behandlung von Schlafstörungen auch *Nicht-Benzodiazepinhypnotika* wie Ximovan und Zolpidem eingesetzt, die wahrscheinlich geringere Gefahr der Abhängigkeit bieten und die „Schlafarchitektur" weniger verändern sollen.

Gewisse Bedeutung als Schlafmittel haben weiter Substanzen, die ihre sedierende Wirkung durch Blockade von Histaminrezeptoren entfalten; einige von ihnen sind nach wie vor rezeptfrei erhältlich (s. dazu ausführlicher 3.4).

Die heutzutage, wenigstens in Deutschland, bei Schlafstörungen so gut nicht mehr eingesetzten *Barbiturate* wirken durch Öffnung von Chloridionenkanälen hyperpolarisierend, ähnlich wie Benzodiazepine, bedürfen aber dabei nicht der Anwesenheit von GABA und weisen daher *sehr geringe therapeutische Breite* auf. Weiter entwickelt sich rasch Toleranz und es treten starke Entzugssyndrome auf; zudem *unterdrücken* Barbiturate sowohl *Tief- wie REM-Schlaf*. Einen ähnlichen Wirkmechanismus wie die Barbiturate besitzt auch der v.a. in Selbstmedikation als Hypnotikum eingesetzte *Alkohol*, der gleichfalls *Tiefschlaf und REM-Phasen reduziert*, also den *Schlaf flacher* werden lässt.

Speziell in Kliniken wird zuweilen *Chloralhydrat* eingesetzt, welches das Schlafprofil, insbesondere den Ablauf der REM-Phasen, weniger als Benzodiazepine stören soll; es kann jedoch zu deutlicher Entzugssymptomatik führen und besitzt zudem geringe therapeutische Breite. Erwähnt seien noch die so genannten „natürlichen" Schlafsubstanzen, beispielsweise das *L-Tryptophan als Präkursor von Serotonin*, welcher Substanz man eine bedeutende Rolle bei der Schlafregulation zuschreibt (s. 7.3.1). Da es bei Behandlung mit L-Tryptophan wiederholt zu Nebenwirkungen kam, v.a. zum so genannten Eosinophilie-Myalgie-Syndrom, wurde es vom Markt genommen, ist aber mittlerweile wieder im Handel (z.B. als Kalma®). Insbesondere in den USA wird das *Epiphysenhormon Melatonin* häufig eingenommen, speziell zur Überwindung des „jet-lag-Syndroms", wobei über Wirkungen und Nebenwirkungen letztlich noch wenig bekannt ist (Benkert u. Hippius, 1996, S. 340 ff. sowie Hajak u. Rüther, 1995, S. 155 ff.).

*Behandlung der idiopathischen Hypersomnie*: Sie besteht neben *Regelung der Schlafgewohnheiten* zumeist in der Gabe *vigilanzsteigernder Substanzen*, wobei Selbstmedikation mit stimulierenden Getränken wie Kaffee oder Tee sowie mit Nikotin und Schokolade häufig ist (Williams et al., 1995). Die zur Behandlung der Narkolepsie zugelassenen, dem Betäubungsmittelgesetz unterworfenen Substanzen Methylphenidat (Ritalin®) und Modafinil (Vigil®) sind hier möglicherweise wirksam, haben aber für diese Indikationen keine Zulassung (Benkert u. Hippius, 2005, S. 463).

## 7.4 Sexuelle Funktionsstörungen

### 7.4.1 Der sexuelle Funktionszyklus

*Vormerkungen*: Eingehende Darstellung der physiologischen Vorgänge bei sexueller Stimulation und Erregung würde erheblich über den hier vorgegebenen Rahmen hinausgehen und nicht zuletzt ein genaueres Eingehen auf anatomische Einzelheiten erfordern (s. dazu ausführlich Graber, 1993; Hyde, 1994; oder knapper Sadock, 1995); hinzu kommt die Schwierigkeit, dass einige Punkte, insbesondere den Orgasmus der Frau betreffend, immer noch höchst kontrovers diskutiert werden.

*Phasen des sexuellen Funktionszyklus*: Den so genannten *sexuellen Funktionszyklus* sowohl bei Frauen wie bei Männern teilt man mittlerweile in *vier Phasen* ein, die *Appetenz-, Erregungs-, Orgasmus- und Entspannungsphase*. Die genannte Einteilung hat weitgehend die in Erregungsphase, Plateauphase, Orgasmus- und Entspannungsphase abgelöst, welche auf Masters und Johnson (1970) zurückgeht und bevorzugt in der älteren Literatur zu finden ist (s. etwa Hertoft, 1989, S. 48 ff.). Erregungsphase in neuerer Terminologie entspricht dabei ungefähr einer Kombination von (später) Erregungsphase und Plateauphase; Appetenzphase dürfte in etwa den frühen Stadien der Erregungsphase im Sprachgebrauch von Masters und Johnson gleichzusetzen sein.

*Vorgänge beim Mann*: In der *Appetenzphase* zeigt sich *Erektion des Penis* durch *Füllung der Schwellkörper mit Blut*; gleichzeitig *hebt* sich der *Hoden* teilweise an.

Die nervöse Kontrolle der Erektion ist nicht vollständig bekannt. Zum einen kann Erektion mechanisch-reflektorisch durch Manipulation des Penis ausgelöst werden; die afferenten Fasern sind dabei die Nn. pudendi, die efferenten die zum parasympathischen Nervensystem gerechneten Nn. erigentes; die Umschaltung erfolgt im Sakralmark. Die Erektion (ebenso wie die Klitorisschwellung) wird i. Allg. als parasympathisch gesteuert angesehen (Sadock, 1995). Die Schwellkörper des Penis erreichen aber auch Nervenfasern, die von weiter kranial ausgehen, nämlich vom unteren Thorakal- und oberen Lumbalmark, also Ausgangspunkten sympathischer Neuronen (dem „thorakolumbalen Erektionszentrum").

Die *Erektion* entsteht durch *Füllung der Schwellkörper*, d.h. der an der Dorsalseite lokalisierten Corpora cavernosa und des die Harnröhre umgebenden Corpus spongiosum; dabei wird durch *Schließung venöser Abflüsse* für ein Ungleichgewicht von Zu- und Abfuhr des Blutes bis zum Erreichen der Schwellung gesorgt.

In der *Erregungsphase* wird die *Erektion stärker*, der *Penis, insbesondere die Eichel (Glans), dunkler*; der *Hoden* wird deutlich *größer* und *hebt* sich noch mehr, das *Skrotum* verdickt sich; ebenso ist *Vergrößerung der Prostata* und *verstärkte Sekretion der Cowperschen Drüsen* zu beobachten, wodurch die *Glans penis befeuchtet* wird.

In der *Orgasmusphase* kontrahieren sich *Samenbläschen* und *Prostata*, rhythmische *Kontraktionen* von *Penis, Harnröhre* und umgebender quergestreifter Muskulatur befördern die *Samenflüssigkeit* (Spermien und Prostatasekrete) nach außen; gleichzeitig verschließen sich die Ringmuskeln, die am Ausgang der Blase in die Harnröhre liegen und der Schließmuskel für den After; auf diese Weise wird Entleerung von Urin und Faeces durch die Beckenkontraktionen verhindert.

Genauer ist dabei zwischen *Emission, Ejakulation und Orgasmus* zu unterscheiden. Unter Emission versteht man die Sammlung der Samenflüssigkeit in der hinteren Harnröhre. Diese Volumenerhöhung löst reflektorisch die wenige Sekunden später erfolgende Ejakulation aus, deren Grundlage erwähntermaßen Kontraktionen diverser Organe bilden, insbesondere aber des M. bulbocavernosus; dieser umschließt den hinteren Teil des Corpus spongiosum und jenen Teil der Harnröhre, in dem sich während der Emission die Samenflüssigkeit ansammelt.

Selbst beim Mann ist nicht immer eindeutig anzugeben, was das Orgasmus genannte Lustgefühl bedingt; zum einen ist es offenbar die Dehnung der hinteren Harnröhre durch die Flüssigkeitsansammlung, zum anderen diverse körperliche Empfindungen während des Ausstoßens des Ejakulats. Bei manchen Männern sollen aber Orgasmus und Samenerguss nicht zusammenfallen, sodass für den ersteren offenbar zahlreiche weitere Prozesse verantwortlich sind. Die Emission geht von vegetativen Rückenmarkszentren in Höhe des unteren Lumbalmarks aus, also nicht jenen, die die Erektion steuern; die efferenten Fasern verlaufen in den Nn. hypogastrici. Man nimmt an, dass die Ejakulation im Gegensatz zur Erektion sympathisch gesteuert ist (Sadock, 1995).

Die *Entspannungsphase* ist charakterisiert durch *Nachlassen der Erektion, Abnahme der Schwellung und Senkung der Hoden, Dünnerwerden des Skrotums*. Typischerweise tritt beim Mann eine mehr oder weniger lange *Refraktärphase* ein, in der ein weiterer Orgasmus nicht möglich ist.

*Vorgänge bei der Frau*: Sie sind komplizierter und weniger genau verstanden. In der *Appetenzphase schwellen die Schamlippen an* und die *Klitoris vergrößert* sich, die *Gebärmutter* wird *angehoben* und die *Befeuchtung der Vagina (Lubrikation)* setzt ein. Die *Schwellung der Blutgefäße* um die Scheide sowie in den Labia maiora und minora geschieht durch ähnliche Mechanismen wie die Füllung der Corpora cavernosa beim Mann; auch die nervöse Kontrolle verläuft analog. Die Grundlage der Lubrikation ist unklar; in der Scheide hat man bis jetzt keine Drüsen gefunden; das Feuchtwerden soll daher durch „Ausschwitzen" von Flüssigkeit, möglicherweise aus den geschwollenen Venengeflechten, zu Stande kommen.

In der *Erregungsphase schwellen äußere und innere Schamlippen an; Uterus (Gebärmutter) und Cervix (Gebärmutterhals) werden nach hinten und oben gezogen, womit sich die Vagina in dieser Richtung verlängert; gleichzeitig verengt sich ihr vorderes Drittel und das Lumen wird kleiner (vaginale oder orgastische Manschette).*

In der *Orgasmusphase* treten *rhythmische Kontraktionen* der orgastischen Manschette sowie weitere Kontraktionen der umgebenden Muskulatur auf.

Zur Physiologie des weiblichen Orgasmus gibt es bekanntlich die verschiedensten Auffassungen; manche Autoren unterscheiden etwa einen Vulvaorgasmus von einem tiefen uterinen Orgasmus, der nur bei Penetration zu Stande kommen und ohne Kontraktionen der orgastischen Manschette ablaufen soll; bekannter ist die etwa analog aufzufassende Unterscheidung zwischen klitoralem und vaginalem Orgasmus, über deren Zweckmäßigkeit heftig Diskussion geführt wird. Die Mehrzahl der Sexologen sieht mittlerweile offenbar im Orgasmus einen Vorgang, der durch rhythmische Kontraktionen der Scheide charakterisiert ist, aber nicht notwendig durch Penetration und Reizung der Vagina ausgelöst wird; offenbar kann er seinen Ausgangspunkt auch von anderen erogenen Zonen nehmen, insbesondere von der manuell oder durch Penisbewegungen stimulierten Klitoris. Kontrovers wird v.a. die in diesem Zusammenhang höchst relevante Frage diskutiert, ob die Scheide reichlich sensible Nervenendigungen besitzt oder ausgesprochen schlecht innerviert ist (s. dazu die bei Hertoft, 1989, S. 70 ff. angegebene Literatur sowie Comer, 2001, S. 337 ff.).

In der *Entspannungsphase* bilden sich die Veränderungen zurück; *Uterus und Portio (Gebärmuttermund) senken sich, letztere taucht in das Ejakulat.* Im Gegensatz zum Mann ist die *Refraktärperiode bei Frauen nicht selten extrem kurz*, sodass sie sofort zu weiteren Orgasmen stimuliert werden können (dargestellt im Wesentlichen nach Hertoft, 1989, S. 48 ff.; Comer, 2001, S. 337 ff.)

Tabelle 7.5 Der sexuelle Funktionszyklus

| Phase | Vorgänge beim Mann | Vorgänge bei der Frau |
|---|---|---|
| Appetenz-phase | – Füllung der Schwellkörper mit Blut; damit:<br>– Erektion des Penis<br>– Anheben des Hodens | – Anschwellen der Schamlippen<br>– Vergrößerung der Klitoris<br>– Heben der Gebärmutter<br>– Feuchtwerden der Vagina (Lubrikation) |
| Erregungs-phase | – Erektion wird stärker<br>– Penis wird dunkler (speziell die Eichel)<br>– Vergrößerung und weiteres Anheben des Hodens<br>– Scrotum (Hodensack) verdickt sich<br>– Vergrößerung der Prostata<br>– verstärkte Sekretion der Cowperschen Drüsen; damit:<br>– Befeuchtung der Glans penis | – weiteres Anschwellen der Schamlippen<br>– Uterus und Cervix nach hinten oben gezogen; damit:<br>– Verlängerung der Vagina<br>– Verengung des vorderen Drittels der Vagina (orgastische Manschette) |
| Orgasmus-phase | – Kontraktion von Samenbläschen und Prostata<br>– rhythmische Kontraktionen von Penis, Harnröhre und umgebender quergestreifter Muskulatur; damit:<br>– Samenflüssigkeit wird ausgeschleudert<br>– gleichzeitiges Verschließen von Ringmuskeln an Blase und After | – rhythmische Kontraktionen der orgastischen Manschette<br>– Kontraktionen der umgebenden Beckenmuskulatur |
| Entspan-nungsphase | – Nachlassen der Erektion<br>– Hoden schwillt ab und senkt sich<br>– Skrotum wird dünner<br>– meist längere Refraktärphase | – Rückbildung der Schwellungen<br>– Uterus senkt sich<br>– Portio taucht in Ejakulat<br>– anschließende Refraktärphase oft sehr kurz |

## 7.4.2 Sexuelle Funktionsstörungen: Einteilung und Überblick

*Einteilung der Störungen gemäß der Phasen*: Den genannten Phasen des sexuellen Reaktionszyklus entsprechend werden die *Funktionsstörungen* im DSM-IV (weniger konsequent allerdings in ICD-10) in *Appetenz-, Erregungs- und Orgasmusstörungen* eingeteilt. Störungen in der Entspannungsphase treten offenbar zu selten auf, um eine eigene Störungskategorie zu rechtfertigen; andererseits sind einige Störungen wie der „nichtorganische Vaginismus" oder die „nichtorganische Dyspareunie" kaum eindeutig den Phasen des Reaktionszyklus zuzuordnen.

*Appetenzstörungen*: Sie definieren sich durch *Mangel an sexuellem Verlangen*, wobei das Ausbleiben der in 7.4.1 genannten Reaktionen nur den körperlichen Teil der Symptomatik bildet. Als schwere Form ist in ICD-10 die *„sexuelle Aversion"*, im DSM-IV die „Störung mit sexueller Aversion" aufgeführt. Ein Gegenstück zur Verminderung der sexuellen Appetenz ist das *„gesteigerte sexuelle Verlangen"*, welches nur dann als eigenständiges Störungsbild klassifiziert wird, wenn es nicht im Rahmen anderer psychischer, beispielsweise affektiver Störungen auftritt.

*Störungen der sexuellen Erregung*: Dazu zählen im Wesentlichen die *erektile Impotenz beim Mann, die fehlende Lubrikation bei der Frau*. Trotz adäquater sexueller Stimulation – wie sinnvollerweise hinzu zu setzen wäre – bleiben die sexuellen Reaktionen aus, welche die Durchführung des Geschlechtsaktes erleichtern oder überhaupt erst möglich machen.

*Orgasmusstörungen*: Sie haben zumeist die Form eines *verzögerten oder ausbleibenden Orgasmus* und betreffen vornehmlich *Frauen*, können aber in Gestalt *verzögerter oder fehlender Ejakulation* auch bei *Männern* vorkommen. Sehr viel häufiger bei Männern ist jedoch der *vorzeitige Samenerguss (Ejaculatio praecox)*.

Einige ausgewählte Störungen seien kurz (im Wesentlichen – aber insbesondere in der Terminologie nicht immer streng – orientiert an ICD-10) geschildert und Erklärungsansätze sowie Therapieverfahren vorgestellt. Da beim Großteil der sexuellen Funktionsstörungen sich nicht eindeutig zwischen psychischer und organischer Verursachung trennen lässt, soll ein entsprechender Versuch hier gar nicht erst unternommen werden. Bei der Darstellung der Ätiologie werden nur organische Faktoren berücksichtigt, ohne dass die Bedeutung psychischer Momente hiermit geleugnet wird; entsprechend wird auch nur auf somatische Therapien näher eingegangen.

## 7.4.3 Appetenzstörungen

*Symptomatik*: Bei *Appetenzstörungen* liegt das Grundproblem im *Verlust des sexuellen Verlangens (sexuelle Hypoaktivität)*; es ist nicht auf andere sexuelle Schwierigkeiten (beispielsweise Erektionsstörungen oder Dyspareunie) zurückzuführen (nach ICD-10, S. 215 f.). Auszuschließen für die Diagnosestellung sind die *organische Grundkrankheit* sowie der *Effekt von Medikamenten oder psychotropen Substanzen*. Die Häufigkeit der Störung hängt naturgemäß davon ab, welche Normbereiche für sexuelle Aktivität angesetzt werden; man geht davon aus, dass etwa 15% der Männer und 20–30% der Frauen davon betroffen sind (Comer, 2001).

*Ätiologie*: Obwohl definitionsgemäß organische Krankheiten oder Substanzeffekte als Ursachen auszuschließen sind, sei hier kurz auf diese Möglichkeiten eingegangen. Krankheiten mit *Beeinträchtigung des Allgemeinbefindens* gehen häufig mit *mangelnder sexueller Appetenz* einher, etwa *bösartige Neubildungen* oder *Anämien*, weiter diverse *Hormonstörungen*, beispielsweise *Schilddrüsenunterfunktion*. Verminderter Sexualtrieb findet sich mit großer Häufigkeit auch nach therapeutisch indizierten *Hodenentfernungen* oder bei *Fehlentwicklung der Hoden*, etwa bei Klinefelter-Syndrom oder Kryptorchismus (Entwicklungsstörung mit Verbleiben der Hoden im

Bauchraum). Von sexuelle Appetenz reduzierenden Substanzen seien *dämpfende Psychopharmaka* genannt, z.B. Neuroleptika (s. dazu ausführlich Kresin, 1993; zur Beeinflussung des Prolactinspiegels durch Neuroleptika, s. unten; für weitere Medikamente als Ursache sexueller Dysfunktionen; s. Müller-Oerlinghausen u. Ringel, 2002). Auch *Alkohol* hat, v.a. bei chronischem Missbrauch, häufig diese Wirkung, möglicherweise über *Veränderungen des Hormonhaushalts*. Ebenso soll bei *Dauerkonsumenten diverser anderer psychotroper Substanzen Libidoreduktion auftreten*; dies betrifft interessanterweise auch solche, die vereinzelt und kurzfristig eingenommen, den Sexualtrieb aktivieren, beispielsweise *Kokain, Amphetamine, Marihuana*. Schließlich ist gut belegt, dass im Rahmen *depressiver Störungen* sich oft deutliche Verminderung der Appetenz findet; Libidoverlust ist ein Merkmal des somatischen Syndroms bei depressiven Episoden (s. 5.1).

Auch bei Störungen der Appetenz, die außerhalb organischer Erkrankungen und psychiatrischer Störungen auftreten, wird nach biologischen Korrelaten gesucht, bisher allerdings ohne sehr eindeutige Befunde; *nicht restlos klar* ist etwa die *Beziehung zwischen Sexualhormonen und Appetenz* (s. dazu ausführlich Kresin, 1993): Beim *Mann* führt *erniedrigter Spiegel von Androgenen*, etwa *Testosteron*, wie es beispielsweise nach Entfernung der Hoden beobachtet wird, meist zu *herabgesetztem Sexualtrieb*; umgekehrt lässt sich bei Hodenunterfunktion durch *Testosterongabe* oft die *Libido steigern. Dämpfend auf die Appetenz* wirkt sich bei *Männern* auch *erhöhte Konzentration weiblicher Sexualhormone* aus, beispielsweise wenn diese auf Grund gestörter Leberfunktion nicht mehr hinreichend abgebaut werden können.

Bei *Frauen* ist der *Zusammenhang zwischen sexuellem Verlangen und Hormonspiegel sehr viel weniger klar*: Entfernung der Ovarien beeinträchtigt oft nicht die Appetenz; zudem besteht kein eindeutiger Zusammenhang zwischen Schwankungen des Hormonspiegels im Rahmen des Menstruationszyklus und Libidostärke (Hertoft, 1989, S. 67; Kresin, 1993; Carlson, 2004, S. 388 f.). *Dämpfende Wirkung* auf den Sexualtrieb hat das von der Hypophyse sezernierte Hormon *Prolactin*, das bei stillenden Frauen vermehrt ist; in dieser Zeit soll bei manchen Frauen die sexuelle Appetenz reduziert sein. *Erhöhung des Prolactinspiegels als Nebenwirkung von Neuroleptikatherapie* ist wahrscheinlich die Ursache für die bei so behandelten Patienten häufig beobachtete Störung von Libido und Potenz (s. 4.9.2).

*Therapie*: Die *biologische Therapie* sexueller Appetenzstörungen ist *schwierig*. Zufuhr von *Androgenen* bei Männern *steigert* zwar oft das *sexuelle Verlangen*, gilt jedoch letztlich nur dann als indiziert, wenn ein entsprechender Mangel vorliegt (Hertoft, 1989, S. 202); zudem sind mögliche Nebenwirkungen zu beachten (in erster Linie erhöhte Wahrscheinlichkeit für die Entwicklung von Prostatakarzinomen und Herz-Kreislauf-Erkrankungen). Stimulation der sexuellen Appetenz bei Frauen mittels Medikamenten scheint unüblich. Generell war die Suche nach einem nebenwirkungsarmen, im Einsatz vertretbaren Aphrodisiakum bis jetzt sehr wenig erfolgreich.

### 7.4.4 Störungen der Erregung

*Erektile Dysfunktion*

*Symptomatik*: *Störungen der Erregung*, in ICD-10 *„Versagen sexueller Reaktionen"* genannt, haben beim Mann meist die Form von *fehlender oder unzureichender Erektion (erektile Dysfunktion, erektile Impotenz, impotentia coeundi)* bei *ungenügender Füllung der Schwellkörper*. Nach Comer (2001) betrifft dies etwa 8–10% der Männer; diese Zahlen steigen mit dem Alter dramatisch an: etwa 1% bei Männern unter 30 Jahren, ungefähr 7% bei Männern mit 50, 76% bei männlichen Personen über 80 Jahren. Zu bedenken ist dabei die erhebliche Dunkelziffer; andererseits sind Erektionsstörungen teilweise nur auf bestimmte Situationen beschränkt, was in epidemiologischen Angaben oft nicht ausreichend berücksichtigt wird.

*Ätiologie*: Es gibt vielfältige *organische Ursachen der erektilen Impotenz*, die beispielsweise bei Graber (1993) oder Sadock (1995) aufgelistet sind (s. dazu auch Bancroft, 1985, S. 316 ff.): Zahlenmäßig wohl am Bedeutendsten sind *endokrine Erkrankungen*, insbesondere *Diabetes mellitus* („Zuckerkrankheit"), weiter *neurologische Krankheiten*, wobei an erster Stelle *traumatische Schädigungen des Rückenmarks* und *multiple Sklerose* stehen dürften; hinzu kommen *Erkrankungen der Leber*, speziell die *alkoholisch bedingte Zirrhose*, Nieren- und andere urologische Erkrankungen, diverse Infektionen und Vitaminmangelsyndrome; zudem können sich als *Folge chirurgischer Eingriffe* (z.B. nach Entfernung der Prostata mit *Verletzung der Nn. erigentes*) oder von *Strahlentherapie* Erektionsstörungen einstellen. Eine wesentliche Ursache für die *im Alter auftretende Erektionsschwäche* sind *Gefäßveränderungen*, wobei im Fall der *arteriell bedingten erektilen Impotenz* auf Grund *arteriosklerotisch bedingter Stenosen die Blutzufuhr in die Schwellkörper reduziert* ist, bei der *venösen Insuffizienz die Abfuhr des Blutes nicht genügend gebremst* wird (Hertoft, 1989, S. 220 ff.). Seltenere Ursachen sind *anatomische Abweichungen* wie *Penisverkrümmung* und die ätiologisch ungeklärte *Induratio penis plastica* (Peyronie-Krankheit), bei der entzündliche Infiltrate der Corpora cavernosa zu *Vernarbung* und *Schrumpfung* geführt haben (nach Hertoft, 1989, S. 216 f.).

*Medikamentöse Ursachen* sind häufig Einnahme von *Hormonen*, besonders *Antiandrogenen*, von *Antihypertonika*, einigen *Psychopharmaka* (speziell Neuroleptika und SSRIs) sowie gewissen psychotropen Substanzen (s. dazu die instruktive Überblicksarbeit von Segraves, 1989); Impotenz kann sich auch nach *chronischem Substanzmissbrauch* entwickeln, wobei neben Alkohol hier Opiate sowie Psychostimulanzien und Kokain genannt werden (Sadock, 1995).

*Therapie der erektilen Dysfunktion*: Versuche, diese pharmakologisch zu beseitigen, waren lange nur bedingt erfolgreich. Eingesetzt wurde hier v.a. das am (präsynaptischen) α$_2$-Rezeptor antagonistisch wirkende, die zentrale Sympathikusaktivität verstärkende Yohimbin; seltener kamen Opiatantagonisten sowie Dopaminagonisten (z.B. Apomorphin) zum Einsatz. An wohl sehr selektiven Stichproben ließ sich eine erektionsfördernde Wirkung v.a. von Yohimbin nachweisen (Gregoire, 1992; Benkert u. Hippius, 1996, S. 444). Insgesamt scheint der Effekt jedoch zu schwach, um eine standardmäßige Therapie dieser ungemein häufigen Störung zu bieten.

Hingegen ließen sich mit einer Substanz, die über *Enzymhemmung die Blutzufuhr in die Schwellkörper steigert*, bei Männern mit Impotenz verschiedener Genese deutliche Erfolge nachweisen: *Sildenafil*, als Viagra® im Handel, hemmt die *Phosphodiesterase* (PDE) welche postsynaptisch die Wirkung von Rezeptorbesetzung durch Eingriff in nachgeschaltete Signaltransduktionsprozesse aufhebt; Sildenafil verlängert somit den Zeitraum, in dem sich die Corpora cavernosa mit Blut füllen. Da es spezifisch nur auf einen Subtypus von Phosphodiesterase (PDE-5) hemmend wirken soll, der fast ausschließlich in den Schwellkörpern gefunden wird, werden der Substanz wenig Nebenwirkungen nachgesagt; ob, wie zeitweise vermutet, erhäuft kardiovaskuläre Todesfälle bei Viagra®-Konsumenten auftraten, wird mittlerweile wieder bezweifelt; u.a. wurde über Kopfschmerz, Gesichtsrötung und Störungen des Farbensehens berichtet (zu Sildenafil; s. ausführlich Schopohl et al., 2000); mittlerweile liegen mit Tadalafil (Cialis®) und Vardenafil (Levitra®) weitere PDE-5-Inhibitoren vor.

*Direkte Injektion vasoaktiver Substanzen*, früher v.a. von Papaverin in Kombination mit Phentolamin, in die *Corpora cavernosa*, die von den Patienten selbst bei Bedarf vorgenommen wird, ermöglicht ebenfalls eine Erektion (auch im Falle einer Verletzung der Nn. erigentes, z.B. als Operationsfolge); allerdings wird über eventuelle Folgen häufigerer Applikation, etwa Fibrosierung, diskutiert (Hertoft, 1989, S. 257; Gregoire, 1992). Mittlerweile scheint *PGE$_1$ (Prostataglandin E$_1$)* das Mittel der Wahl für die *intrakavernöse Injektion* zu sein. Auch Applikation von PGE$_1$ *in die Harnröhre (intraurethral)* ist möglich. Tabelle 7.6 gibt – angelehnt v.a. an Stief et al. (2000) sowie Sperling et al. (2005) – einen Überblick über Behandlungsmöglichkeiten.

Tabelle 7.6 Pharmakologische Behandlung der erektilen Dysfunktion (erektilen Impotenz)

| Medikament | Applikation und Wirkmechanismus | Kommentar |
|---|---|---|
| Yohimbin | – orale Einnahme über längere Zeit<br>– stimuliert als Blocker an präsynaptisch lokalisierten $\alpha_2$-Rezeptoren vermutlich zentral erektionsfördernde Efferenzen | – wirkt nicht akut bei Bedarf<br>– Wirksamkeit wohl v.a. bei psychogener Impotenz |
| Apomorphin | – sublinguale Einnahme<br>– stimuliert als Dopaminagonist vermutlich zentral erektionsfördernde Efferenzen | – bei akutem Bedarf einsetzbar<br>– schneller Wirkungseintritt<br>– Überlegenheit gegenüber Placebo<br>– möglicherweise Erzeugung von Brechreiz (v.a. initial) |
| Phentolamin | – orale Einnahme<br>– fördert peripher als Blocker an postsynaptisch lokalisierten $\alpha_1$-Rezeptoren vermutlich Bluteinstrom in Schwellkörper | – bei akutem Bedarf einsetzbar<br>– Wirksamkeit nicht unumstritten |
| Sildenafil (Viagra®) | – orale Einnahme<br>– inhibiert peripher Phosphodiesterase<br>– damit Entspannung von Muskelzellen an Gefäßen der Schwellkörper und verstärkter Bluteinstrom | – bei akutem Bedarf einsetzbar<br>– Wirksamkeit gut nachgewiesen<br>– Nebenwirkungen, v.a. im kardiovaskulären System, zu beachten |
| Prostaglandin $E_1$ ($PGE_1$) | – intraurethral appliziert | – bei akutem Bedarf einsetzbar<br>– gute Wirksamkeit<br>– auch wirksam bei nicht intakten Nn. erigentes |
| Prostaglandin $E_1$ ($PGE_1$) | – Injektion in Corpora cavernosa | – bei akutem Bedarf einsetzbar<br>– gute Wirksamkeit<br>– auch wirksam bei nicht intakten Nn. erigentes<br>– Gefahr der prolongierten Erektion mit Gewebsschädigung |

*Intrakorporale Penisprothesen* können entweder aus einem semirigiden Implantatat bestehen oder die Gestalt von Hohlzylindern haben, die in den *Corpora cavernosa installiert* werden und sich mittels einer Pumpe im Bedarfsfalle mit Flüssigkeit füllen lassen. Weiter wurden vereinzelt *gefäßchirurgische Eingriffe* vorgenommen, wobei v.a. die abführenden Venen im Penisbereich entfernt oder unterbunden werden (Hertoft, 1989, S. 257 ff.; Gregoire, 1992; Graber, 1993).

*Störungen der Lubrikation*

*Symptomatik und Ätiologie*: Wichtigste Erregungsstörung bei der Frau ist *mangelnde Lubrikation*, deren Ätiopathogenese nur sehr unzureichend geklärt ist. Bekanntester und wohl bedeutendster organischer Faktor ist *Östrogenmangel*, wie er häufig nach der *Menopause* oder infolge von *Ovarektomien (Entfernung der Eierstöcke)* vorkommt; bei Östrogenmangel ist die Zellproliferation in der Vagina reduziert, wodurch die *Scheidenhaut dünner und leichter verletzlich* wird. Auch chronische oder akute *Entzündungen* führen u.U. zur Austrocknung der Scheidenschleimhaut (Hertoft, 1989, S. 183). Weiter können einige Erkrankungen, die bei Männern erektile Dysfunktion begünstigen, sich auch negativ auf die Lubrikation auswirken, beispielsweise *Diabetes mellitus* sowie *diverse neurologische Krankheiten*.

*Behandlung weiblicher Erregungsstörungen*: Beruht die mangelnde Lubrikation auf Östrogenmangel, so ist sie durch *orale Zufuhr des Hormons* in der Regel gut zu therapieren. *Nebenwirkungen der Östrogenbehandlung*, insbesondere die wohl erhöhte *Wahrscheinlichkeit der Entwicklung von Mammakarzinomen*, sind dabei ebenso in Rechnung zu setzen wie weitere (vermutete bzw. in letzter Zeit wieder in Frage gestellte) positive Effekte der Hormontherapie, z.B. Hemmung osteoporotischer Veränderungen, Verlangsamung degenerativer zerebraler Prozesse oder vermindertes Risiko für koronare Herzkrankheit.

### 7.4.5 Orgasmusstörungen

*Symptomatik*: Orgasmusstörungen im Sinne *verzögerten oder ausbleibenden Orgasmus* treten v.a. bei Frauen auf. Häufigkeitsangaben in der Literatur schwanken beträchtlich, wobei von einer erheblichen Dunkelziffer auszugehen ist; zumeist präzisieren sich die Autoren auch nicht, ob sie sich bei ihren Angaben auf Orgasmus während des Geschlechtsverkehrs oder allgemein beziehen, etwa bei Masturbation. Die mit diesen Einschränkungen zu betrachtenden Schätzungen gehen davon aus, dass etwa 10–15% der Frauen nie einen Orgasmus erleben, ein ähnlicher hoher Prozentsatz nur selten.

Orgasmusstörungen können auch beim Mann in Form *verzögerter Ejakulation* bei normaler Appetenz und ungestörter Erregung vorkommen; die Häufigkeit dürfte in der Größenordnung von 1% liegen.

*Ätiologie*: Die Ursachen der weiblichen Orgasmusstörung sind weitgehend unbekannt. *Schmerzen oder Missempfindungen beim Geschlechtsverkehr* (Dyspareunie; s. unten) spielen sicher in Einzelfällen eine Rolle, können allerdings nicht die große Häufigkeit der Störung erklären. Seltenere Ursachen sind *neurologische Erkrankungen*, etwa multiple Sklerose. Weiter werden einige Medikamente ursächlich angeschuldigt, v.a. *blutdrucksenkende Mittel* sowie gewisse Psychopharmaka (s. etwa Segraves u. Segraves, 1993); zahlenmäßig dürfte dies kaum ins Gewicht fallen. Versuche, Anorgasmie mit anatomischen Eigenheiten wie Größe und Lage der Klitoris oder Stärke der Beckenmuskulatur in Verbindung zu bringen, haben wenig eindeutige Resultate gezeigt.

Als *Ursache der verzögerten Ejakulation* werden u.a. neurologische Erkrankungen, Diabetes mellitus und Operationen im Beckenbereich angegeben; zuweilen gehen *Ejakulationshemmungen der Entwicklung erektiler Impotenz voraus*, welche bei diesen Erkrankungen – wie oben genauer ausgeführt – sehr häufig zu finden ist. Sympathische Aktivität dämpfende Substanzen wie Blutdrucksenker sowie diverse Psychopharmaka werden ebenfalls verantwortlich gemacht; so soll beispielsweise der selektive Serotonin-Wiederaufnahmehemmer Fluoxetin bei 15–25% der damit behandelten Männer die Ejakulation hemmen (s. auch Segraves u. Segraves, 1993).

*Therapie:* Die organische Behandlung der weiblichen Orgasmusstörung ist ausgesprochen schwierig. Mit *Therapie eventueller Grundkrankheiten* besteht die Möglichkeit, dass sich die sexuelle Dysfunktion bessert. Liegt eine *Dyspareunie* vor, etwa bei *Östrogenmangel* oder *Infektionen*, so ist diese sinnvollerweise zuerst zu behandeln; Absetzen von Medikamenten mit den genannten Nebenwirkungen kann versucht werden.

Ähnliches gilt für die Behandlung der *verzögerten Ejakulation*: Auch hier ist daran zu denken, dass diese als Nebeneffekt von Psychopharmaka (speziell von SSRI) und Blutdruckmittel auftreten kann; dass zu Grunde liegende Krankheiten zu behandeln sind, etwa bei Diabetes mellitus die Blutzuckerwerte normalisiert werden müssen, ist trivial.

## 7.4.6 Ejaculatio praecox

*Symptomatik*: *Ejaculatio praecox* wird in der ICD-10 (S. 217) definiert als *„Unfähigkeit, die Ejakulation so zu kontrollieren, dass der Geschlechtsverkehr für beide Partner befriedigend ist"*. Diese Festlegung ist problematisch, da sie mit wenig präzisen Begriffen operiert und zudem von normaler Reaktion der Partnerin ausgeht (s. dazu die Diskussion in Grenier u. Byers, 1995) diskutiert. Die Häufigkeit der Störung soll bei 10–40% erwachsener Männer zu beobachten sein, speziell bei jüngeren.

*Ätiologie*: Ejaculatio praecox ist nach ICD-10 *selten organisch bedingt*. Möglicherweise spielt *überhöhte Empfindlichkeit der Glans penis* dabei eine Rolle; diskutiert wird auch ein *gesteigerter ejakulatorischer Reflex* (Grenier u. Byers, 1995).

*Therapie*: Die somatische Behandlung der Ejaculatio praecox kann mit Auftragen lokalanästhesierender Salben auf die Glans versucht werden oder durch Verabreichung von Medikamenten, welche die Ejakulation hemmen; insbesondere scheinen *selektive Serotonin-Wiederaufnahme-Hemmer (SSRI)* wie Paroxetin (Seroxat®, Tagonis®) wirkungsvoll die Ejakulation zu verzögern (Waldinger et al., 1994). Als recht chancenreich gilt auch die Einübung gewisser Sexualtechniken, zumeist unter Mitarbeit der Partnerin (Hertoft, 1989, S. 126 ff.).

## 7.4.7 Dyspareunie

*Symptomatik*: *Dyspareunie* bezeichnet *Schmerzen während des Geschlechtsverkehrs*. Bei Frauen können sie bereits bei Einführung des Penis auftreten *(externe Dyspareunie)* oder erst dann, wenn das Glied am oberen Scheidenende anstößt *(interne Dyspareunie)*. Beim Mann können *Immission des Penis* oder *Bewegungen in der Scheide schmerzhaft* sein oder Beschwerden im *Anschluss an die Ejakulation* auftreten. Dyspareunie ist bei Frauen offenbar sehr häufig, bei Männern sicher deutlich seltener.

*Ätiologie*: Organische Ursachen für koitale Schmerzen bei Frauen sind vielfältig. Für die *externe Dyspareunie* kommen *anatomische Ursachen* in Frage (etwa *mangelnde Entwicklung der Scheide*); häufiger sind akute und chronische *Entzündungen der Harnröhre (Urethritis)*, des *Scheideneingangs* oder der Umgebung *(Kolpitis, Vulvitis und Bartholinitis [Entzündung der Bartholinischen Drüsen])*. Auch *übertriebenes Waschen der Vulva* und *Scheidenspülungen* können Schmerzen verursachen; hinzu kommen *Beschwerden durch mangelnde Lubrikation*, die ebenfalls bei *Entzündungen* auftritt, oft auch Folge einer *allergischen Reaktion* oder von *Östrogenmangel* ist.

Ursachen der *internen Dyspareunie* können wiederum *anatomische Besonderheiten* sein, etwa ein *veränderter Neigungswinkel der Gebärmutter (Retroflexio uteri)* oder *extreme Ausbildung von Venen an Uterus und Parametrien (Parametropathia spastica)*; auch *Narbenbildungen nach Operationen* verursachen mitunter koitale Beschwerden. Weiter sind *Entzündungen*, beispielsweise des Gebärmutterhalses und der Eileiter mit Anhangsgebilden, als Ursache interner Dyspareunie zu nennen, schließlich noch *Endometriose*. Darunter versteht man *Einwanderung und Wachstum von Uterusschleimhaut in benachbarte Regionen*, etwa Bauchhöhle, Uterusmuskulatur oder Vaginalschleimhaut; typischerweise finden sich die Schmerzen v.a. in der *zweiten Hälfte des Menstruationszyklus*.

Bei Männern ist *Dyspareunie* häufig durch *Wunden, Infektionen, allergische Reizungen oder Missbildungen am Penis* bedingt; *Schmerzen im Anschluß an die Ejakulation* sind meist auf *Entzündungen von Harnröhre, Blase, Prostata oder Hoden* zurückzuführen (dargestellt nach Hertoft, 1989, S. 180 ff.).

*Therapie*: Sie besteht in der *Behandlung der Grundkrankheit*, also der *antibakteriellen oder antimykotischen Behandlung von Infektionen*, eventueller *chirurgischer Beseitigung anatomischer Anomalien*, *Hormonsubstitution* bei *Östrogenmangel*, Anleitung zu veränderten Praktiken bei der *Reinigung der Genitalien*; schwierig ist die Behandlung der *Endometriose*. Symptomatische Therapien versuchen, insbesondere durch *Veränderung der Stellung beim Koitus* die Schmerzen zu vermeiden.

Ähnliches gilt für die Therapie der männlichen Dyspareunie: *antibiotische Behandlung von Infektionen, chirurgische Beseitigung von Missbildungen, Therapie allergischer Reaktionen.*

Tabelle 7.7 Sexuelle Funktionsstörungen (Formen und Ursachen)

| Störung | Unterformen | Biologische Ursachen (Auswahl) |
|---|---|---|
| **Appetenzstörungen** | Mangel an sexuellem Verlangen bis hin zur „sexuellen Aversion" | – Anämien<br>– konsumierende Krankheiten<br>– Hormonstörungen, z.B. bei Hodenmissbildung oder Entfernung der Hoden<br>– erhöhter Prolactinspiegel<br>– diverse Pharmaka<br>– Substanzmissbrauch |
| | gesteigertes sexuelles Verlangen | – Substanzmissbrauch (z.B. Psychostimulanzien, Kokain) |
| **Störungen der Erregung** | erektile Impotenz | – Diabetes mellitus<br>– Gefäßkrankheiten<br>– Verletzungen des Rückenmarks<br>– multiple Sklerose<br>– Leberkrankheiten<br>– Penismissbildungen<br>– Substanzmissbrauch; Pharmaka (z.B. Antiandrogene, Antihypertonika) |
| | mangelnde Lubrikation bei der Frau | – Östrogenmangel (Menopause, nach Ovarektomie)<br>– Entzündungen der Scheide<br>– Diabetes mellitus<br>– neurologische Erkrankungen |
| **Orgasmusstörungen** | verzögerter oder fehlender Orgasmus bei der Frau | – Schmerzen beim Geschlechtsverkehr<br>– neurologische Erkrankungen<br>– Medikamente (Antihypertonika, einige Psychopharmaka) |
| | verzögerte oder fehlende Ejakulation beim Mann | – Diabetes mellitus<br>– neurologische Erkrankungen<br>– nach Operationen im Beckenbereich<br>– Medikamente (z.B. Antihypertonika; Serotonin-Wiederaufnahme-Hemmer) |
| | Ejaculatio praecox | – weitgehend unbekannt<br>– evtl. erhöhte Empfindlichkeit der Glans penis |
| **nicht eindeutig den Phasen zuzuordnende Störungen** | Dyspareunie (Schmerzen beim Geschlechtsverkehr) | – bei der Frau:<br>  – Entzündungen des Scheideneingangs und der Scheide<br>  – mangelnde Lubrikation<br>  – Endometriose<br>  – Narbenbildung<br>– beim Mann:<br>  – Entzündungen<br>  – Missbildungen |

## 7.5 Zusammenfassung

Die *Anorexia nervosa (nervöse Magersucht)* ist gekennzeichnet durch einen *absichtlich herbeigeführten oder aufrechterhaltenen Gewichtsverlust*; dies geschieht nicht nur durch *Vermeidung von Speisen hohen Kaloriengehalts*, sondern auch durch *induziertes Erbrechen, erhöhte körperliche Aktivität sowie Einnahme diverser Medikamente (Appetitzügler, Abführmittel, Diuretika)*. Das *Körpergewicht* ist deutlich *reduziert*. Zudem findet sich bei Frauen *fehlende Menstruation*, bei frühem Beginn oft *Ausbleiben der ersten Monatsblutung und fehlende Brustentwicklung*; in den seltenen Fällen, wo männliche Personen betroffen sind, ist *Libido- und Potenzverlust*, bei frühem Beginn *mangelnde Ausbildung der Genitalien* zu beobachten.

Personen mit *Bulimia nervosa* erleiden rezidivierend *Anfälle von Heißhunger* („Essattacken"), bei denen sie in kurzer Zeit große Mengen insbesondere kohlenhydratreicher Kost zu sich nehmen. Oft wird direkt anschließend *Erbrechen induziert*, zudem durch *Hungerkuren, extreme körperliche Betätigung und Einnahme von Medikamenten eine Gewichtsabnahme* angestrebt. Da auch bei manchen Anorexiepatientinnen zuweilen Heißhungerattacken mit anschließendem induzierten Erbrechen auftreten, ist die *Unterscheidung von Anorexie und Bulimie* in einzelnen Fällen *nicht einfach*; als Kriterium gilt dann (neben den *stärkeren Störungen im Menstruationszyklus*) das *erhebliche Untergewicht der Anorexiepatientinnen*, während Bulimikerinnen normal- oder nur mäßig untergewichtig sind. Oft geht eine Anorexie auch in eine Bulimie über oder es lösen sich Phasen der einen oder anderen Störung ab.

Anorexia nervosa beginnt oft im Jugendalter und nimmt mitunter einen mehrjährigen Verlauf; *Todesfälle* als Folge der Fehlernährung sind keineswegs selten; hinzu kommt *erhöhtes Suizidrisiko*. Bulimia nervosa beginnt i. Allg. später und verläuft oft über Jahrzehnte; Todesfälle sind hier seltener; jedoch können im Rahmen des selbstinduzierten Erbrechens diverse körperliche Schäden auftreten. Wie bei der Anorexie ist *Vergesellschaftung mit Depression* vergleichsweise häufig.

Eine gewisse genetische Komponente ist für Essstörungen nachzuweisen; bemerkenswerterweise finden sich in der Verwandtschaft essgestörter Personen gehäuft Fälle von *affektiven Erkrankungen*, was gewisse Gemeinsamkeit der Störungsbilder nahe legt.

An *biologischen Befunden* wurden *diffuse Hirnatrophien* sowohl bei Bulimikerinnen wie insbesondere Patientinnen mit Anorexia nervosa beschrieben; mit gewisser Wahrscheinlichkeit handelt es sich um *Folgen des gestörten Essverhaltens*, die sich mit dessen Normalisierung wieder *zurückbilden*. Bemerkenswert ist der häufig negative Ausfall des Dexamethason-Suppressionstests sowohl bei Personen mit Bulimie wie Anorexie, der noch einmal auf die *engen Beziehungen zur Depression* hindeutet; der Befund scheint sich nach Behandlung zu normalisieren, sodass seine pathogenetische Bedeutung unklar bleibt. Dies gilt auch für die erhöhte Plasmacortisolkonzentration, speziell bei Anorexiepatientinnen, sowie für den häufig negativen TRH-Stimulationstest bei Bulimikerinnen. Schwer zu interpretieren ist auch der *erniedrigte Spiegel von Sexualhormonen*: Es gibt gute Argumente, dies erst als Folge der veränderten Nahrungsaufnahme anzusehen.

Theoretisch interessanter sind Besonderheiten im *Serotoninsystem*, da dieser Transmitter allgemein eine besondere Rolle in der *Regulation des Essverhaltens* spielt, erniedrigter Serotoninspiegel beispielsweise bei Gesunden die Nahrungsaufnahme anregt. Bei Essgestörten findet sich vergleichsweise übereinstimmend eine verminderte Prolactinsekretion nach Gabe der Serotoninagonisten m-CPP und Fenfluramin, was auf *verminderte Empfindlichkeit von Serotoninrezeptoren* hindeutet. Einige Befunde legen auch eine erniedrigte Konzentration von Serotoninmetaboliten bei Essgestörten nahe (und damit niedrigeren Serotoninumsatz an den Synapsen); zu bedenken ist jedoch, dass verminderte Nahrungsaufnahme per se zu einem Absinken des Tryptophanspiegels und damit zu eingeschränkter Serotoninsynthese führt.

*Biologische Erklärungsansätze* gehen daher von einer *Minderaktivität des serotonergen Systems* bei Essgestörten aus, deren Ursache wiederum zu klären wäre; die These einer (genetisch bedingten?) primär *hypothalamischen Störung* hat in den letzten Jahren wenig Stützung erfahren. Die reduzierte Aktivität im Serotoninsystem könnte möglicherweise die Essfälle der Bulimikerinnen erklären, die auf diese Weise den Transmitterspiegel zu heben versuchen. Einen serotoninagonistischen Effekt, nämlich Hemmung der präsynaptischen Wiederaufnahme, könnte auch intensives Fasten haben, sodass das *Essverhalten der Anorektinnen letztlich gleichfalls der Anregung des Serotoninsystems* dienen könnte. Es sind dies aber alles Spekulationen auf sehr schmaler empirischer Basis.

Die Akuttherapie bei Anorexia nervosa ist *Beseitigung eines oft lebensbedrohlichen Zustandes* mittels intensiv-medizinischer Maßnahmen und ausreichender Nahrungszufuhr, evtl. mit Magensonde oder parenteral. Ob medikamentöse Maßnahmen zur Anregung des Essverhaltens in diesem Stadium wirkungsvoll sind, steht in der Diskussion. Nach Gewichtsnormalisierung werden zur Rückfallprophylaxe v.a. *Serotonin-Wiederaufnahmehemmer* verwendet, deren Wirksamkeit allerdings noch in kontrollierten Studien nachzuweisen bleibt.

Zur *Verringerung der Anzahl von Essattacken bei Bulimia nervosa* werden trizyklische Antidepressiva, MAO-Hemmer und *selektive Serotonin-Wiederaufnahmehemmer* eingesetzt, die gegenüber Placebo gewisse Überlegenheit zeigen, insgesamt hinsichtlich ihrer Wirksamkeit jedoch nicht allzu optimistisch eingeschätzt werden. Der Wirkmechanismus ist unklar, da diese Substanzen auf lange Sicht die Empfindlichkeit u.a. von Serotoninrezeptoren vermindern sollten; gleichzeitig scheint aber nach den oben vorgestellten Modellen reduzierte Empfindlichkeit dieser Rezeptoren für die Ausbildung des gestörten Essverhaltens von Bedeutung zu sein.

Bei den *nichtorganischen Schlafstörungen* unterscheidet man die *Parasomnien* („abnorme Episoden" während des Schlafes, z.B. Schlafwandeln oder Pavor nocturnus) und die unter biologischen Aspekten besser untersuchten *Dyssomnien, Störungen des Schlafes hinsichtlich Dauer, Qualität und Zeitpunkt*. Letztere werden in *Hypersomnien* (übermäßiges Schlafbedürfnis) und *Insomnien* (Schlaflosigkeit) eingeteilt.

*Nichtorganische Hypersomnien* treten gegenüber den organischen Formen (etwa der bekannten Narkolepsie) bedeutungsmäßig zurück; zumeist finden sie sich im *Rahmen psychiatrischer Erkrankungen*. Als *idiopathische Hypersomnie* wird ein klinisches Bild mit v.a. exzessiver Schläfrigkeit und Schlafanfällen bezeichnet, die weder organisch bedingt sind noch als Begleiterscheinung psychischer Störungen auftreten. Die Störung weist familiäre Häufung auf und soll im Wesentlichen genetisch determiniert sein; als Grundlage wird eine verstärkte *Aktivität des non-REM-Systems* in der Formatio reticularis angenommen. Therapeutisch setzt man v.a. *vigilanzsteigernde Substanzen* ein, neben harmloseren Stimulantien in schweren Fällen auch solche, die dem Betäubungsmittelgesetz unterliegen.

Sehr viel verbreiteter sind *Insomnien*, die teilweise durch *organische Erkrankungen* bedingt sind (beispielsweise als Folge von Schmerzen entstehen), teilweise bei *psychiatrischen Erkrankungen* auftreten (etwa bei *Depression*), in den meisten Fällen jedoch weder auf bekannte organische Ursachen noch auf psychische Störungen zurückgeführt werden können. Diese so genannten *primären nichtorganischen Insomnien* haben am Häufigsten die Form von Einschlafstörungen, gefolgt von Durchschlafstörungen und frühem Erwachen in den Morgenstunden. Sie beginnen zumeist im Erwachsenenalter und nehmen *chronischen Verlauf*. Im Gegensatz zu den seltenen nichtorganischen Insomnien, die bereits im Kindesalter einsetzen und die zuweilen als „idiopathische Imsomnien" bezeichnet werden, spricht man bei den Insomnien Erwachsener oft – ohne eigentliche empirische Rechtfertigung – von *psychophysiologischen Insomnien*. Zur Erklärung nimmt man *erhöhtes Aktivierungsniveau, Fehlerwartungen* bzgl. der notwendigen Menge des Schlafes und *verstärkte Selbstbeobach-*

*tung* mit Ausbildung eines Circulus vitiosus an. Für die bereits im Kindesalter auftretende *idiopathische Imsomnie*, die deutliche familiäre Häufung zeigt, wird eine angeborene Schwäche von schlafgenerierenden Zentren im Hirnstamm verantwortlich gemacht.

Die organische Therapie der Insomnien geschieht zumeist mit *Hypnotika*, üblicherweise aus der *Benzodiazepingruppe*. Sie entfalten ihre Wirkung durch *Verstärkung der GABAergen Hemmung* und haben den Vorteil *großer therapeutischer Breite*. Sie *stören* allerdings das *Schlafprofil* im Sinne einer *Unterdrückung der REM- wie auch der Tiefschlafphasen*. Ähnliche Störungen des physiologischen Schlafes rufen die als Schlafmittel (wenigstens in Deutschland) obsolet gewordenen *Barbiturate* hervor, die direkt (ohne Aktivierung von GABA) zur Öffnung von Chloridionenkanälen führen und deshalb erheblich toxischer sind, zudem schwere Abhängigkeit erzeugen können. Weniger das Schlafprofil verändern sollen das fast nur in Kliniken eingesetzte Chloralhydrat sowie einige neuere *Nicht-Benzodiazepinhypnotika*.

Gemäß den Phasen des *sexuellen Funktionszyklus* unterscheidet man *Appetenz-, Erregungs- und Orgasmusstörungen*.

*Appetenzstörungen* zeigen sich zumeist in *mangelndem sexuellen Verlangen*, was sich bis zur *sexuellen Aversion* steigern kann. Das Störungsbild ist sehr häufig und sicher selten allein durch *organische Bedingungen* zu erklären. Als solche sind *konsumierende Erkrankungen* zu nennen, dazu zahlreiche *dämpfende Psychopharmaka*, zudem *Substanzmissbrauch*. Bei Männern sind zuweilen Fehlbildungen des Hodens oder therapeutische Entfernungen des Hodens ätiologisch anzuschulidgen, weiter Behandlung mit Antiandrogenen. Bei *Frauen* ist die *Beziehung zwischen Hormonspiegel und Libido variabler*; vermehrte Sekretion von *Prolactin* (speziell während der Stillzeit) soll die *Appetenz reduzieren*. Zu erwähnen ist, dass Libidoverlust häufig im Rahmen eines depressiven Syndroms zu beobachten ist.

Die Therapie ist schwierig. Sofern möglich, ist die Behandlung v.a. auf Beseitigung der Grundkrankheit gerichtet, beispielsweise auf die Therapie eines depressiven Syndroms. Bei Männern wird teilweise bei nachgewiesenem Testosteronmangel das Hormon substituiert; ansonsten gilt Testosterongabe als sehr problematisch.

Eine viel seltenere Appetenzstörung ist das *gesteigerte sexuelle Verlangen*, welches im Rahmen *psychischer Störungen* auftreten kann, häufig aber aus *Missbrauch psychotroper Substanzen* resultiert.

*Erregungsstörungen* zeigen sich beim *Mann* als *erektile Dysfunktion (erektile Impotenz) bei ungenügender Füllung der Schwellkörper*. Die Störung ist sehr häufig, besonders in höherem Alter. Als *organische* Ursachen sind zahlreiche Erkrankungen wie *Diabetes mellitus, Gefäßkrankheiten* oder *neurologische Erkrankungen* anzuführen (etwa multiple Sklerose, Schädigungen im Rückenmark). Hinzu kommen *Nebenwirkungen von Medikamenten*, insbesondere Einnahme von gewissen *Psychopharmaka, Antihypertonika* und *Antiandrogenen*, schließlich *Substanzmissbrauch* und seine Folgen; in diesem Zusammenhang ist besonders auf *alkoholische Leberkrankheiten* hinzuweisen.

*Erregungsstörungen bei Frauen* haben zumeist die Form *mangelnder oder fehlender Lubrikation*, als deren organische Ursache v.a. *Östrogenmangel* anzuschulidgen ist; weiter können einige, auch für die erektile Impotenz verantwortliche Erkrankungen (neurologische Krankheiten, Diabetes mellitus) der Lubrikationsstörung zugrunde liegen.

*Medikamentöse Therapie der erektilen Dysfunktion* mit verschiedenen oral verabreichten Substanzen, etwa *Yohimbin*, dürfte zwar gewisse Erfolge zeitigen, hat sich aber nie durchsetzen können. Eine neue therapeutische Situation ergab sich durch die Einführung von *Sildenafil (Viagra®)*, welches als *Phosphodiesterasehemmer* in nachgeschaltete Signaltransduktionsprozesse eingreift und den Einstrom von Blut in die Corpora cavernosa vermehrt. Die Wirksamkeit bei erektiler Impotenz verschiedener

Genese steht weitgehend außer Zweifel; Über mögliche *Nebenwirkungen*, v.a. im Herz-Kreislaufsystem, ist die Diskussion noch nicht abgeschlossen. Wirksam ist auch direkte Injektion vasoaktiver Substanzen in die Schwellkörper (bzw. Einbringen in die Harnröhre). Allerdings wird diese Applikationsform nicht sehr geschätzt; zudem ist möglicherweise mit Folgen in Form von Fibrosierung zu rechnen. Wenig üblich sind intrakorporale Penisprothesen, die sich teilweise mittels einer Pumpe im Bedarfsfall füllen lassen. Auch gefäßchirurgische Eingriffe werden in einzelnen Fällen vorgenommen.

*Störungen der Lubrikation bei Frauen* lassen sich oft durch *Östrogene* behandeln, wobei zusätzlich zu diesem Effekt erwünschte und unerwünschte *Nebenwirkungen dieser Hormonbehandlung* zu berücksichtigen sind.

*Orgasmusstörungen in Form verzögerten oder ausbleibenden Orgasmus* sind v.a. bei Frauen sehr verbreitet. Die organischen Ursachen sind weitgehend unklar. Diskutiert werden neben *Schmerzen beim Geschlechtsverkehr (Dyspareunie)* u.a. *Nebenwirkungen von Medikamenten* (Blutdrucksenker, Psychopharmaka); weiter werden neurologische Erkrankungen (speziell multiple Sklerose) sowie anatomische Besonderheiten angeschuldigt. Die genannten Faktoren können jedoch keineswegs die Häufigkeit des Beschwerdebildes erklären.

*Verzögerte Ejakulation* beim Mann läßt sich ebenfalls finden. *Organische Ursachen* können *neurologische Erkrankungen, Diabetes mellitus und Operationen im Beckenbereich* sein; weiter tritt die Störung zuweilen als *Nebenwirkung von Medikamenten* auf, etwa bei Behandlung mit Antihypertonika oder selektiven Serotonin-Wiederaufnahmehemmern.

Die *Therapie der weiblichen Orgasmusstörung* und der *verzögerten Ejakulation* ist schwierig und besteht im Wesentlichen im Versuch, die Grundkrankheiten zu behandeln, weiter im Absetzen evtl. verantwortlicher Medikamente. Die therapeutischen Möglichkeiten bei Dyspareunie werden unten besprochen.

Ausgesprochen häufig, besonders bei *jungen Männern*, ist der *vorzeitige Samenerguss (Ejaculatio praecox)*. Als organische Ursachen werden *erhöhte Empfindlichkeit der Glans penis* sowie *gesteigerter Ejakulationsreflex* diskutiert. Behandlung kann mittels *lokalanästhesierender Salben* versucht werden; zudem gibt es einige *Medikamente*, die den *Samenerguss* verzögern (insbesondere *SSRI*).

Unter *Dyspareunie* versteht man *Schmerzen während des Geschlechtsverkehrs*, die besonders bei Frauen verbreitet sind und vielfältige organische Ursachen haben können. Als solche sind (neben den wohl seltenen) *Missbildungen im Genitalbereich* v.a. *Entzündungen* zu hervor zu heben, bei Frauen teilweise *exzessive Scheidenhygiene* und *eingeschränkte Lubrikation bei Östrogenmangel*. Weiter sind die *Parametropathia spastica* (starke Ausbildung von Venen an Uterus und Parametrien) zu nennen, zudem *Endometriose* (Einwanderung von Uterusschleimhaut in benachbarte Regionen) und *postoperative Narbenbildungen*. Beim Mann scheinen neben *Wunden im Penisbereich* v.a. *Entzündungen von Harnröhre, Prostata und Hoden* wichtige Ursachen zu sein.

Die Therapie besteht (sofern möglich) in der *Beseitigung der Grundkrankheiten*, insbesondere antibiotischer Behandlung von Entzündungen sowie – unter Abwägung evtl. Nebenwirkungen – *Hormonsubstitution*, falls die Dyspareunie auf Lubrikationsstörung bei Östrogenmangel beruht.

# 8 Persönlichkeitsstörungen; Störungen der Geschlechtsidentität und der Sexualpräferenz; biologische Determinanten für Homo- und Heterosexualität

## 8.1 Vorbemerkungen; Überblick

*Gliederung von Subkapitel 6 der ICD-10*: Der mit „Persönlichkeits- und Verhaltensstörungen" überschriebene Abschnitt 6 von ICD-10 (S. 225 ff.) umfasst eine Anzahl von „meist lang anhaltenden Zustandsbildern und Verhaltensmustern", welche Ausdruck des „charakteristischen, individuellen Lebensstils, des Verhältnisses zur eigenen Person und zu anderen Menschen" sind.

Hierzu zählen zunächst *Persönlichkeitsstörungen* als *relativ früh beginnende, lang andauernde Verhaltensmuster*, die *persönliches Empfinden und soziale Funktionsfähigkeit* beeinträchtigen; hinzu kommen die erst später erworbenen *„andauernden Persönlichkeitsveränderungen"* sowie *„abnorme Gewohnheiten und Störungen der Impulskontrolle"*; darunter wären etwa *pathologisches Glücksspiel, Pyromanie* und *Kleptomanie* zu subsumieren. Weiter werden in Abschnitt 6 *Störungen der Geschlechtsidentität* im Sinne von *Transsexualismus* aufgeführt sowie *Störungen der Sexualpräferenz*, z.B. *Fetischismus, Exhibitionismus, Pädophilie, Sadomasochismus*.

*Wichtige Persönlichkeitsstörungen*: Die Persönlichkeitsstörungen hatten über viele Jahrzehnte Interesse fast ausschließlich von Psychoanalytikern erfahren. Erst in den letzten Jahren wandten sich Forscher anderer Richtungen diesen Störungsbildern zu, über die auch heute noch weitgehend *Dissens hinsichtlich Definition und Abgrenzung spezieller Subtypen* besteht. Nur zu einigen davon ihnen liegen aussagekräftigere biologische Befunde vor, und lediglich diese sollen hier dargestellt werden; es handelt sich dabei um die *Borderline-* und die *antisoziale (dissoziale) Persönlichkeitsstörung* als zwei von insgesamt 8 bis 10 Subtypen; weiter besprechen wir die *schizotypische Persönlichkeitsstörung* nach DSM-IV, die in ICD-10 als *schizotype Störung* bezeichnet und unter F21 (also Störungen des Schizophreniekreises) eingeordnet wird.

Tabelle 8.1 listet die in ICD-10 unter der Rubrik F60 (spezifische Persönlichkeitsstörungen) angeführten Störungen auf (unter Hervorhebung der hier besprochenen).

Tabelle 8.1 Unter F60 (spezifische Persönlichkeitsstörungen) angeführte Störungen

| Code-Nr. | Bezeichnung der Störung |
|---|---|
| F60.0 | – paranoide Persönlichkeitsstörung |
| F60.1 | – schizoide Persönlichkeitsstörung |
| F60.2 | – *dissoziale Persönlichkeitsstörung* |
| F60.3 | – emotional instabile Persönlichkeitsstörung, mit den Subtypen<br> – impulsiver Typus (F60.30)<br> – *Borderline-Typus (F60.31)* |
| F60.4 | – histrionische Persönlichkeitsstörung |
| F60.5 | – anankastische Persönlichkeitsstörung |
| F60.6 | – ängstliche (vermeidende) Persönlichkeitsstörung |
| F60.7 | – abhängige Persönlichkeitsstörung |
| F60.8 | – sonstige spezifische Persönlichkeitsstörungen |
| F60.9 | – nicht näher bezeichnete Persönlichkeitsstörung |

*Biologische Aspekte anderer Störungen*: Auch zu Störungen der Geschlechtsidentität und zu abweichender Sexualpräferenz (Perversionen nach alter Terminologie) existieren letztlich wenige und teilweise auf Grund methodischer Probleme mit Zurückhaltung zu betrachtende biologische Befunde, die hier deshalb nur knapp berichtet werden sollen. Etwas mehr Datenmaterial liegt zur Frage der *sexuellen Orientierung* im Sinne von *Homo-* und *Heterosexualität* vor; obwohl die Homosexualität bekanntlich heute nicht mehr als psychische Störung aufgefasst wird und deshalb als diagnostische Kategorie aus den Klassifikationssystemen verschwunden ist, sollen diese Befunde angesichts gewissen allgemeinen Interesses hier berichtet werden.

## 8.2 Persönlichkeitsstörungen

### 8.2.1 Allgemeines

*Definition*: *Persönlichkeitsstörungen* definieren sich nach ICD-10 als „tief verwurzelte, anhaltende", dabei weitgehend *situationsübergreifende Verhaltensmuster*, welche sich in *„starren Reaktionen"* zeigen; sie gehen häufig *„mit persönlichem Leiden und gestörter sozialer Funktions- und Leistungsfähigkeit"* einher. Die Störungen *beginnen in der Kindheit oder Adoleszenz* und reichen in das *Erwachsenenalter* hinein. Verhaltensauffälligkeiten, die mit hirnorganischen Krankheiten einhergehen, wären nicht als Persönlichkeitsstörungen zu diagnostizieren.

In der älteren, vornehmlich psychoanalytischen Literatur findet sich auch die Bezeichnung „Charakterneurose". Relativ gebräuchlich ist daneben heute noch der Ausdruck „Psychopath" für einen Patienten mit Persönlichkeitsstörung, der aber mittlerweile zumeist Personen eines Subtyps, nämlich mit antisozialer (dissozialer) Persönlichkeitsstörung bezeichnet; synonym wird dafür nicht selten „Soziopath" verwendet.

*Diagnostische Kriterien; Unterformen*: Voraussetzung für die Diagnose „Persönlichkeitsstörung" ist *„deutliche Unausgeglichenheit in den Einstellungen und im Verhalten in mehreren Funktionsbereichen"*; die gestörten Verhaltensmuster müssen *durchgängig auftreten* und dürfen nicht etwa auf „Episoden psychischer Krankheiten" begrenzt sein. Die Störung muss zumindest im späteren Verlauf zu „deutlichem *subjektiven Leiden"* führen; sie ist zudem meistens mit *„deutlichen Einschränkungen der beruflichen und sozialen Leistungsfähigkeit"* verbunden (verkürzt und verändert nach ICD-10, S. 225 ff.).

*Abhängig vom Klassifikationssystem* unterscheidet man 8 bis 10 *Subtypen* von Persönlichkeitsstörungen. Die Beschreibungen sind dabei *wenig eindeutig*, sodass niedrige Interrater-Reliabilität bei der Diagnosestellung resultiert, und Doppeldiagnosen nicht selten vorkommen. Zudem hat sich die Einteilung der Subtypen von Ausgabe zu Ausgabe der diagnostisch-klassifikatorischen Manuale verändert, und weitere Modifikationen sind zu erwarten.

*Überblick zu biologischen Modellen*: Wie erwähnt, wurden Entstehungstheorien zu Persönlichkeitsstörungen lange fast ausschließlich von psychoanalytischer Seite entwickelt, was sich heute noch in der Terminologie niederschlägt (z.B. „narzißtische" Persönlichkeitsstörung). Lediglich zu der der Schizophrenie nahe stehenden *schizotypischen Persönlichkeitsstörung* nach DSM-IV (*schizotypen Störung* nach ICD-10) wurden zahlreiche biologische Befunde erhoben, insbesondere mit *bildgebenden und neuropsychologischen Verfahren*. Auch die *Borderline-Persönlichkeitsstörung* wurde in den letzten Jahren stärker unter *biologischen Gesichtspunkten* betrachtet, wozu v.a. der häufige *Substanzkonsum* und das auffällige *selbstzerstörerische Verhalten* Anlass gegeben haben; hier hat sich die Forschung vorwiegend auf *Veränderun-*

*gen im serotonergen System* konzentriert. *Störungen der Serotoninausschüttung* oder *veränderte Empfindlichkeit von Serotoninrezeptoren* nimmt man zunehmend auch bei der von *aggressivem Verhalten geprägten antisozialen Persönlichkeitsstörung* an, da diesem Neurotransmitter wichtige Funktionen bei der *Impulskontrolle* zugeschrieben werden. Die Beschränkung auf rein biologische Befunde und mehr oder weniger ausschließlich medikamentöse Therapien impliziert, wie auch schon in anderen Kapiteln, keineswegs, dass psychologische Faktoren als irrelevant zu erachten sind.

### 8.2.2 Schizotypische Persönlichkeitsstörung (Schizotypie)

*Definition und Symptomatik der schizotypischen und verwandter Persönlichkeitsstörungen*: Während in ICD-10 ein *hinsichtlich Symptomatik zwischen schizoider Persönlichkeitsstörung und Schizophrenie liegendes Störungsbild* als *schizotype Störung (Schizotypie)* bezeichnet und durch Subsumierung unter Abschnitt F2 („Schizophrenie, schizotype und wahnhafte Störungen") deutlich in die *Nähe der Schizophrenie gerückt wird*, fassen die Autoren von DSM-IV die gleiche Symptomatik als Zeichen einer *Persönlichkeitsstörung* auf; sie wird *schizotypische Persönlichkeitsstörung* genannt und zusammen mit der paranoiden und schizoiden zu jenen Persönlichkeitsstörungen gerechnet, die „von sonderbarem und exzentrischem Verhalten" geprägt sind.

Der Sachverhalt ist zweifellos verwirrend: Während wir im Rest des Buches der ICD-Nomenklatur folgten, behandeln wir hier nun eine nur in DSM-IV als Persönlichkeitsstörung aufgeführte Störung, nämlich die schizotypische Persönlichkeitsstörung. Sie entspricht, um es zu wiederholen, weitgehend der schizotypen Störung (Schizotypie) in ICD-10, welche jedoch im Subkapitel F20–F29 (Schizophrenie, schizotype und wahnhafte Störungen) aufgeführt ist.

Die *Schizotypie* oder *schizotype Störung* nach ICD-10, die letztlich einer Verlegenheitsdiagnose entspricht, wird beschrieben als „Störung mit exzentrischem Verhalten und Anomalien des Denkens und der Stimmung, die *schizophren wirken*, obwohl *nie eindeutige und charakteristische schizophrene Symptome aufgetreten sind"*. Sie ist durch Kälte, Unnahbarkeit und sozialen Rückzug gekennzeichnet, zudem durch zwanghaftes Grübeln, Misstrauen und paranoide Ideen. Hinzu kommen exzentrisches Verhalten, „seltsame Glaubensinhalte und magisches Denken" sowie Eigenheiten in Denken und Sprache (Vagheit, Umständlichkeit, Gekünsteltheit, dabei aber Fehlen von Zerfahrenheit). Schließlich gibt es Auffälligkeiten, die an die *Positivsymptomatik* bei Schizophrenie erinnern, nämlich *„ungewöhnliche Wahrnehmungserlebnisse* mit Körpergefühlsstörungen oder anderen Illusionen, Depersonalisations- oder Derealisationserleben" sowie vorübergehende „quasipsychotische Episoden mit intensiven Illusionen, akustischen oder anderen Halluzinationen und wahnähnlichen Ideen" (verkürzt nach ICD-10, S. 113). Ähnlich ist die Charakterisierung in DSM-IV, wobei erwähntermaßen das Symptombild von den Autoren weniger als Zeichen einer der Schizophrenie nahe stehenden eigenständigen Krankheit aufgefasst wird als das einer „schizotypisch" genannten Persönlichkeitsstörung.

Auf Grund deutlicher Überschneidungen oder Ähnlichkeiten der Symptomatik werden paranoide, schizoide und schizotypische Persönlichkeitsstörung als ein Cluster von Persönlichkeitsstörungen angesehen und wegen der symptomatologischen Nähe zur Schizophrenie, noch mehr aber angesichts der gemeinsamen familiären Häufung (s. unten), von einigen Autoren (meist zusammen mit der Schizophrenie) zu den *Schizophreniespektrumsstörungen* gerechnet. Nach ICD-10 gibt das Vorliegen einer Schizophrenie bei einem Verwandten 1. Grades der Diagnose Schizotypie „zusätzliches Gewicht".

*Epidemiologie*: Die Häufigkeit der schizotypischen Persönlichkeitsstörung wird nach DSM-IV (S. 727) mit etwa 3% angegeben, eine relativ hoch scheinende Zahl, da die Lebenszeitprävalenz für Schizophrenie nur auf etwa 1% geschätzt wird (s. 4.4). Kendler et al. (1993) ermittelten an einer unselegierten Stichprobe die Lebenszeitprävalenz der schizotypischen Persönlichkeitsstörung mit 1,4% deutlich niedriger. Männer dürften etwas häufiger betroffen sein (DSM-IV, S. 726).

*Familiäre Häufung und Vererbung; Beziehung zu anderen Schizophreniespektrumsstörungen*: Unter *Verwandten von Personen mit schizotypischer Persönlichkeitsstörung* kommt dieses Störungsbild mit einer Lebenszeitprävalenz von etwa 5% drei- bis viermal häufiger als in der Normalbevölkerung vor (Kendler et al., 1993). Für eine gewisse Erbkomponente sprechen auch *Zwillingsuntersuchungen* wie die von Torgersen (1984): Dort wurde eine Konkordanzrate hinsichtlich Schizotypie von 33% für monozygote, von lediglich 4% für dizygote Zwillingspaare gefunden; allerdings waren die Stichprobenumfänge klein. Zudem stehen die informativen Adoptionsstudien größeren Stils noch aus. Gut nachgewiesen ist, dass unter *Verwandten 1. Grades von Schizophrenen* sehr viel häufiger *Fälle von schizotypischer Persönlichkeitsstörung* zu finden sind (etwa Baron et al., 1985; Kendler et al., 1993), wobei sich auch hinsichtlich der Symptomatik (Überwiegen von negativen oder positiven Symptomen) gewisse Übereinstimmungen ergeben (Fanous et al., 2001).

*Psychophysiologische, psychomotorische und neuropsychologische Studien an Patienten mit schizotypischer Persönlichkeitsstörung*: Hier hat man im Wesentlichen *ähnliche Untersuchungen wie bei Schizophrenen* (s. 4.6.6) durchgeführt und ist weitgehend zu *vergleichbaren Ergebnissen* gekommen. Gezeigt werden konnte beispielsweise, dass bei einem Teil der Schizotypiepatienten die *elektrodermale Orientierungsreaktion* ausbleibt, während sie bei einem anderen Teil ungewöhnlich schlecht habituiert (Raine et al., 1995). Auch die bei Schizophrenen mit gewisser Regelmäßigkeit zu beobachtende *Unfähigkeit, ein bewegtes Objekt ruhig mit den Augen* zu verfolgen, findet sich *gehäuft* bei Probanden mit *schizotypischer Persönlichkeitsstörung* (Lencz et al., 1993; Keefe et al., 1997; für weitere psychomotorische Auffälligkeiten s. Brenner et al., 2001 sowie Cadenhead et al., 2002). Schließlich konnten zahlreiche Studien zeigen, dass bei Patienten mit schizotypischer Persönlichkeitsstörung ähnliche *neuropsychologische Defizite* wie bei Schizophrenen zu finden sind, speziell *Aufmerksamkeitsstörungen* und *Störungen der Reizverarbeitung* (Lencz et al., 1995; Roitman et al., 1997; Voglmaier et al., 1997; Voglmaier et al., 2000; Cadenhead et al., 2000); hieraus schließt man v.a. auf *Beeinträchtigungen im Frontallappen*. Es existieren auch Hinweise darauf, dass die Aufmerksamkeitsstörungen besonders bei Patienten zu finden sind, bei denen Negativsymptomatik wie sozialer Rückzug das Störungsbild bestimmt (Siever u. Davis, 1991).

*Untersuchungen mit bildgebenden Verfahren*: Die älteren Studien sind bei Flaum und Andreasen (1995) sowie Siever (1995) zusammengestellt, neuere auszugsweise bei Schulter u. Neubauer (2005, S. 132 ff.). Im Wesentlichen zeigen sich ähnliche Befunde wie bei Schizophrenen, speziell *Erweiterung der Ventrikel* (allerdings in geringerem Ausmaß). Offenbar korreliert das Ausmaß der Ventrikelerweiterung (und damit der Hirnatrophie) mit der Stärke kognitiver Defizite (Coccaro u. Siever, 1995).

Mittlerweile wurden auch *subkortikale Strukturen* untersucht, besonders die *Basalganglien*; diese sind in verschiedene neuronale Regelkreise eingebunden, u.a. einen *motorischen* (der speziell das Putamen einschließt) und (mindestens) einen „*kognitiven*", der u.a. den Nucleus caudatus mit präfrontalen Hirnteilen verbindet. Levitt et al. (2002) fanden mittels Kernspintomographie an unbehandelten Personen mit schizotypischer Persönlichkeitsstörung Verkleinerung der Nuclei caudati beider Seiten und stellten zudem fest, dass das Ausmaß der Verkleinerung mit reduzierter Leistung bei Gedächtnisaufgaben einher ging. In der Studie von Shihabuddin et al. (2001) hingegen unterschieden sich die Größen der Nuclei caudati nicht zwischen Personen mit Schizophrenie, schizotypischer Persönlichkeitsstörung und solchen ohne psychischen Befund; dafür wurden bei den Persönlichkeitsgestörten die Volumina des Putamen beider Seiten verkleinert gefunden. Es ist zu früh, hier eine Synthese zu versuchen und die Diskrepanzen – etwa über unterschiedliche Medikation – zu erklären.

*Transmitter- und Rezeptorbindungsstudien*: Angesichts der vermuteten Nähe zur Schizophrenie hat man sich hierbei v.a. auf den Neurotransmitter *Dopamin* konzentriert; bei Interpretation der Befunde müssen hier – anders als bei schizophrenen Patienten – üblicherweise medikamentöse Effekte nicht berücksichtigt werden. Die Ergebnisse sind relativ einheitlich: Im Vergleich zu gesunden Kontrollpersonen finden sich bei *Probanden mit schizotypischer Persönlichkeitsstörungen höhere Konzentrationen des Dopaminmetaboliten Homovanillinsäure* sowohl im Plasma wie insbesondere im Liquor cerebrospinalis. Dabei konnte auch nachgewiesen werden, dass erhöhte Homovanillinkonzentration v.a. für Personen mit ausgeprägt psychotischer (produktiver) Symptomatik typisch ist (Siever u. Davis, 1991; Siever et al., 1991; Siever et al., 1993).

*Erklärungsansätze*: Angesichts der *engen genetischen Beziehungen* und der Tatsache, dass *Personen mit schizotypischer Persönlichkeitsstörung* später gehäuft *Schizophrenie entwickeln*, sieht man in der *schizotypischen Persönlichkeitsstörung* eine *Vorform bzw. eine nicht voll zum Ausbruch gekommene Schizophrenie*. Entsprechend werden ähnliche Genesemodelle erstellt: Ein von Walker und Gale (1995) entwickeltes, hier unter gewissen Vereinfachungen wiedergegebenes Modell nimmt an, dass den *negativen Symptomen und neuropsychologischen Defiziten* sowohl bei schizotypischer Persönlichkeitsstörung als auch bei Schizophrenie *Dysfunktion der frontalen Hirnregionen mit Dopaminmangelaktivität* zu Grunde liegt. Ein Beleg dafür wird u.a. darin gesehen, dass Gabe von Amphetaminen, die bekanntlich die Dopaminkonzentration im synaptischen Spalt erhöhen, die kognitiven Leistungen bei Patienten mit schizotypischer Persönlichkeitsstörung verbessern kann (Coccaro u. Siever, 1995). *Bewegungsanomalien*, wie sie sich sowohl bei der (unbehandelten) Schizophrenie als auch bei der schizotypischen Persönlichkeitsstörung finden (s. dazu auch Cassady et al., 1998), sollen hingegen auf eine *Überaktivität dopaminerger Bahnen*, speziell der *nigrostriatalen*, zurück gehen. *Schizophrenie mit ausgeprägten positiven Symptomen* entsteht nach Walker und Gale (1995) dann, wenn es *zusätzlich zur Überaktivität dopaminerger Bahnen zum limbischen System kommt*. Dies könne beispielsweise im Rahmen der physiologischen ZNS-Veränderungen während der Pubertät eintreten, wo viele schizotypische Persönlichkeitsstörungen in Schizophrenie übergehen; ebenso wäre es aber denkbar, dass Stressoren mittels Erhöhung der Dopaminaktivität diese Wirkung hätten (s. auch Siever, 1995).

Die Frage nach der *Ursache der angenommenen Hypofrontalität* wird im Wesentlichen durch den Hinweis auf deutliche *genetische Faktoren* für schizotypische Persönlichkeitsstörung wie für Schizophrenie beantwortet. Diskutiert werden in letzter Zeit *pränatale Schädigungen* als Ätiologie auch der schizotypischen Persönlichkeitsstörung, beispielsweise durch Mangelernährung (Hock et al., 1996); wie bei der Schizophrenie wird zudem *Infektionen* während der Schwangerschaft gewisse ätiologische Bedeutung zugeschrieben (Machon et al., 1995).

*Therapie*: Zur Behandlung psychotischer Symptome im Rahmen der schizotypischen Persönlichkeitsstörung, v.a. in Dekompensationsphasen, wurden wiederholt in niedriger Dosierung Neuroleptika eingesetzt (etwa Goldberg et al., 1986), deren Wirksamkeit dabei nachgewiesen ist. Auch hier wird anscheinend zunehmend *atypischen Neuroleptika* der Vorzug gegeben (s. Benkert u. Hippius, 2005, S. 477), wobei sicher eine Rolle spielt, dass diese besser auf *Negativsymptomatik* wirken (s. 4.9.2).

## 8.2.3 Borderline-Persönlichkeitsstörung

*Definition und Symptomatik*: Die *Borderline-Persönlichkeitsstörung* des DSM-IV entspricht weitgehend der *emotional instabilen Persönlichkeitsstörung vom Borderline-Typus* in ICD-10. Die emotional instabile Persönlichkeitsstörung ist dort allgemein gekennzeichnet durch „*wechselnde, instabile Stimmung*", durch die *Tendenz*, „*impul-*

*siv" zu handeln, ohne eventuelle Konsequenzen zu berücksichtigen*. „Ausbrüche intensiven Ärgers" führen häufig zu „*gewalttätigem und explosiblem" Verhalten*, ausgelöst oft durch Kritik anderer an der eigenen Person. Der *Borderline Typus als Unterform der emotional instabilen Persönlichkeitsstörung* ist zusätzlich gekennzeichnet durch *gewisse Unklarheit des Selbstbildes*, durch *wenig deutlich umrissene Neigungen*. Als charakteristisch wird weiter ein „*chronisches Gefühl innerer Leere*" angesehen; im Rahmen der Suche nach „intensiven, aber unbeständigen Beziehungen" kommt es zu „*wiederholten emotionalen Krisen*" mit „*übermäßigen Anstrengungen, nicht verlassen zu werden*"; dabei werden *Suiziddrohungen* vorgebracht oder „*selbstschädigende Handlungen*" vorgenommen (verkürzt nach ICD-10, S. 229 f.). Die Kriterien der „*Borderline-Persönlichkeitsstörung*" in DSM-IV (S. 735 ff.) sind ähnlich, dabei jedoch etwas genauer ausgeführt; zusätzlich als charakteristisch werden dort *vorübergehende paranoide Vorstellungen* oder *dissoziative Symptome* erwähnt, beispielsweise Depersonalisation. Comer (2001) beschreibt das *selbstzerstörerische Verhalten* genauer: *Alkohol- und Drogenmissbrauch, Delinquenz, gefährliche sexuelle Kontakte, riskantes Autofahren*, um nur einige dieser Akte zu nennen. Die *Suizidrate* wurde mit 8,5% im Laufe einer 15jährigen Katamnese extrem hoch gefunden. *Depressive Störungen* kommen häufig mit *Borderline-Persönlichkeitsstörung vergesellschaftet* vor, v.a. bei Frauen.

*Epidemiologie*: Die Prävalenz wird mit etwa 2% angegeben, wobei 75% der Betroffenen *Frauen* sind. Besonders ausgeprägt ist die Symptomatik im *frühen Erwachsenenalter* und lässt dann üblicherweise allmählich nach (DSM-IV, S. 737).

*Familiäre Häufung und Vererbung*: Es gibt erste, aber noch nicht überzeugende Hinweise darauf, dass die *Borderline-Störung familiär gehäuft* auftritt (Dahl, 1994), woraus allerdings nicht auf Vererbung geschlossen werden sollte. Man geht i. Allg. davon aus, dass *genetische Faktoren* für die Entwicklung der Störung eine *untergeordnete Rolle* spielen (Torgersen, 1984; Nigg u. Goldsmith, 1994). Kontrovers diskutiert wird die Frage, ob unter den Verwandten von Probanden mit Borderline-Persönlichkeitsstörung Depressionen gehäuft vorkommen (s. Dahl, 1994 sowie De la Fuente u. Mendlewicz, 1996 und die dort angeführte Literatur).

*Psychophysiologische Studien und andere EEG-Untersuchungen*: Sie beschränken sich im Wesentlichen auf die Untersuchungen des *Schlafes* von Borderline-Patienten und liefern Befunde, wie sie auch für *Depressive typisch* sind, insbesondere verkürzte *REM-Latenz* (McNamara et al., 1984; Akiskal et al., 1985). Eine weitere Studie (Cornelius et al., 1986) untersuchte die *EEG-Spontanaktivität* von Borderline-Patienten und fand einige, nicht eindeutig zu interpretierende Veränderungen, die man im Sinne einer *epileptiformen Störung des limbischen Systems* deuten könnte; offenbar sind diese interessanten Befunde aber nie repliziert worden.

*Neurotransmitter- und Rezeptorbindungsstudien*: Auf Grund der häufigen depressiven Begleitsymptomatik sowie des möglicherweise gemeinsamen familiären Vorkommens von Depression und Borderline-Persönlichkeitstörung hat man sich dabei hauptsächlich auf den Transmitter *Serotonin* konzentriert; in diese Richtung lenkt auch die Beobachtung, dass der *Liquorspiegel des Serotoninmetaboliten 5-HIAA bei Personen mit autoaggressivem Verhalten (Suizid)* wiederholt erniedrigt gefunden wurde (s. 5.6.4).

Allerdings liefern die vergleichsweise seltenen Studien bei Borderline-Personen keineswegs ein eindeutiges Bild. So konnten etwa Gardner et al. (1990) im Wesentlichen keine Unterschiede in der Liquorkonzentration von 5-HIAA zwischen Borderline-Patientinnen und gesunden Kontrollpersonen finden, weisen aber auf eine gewisse diesbezügliche Inhomogenität ihrer Patientengruppe hin. Verkes et al. (1996) fanden niedrigere Konzentration von Serotonin in den Blutplättchen von Borderlinepatientinnen (im Vergleich zu Bulimikerinnen) und schließen daraus auf eine erhöhte zelluläre Aufnahme, also auf erniedrigte synaptische Verfügbarkeit dieses Transmitters.

Einige Autoren berichten über erniedrigte Monoaminoxidase-Aktivität in den Blutplättchen männlicher Borderlinepatienten (etwa Yehuda et al., 1989; Reist et al., 1990). Allerdings ist die Bedeutung dieses Parameters noch nicht restlos geklärt; zudem konnte eine andere Studie an Frauen diese Befunde nicht bestätigen (Verkes et al., 1996).

Die üblicherweise bei Depression pathologisch ausfallenden Tests, insbesondere der *Dexamethason-Suppressions-* und der *TRH-Stimulationstest*, lieferten keine eindeutigen Befunde bei Borderline-Persönlichkeiten: Zwar wurde fehlende *Cortisolsuppression nach Dexamethasongabe* bei einem Großteil dieser Patienten nachgewiesen (zur Literatur; s. De la Fuente u. Mendlewicz, 1996), zumeist war aber nicht eine gleichzeitig bestehende Depression ausgeschlossen worden; bei Borderline-Patienten ohne depressive Begleitsymptomatik liegt der Prozentsatz von Non-Suppressoren deutlich niedriger. Ähnliches gilt, wenn man den TRH-Stimulationstest bei Borderline-Persönlichkeiten ohne zusätzliche Depression durchführt (De la Fuente u. Mendlewicz, 1996).

Etwas leichter, wenn auch keineswegs eindeutig interpretierbar sind die Ergebnisse von Studien mit *Substanzen, die auf das serotonerge System* wirken: So konnten Coccaro et al. (1989) zeigen, dass bei Borderline-Patienten die Prolactinausschüttung nach Gabe des Serotoninagonisten Fenfluramin herabgesetzt ist, *Folge wohl verminderter Empfindlichkeit von Serotoninrezeptoren im Hypothalamus* (s. auch Coccaro et al., 1994a; Coccaro et al., 1994b); allerdings konnte dies von Martial et al. (1997) nicht bestätigt werden. In Richtung verminderter 5-HT-Rezeptorsensitivität deutet auch die von Hollander et al. (1994) bei männlichen (nicht aber bei weiblichen) Borderline-Patienten gefundenen abgeschwächte Prolactinsekretion auf den Serotoninagonisten m-CPP; dieses Ergebnis ließ sich jedoch in einer späteren Studie derselben Arbeitsgruppe nicht replizieren (Stein et al., 1996).

*Erklärungsansätze*: Sie gehen bei der Borderline-Persönlichkeitsstörung v.a. von dem *übermäßig impulsiven Verhalten der Betroffenen* aus und versuchen, dieses mit einer *Dysfunktion, im engeren Sinne mit einer Minderaktivität, im serotonergen System* in Verbindung zu bringen. Aus Tierexperimenten wurde die Annahme abgeleitet worden, dass *Serotonin* in der *Modulation aggressiv-impulsiven Verhaltens eine wesentliche Rolle* spielt: *Zerstörung serotonerger Neuronen* führt zu ungehemmter Aggression, Gabe von *Serotoninagonisten* kann *aggressives Verhalten reduzieren* (Coccaro u. Siever, 1995). Zu einer *verminderten serotonergen Grundaktivität* bei Borderline-Persönlichkeiten würde die Beobachtung von Hollander et al. (1994) passen, dass Einnahme des Serotoninagonisten m-CPP bei diesen Personen mit Nachlassen von Ärger und einem gewissen Hochgefühl einher geht, ein Effekt, der um so ausgeprägter ist, je besser deren Rezeptoren auf Stimulation ansprechen (Stein et al., 1996). Es ließe sich daher vermuten, dass das *impulsive Verhalten aus der Serotoninmangelsituation* entsteht, möglicherweise sogar dass es seinerseits diesen *defizitären Zustand beseitigen* soll.

Ein ähnlicher Erklärungsansatz für das riskante, selbstzerstörerische Verhalten bezieht das *endogene Opiatsystem* mit ein. Nachdem bei Personen mit Neigung zu Selbstverletzung höhere Metenkephalinspiegel gefunden wurden (Coid et al., 1983), kam die Vermutung auf, dass dieses System an der Steuerung solcher Verhaltensweisen beteiligt sein könnte. Dafür spricht die Beobachtung, dass sich nach *autoaggressiven Akten die Stimmung bei Borderline-Patienten verbessert* und zudem bei einigen von ihnen verminderte Schmerzempfindlichkeit zu finden ist (Russ et al., 1992); da dieser Effekt allerdings durch Opiatantagonisten nicht aufgehoben wird, wird ein solcher Mechanismus eher für unwahrscheinlich gehalten (Russ et al., 1994). Ansonsten wäre es eine intellektuell durchaus reizvolle *Spekulation*, dass *diese Personen sich selbst Schmerz zufügen, um ein gewisses Level endogener Opiate aufrecht zu erhalten* (Konicki u. Schulz, 1989).

Eine gänzlich andere, bis jetzt jedoch nur durch wenig Daten gestützte Auffassung rückt die Borderline-Persönlichkeitsstörung in die *Nähe neurologischer Erkrankungen*, indem sie *epileptiforme Aktivität im limbischen System* annimmt (Coccaro u. Siever, 1995). Belege für dieses Modell sieht man einerseits in einigen *abnormen EEG-Befunden*, andererseits darin, dass diese Störung offenbar auf *Antikonvulsiva* wie Carbamazepin *gut anspricht*.

Unabhängig von den sehr verschiedenartigen pathogenetischen Konzepten ist die *Frage der Ätiologie* noch weitgehend ungeklärt. Genetische Faktoren dürften zumindest für die Borderline-Störung geringe Bedeutung haben. *Impulsivität* an sich hingegen scheint *teilweise erblich* bedingt zu sein (Coccaro et al., 1993; Riemann u. Schulter, 2005, S. 605 f.); somit wäre hier ein begünstigender Faktor gegeben, auf dessen Hintergrund sich unter noch unbekannten Bedingungen eine Persönlichkeitsstörung vom Borderline-Typus entwickeln könnte (Coccaro u. Siever, 1995).

*Therapie*: Die *pharmakologische Behandlung* der Borderline-Persönlichkeitsstörung gilt als schwierig und wenig erfolgreich; die Befunde zur Wirksamkeit einzelner Substanzen sind zudem nicht immer eindeutig, sodass daraus nur schwer Rückschlüsse auf zu Grunde liegende pathogenetische Prozesse möglich sind. Hinzu kommt, dass die Symptomatik der Borderline-Persönlichkeitsstörung nach DSM-IV zumindest aus drei Komponenten besteht, nämlich Störungen der Impulsivität, der Affektivität (depressive Stimmung) sowie der Kognition und der Wahrnehmung (etwa Wahnideen, Illusionen), daher die Wirkung einzelner Substanzen nicht alle Symptome gleichmäßig betreffen sollte. Die Befunde sind auch wenig eindeutig.

Während für die trizyklische Antidepressiva letztlich kaum diesbezügliche Effekte zu sichern waren, konnten mittlerweile mehrere Therapiestudien *Wirksamkeit von selektiven Serotonin-Wiederaufnahmehemmern* bei Borderlinestörungen nachweisen (s. Rinne et al., 2002 für zahlreiche Literaturangaben). Hinweise gibt es auch für einen therapeutischen Effekt von *MAO-Hemmern*, der überraschenderweise eher die Aggressivität als die depressive Symptomatik betrifft (Soloff et al., 1993). *Verbesserung der Impulskontrolle* ließ sich zudem mit dem *Antikonvulsivum (und Phasenprophylaktikum) Carbamazepin* beobachten (Gardner u. Cowdry, 1986); auch das *Antikonvulsivum Valproinsäure* scheint bei impulsiver Aggression wirksam zu sein (Benkert u. Hippius, 2005, S. 476); dies ließe sich mit gewisser Zurückhaltung als Beleg für die angenommene epileptoide limbische Überaktivität bei Borderline-Persönlichkeitsstörung ansehen. Obwohl *Lithiumsalze* bei aggressiven Persönlichkeitsstörungen therapeutische Effekte haben dürften, ist man mit ihrem Einsatz angesichts der zu erwartenden unzuverlässigen Einnahme offenbar eher zurückhaltend. Auch *Neuroleptika*, sowohl klassische wie atypische, scheinen zumindest in Einzelfällen, bei Impulskontrollstörungen Wirkung zu zeigen (Benkert u. Hippius, 2005, S. 476 f.)

### 8.2.4 Dissoziale (antisoziale) Persönlichkeitsstörung

*Definition und Symptomatik*: Die dissoziale Persönlichkeitsstörung fällt nach ICD-10 (S. 299) durch eine „*große Diskrepanz zwischen dem Verhalten und den geltenden sozialen Normen*" auf und lässt sich u.a. charakterisieren durch „*herzloses Unbeteiligtsein gegenüber den Gefühlen anderer*", „*Verantwortungslosigkeit*" und Missachtung sozialer Regeln, „*Unvermögen zur Beibehaltung längerfristiger Beziehungen*", „*sehr geringe Frustrationstoleranz und niedrige Schwelle für aggressives, auch gewalttätiges Verhalten*". Hervorgehoben werden weiter die „*Unfähigkeit zum Erleben von Schuldbewusstsein*" oder zum „*Lernen aus Erfahrung*" sowie die *Neigung*, „*andere zu beschuldigen*" oder das eigene Fehlverhalten zu rationalisieren.

Der dissozialen Persönlichkeitsstörung entspricht weitgehend die *antisoziale Persönlichkeitsstörung* in DSM-IV. Nicht selten finden in der Literatur auch die Bezeichnungen *„Psychopathie"* oder *„Soziopathie"* Verwendung, allerdings nicht einheitlich (s. auch 8.2.1).

*Epidemiologie*: Nach bei Comer (2001, S. 438) präsentierten Zahlen wäre die Häufigkeit der antisozialen Persönlichkeitsstörung mit circa 3% der erwachsenen Bevölkerung anzusetzen, also überraschend hoch; *Männer sind etwa dreimal so häufig betroffen wie Frauen*. Unter *Gefängnisinsassen* ist – nicht unerwartet – der *Anteil von Personen mit antisozialer Persönlichkeitsstörung höher*.

*Familiäre Häufung und Vererbung*: Die dissoziale Persönlichkeitsstörung kommt deutlich *familiär gehäuft* vor, was sicher teilweise Milieueffekt und Modellernen darstellt, jedoch zu einem nicht unbeträchtlichen Anteil auch genetisch bedingt sein dürfte (s. dazu Nigg u. Goldsmith, 1994). Insbesondere konnten *Adoptionsstudien* zeigen, dass das antisoziale Verhalten von Kindern, die von ihren leiblichen Eltern getrennt wurden, mehr von entsprechenden Eigenschaften der letzteren als von Verhaltensweisen der Adoptiveltern abhängt (s. etwa Mednick et al., 1984 sowie die Überblicksarbeit von McGuffin u. Thapar, 1992). Allerdings ist schwer auszuschließen, dass weniger die Persönlichkeitsstörung selbst als der mit Dissozialität vergesellschaftete Alkoholismus genetisch bedingt ist (Dahl, 1994 sowie Sher u. Trull, 1994; vgl. jedoch Smith et al., 1993). Als gut gesichert kann man ansehen, dass v.a. bei weiblichen Personen mit dissozialer Persönlichkeitsstörung die entsprechende familiäre Belastung beträchtlich ist (DSM-IV, S. 732 f.).

Überzeugende Hinweise auf die Art des Erbganges sowie die beteiligten Gene und ihre chromosomale Lokalisierung stehen bis jetzt aus (s. dazu die Diskussion in McGuffin u. Thapar, 1992). Allerdings gibt es Vermutungen, dass die verantwortlichen Gene auf dem X-Chromosom liegen und mit der Bildung des Enzyms $MAO_A$ zu tun haben könnten (Brunner et al., 1993; s. auch Rose, 1995).

Unklar ist die ätiologische Bedeutung von Geburtskomplikationen für die Entwicklung späteren kriminellen Verhaltens (was nach dem oben Gesagten allerdings nicht identisch mit dem Vorliegen einer dissozialen Persönlichkeitsstörung ist). Während eine Anzahl von bei Hodgins et al. (2001) zusammengestellten Studien wenigstens teilweise einen solchen Zusammenhang fanden, konnten diese Autoren in ihrer eigenen Untersuchung mit großer Stichprobe das nicht bestätigen.

*Neurologische, neuropsychologische und psychophysiologische Befunde*: Wiederholt wurde über *EEG-Abnormitäten* bei Probanden mit dissozialer Persönlichkeitsstörung berichtet (für einen Überblick der älteren Studien; s. Syndulko, 1978; für neuere; s. Schulter u. Neubauer, 2005, S. 150 ff.); speziell wurden vergleichsweise *niedrigfrequente Grundaktivitäten* fest gestellt; jedoch ist die Befundlage hier keineswegs eindeutig. Auch finden sich *schwächer ausgeprägte evozierte Potentiale auf auditorische Stimuli*, allerdings nicht, wenn die Probanden diese Reize im Rahmen ihrer augenblicklichen Beschäftigung für relevant erachten (Forth u. Hare, 1989). Neuropsychologische Studien wie beispielsweise die von Gorenstein (1982) weisen auf mögliche Defizite von „Psychopathen" in diversen kognitiven Leistungen hin, die als Funktionen des Frontallappens aufgefasst werden (etwa Abstraktionsfähigkeit und Flexibilität).

Ein sehr interessanter, jedoch noch nicht ausreichend replizierter Befund ist der einer *Reduktion von grauer Substanz im präfrontalen Kortex* bei diesen Personen (Raine et al., 2000). Allerdings ist nicht sicher auszuschließen, dass dies ein Effekt des in der Regel gleichzeitig vorliegenden Substanzmissbrauchs darstellt (Seifritz et al., 2001).

Weiter wurden bei Probanden mit dissozialer Persönlichkeitsstörung *erniedrigte Hautleitfähigkeit* sowie *schwächere elektrodermale Reaktionen auf aversive Reize* beobachtet; diese Befunde gelten jedoch offenbar nicht für Parameter der kardiovaskulären Aktivität.

*Studien an Tieren*: Nicht zuletzt haben zahlreiche Untersuchungen an *Primaten*, die hier nicht genauer dargestellt werden können (s. etwa Higley et al., 1992; Doudet et al., 1995), das Augenmerk auf die *Rolle von Serotonin bei der Steuerung aggressiven Verhaltens* gelenkt. Dabei wurde i. Allg. gefunden, dass *mangelnde Verfügbarkeit dieses Transmitters bzw. niedrige Konzentration seines Metaboliten 5-HIAA in der Cerebrospinalflüssigkeit mit erhöhter Aggressivität bzw. gesteigerter sozialer Dominanz einher geht*. Allerdings sind die Befunde nicht einheitlich, da auch erhöhte Serotoninkonzentration bei dominanten Männchen gefunden wurde; zudem ist nicht immer eindeutig festzulegen, ob nicht eher umgekehrt die soziale Stellung den Serotoninhaushalt beeinflusst (Conacher, 1997). Auch in Humanstudien (s. unten) wurde erhöhte Serotoninkonzentration im Blut bei überdurchschnittlich aggressiven Personen gefunden (Moffitt et al., 1998), sodass die *Gleichsetzung von Serotoninmangel mit genereller Aggressivität wohl zu kurz gegriffen sein dürfte*. Außerdem ist Serotonin mit Sicherheit nicht die einzige körpereigene Substanz, die auf Aggression Einfluss nimmt; zumindest *Testosteron* und das *Hypophysenhinterlappenhormon Vasopressin* wären in diesem Zusammenhang noch zu nennen (Higley et al., 1996; Coccaro et al., 1998; zum Zusammenhang zwischen Testosteron und Aggressivität; s. ausführlich Netter, 2005, S. 348 ff.).

*Neurotransmitter- und Rezeptorbindungsstudien*: Auch in Untersuchungen an Probanden mit dissozialer Persönlichkeitsstörung hat man sich vornehmlich auf *Serotonin* konzentriert (für Überblicke älterer Studien; s. Apter et al., 1991; s. dazu auch Hennig u. Netter, 2005). Dabei wurde wiederholt eine *negative Korrelation zwischen 5-HIAA-Konzentration im Liquor und Ausmaß an (impulsiver) Aggression gefunden* (Brown et al., 1982; Linnoila et al., 1983; Kruesi et al., 1990; Virkkunen et al., 1994); allerdings gibt es auch eine Anzahl von Studien, die einen solchen Zusammenhang nicht oder nur eingeschränkt bestätigen konnten (s. Coccaro et al., 1997a und die dort zitierte Literatur). Interessanterweise wurde bereits bei Neugeborenen aus Familien mit dissozialer Persönlichkeitsstörung die 5-HIAA-Konzentration im Liquor erniedrigt gefunden (Constantino et al., 1997), sodass hierin möglicherweise eine genetische Bereitschaft zur Entwicklung aggressiven Verhaltens begründet sein könnte.

In ähnliche Richtung deuten Studien, in denen mittels *Serotoninagonisten wie Fenfluramin oder m-CPP die Empfindlichkeit der Serotoninrezeptoren getestet* wurde (Coccaro et al., 1989; Moss et al., 1990; O'Keane et al., 1992; Coccaro et al., 1997a). Hier zeigte sich verminderte Ausschüttung von Prolactin bei impulsiv-aggressiven Personen bzw. bei Probanden mit antisozialer Persönlichkeitsstörung, was für eine *reduzierte Ansprechbarkeit der Bindungsstellen im Hypothalamus* sprechen würde. Auch hierzu liegen jedoch einige negative Studien vor (Überblick bei Coccaro et al., 1997a; s. auch Hennig, 2000); genau ein gegenteiliges Ergebnis lieferte beispielsweise die Untersuchung von Halperin et al. (1994), in der aggressive Personen verstärkte Prolactinausschüttung auf Fenfluramin zeigten. Es drängt sich der Eindruck auf, dass die Verhältnisse an den zahlreichen Serotoninrezeptoren ausgesprochen kompliziert sind (s. auch 1.2.2), sodass man möglichst rezeptorspezifische Agonisten und Antagonisten in solchen Studien einsetzen sollte (s. z.B. Hennig et al., 2000).

*Verminderte Zahl der Serotoninrezeptoren an den Blutplättchen* wurde ebenfalls bei *Personen mit Persönlichkeitsstörungen und mit erhöhter Aggressivität* festgestellt (Coccaro et al., 1996), wobei allerdings die Bedeutung dieses Parameters noch nicht eindeutig geklärt ist (s. dazu auch Unis et al., 1997). Ähnliches gilt für eine gefundene Erniedrigung der Monoaminoxidase in den Blutplättchen aggressiver psychopathischer Persönlichkeiten (Oreland et al., 1998).

*Resümee*: Insgesamt sind die Befunde zum *Zusammenhang zwischen Serotoninmangel und Aggression*, anders als zuweilen in Reviews dargestellt, *keineswegs einheitlich*. Auch konnte bis jetzt *nicht gezeigt* werden, dass *Absenkung des Serotoninspiegels mittels tryptophanarmer Diät die Aggressivität steigert*; somit steht der Nachweis einer direkten kausalen Beziehung noch aus (Salomon et al., 1994b).

*Erklärungsansätze*: Sie gehen zum einen von einer *Störung im serotonergen System*, zum anderen von einer *kortikalen Minderaktivität bei Patienten mit dissozialer Persönlichkeitsstörung* aus. Der erste Ansatz basiert auf dem Befund *erhöhter Impulsivität bei dissozialen Persönlichkeitsstörungen* einerseits und der Tatsache andererseits, dass *verstärkte Aggression und Impulsivität häufig mit niedriger Aktivität im serotonergen System* vergesellschaftet gefunden wurden. Letztere Ergebnisse sind allerdings keineswegs durchgängig bestätigt worden; zudem ist die Kausalrelation zwischen der Störung im Transmittersystem und Aggressivität unklar. Immerhin ist es eine interessante Spekulation, dass Minderaktivität im serotonergen System genetisch festgelegt ist und den Boden für unkontrolliert aggressives Verhalten bereitet; vermutet wird u.a., dass ein Gen verändert ist, welches die Bildung des Enzyms Tryptophan-Hydroxylase (und damit die Serotoninsynthese) reguliert (s. Virkkunen et al., 1995 und die dort angeführte Literatur).

Auf Grund der vermuteten, jedoch ebenfalls keineswegs in aller Eindeutigkeit bestätigten kortikalen Minderaktivität wäre die Annahme plausibel, dass *Personen mit dissozialer Persönlichkeitsstörung sich selbst stimulieren*, wie es auch für hyperaktive Kinder vermutet wird (s. 9.4.6). Diese Hypothese, die einige Zeit recht populär war, wird heute offenbar kaum mehr vertreten, wie auch psychophysiologische Untersuchungen bei diesen Personen zugunsten von Neurotransmitter- und Rezeptorbindungsstudien weitgehend an Bedeutung verloren haben. Immerhin wäre gut denkbar, dass diese Minderaktivität genetisch determiniert ist und so die Basis für autostimulatorisches Verhalten bilden könnte. Die bis jetzt noch nicht eindeutig nachgewiesenen kognitiven Defizite bei diesen Personen würden ebenfalls auf eine (primäre?) zerebrale Dysfunktion hindeuten (Gorenstein, 1982).

*Therapie*: Die somatische Behandlung dissozialer Persönlichkeitsstörungen ist auf Grund des letztlich eher geringen Leidensdrucks der Betroffenen schwierig; bei begonnenen Studien bereiten die mangelnde Zuverlässigkeit der Einnahme und die hohe Rate von Abbrechern erhebliche Probleme. Entsprechend finden sich kaum Untersuchungen, die über die Wirksamkeit somatischer, speziell pharmakologischer Interventionen zuverlässig Information liefern könnten.

Angesichts der vermuteten serotonergen Minderaktivität bei dissozialer Persönlichkeitsstörung liegt eine pharmakologische Stimulation dieses Systems therapeutisch nahe, was auch mit gewissem Erfolg mittels *Serotonin-Wiederaufnahmehemmern* versucht wurde (Kavoussi et al., 1994; Coccaro u. Kavoussi, 1997; Coccaro et al., 1997b). Meist handelt es sich allerdings um eher kleine Studien an möglicherweise stark selegierten Stichproben, die zur Effizienz der Medikation bei größeren unausgelesenen Patientengruppen kaum Aussagen gestatten. Immerhin zeigt auch eine Studie an gesunden Probanden, dass Einnahme von SSRIs über mehrere Wochen – etwas vereinfachend formuliert – feindselige Haltungen reduziert (Knutson et al., 1998).

Weitere zur Behandlung impulsiv-aggressiver Störungen eingesetzte Pharmaka sind *Lithiumsalze*, die aggressives Verhalten bei dissozialen Persönlichkeitsstörungen dämpfen können (Sheard et al., 1976; s. auch Coccaro, 1993); andere Merkmale der antisozialen Persönlichkeitsstörung werden offenbar nicht beeinflusst (Coccaro u. Siever, 1995); die Wirkmechanismen sind nicht geklärt. Auch *Carbamazepin* kommt zuweilen zum Einsatz (Benkert u. Hippius, 1996, S. 442), wobei die pharmakologischen Angriffspunkte gleichfalls unbekannt sind.

Erwähnt sei, dass in einigen Fällen Patienten mit *antisozialer Persönlichkeitsstörung* und *extremer Aggressivität* auch *psychochirurgisch* behandelt wurden, wobei die Eingriffe zumeist am Thalamus oder Hypothalamus erfolgten, daneben an weiteren Strukturen v.a. im limbischen System (Dowson u. Grounds, 1995, S. 245).

Tabelle 8.2 Biologische Befunde bei Persönlichkeitsstörungen

| Befund | Bedeutung |
|---|---|
| **schizotypische Persönlichkeitsstörung** | |
| – Fehlen elektrodermaler Orientierungsreaktionen<br>– mangelnde Habituation elektrodermaler Orientierungsreaktionen | – unklar<br>– zeigt u.a. die enge Beziehung zur Schizophrenie |
| – Unfähigkeit, bewegtes Objekt mit Augen zu verfolgen (gestörtes eye tracking) | – unklar<br>– zeigt u.a. die enge Beziehung zur Schizophrenie |
| – Aufmerksamkeitsstörungen | – Dysfunktion im Frontallappen (?)<br>– zeigt u.a. die enge Beziehung zur Schizophrenie |
| – Ventrikelerweiterung | – Reduktion des Hirnvolumens<br>– zeigt u.a. die enge Beziehung zur Schizophrenie |
| – Erhöhung der Konzentration von Homovanillinsäure im Liquor | – vermehrter Umsatz von Dopamin an Synapsen (wie bei einigen Subtypen von Schizophrenie vermutet) |
| **Borderline-Persönlichkeitsstörung** | |
| – verkürzte REM-Latenz | – unklar (Störung im cholinergen System?)<br>– zeigt u.a. die enge Beziehung zur Depression |
| – Abnormitäten im Spontan-EEG | – möglicherweise Zeichen für epileptiforme Störung im limbischen System |
| – unklare Befunde zur Konzentration von 5-HIAA im Liquor | – nicht interpretierbar<br>– im Sinne der Serotoninmangelhypothese der Aggression Erniedrigung zu erwarten |
| – unklare Befunde im Dexamethason-Suppressionstest | – nicht interpretierbar<br>– abgeschwächte Suppression spräche für Beziehung zur Depression |
| – evtl. verminderte Ausschüttung von Prolactin auf Fenfluramin und m-CPP | – spräche für herabgesetzte Empfindlichkeit von Serotoninrezeptoren |
| **antisoziale Persönlichkeitsstörung** | |
| – evtl. erniedrigte EEG-Grundaktivität | – spräche für kortikale Minderaktivierung |
| – evtl. abgeschwächte elektrodermale Reaktionen | – unklar<br>– spräche für geringere vegetative Stimulierbarkeit |
| – evtl. erniedrigte Konzentration von 5-HIAA im Liquor, v.a. bei impulsiven Probanden | – spräche für Serotoninmangelhypothese der Aggression |
| – evtl. verminderte Ausschüttung von Prolactin auf Fenfluramin und m-CPP | – spräche für herabgesetzte Empfindlichkeit von Serotoninrezeptoren |

## 8.3 Störungen der Geschlechtsidentität und der Geschlechtspräferenz

### 8.3.1 Vorbemerkungen

*Überblick über die Störungsbilder*: In ICD-10 werden unter *Störungen der Geschlechtsidentität* (F64) „*Transsexualismus*" sowie zwei weitere spezifische Formen aufgeführt, nämlich „*Transvestitismus unter Beibehaltung beider Geschlechtsrollen*" und „*Störung der Geschlechtsidentität des Kindesalters*". Bei den *Störungen der Sexualpräferenz* (F65), kürzer und klanglich besser mit *Paraphilien* bezeichnet (früher mit dem konnotativ *belasteten Begriff Perversionen*), werden ebenfalls mehrere *Unterformen* unterschieden: u.a. *Fetischismus* (Gebrauch gegenständlicher Objekte als Stimuli für die sexuelle Erregung), *fetischistischer Transvestitismus* (Tragen von

Kleidung des anderen Geschlechts zur Erreichung sexueller Erregung), *Exhibitionismus* (Entblößen des Genitales in der Öffentlichkeit), *Voyeurismus* (Drang, anderen bei Intimitäten zuzusehen), *Sadomasochismus* (Bevorzugung sexueller Aktivitäten mit Zufügung von Schmerzen, Erniedrigung oder Fesseln) sowie *Pädophilie* (s. auch Tabelle 8.3). Nur zur letzten dieser Störungen liegen genügend biologische Befunde vor, um Darstellung in diesem Rahmen zu rechtfertigen; von den Störungen der Geschlechtsidentität gilt dies nur für den Transsexualismus.

Tabelle 8.3 Störungen der Geschlechtsidentität und der Sexualpräferenz nach ICD-10

| Code-Nr. | Bezeichnung |
|---|---|
| F64 | Störungen der Geschlechtsidentität |
| – F64.0 | – Transsexualismus |
| – F64.1 | – Transvestitismus unter Beibehaltung beider Geschlechtsrollen |
| – F64.2 | – Störung der Geschlechtsidentität des Kindesalters |
| – F64.8 | – sonstige Störungen der Geschlechtsidentität |
| – F64.9 | – nicht näher bezeichnete Störung der Geschlechtsidentität |
| F65 | Störungen der Sexualpräferenz |
| – F65.0 | – Fetischismus |
| – F65.1 | – fetischistischer Transvestitismus |
| – F65.2 | – Exhibitionismus |
| – F65.3 | – Voyeurismus |
| – F65.4 | – Pädophilie |
| – F65.5 | – Sadomasochismus |
| – F65.6 | – multiple Störungen der Sexualpräferenz |
| – F65.8 | – sonstige Störungen der Sexualpräferenz |
| – F65.9 | – nicht näher bezeichnete Störung der Sexualpräferenz |

*Fehlen biologischer Modelle*: Generell ist erstaunlich, wie wenig gesichertes biologisches Wissen bis jetzt zu den genannten – keineswegs seltenen und in verschiedener Hinsicht relevanten – Störungen beigetragen wurde, Folge einer historisch vorübergehend sicher notwendigen Entbiologisierung der Störungen mit der Möglichkeit, sie unvoreingenommener zu betrachten. Erst in den letzten Jahren hat sich wieder eine stärker biologische Sichtweise durchgesetzt.

### 8.3.2 Transsexualismus

*Definition, Symptomatik*: Er ist nach ICD-10 (S. 241) durch den *Wunsch* definiert, „als *Angehöriger des anderen anatomischen Geschlechts* zu leben und anerkannt zu werden"; dieser geht „meist mit dem *Gefühl des Unbehagens oder der Nichtzugehörigkeit zum eigenen Geschlecht*" einher, es besteht der „*Wunsch nach hormoneller und chirurgischer Behandlung, um den eigenen Körper dem bevorzugten Geschlecht soweit wie möglich anzugleichen*".

*Epidemiologie*: Transsexualität beobachtet man bei *Männern* etwa drei- bis viermal *so häufig* wie bei *Frauen*; unter den ersteren wird die Häufigkeit auf 1 : 30.000, bei Frauen auf ungefähr 1 : 100.000 geschätzt (Strauß, 1996). Ähnliche Zahlen nennen (im Wesentlichen für angelsächsische Länder) Green und Blanchard (1995), weisen aber auf eine mögliche Unterschätzung des Anteils von Frauen hin.

*Familiäre Häufung und Vererbung*: Angesichts der Seltenheit der Störung und der gleichzeitig zu vermutenden erheblichen Dunkelziffer existieren de facto keine sicher interpretierbaren Daten; angeführte Zahlen beziehen sich oft auf Homosexualität, die nur in Einzelfällen mit Störung der Geschlechtsidentität im oben definierten Sinne einher geht.

*Biologische Befunde*: Hier liegen sehr wenige Daten vor, die sich zudem in der Regel auf Vergleiche zwischen Homo- und Heterosexuellen beschränken; Homosexuelle fühlen sich zwar wie Transsexuelle von gleichgeschlechtlichen Personen sexuell angezogen, zeigen aber typischerweise keine Unzufriedenheit mit dem eigenen Geschlecht. Nur solche Studien seien referiert, in denen *spezifisch Transsexuelle* untersucht wurden. Hier hat man sich naheliegenderweise v.a. auf den *Spiegel von Sexualhormonen als mögliche Determinanten* der Unzufriedenheit mit dem eigenen biologischen Geschlecht konzentriert, allerdings letztlich wenig aufschlussreiche Ergebnisse erhalten. Ähnliches gilt für vermutete andere biologische Charakteristika.

Männliche Gruppen Transsexueller, heterosexueller und homosexueller Normalpersonen unterscheiden sich nach (Hyde, 1994, S. 415) i. Allg. nicht hinsichtlich mittlerer Konzentrationen von Androgenen und weiblichen Sexualhormonen. Bei weiblichen Transsexuellen sind die Ergebnisse etwas deutlicher: Wenigstens bei einigen von ihnen lässt sich erhöhter Androgenspiegel nachweisen (Meyer-Bahlburg, 1979).

Hinsichtlich anderer biologischer Charakteristika, etwa neuroanatomischer Besonderheiten, unterscheiden sich nach den wenigen dazu vorliegenden Untersuchungen Transsexuelle nicht von anderen Homosexuellen (Emory et al., 1991; für einige interessante Fallstudien; s. Benjamin, 1966, S. 77 ff.).

*Erklärungsansätze*: Biologische Entstehungsmodelle gehen im Wesentlichen von *pränatalen hormonellen Einwirkungen* aus, wobei *kongenitale virilisierende adrenale Hyperplasie, 5-alpha-Reduktase-Mangel* sowie *Androgen-Insensitivitäts-Syndrom* hier die wichtigsten determinierenden Krankheiten sein dürften; diskutiert wird in diesem Zusammenhang auch die Rolle des *Klinefelter-Syndroms*.

Bei der *kongenitalen virilisierenden adrenalen Hyperplasie* (in früherer Terminologie: *adrenogenitalem Syndrom*) wird durch einen *Enzymdefekt statt Cortisol ein Androgen* gebildet; auf Grund fehlender Suppression der Hypophyse kommt es zur exzessiven Ausschüttung von ACTH mit der Folge *verstärkter Produktion regulärer Androgene* und *Ausbildung männlicher Geschlechtsmerkmale bei weiblichen Kindern* (s. auch Friedman u. Downey, 1993).

Ein weiterer als Ursache von Transsexualität in Frage kommender enzymatischer Defekt ist *Störung der 5-alpha-Reduktase* (welches Enzym Testosteron in das wirksamere Dihydrotestosteron umwandelt); damit steht bei männlichen Feten das zur Virilisierung notwendige Dihydrotestosteron nicht zur Verfügung (s. dazu Propping, 1989, S. 349).

Beim *Androgen-Insensitivitätssyndrom* (auch als *testikuläre Feminisierung* bezeichnet) sprechen die Zellen wegen *fehlender Rezeptoren* nicht auf Testosteron und andere Androgene an; Resultat ist *weibliches Aussehen* bereits bei Geburt, welches sich mit der Pubertät noch verstärkt.

Zu einem (im Extremfall fast perfekt) weiblichen äußeren Phänotyp bei männlichem Karyotyp führt auch die seltene, autosomal-rezessiv vererbte Leydigzell-Hypoplasie in ihrer schweren Form; dabei kann auf Grund eines Defekts an LH-Rezeptoren des Hodens dieser nicht zur Bildung von Testosteron stimuliert werden. Der Hoden liegt als rudimentäres Organ im Leistenkanal. Es findet sich kein Penis, dafür eine Klitoris und eine kurze, blind endende Vagina (s. dazu ausführlich Richter-Unruh, 2005). Ob und wie diese seltene Form des Pseudohermaphrodismus masculinus mit Transsexualismus assoziiert ist, bliebe zu klären.

Möglicherweise finden sich beim *Klinefelter-Syndrom* (Karyotyp XXY) mit kleinen Hoden und zuweilen ausgeprägter Gynäkomastie gehäuft Störungen der Geschlechtsidentität (s. dazu auch Benjamin, 1966, S. 72 ff. für ältere Studien). Auch externe Einflüsse wie *Feminisierung der Feten durch Stressreize* während der Schwangerschaft werden als mögliche Ursachen des Transsexualismus in Erwägung gezogen (dargestellt nach Green u. Blanchard, 1995).

*Therapie*: Biologische Behandlung besteht im Wesentlichen in Durchführung operativer Maßnahmen, um die Betreffenden körperlich dem gewünschten anderen Geschlecht möglichst anzugleichen. In den USA dürften sich jährlich etwa 1000 Männer solchen Operationen unterziehen; bei Frauen ist dies deutlich seltener der Fall.

Nach einer üblichen längeren Beobachtungszeit, um die Stabilität des Wunsches zu überprüfen, beginnt die erste Phase mit der Gabe *gegengeschlechtlicher Sexualhormone*, beim Mann also von Östrogenen, bei der Frau von Androgenen, insbesondere Testosteron. Dies führt bereits zu den gewünschten – aber noch reversiblen – *äußeren Veränderungen* (Wachsen der Brüste bei Männern; Bartwuchs, Annahme männlicher Körperformen, Veränderungen der Stimme bei Frauen).

Bei *Männern* werden dann die *äußeren Genitalien weitgehend entfernt* und eine *künstliche Vagina* geschaffen, die im Normalfall das Eindringen eines Penis gestattet. Häufig nimmt man weitere plastische Operationen vor, etwa die Entfernung des Adamsapfels.

Bei *Frauen* wird versucht, ein *männliches Geschlechtsteil* nachzubilden, das aber nicht zu Erektionen fähig ist; immerhin ist damit üblicherweise ein Urinieren auf öffentlichen Männertoiletten problemlos möglich (nach Davison u. Neale, 2002; s. dazu auch Dickey u. Steiner, 1990; Hyde, 1994, S. 412 ff.).

## 8.3.3 Pädophilie

*Definition, Symptomatik*: Unter *Pädophilie* versteht man „*sexuelle Präferenz für Kinder*, die sich zumeist in der Vorpubertät oder im frühen Stadium der Pubertät" befinden. Manche Pädophile haben nur an Mädchen, andere ausschließlich an Knaben, eine dritte Gruppe an beiden sexuelles Interesse (ICD-10, S. 246).

*Epidemiologie*: Angesichts der erheblichen Dunkelziffer sind verlässliche Häufigkeitsangaben so gut wie nicht zu erhalten; immerhin gehen Schätzungen davon aus, dass bis zu 20% der Kinder bis zu ihrem 18. Lebensjahr Opfer sexueller Belästigung geworden sind. Vergleichsweise sicher steht fest, dass *Pädophilie bei Frauen sehr viel seltener* zu finden ist. Bei Männern ist pädophiles Verhalten v.a. zwischen 15 und 25 Jahren zu finden und nimmt dann allmählich ab (nach Meyer, 1995).

*Biologische Befunde*: Sie sind sehr spärlich und möglicherweise auch an nicht repräsentativen Stichproben erhoben worden, sondern hauptsächlich an Personen, die wegen Pädophilie mit dem Gesetz in Konflikt gekommen sind oder sich aus anderen Gründen in Behandlung begaben. Zudem beziehen sich die meisten Angaben auf *Paraphilien allgemein, nicht spezifisch auf Pädophilie*. Gefunden wurden an Personen mit gestörter Sexualpräferenz gehäuft *Abnormitäten im Temporallappen*, (nicht näher definierte) *Veränderungen im Hormonspiegel, neurologische Symptomatik, Epilepsien* (Meyer, 1995; s. dazu den auch Überblicksartikel von Meston u. Frohlich, 2000).

*Erklärungsansätze*: Wieweit die oben genannten, teilweise nicht für Pädophilie spezifischen Veränderungen die sexuelle Vorliebe für Kinder erklären können, ist fraglich. Wahrscheinlicher ist wohl der Fall, dass die Betroffenen auf Grund diverser Beeinträchtigungen nicht ausreichenden Zugang zu erwachsenen Sexualpartnern haben und deshalb auf (teilweise auch gewaltsam herbeigeführten) Verkehr mit Kindern angewiesen sind.

*Therapie*: Biologische Therapie schwerer, vom Gesetz verbotener Paraphilien (die im Übrigen fast ausschließlich Männer betreffen), geschieht meist mit *Antiandrogenen*, etwa Cyproteronacetat (Androcur®); es setzt durch Rezeptorblockade die *Testosteronwirkung herab* (chemische Kastration) und könnte so die *sexuelle Erregbarkeit reduzieren* (Cooper u. Cernovovsky, 1992). Ein Überblick einschlägiger Studien findet sich bei Bradford u. Pawlak (1993).

Mittlerweile setzt man zur Behandlung der sexuellen Hyperaktivität bei Pädophilien zunehmend häufiger – bei offenbar durchaus guten Erfolgen (Briken et al., 2000; s. auch Briken, 2002) – Agonisten („Superagonisten") des Releasing Hormons für LH ein; nach vorübergehend vermehrter Hodenstimulation durch LH kommt es über einen komplizierten, in Einzelheiten noch nicht klaren Rückkoppelungsmechanismus zum Versiegen der Hodenfunktion mit *Absinken des Testosteronspiegels* („funktionelle Kastration"; s. dazu Lüllmann et al., 2003, S. 353 f.).

Die *chirurgische irreversible Kastration* wird ebenfalls in einigen Ländern eingesetzt; über ihre Berechtigung und ihren Sinn kann hier nicht diskutiert werden. Früher, heute nur mehr selten, kamen auch *psychochirurgische Eingriffe* zur Anwendung, speziell die Zerstörung gewisser Teile des Hypothalamus, denen man stimulierende Wirkung auf das männliche Sexualverhalten zuschreibt. Einen Überblick über entsprechende Eingriffe in deutschen Kliniken in den 60er und 70er Jahren geben Schmidt und Schorsch (1981).

## 8.4 Biologische Determinanten für Homo- und Heterosexualität

### 8.4.1 Vorbemerkungen

*Homosexualität* ist als *Störungsbild* aus den letzten Versionen der diagnostisch-klassifikatorischen Systeme völlig verschwunden (ebenso wie als Straftat aus dem Gesetzbuch). War die ichdystone Homosexualität, bei der die Betroffenen Leiden verspüren und Änderung anstreben, noch in DSM-III aufgeführt worden, so entfiel auch diese Kategorie in den späteren Revisionen. Ebenso wenig enthält ICD-10 Homosexualität als Störung, kennt aber eine Kategorie „ichdystone Sexualorientierung", welche bei Personen anzuwenden ist, die als Hetero- oder Homosexuelle ihre Orientierung ändern möchten (zur Einordnung der Homosexualität in den verschiedenen diagnostischen Systemen; s. auch Gadpaille, 1995).

### 8.4.2 Definition

Eine exakte und uneingeschränkt brauchbare Definition von Homosexualität existiert nicht; es handelt sich dabei um eine *Vielfalt von Präferenzen und Verhaltensformen*, die zudem oft nur für eine *gewisse Zeitspanne* auftreten. Homosexualität sei mit Gadpaille (1995) hier als sexuelles Verhaltensmuster mit vorzugsweiser oder ausschließlicher erotischer Anziehung durch gleichgeschlechtliche Personen oder durch sexuelle Aktivität mit ihnen definiert, auch wenn andersgeschlechtliche Partner zur Verfügung stehen (für Einzelheiten und Implikationen dieser Definition; s. Gadpaille, 1995).

### 8.4.3 Familiäre Häufung und Vererbung

*Ergebnisse älterer Studien*: Auf die *familiäre Häufung* von sowohl männlicher wie weiblicher Homosexualität weisen die Ergebnisse zahlreicher Studien seit Jahren hin (für Überblicke; s. beispielsweise Bailey et al., 1993; Rose, 1995). Auch wurden wiederholt in Zwillingsuntersuchungen Belege für eine *deutliche genetische Determinierung* gefunden, wobei allerdings die Repräsentativität der Stichproben anzuzweifeln war, da besonders häufig psychiatrische Patienten befragt wurden (Propping, 1989, S. 356 ff.; Baron, 1993; Gadpaille, 1995).
*Neuere Untersuchungen*: Mittlerweile liegen methodisch weniger anfechtbare Studien vor, die eine *beträchtliche Erbkomponente nahe legen*.

In der größten und am stärksten beachteten dieser Arbeiten fanden Bailey und Pillard (1991) bei monozygoten männlichen Zwillingen eine Konkordanzrate von 52% hinsichtlich Homosexualität, während diese Zahl für dizygote Zwillinge nur bei 22% lag. In einer weiteren Studie bei Frauen (Bailey et al., 1993) wurde eine Konkordanzrate von 48% für eineiige Zwillinge ermittelt, die deutlich höher war als die für zweieiige (16%); letztere wiederum lag in der Größenordnung wie die für Nichtzwillinge in derselben Familie, nämlich bei 14%; hingegen waren nur 6% der Adoptivschwestern homosexueller Frauen ebenfalls homosexuell. Dies würde v.a. bei Frauen für eine beträchtliche genetische Komponente bei der Ausbildung homosexueller (bzw. bisexueller) Orientierung sprechen. Diese Befunde wurden von den Autoren als deutlicher Beleg für eine letztlich weitgehend genetisch festgelegte Präferenz der Partner angesehen, eine Ansicht, die nicht unwidersprochen geblieben ist (Baron, 1993). Insbesondere wurde wiederum die Stichprobenrekrutierung der beiden Studien kritisiert.

*Genetik*: Generell scheint man mittlerweile der Auffassung anzuhängen, dass Homosexualität *nicht unbeträchtlich genetisch determiniert* ist. Vermutet wird eine Veränderung auf dem langen Arm des X-Chromosoms (Hamer et al., 1993; Levay u. Hamer, 1994), ein Befund, der jedoch noch zu bestätigen ist (s. dazu auch Rose, 1995).

## 8.4.4 Biologische Befunde

*Hormonstatus*: Bis gegen Ende der 70er Jahre versuchte man, v.a. *hormonelle Unterschiede* zwischen homo- und heterosexuellen Personen nachzuweisen (für Überblicke; s. Meyer-Bahlburg, 1984; Gooren, 1990). Insgesamt gibt es jedoch so gut wie keine Anhaltspunkte, dass die sexuelle Orientierung mit typischen Hormonspiegeln einher geht oder dass Veränderungen im Hormonhaushalt (etwa als Folge therapeutischer Eingriffe) auf die Bevorzugung gleich- oder andersgeschlechtlicher Partner Einfluss nehmen (s. dazu Byne u. Parsons, 1993 und die dort zitierte Literatur).

*Neuroanatomische Studien*: Sie untersuchen naheliegenderweise Hirnstrukturen, die (vornehmlich nach Ergebnissen aus Tierstudien) mit der *Regulation des Sexualverhaltens in Verbindung gebracht* werden, z.B. bestimmte *Kerngebiete im Hypothalamus*; in letzter Zeit hat sich auch das Interesse auf die *Kommissuren*, die Verbindung der beiden Hirnhälften, konzentriert. Letztlich sind die Ergebnisse zu wenig klar und zu umstritten, als dass sichere Folgerungen ableiten könnte.

Am bekanntesten wurde hier eine Studie von LeVay (1991), der ein Zellgebiet im Hypothalamus entdeckte, welches bei Frauen und homosexuellen Männern kleiner als bei männlichen Heterosexuellen sein sollte; der Autor setzte es mit einer Hirnstruktur bei Ratten gleich, welche möglicherweise für die sexuelle Orientierung verantwortlich ist (s. auch Swaab u. Fliers, 1985 sowie die ausführliche Darstellung in Friedman u. Downey, 1993). Allerdings wurde an den Befunden von LeVay insbesondere kritisiert, dass die Studie ausschließlich an den Gehirnen Homosexueller vorgenommen wurde, die an Aids verstorben waren, somit krankheitsbedingte Veränderungen nicht ausgeschlossen werden konnten (Byne u. Parsons, 1993). Eine Studie (Swaab u. Hofman, 1990) fand ein weiteres Kerngebiet im Hypothalamus, den Nucleus suprachiasmaticus, bei Homosexuellen vergrößert, Ergebnisse, die jedoch der Replikation bedürfen und deren biologische Bedeutung in jedem Fall noch unklar ist; die Autoren sind auch selbst sehr zurückhaltend bei der Interpretation.

Die Commissura anterior, die wie das Corpus callosum aus Fasern besteht, welche Anteile der Hemisphären verbinden, wurde bei Frauen und homosexuellen Männern im Vergleich zu männlichen Heterosexuellen vergrößert gefunden, ein Befund, der allerdings in einer weiteren Studie nicht repliziert werden konnte; auch eventuelle Unterschiede im Durchmesser des Corpus callosum sind alles andere als gut abgesichert (zur Literatur; s. Byne u. Parsons, 1993). Zum gegenwärtigen Zeitpunkt gibt es keine unbestrittenen Hinweise auf anatomische Korrelate spezifischer sexueller Orientierung.

## 8.4.5 Erklärungsansätze

Biologische Genesemodelle der Homosexualität gehen häufig von einer *pränatalen Verschiebung des Hormonhaushalts* aus, welche die *Hirnentwicklung in Richtung homosexueller Orientierung* beeinflusst; dabei soll *Exposition gegenüber einem hohen Testosteronspiegel* bei *männlichen Feten zu späterer Heterosexualität* führen, bei *weiblichen zur Homosexualität*; *erniedrigte Konzentration dieser männlichen Hormone während des Embryonalstadiums hätte Heterosexualität bei Frauen, Homosexualität bei Männern zur Folge*. Belege für diese Hypothese stammen fast ausschließlich aus *schwer zu interpretierenden Tierversuchen*, wo die sexuelle Orientierung v.a. aus typischen Verhaltensweisen bei sozialen Kontakten (etwa lordotische Rückenkrümmung als Indikator weiblichen, Steigverhalten als Indikator männlichen Sexualverhaltens) abgeleitet wird, nicht aber aus der Art der Kontaktsuche selbst (s. dazu Byne u. Parsons, 1993; Byne, 1994). Wenigstens nach den kritischen Ausführungen bei Byne u. Parsons (1993) gibt es bei Menschen *kaum Hinweise*, dass *embryonal wirksame Hormonstörungen* (Androgeninsensitivität, Fehlen der 5-alpha-Reduktase, adrenogenitales Syndrom) die spätere *sexuelle Orientierung* eindeutig bestimmen (Gooren, 1990; Gadpaille, 1995). Immerhin könnte die angenommene genetische Determinierung der Homosexualität über eine Beeinflussung hormonsynthetisierender Enzyme zum Tragen kommen.

### 8.4.6 Therapie

*Behandlung homosexuellen Verhaltens*, wie früher nicht selten v.a. mit Hormonen geschehen (für Literatur; s. Byne u. Parsons, 1993), wird heute kaum mehr durchgeführt. Generell scheint unter einigen Psychiatern die Tendenz zu herrschen, Homosexualität überhaupt nicht therapeutisch anzugehen, auch wenn von den Betroffenen gewünscht (Gadpaille, 1995). Andere Autoren, die, wie Gadpaille (1995), eine solche Therapie für sinnvoll halten, erwähnen den möglichen zusätzlichen Einsatz von Antiandrogenen wie etwa Cyproteronacetat; sie sollen den Sexualtrieb auf ein Maß reduzieren, das Psychotherapie möglich macht. Auch der selektive Serotonin-Wiederaufnahmehemmer Fluoxetin wird in diesem Zusammenhang vorgeschlagen.

## 8.5 Zusammenfassung

Unter *Persönlichkeitsstörungen* versteht man tief verwurzelte, persistierende Verhaltensmuster, die bereits im *Kindes- oder Jugendalter einsetzen* und mit *persönlichem Leiden und/oder gestörter sozialer Leistungsfähigkeit einhergehen*. Erst in den letzten Jahren haben sie Interesse auch von nichtpsychoanalytischen Forschern erfahren, sodass hinsichtlich biologischer Aspekte bis jetzt wenig Gesichertes vorliegt. Lediglich zur schizotypischen Persönlichkeitsstörung (Schizotypie nach ICD-10), zur Borderline- und zur antisozialen (dissozialen) Persönlichkeitsstörung gibt es biologische Befunde und Modelle, die eine genauere Darstellung lohnen.

Die *schizotypische Persönlichkeitsstörung* des DSM-IV entspricht weitgehend der *Schizotypie* in ICD-10, welche dort nicht als Persönlichkeitsstörung, sondern als ein eigenes, der Schizophrenie nahestehendes Störungsbild aufgefasst wird. Sie definiert sich als Störung mit *schizophren wirkenden Symptomen* (exzentrischem Verhalten, Anomalien von Denken und Stimmung), wobei *nie wirklich charakteristische schizophrene Symptomatik* zu beobachten ist. *Kälte, Unnahbarkeit und sozialer Rückzug* zeigen dabei gewisse Ähnlichkeit zur *Minussymptomatik* der Schizophrenie, *ungewöhnliche Wahrnehmungserlebnisse sowie vorübergehende „quasipsychotische Episoden mit intensiven Illusionen, akustischen oder anderen Halluzinationen und wahnähnlichen Ideen"* gleichen teilweise den *produktiven* Symptomen.

Gewisse Überschneidungen der Symptomatik der Schizotypie mit der von schizoider und paranoider Persönlichkeitsstörung, die genannte symptomatologische Ähnlichkeit zur Schizophrenie sowie die gemeinsame Häufung all dieser Störungen innerhalb von Familien haben Anlass gegeben, diese auch als *„Schizophreniespektrumsstörungen"* zusammenzufassen.

Die *familiäre Häufung* der schizotypischen Persönlichkeitsstörung ist gesichert, zudem sprechen (mit Zurückhaltung zu interpretierende) Zwillingsstudien für eine gewisse *genetische Komponente*; wie angedeutet, tritt die *schizotypische Persönlichkeitsstörung unter Verwandten Schizophrener deutlich gehäuft* auf.

*Psychophysiologische Untersuchungen* liefern mit dem Nachweis *teils fehlender, teils nicht habituierender elektrodermaler Reaktionen* weitere Belege für Beziehung der schizotypischen Persönlichkeitsstörung zur Schizophrenie; dies legen auch *gewisse psychomotorische Defizite* nahe (etwa die Schwierigkeit, kontinuierlich ein bewegtes Objekt mit den Augen zu verfolgen), ebenso *neuropsychologische Einschränkungen* (*Aufmerksamkeitsstörungen* wie bei der Schizophrenie). Letztere treten offenbar besonders häufig bei jenen Patienten mit schizotypischer Persönlichkeitsstörung auf, bei denen Negativsymptomatik wie sozialer Rückzug das Bild bestimmt; man führt diese Auffälligkeiten v.a. auf Störungen im *Frontallappen* zurück. Bildgebende Verfahren zeigen ähnliche Befunde wie bei Schizophrenie, nämlich *Ventrikelerweite-*

*rung*, dies allerdings in geringerem Maße. Die noch seltenen *neurochemischen Untersuchungen* ergaben bei Patienten mit schizotypischer Persönlichkeitsstörung, speziell solchen mit eher produktiver Symptomatik, eine erhöhte Konzentration des Dopaminmetaboliten Homovanillinsäure sowohl im Liquor cerebrospinalis wie im Plasma; dies würde für *vermehrten synaptischen Dopaminumsatz* sprechen.

*Biologische Erklärungsansätze* sehen die *schizotypische Persönlichkeitsstörung* als eine *Vorform* oder als *nicht voll zum Ausbruch gekommene Schizophrenie* an und entwickeln für beide daher ähnliche Genesemodelle. Den negativen Symptomen und den neuropsychologischen Beeinträchtigungen bei beiden Störungen soll eine *Dysfunktion frontaler Areale mit Dopaminmangelaktivität* zu Grunde liegen. Schizophrenie mit ausgeprägt positiver Symptomatik entsteht nach diesen Modellen dann, wenn es zusätzlich zur *Aktivierung dopaminerger mesolimbischer Bahnen* kommt, etwa im Rahmen der pubertären Reifungsvorgänge. Als Ursachen der frontalen Dysfunktion schuldigt man *genetische Faktoren* an, daneben v.a. *pränatale Einflüsse* (Mangelernährung oder Infektionen der Schwangeren).

Die Therapie der produktiven Symptomatik der schizotypischen Persönlichkeitsstörung geschieht mit *Neuroleptika* (eher niedrig dosiert); hierzu werden atypische Neuroleptika empfohlen (worauf möglicherweise auch Negativsymptome ansprechen).

Die *Borderline-Persönlichkeitsstörung* des DSM-IV (entsprechend etwa der *emotional instabilen Persönlichkeitsstörung vom Borderline-Typus* in ICD-10) ist durch *wechselnde Stimmung, Neigung zu Depressionen, ein chronisches Gefühl innerer Leere, Suche nach intensiven, aber unbeständigen Beziehungen* charakterisiert. Weiter ist *starke unkontrollierte Impulsivität* zu beobachten mit Ärgerausbrüchen und Gewalttätigkeit. Das Verhalten wird als *selbstzerstörerisch* beschrieben (riskantes Autofahren, Drogenmissbrauch, gefährliche sexuelle Kontakte); die *Suizidrate* ist extrem hoch. Die Störung kommt vorwiegend bei *Frauen im jüngeren Erwachsenenalter* vor und lässt mit den Jahren an Intensität nach.

Die Frage nach *familiärer Häufung und Vererbung* wird *kontrovers* diskutiert; genetische Faktoren schätzt man in ihrer Bedeutung hier eher gering ein. Zur Diskussion steht, ob unter Verwandten von Probandinnen mit Borderline-Persönlichkeitsstörung gehäuft *Depressionen* vorkommen.

*Schlafstudien* zeigen die auch bei Depressionen zu findende verkürzte *REM-Latenz*. Im *EEG* wurden pathologische Veränderungen beobachtet, die sich möglicherweise als *epileptoide Störung im limbischen System* deuten lassen. Auf Grund der engen Beziehungen zu Depressionen sowie der v.a. aus Tierversuchen abgeleiteten Hypothese, dass *erhöhte Impulsivität mit niedriger Aktivität im serotonergen System* einhergeht, hat man sich bei neurochemischen Studien besonders auf den Transmitter *Serotonin* konzentriert. Jedoch sind die Ergebnisse, etwa zur Liquorkonzentration des Metaboliten 5-HIAA, wenig eindeutig. Auch *pharmakologische Provokationsstudien* konnten nicht einheitlich veränderte Empfindlichkeit von Serotoninrezeptoren nachweisen.

Angesichts der spärlichen Befunde sind biologische Modelle mit gewisser Zurückhaltung formuliert worden und müssen zudem auf Basis der Datenlage als spekulativ betrachtet werden. Die gängigste Hypothese geht von einer (ätiologisch ungeklärten) *Minderaktivität im serotonergen System* aus, welche das *impulsive Verhalten* erklären könnte und im Einklang mit den Befunden pharmakologischer Provokationstests stünde. Ein anderes Modell zieht, ohne sich auf eine Über- oder Unteraktivität festzulegen, das *endogene Opiatsystem* in die Theoriebildung ein; in diesem Rahmen wird das *selbstzerstörerische Verhalten als Versuch angesehen, den endogenen Opiatspiegel zu erhöhen*. Eine weitere Theorie schließlich sieht die Borderline-Persönlichkeitsstörung als epileptoide Erkrankung im limbischen System. Der gegenseitige Bezug der Modelle bleibt unklar, abgesehen davon, dass sie keine Aussagen über die Ätiologie machen.

Die Wirksamkeit der Behandlung mit trizyklischen Antidepressiva wird eher negativ beurteilt, die mit Neuroleptika kontrovers; möglicherweise zeigt sich gewisse Besserung auf *Serotonin-Wiederaufnahmehemmer, MAO-Hemmer* und *Carbamazepin*.

Die *dissoziale Persönlichkeitsstörung* nach ICD-10 (antisoziale Persönlichkeitsstörung in DSM-IV, Psychopathie oder Soziopathie v.a. in der älteren Literatur) ist gekennzeichnet durch *Gefühllosigkeit anderen gegenüber, Missachtung sozialer Normen, Neigung zu aggressivem, gewalttätigem Verhalten, Unfähigkeit zum Lernen aus Erfahrung*.

Die Störung kommt *familiär* gehäuft vor; diskutiert wird, ob die vorliegenden Hinweise auf eine genetische Komponente restlos überzeugend sind.

An *biologischen Befunden* sind (allerdings nicht einheitlich nachgewiesene) *erniedrigte Grundaktivität im EEG* und *verminderte elektrodermale Reaktivität* zu nennen. Unter der Hypothese, dass *Aggressivität mit erniedrigter serotonerger Aktivität* einher geht, wurde bei *impulsiven Personen* (darunter auch solchen, die die Kriterien der dissozialen Persönlichkeitsstörung erfüllten) die *Liquorkonzentration von 5-HIAA* gemessen und mehrfach die erwartete negative Korrelation mit Ausmaß der Impulsivität gefunden; jedoch gibt es diesbezüglich ebenso andere Ergebnisse. Nicht eindeutig geklärt ist auch, ob bei *aggressiven Personen die Empfindlichkeit von Serotoninrezeptoren herabgesetzt* ist.

Im Wesentlichen gibt es zwei *biologische Theorien zur dissozialen Persönlichkeitsstörung*: Eine geht von (möglicherweise genetisch bedingter) *Minderaktivität im serotonergen System* aus, die das aggressive Verhalten bedingt; die andere vermutet *reduzierte kortikale Aktivität* (unbekannter Genese), zu deren Beseitigung das inadäquate Verhalten als Autostimulation dienen könnte; letztere Hypothese war früher populärer als heute.

Therapeutisch werden *selektive Serotonin-Wiederaufnahmehemmer* eingesetzt, deren Wirksamkeit aber hier noch nicht sicher beurteilt werden kann. Lithiumsalze sollen gewissen antiaggressiven Effekt haben, der ähnlich wie der von Carbamazepin bei dissozialer Persönlichkeitsstörung nicht befriedigend nachgewiesen ist. Früher wurden, besonders bei extremer Aggressivität, auch psychochirurgische Eingriffe durchgeführt, deren Wirksamkeit und Berechtigung heftig diskutiert werden.

Zu *Störungen der Geschlechtsidentität* und *Sexualpräferenz* (Paraphilien) sind wenig verwertbare biologische Befunde präsentiert worden, sodass diese Abschnitte nur sehr kurz ausfielen. Lediglich Transsexualismus und Pädophilie kamen zur Sprache.

*Transsexualismus* – durchaus nicht selten und v.a. bei Männern zu finden – ist die *Unzufriedenheit mit dem eigenen Geschlecht*, zusammen mit dem *Wunsch, dem anderen anzugehören*; letzterer zeigt sich oft im *Verlangen nach Geschlechtsumwandlung*. Die wenigen biologischen Untersuchungen haben sich hauptsächlich auf die Frage konzentriert, ob die Betroffenen hinsichtlich *sexualhormoneller Variablen* von anderen Personen abweichen. Für Männer gibt es diesbezüglich kaum Anhaltspunkte; bei einigen weiblichen Transsexuellen findet sich *erhöhter Androgenspiegel*.

Angesichts der spärlichen Befundlage sind überzeugende biologische Genesemodelle nicht vorhanden; spekuliert wird, ob Transsexualismus bei Frauen ein adrenogenitales Syndrom (kongenitale virilisierende adrenale Hyperplasie) zu Grunde liegen könnte, bei Männern Störung der 5-alpha-Reduktase, Androgen-Insensitivitäts-Syndrom oder eine Chromosomenstörung vom Karyotyp XXY (Klinefelter-Syndrom). Diese bereits in der Embryonalentwicklung zur Ausbildung gegengeschlechtlicher Merkmale führenden Besonderheiten können jedoch bestenfalls einen kleinen Teil der Fälle von Transsexualismus erklären.

Zur Geschlechtsumwandlung werden zuerst *gegengeschlechtliche Hormone* verabreicht, die – noch reversibel – die Körperform bereits im Sinne des anderen Geschlechts verändern; sodann werden *chirurgische Eingriffe* durchgeführt, bei transsexuellen Männern u.a. die *äußeren Geschlechtsorgane weitgehend entfernt* und eine *künstliche Vagina* geschaffen; bei Frauen wird meist versucht, ein männliches Geschlechtsteil nachzubilden.

Unter *Pädophilie* versteht man sexuelle Präferenz für Kinder. Sie tritt deutlich häufiger bei Männern auf, bevorzugt zwischen 15. und 25. Lebensjahr.
Die spärlichen biologischen Befunde sind möglicherweise an wenig repräsentativen Stichproben gewonnen worden, beziehen sich im Übrigen teilweise auf Gruppen von Personen mit unterschiedlichen Störungen der Sexualpräferenz. Insofern sind die berichteten Befunde über *Abnormitäten im Temporallappen* sowie gehäufte neurologische Störungen, speziell *Epilepsien*, nur bedingt aussagekräftig.
Klare biologische Genesemodelle stehen aus; gerade bei Pädophilen liegt die Erklärung nahe, dass die Betroffenen wegen der genannten Einschränkungen mangelnden Zugang zu erwachsenen Sexualpartnern haben und sich daher Kindern zuwenden.
*Therapie von Paraphilien*, insbesondere der Pädophilie, wird zuweilen mit dem *Antiandrogen Cyproteronacetat* (Androcur®) versucht, welches unspezifisch den Sexualtrieb dämpft (chemische Kastration). Über die Rechtfertigung einer chirurgischen Kastration oder der in den 60er und 70er Jahren nicht selten durchgeführten psychochirurgischen Eingriffe (mit Zerstörung v.a. von Gebieten im Hypothalamus) wird bekanntlich diskutiert.

*Homosexualität* wird in den neuen Ausgaben der diagnostisch-klassifikatorischen Systeme nicht mehr als *Störungsbild* aufgeführt. Jedoch liegen vergleichsweise große Studien zu biologischen Determinanten der Partnerwahl vor, die eine Erwähnung sinnvoll erscheinen lassen. Gewisse Schwierigkeit der Untersuchungen ergibt aus der Problematik, eine verbindliche Definition für Homosexualität zu finden.
Nach zahlreichen, methodisch anfechtbaren älteren Studien sowie neueren diesbezüglich anspruchsvolleren Zwillingsuntersuchungen zeigt sich eine *deutlich genetische Komponente* (v.a. für weibliche Homosexualität); allerdings ist diese Interpretation der Befunde nicht unwidersprochen geblieben. Von einigen Seiten werden Überlegungen angestellt, ob es sich bei Homosexualität um ein X-chromosomal gebundenes Merkmal handeln könnte.
*Wenig Hinweise* gibt es, dass sich Homosexuelle von Heterosexuellen hinsichtlich des *Spiegels von Sexualhormonen* unterscheiden. Eine vieldiskutierte Studie fand ein *Kerngebiet im Hypothalamus bei homosexuellen Männern kleiner als bei heterosexuellen*; dabei könnte es sich um eine Region handeln, die nach Tierversuchen für die sexuelle Orientierung verantwortlich ist. Allerdings wurde die Studie nachdrücklich kritisiert, hauptsächlich deshalb, weil die Stichprobe der Homosexuellen weitgehend aus Personen bestand, die an Aids verstorben waren, somit krankheitsbedingte zerebrale Veränderungen nicht ausgeschlossen werden konnten. Befunde zu Unterschieden im *Durchmesser von Commissura anterior und Corpus callosum* zwischen Homo- und Heterosexuellen sind *alles andere als eindeutig*.
*Genesemodelle*, die *männliche Homosexualität* mit *verminderter Verfügbarkeit von Testosteron in der Embryonalzeit*, *weibliche Homosexualität* mit *erhöhter Verfügbarkeit* dieses männlichen Geschlechtshormons in Verbindung bringen, erfahren Stützung – wenn überhaupt – nur aus Tierexperimenten. Immerhin wäre es vorstellbar, dass die mögliche genetische Determinierung der sexuellen Orientierung in unterschiedlicher Aktivität des Hormonsystems begründet ist.
Dass homosexuelle Neigungen überhaupt behandelt werden, wird von verschiedenen Seiten abgelehnt, auch für den Fall, dass die Betroffenen es selbst wünschen. Hierfür wird mitunter das Antiandrogen Cyproteronacetat (Androcur®) vorgeschlagen, welches den Sexualtrieb auf ein Maß reduzieren soll, das Psychotherapie möglich macht; diskutiert wird in diesem Zusammenhang auch der Einsatz des Serotonin-Wiederaufnahmehemmers Fluoxetin.

# 9 Intelligenzminderung, Entwicklungsstörungen und psychische Störungen mit Beginn in Kindheit und Jugend

## 9.1 Vorbemerkungen

In den letzten drei Abschnitten von Kapitel V der ICD-10 (bzw. innerhalb eines Kapitels in DSM-IV) sind Störungen aufgeführt, die entweder *bereits in der Kindheit einsetzen* oder sich *speziell im Kindes- und Jugendalter manifestieren* (s. Tabelle 9.1). Dabei handelt es sich zunächst um die *verschiedenen Grade von Intelligenzminderung* (F7). In Abschnitt F8 (Entwicklungsstörungen) werden zum einen *Leistungseinschränkungen* aufgelistet, die im Gegensatz zur Intelligenzminderung zumeist auf *einzelne „umschriebene" Teilbereiche begrenzt* sind (etwa Störungen des Lesens). Ebenfalls in Abschnitt F8 finden sich die *„tiefgreifenden" Entwicklungsstörungen*, deren bekanntester Repräsentant frühkindlicher Autismus ist. Abschnitt F9 ist überschrieben *„Verhaltens- und emotionale Störungen mit Beginn in der Kindheit und Jugend"* und umfasst *Beeinträchtigungen, die weniger kognitive Leistungen betreffen als Verhalten und Empfinden*. Dazu werden u.a. *hyperkinetische Störungen, Störungen des Sozialverhaltens* und *emotionale Störungen des Kindesalters* (z.B. Phobien) gerechnet, zudem *Tics* und *Symptombilder wie Enuresis, Enkopresis und Stottern*.

Tabelle 9.1 Überblick über die Abschnitte F7, F8 und F9 in ICD-10

| Code-Nr. | Bezeichnung u. Kurzcharakterisierung d. Störungskategorie | Unterformen |
|---|---|---|
| F7 | **Intelligenzminderung**:<br>– Unvollständigkeit d. geistigen Entwicklung (Kognition, Sprache, motorische und soziale Fertigkeiten) | – F70: leichte Intelligenzminderung<br>– F71: mittelgradige Intelligenzminderung<br>– F72: schwere Intelligenzminderung<br>– F73: schwerste Intelligenzminderung |
| F8 | **Entwicklungsstörungen**:<br>– Beginn in Kindheit<br>– Einschränkung oder Verzögerung der Entwicklung von Funktionen, die mit biologischer Reifung d. ZNS verknüpft sind<br>– stetiger Verlauf (keine Remissionen und Rezidive) | – F80: umschriebene Entwicklungsstörungen d. Sprechens u. d. Sprache (z.B. Artikulationsstörung)<br>– F81: umschriebene Entwicklungsstörungen schulischer Fertigkeiten (z.B. Lese- u. Schreibstörung)<br>– F82: umschriebene Entwicklungsstörungen d. motorischen Funktionen (Störungen d. Grob- oder Feinmotorik)<br>– F83: kombinierte umschriebene Entwicklungsstörungen<br>– F84: tiefgreifende Entwicklungsstörungen (z.B. frühkindlicher Autismus = Kanner-Syndrom; Asperger-Syndrom) |
| F9 | **Verhaltens- und emotionale Störungen mit Beginn in der Kindheit und Jugend**:<br>– diverse Störungen des Verhaltens (ohne notwendige Einschränkung kognitiver Funktionen) | – F90: hyperkinetische Störungen (z.B. ADHS)<br>– F91: Störungen d. Sozialverhaltens<br>– F92: kombinierte Störungen des Sozialverhaltens u. der Emotionen (z.B. Störung des Sozialverhaltens mit depressiver Störung)<br>– F93: emotionale Störungen der Kindesalters (z.B. isolierte kindliche Phobien)<br>– F94: Störungen sozialer Funktionen mit Beginn in Kindheit und Jugend (z.B. elektiver Mutismus = situationsgebundenes Nichtsprechen)<br>– F95: Ticstörungen (z.B. motorische Tics, etwa Blinzeln)<br>– F98: sonstige Verhaltens- oder emotionale Störungen mit Beginn in Kindheit u. Jugend (z.B. Enuresis = Einnässen) |

Von den hier genannten Störungsbildern lohnen nur einige unter *biologischen Aspekten* genauere Darstellung, nämlich die *Formen der Intelligenzminderung*, der *frühkindliche Autismus* sowie die *hyperkinetischen Störungen*, die etwa der *minimalen zerebralen Dysfunktion* (MCD) v.a. der älteren psychiatrischen Terminologie entsprechen. Auf Grund gewisser Gemeinsamkeiten sollen sie in Unterabschnitten eines einzigen Kapitels besprochen werden.

## 9.2 Intelligenzminderung

### 9.2.1 Definition; Symptomatik; Unterformen

*Definition; Diagnostik*: Bei der *Intelligenzminderung* nach ICD-10 („geistige Behinderung" nach DSM-IV) handelt es sich im Gegensatz zu den unter F8 aufgelisteten umschriebenen Störungen um eine *übergreifende intellektuelle Einschränkung*. Intelligenzminderung wird nach ICD-10 (S. 254) eingeführt als eine „sich in der Entwicklung manifestierende, stehen gebliebene oder unvollständige Entwicklung der geistigen Fähigkeiten, mit besonderer Beeinträchtigung von Fertigkeiten, die zum Intelligenzniveau beitragen, wie z.B. Kognition, Sprache, motorische und soziale Fähigkeiten". Die Diagnose und insbesondere die Einteilung in Schweregrade basiert dabei nicht nur auf dem *klinischen Eindruck*, sondern auch auf den Ergebnissen in psychometrischen Verfahren, v.a. *Intelligenztests*.

*Unterformen nach Schweregraden*: *Leichte Intelligenzminderung* (in früherer Terminologie: Debilität, leichter Schwachsinn oder leichte Oligophrenie) ist definiert über Scores von 50–69 in Intelligenztests (IQ-Werte); Scores von 70 und höher werden noch als Varianten des Normalen betrachtet. *Sprache* wird bei der leichten Intelligenzminderung zwar *verzögert erworben*, jedoch in solchem Umfang, dass sie für *tägliche Anforderungen sowie für die normale Konversation ausreicht*. Zudem sind die Betroffenen zumeist in der Lage, *sich selbst zu versorgen* (etwa sich ohne Hilfe anzuziehen oder zu essen) und können später für *einfache, praktische Arbeiten angelernt* werden.

*Mittelgradige Intelligenzminderung* (zusammen mit der schweren Intelligenzminderung etwa der „Imbezillität" des früheren Sprachgebrauchs entsprechend) ist durch IQ-Werte zwischen 35 und 49 charakterisiert. *Sprache* wird *nur verzögert und unvollständig erworben*; viele können *sich nicht selbst versorgen*, einige „benötigen lebenslange Beaufsichtigung"; einfache Tätigkeiten unter Aufsicht können im Erwachsenenalter meist verrichtet werden. Bei einem gewissen Anteil der Betroffenen finden sich *Epilepsie* sowie „neurologische und körperliche Behinderungen", nicht selten werden *frühkindlicher Autismus* (s. 9.3) oder andere *tiefgreifende Entwicklungsstörungen* beobachtet.

Bei der *schweren Intelligenzminderung* liegt der Intelligenzquotient zwischen 20 und 34. *Motorische Schwächen* und andere *körperliche Beeinträchtigungen* sind *häufiger und schwerer*. Bei Personen mit *schwerster Intelligenzminderung* schätzt man den IQ-Wert auf unter 20. Die Betreffenden sind „so gut wie unfähig", „Aufforderungen oder Anweisungen zu verstehen oder sich danach zu richten"; die meisten sind „immobil oder sehr in ihrer Bewegungsfähigkeit eingeschränkt, inkontinent und zumeist nur zu *sehr rudimentären Formen nonverbaler Kommunikation"* fähig. *Schwere körperliche Defizite* mit *Beeinträchtigungen der Motorik und von Seh- und Sinnesfunktionen* sind häufig (verkürzt und vereinfacht nach ICD-10, S. 256 ff.). Schwerste Intelligenzminderung entspricht ungefähr der Bezeichnung „Idiotie" des früheren Sprachgebrauchs (Möller, 1997, S. 366).

Tabelle 9.2 Schweregrade von Intelligenzminderung nach ICD-10

| Grad der Intelligenz-minderung | andere Bezeichnungen | Charakterisierung |
|---|---|---|
| F70: leichte Intelligenzminderung | Debilität, leichter Schwachsinn, leichte Oligophrenie | – IQ-Werte: 50–69<br>– Sprache reicht für Kommunikation aus<br>– können sich selbst versorgen<br>– einfache Arbeiten können gelernt werden |
| F71: mittelgradige Intelligenzminderung | Imbezillität; mittelgradige geistige Behinderung (mittelgradige Oligophrenie) | – IQ-Werte: 35–49<br>– Sprache unzureichend<br>– können sich oft nicht selbst versorgen<br>– einfache Arbeiten unter Aufsicht können verrichtet werden<br>– häufig Epilepsie sowie andere neurologische und körperliche Beeinträchtigungen<br>– frühkindlicher Autismus und andere Entwicklungsstörungen häufig |
| F72: schwere Intelligenzminderung | schwere geistige Behinderung (schwere Oligophrenie) | – IQ-Werte: 20–34<br>– Leistungen im unteren Niveau der mittelgradigen Intelligenzminderung<br>– Hinweise auf bedeutsame Schädigung des ZNS (z.B. ausgeprägte motorische Schwächen) |
| F73: schwerste Intelligenzminderung | Idiotie; schwerste geistige Behinderung (schwerste Oligophrenie) | – IQ-Werte: < 20<br>– einfachste Aufforderungen nicht verstanden<br>– bestenfalls rudimentäre nonverbale Kommunikation<br>– oft immobil und inkontinent<br>– starke Beeinträchtigung von Sinnesleistungen (z.B. des Sehens) |

## 9.2.2 Epidemiologie

Die *Häufigkeit* von Intelligenzminderung, also der Anteil von Personen mit IQ-Werten von unter 70, beträgt nach Davison u. Neale (2002) in den USA circa 2,5%; niedrigere Prävalenzen, nämlich von unter 1%, finden einige bei Propping (1989, S. 125 f.) zusammengestellte Studien. Die meisten der Betroffenen, nämlich 85%, sind nur *leicht behindert*, weisen also einen Intelligenzquotienten von 50 und mehr auf. Männliche Personen überwiegen nach verschiedenen Angaben etwa im Verhältnis 1,5 : 1 (DSM-IV, S. 79), nach anderen sind diese leichten Formen ungefähr gleich über die Geschlechter verteilt oder betreffen sogar häufiger Frauen (s. Propping, 1989, S. 123). Angehörige der *unteren Einkommensschichten* sind hier erheblich *überrepräsentiert*.

*Mittelgradige* und *schwere Intelligenzminderungen* sind wesentlich *seltener* (nach Davison u. Neale, 2002 etwa 10% bzw. 5% der Personen mit IQ-Werten von weniger als 70). Hier überwiegen nach Angaben bei Propping (1989, S. 123 ff.) *männliche Personen*. Die *Verteilung über die sozioökonomischen Schichten* ist offenbar weitgehend *gleich*, zumindest sehr viel weniger extrem als bei den leichten Formen.

## 9.2.3 Familiäre Häufung und Vererbung

Intelligenzminderung, zumindest in den *nicht exogen verursachten (genuinen oder idiopathischen) leichteren Formen*, kommt *familiär gehäuft* vor. Geschwister geistig behinderter Personen sind etwa 7- bis 10-mal häufiger betroffen als die Durchschnittsbevölkerung (Propping, 1989, S. 126). Nach Möller (1997, S. 361) sind 30%

der Kinder eines Elternteils mit genuiner Intelligenzminderung ebenfalls geistig behindert, und sogar 80% der Kinder, wenn geistige Behinderung beider Elternteile vorliegt. Hinsichtlich Intelligenzminderung berichtet der Autor über eine Konkordanzrate von 80% bei monozygoten, von nur 8% bei heterozygoten Zwillingspaaren.

### 9.2.4 Ätiologie

*Aufschlüsselung nach Subtypen hinsichtlich Verursachung*: Die Ätiologie geistiger Behinderung ist weitgehend unbekannt; sichere Ursachen finden sich v.a. bei den *schweren Formen*. Zumeist spricht man in der Literatur bei *nicht durch organische Faktoren begründbarer geistiger Behinderung* von einer *idiopathischen oder genuinen Form*; dieser werden andere, zuweilen etwas missverständlich als „*exogen*" bezeichnete Formen (etwa bei Stoffwechselkrankheiten, Chromosomenstörungen, prä-, peri- und postnatalen Schädigungen) gegenübergestellt.

In einer Studie von Hagberg u. Kyllerman (1983) waren 55% der Fälle von *leichter geistiger Behinderung* nicht durch bekannte Ursachen zu erklären. Für die verbleibenden 45% der Fälle sind v.a. *pränatale Ursachen* zu finden (Missbildungen, exogene Einflüsse, chromosomale Anomalien, erbliche Defekte); außerdem ließen sich bei 18% *perinatale* Schädigungen nachweisen (s. auch Propping 1989, S. 129 ff.).

Bei Personen mit *schwerer geistiger Behinderung* konnte nur für 18% *keine bekannte Ursache* angegeben werden. Bei über 50% der Betroffenen waren *pränatale Ursachen* der geistigen Behinderung anzugeben, insbesondere Chromosomenstörungen (etwa Trisomie 21), Missbildungen, exogene Faktoren (beispielsweise intrauterine Infektionen), schließlich auch erblich vermittelte Defekte (etwa Phenylketonurie). In 11% der Fälle waren *postnatale* Ursachen festzustellen (etwa Unfälle), in 15% *perinatale* Schädigungen.

Im Folgenden seien einige dieser bekannten Ursachen für geistige Behinderung genannt, wobei der Umfang der Darstellung nicht der zahlenmäßigen Bedeutung entsprechen muss (s. Tabelle 9.3).

*Chromosomenaberrationen*: Am Häufigsten ist hier das *Down-Syndrom (Mongolismus)*, dessen genetische Grundlage die *Trisomie 21* darstellt: Chromosom 21 ist *dreifach* statt nur zweifach in den Zellen zu finden (*numerische Aberration*). Überzufällig häufig kommt diese Chromosomenanomalie bei Kindern *älterer Mütter* vor und ist durch eine *Störung der meiotischen Teilung* bedingt, bei der Chromosom 21 in doppelter Ausfertigung in die Eizelle gelangt; sehr viel seltener tritt der Fall ein, dass in einem Spermium dieses Chromosom zweifach vorkommt, hier wohl v.a. bei ausgesprochen betagten Vätern. Neben (meist mittelgradiger bis schwerer) *Intelligenzminderung* finden sich *körperliche Veränderungen* wie *Kleinwuchs, schräge Lidspalten, Mongolenfalte (Epikanthus), plumpe Glieder, Vierfingerfurche*, häufig auch *Herzfehler*. Die *Lebenserwartung ist verringert*, aber in den letzten Jahrzehnten gestiegen.

Mittlerweile liegen nicht nur post-mortem-Studien, sondern auch kernspintomographische Untersuchungen zu Gehirnveränderungen bei Patienten mit Down-Syndrom vor (für einen Überblick; s. Pinter et al., 2001). Dabei wurden relativ durchgängig eine generelle Reduktion des Hirnvolumens gefunden, Verkleinerung v.a. des Frontal- und des Temporallappens (inklusive des Hippocampus) sowie Reduktion des Kleinhirnvolumens; hingegen sind die subkortikalen Strukturen (z.B. der Thalamus) bei diesen Personen relativ groß. Es spricht einiges für die Annahme, dass in den ersten 3 Monaten der Embryonalentwicklung die Ausbildung der Hirnstrukturen (hier v.a. eben der subkortikalen) weitgehend normal verläuft und die sich erst später entwickelnden Rindenpartien von Kortex und Cerebellum Defizite zeigen.

*Andere autosomale Trisomien* können vorkommen, so Trisomie 13 (Pätau-Syndrom) und Trisomie 18 (Edward-Syndrom), sind aber *selten*. Die Kinder sterben oft bereits im Säuglingsalter; es liegt dabei in der Regel schwerste Intelligenzminderung vor.

Tabelle 9.3 Numerische Chromosomenaberrationen

| Bezeichnung | Karyotyp | Charakteristika |
|---|---|---|
| Down-Syndrom (Trisomie 21, Mongolismus) | 47,XY,21+ oder 47,XX,21+ | – kleiner, plumper Körperbau<br>– Schädelanomalien<br>– Vierfingerfurche<br>– schräge Lidspalten<br>– Epikanthus („Mongolenfalte)<br>– häufig Herzfehler<br>– Intelligenz sehr unterschiedlich, im Durchschnitt vermindert |
| Pätau-Syndrom (Trisomie 13) | 47,XY,13+ oder 47,XX,13+ | – diverse Missbildungen<br>– extrem niedrige Lebenserwartung<br>– schwerste Intelligenzminderung |
| Edward-Syndrom (Trisomie 18) | 47,XY,18+ oder 47,XX,18+ | – diverse Missbildungen<br>– extrem niedrige Lebenserwartung<br>– schwerste Intelligenzminderung |
| Klinefelter-Syndrom | 47,XXY | – phänotypisch männlich<br>– Hochwuchs<br>– verminderte Bart- u. Körperbehaarung<br>– Gynäkomastie (vergrößerte Brust)<br>– degenerierte Hoden (typischerweise unfruchtbar)<br>– Intelligenz oft (leicht) vermindert (keineswegs immer) |
| Triplo X | 47,XXX | – phänotypisch weiblich<br>– in der Regel unauffällig<br>– Intelligenz zuweilen vermindert |
| Ullrich-Turner-Syndrom | 45,X0 | – phänotypisch weiblich<br>– rudimentäres Ovar mit Unfruchtbarkeit u. Hormonstörungen<br>– Brust mangelhaft ausgebildet<br>– sonstige innere u. äußere Genitalien unauffällig<br>– Kleinwuchs<br>– evtl. körperliche Anomalien (z.B. Flügelhals)<br>– Intelligenz kann vermindert sein (insbesondere räumliches Vorstellungsvermögen) |

Vergleichsweise häufig sind *gonosomale Anomalien*, insbesondere das *Klinefelter-Syndrom* (1 auf 1000 männliche Neugeborene) mit *männlichem Phänotyp*; es finden sich *Hochwuchs, Gynäkomastie* (Vergrößerung der Brüste), *spärliche Bart- und Körperbehaarung* sowie *degenerierte Hoden*. Dabei liegt das *X-Chromosom doppelt* vor (Karyotyp XXY), Folge wiederum einer Meiosestörung bei der Bildung der Eizelle, die bereits das X-Chromosom zweifach enthält. Mit gewisser Häufigkeit, keineswegs aber offenbar immer, findet sich *(leichte) geistige Behinderung*. Das weibliche Gegenstück *Triplo-X* (Karyotyp XXX), welches ebenfalls auf eine non-disjunction (fehlende Trennung innerhalb eines Chromosomenpaars) bei der Bildung der Keimzellen zurückgeht, ist ähnlich häufig. Körperlich sind die Betreffenden in der Regel *unauffällig*, *leichte Formen geistiger Behinderung* werden beobachtet.

Das *Ullrich-Turner-Syndrom* (Karyotyp X0), bei dem nur *ein* Gonosom, nämlich das X-Chromosom vorliegt, ist mit etwa 1 auf 2000, nach manchen Autoren sogar 1 auf 5.000–10.000 Geburten seltener. Phänotypisch (hinsichtlich der äußeren Gestalt) sind die Personen *weiblich*, wobei innere und äußere Genitalien meist normal, teils unterwickelt sind (z.B. das Ovar mit der Folge mangelnder Östrogenproduktion); auch Brustdrüsen sind nur ansatzweise vorhanden (s. dazu Köhler, 2001, S. 361 f.). Weiter finden sich *Minderwuchs* und häufig *morphologische Anomalien im Kopf- und Halsbereich*. Die Intelligenz ist im Durchschnitt leicht herabgesetzt. Bei eventuellen Intelligenzdefiziten sind insbesondere das *räumlich-visuelle Vorstellungsvermögen* betroffen, während verbale Fähigkeiten im Normbereich liegen (s. dazu Murphy et al., 1997).

Von diesen *numerischen Chromosomenaberrationen* sind die *strukturellen* zu unterscheiden, bei denen ein Chromosom *morphologisch* verändert ist. Am Bekanntesten, obwohl letztlich sehr selten, ist das *Cri-du-chat-Syndrom* (nach dem katzenartigen Schreien der betroffenen Kinder), bei dem ein Stück am kurzen Arm von Chromosom 5 fehlt; neben Missbildungen im Kopf- und Gesichtsbereich sowie Herzfehlern findet sich meist *ausgeprägte Intelligenzminderung* (dargestellt im Wesentlichen nach Walter, 1978, S. 98 ff. sowie Murken u. Cleve, 1996, S. 59 ff.).

Erst in den letzten Jahren stärker beachtet wurde eine weitere strukturelle Chromosomenaberration, welche mit einer Häufigkeit von 1 auf 2000–4000 Lebendgeburten nach Trisomie 21 die häufigste chromosomale Ursache für Intelligenzminderung darstellen dürfte, das „*fragile X*". Dabei handelt es sich um Vorliegen eines X-Chromosoms, dessen langer Arm *leicht in Stücke bricht*. Neben *morphologischen Anomalien*, v.a. im Gesichtsbereich, findet sich häufig *Intelligenzminderung* (Martin-Bell-Syndrom oder Marker X-Syndrom); dabei ist besonders das räumliche Vorstellungsvermögen, weniger die sprachliche Intelligenz beeinträchtigt (Propping, 1989, S. 133 f.; für genauere Darstellung der intellektuellen Einschränkungen; s. Zigler u. Hodapp, 1991; für einen Überblick über neuroanatomische Besonderheiten Kwon et al., 2001; zur Bedeutung des fragilen X für Entstehung von frühkindlichem Autismus; s. 9.3.5).

Es handelt sich dabei nicht um eine bei der Meiose entstehende Chromosomenanomalie, sondern um eine monogene Erbkrankheit, indem ein auf dem X-Chromosom lokalisiertes Gen (das FMR1-Gen), welches zur Ausbildung bestimmter synaptischer Strukturen erforderlich ist, Veränderungen zeigt; dabei ist die Basenabfolge CGG auf einem Abschnitt der DNA mehrfach wiederholt, was zu verminderter Genexpression und damit zu morphologischen Abnormitäten an Dendriten und Synapsen führt (s. Kwon et al., 2001 und die dort angeführte Literatur). Da weibliche Personen ein zweites X-Chromosom besitzen, ist bei ihnen die Wahrscheinlichkeit geringer, dass der genetische Defekt auf dem fragilen X-Chromosom bei der Hirnreifung zum Tragen kommt.

*Gendefekte*: Hierbei handelt es sich um die eigentlichen *Erbkrankheiten*, bei denen ein Merkmal mit gewisser Gesetzmäßigkeit über Generationen weitergegeben wird. Bei den Chromosomenanomalien entsteht hingegen erst bei Bildung der Keimzellen eine Besonderheit im Chromosomensatz (z.B. ein überzähliges Chromosom); das genetische Material, welches die Eltern mit sich führen, ist dort unauffällig. Obwohl mit etwa 1 auf 10.000 Geburten eine letztlich seltene Krankheit, ist die *Phenylketonurie* doch die in Zusammenhang mit der Intelligenzminderung am häufigsten genannte Störung. Es handelt sich um einen *autosomal-rezessiv vererbten Enzymdefekt*, bei dem Phenylalanin nicht ausreichend in Tyrosin verwandelt werden kann (Fehlen oder unzureichende Menge von Phenylalaninhydroxylase). Es kommt zu pathogenetisch noch nicht in allen Einzelheiten geklärten Störungen der *Myelinbildung*, besonders im Frontalhirn; sie sind offensichtlich auf das vermehrte Phenylalanin oder Phenylketon zurückzuführen, denn *phenylalaninarme Diät* in den ersten Lebensjahren kann den *Krankheitsverlauf weitgehend verlangsamen*. Klinisch findet sich erhebliche Verzögerung der intellektuellen Entwicklung. Phenylalanin und sein Metabolit Phenylbrenztraubensäure werden vermehrt im Urin ausgeschieden und verleihen diesem einen charakteristischen Geruch. Durch Untersuchung eines Blutstropfens (Guthrie-Test) kann sehr früh der verzögerte Abbau von Phenylalanin festgestellt und entsprechende diätetische Maßnahmen eingeleitet werden; der Nachweis von Phenylketon im Urin mittels einer chemischen Reaktion in imprägnierten Windeln hat hingegen an Bedeutung verloren, da er zu unspezifisch ist und erst relativ spät die pathologischen Veränderungen anzeigt (Murken u. Cleve, 1996, S. 148).

Daneben gibt es eine Anzahl anderer autosomal-rezessiv vererbter Stoffwechselkrankheiten, die mit Intelligenzminderung einher gehen, etwa *Ahornsirupkrankheit* als weitere Störung im Aminosäurestoffwechsel, *Galaktosämie* als Kohlenhydratstoffwechselstörung, *Morbus Wilson* als Kupferspeicherkrankheit (s. dazu Propping, 1989, S. 137; Möller, 1997, S. 361).

Weiter existieren zahlreiche *X-chromosomale Krankheiten*, die zu geistiger Behinderung führen und bei zumeist rezessiver Vererbung vornehmlich männliche Personen treffen; etwa zu nennen wäre hier das Lesch-Nyhan-Syndrom, welches neben extrapyramidalen Bewegungsstörungen v.a.

durch progressive Intelligenzminderung gekennzeichnet ist. Der gleichfalls X-chromosomal erbliche Mangel des Enzyms Glukose-6-phosphatdehydrogenase führt über einen Kernikterus (Gelbsucht) der Neugeborenen zu geistiger Behinderung und soll für einen nicht unbeträchtlichen Teil der Fälle von Intelligenzminderung, v.a. in tropischen und subtropischen Gebieten, verantwortlich sein (Propping, 1989, S. 131). Die bereits im Abschnitt über chromosomale Anomalien angeführte *geistige Behinderung bei fragilem X* sei hier noch einmal erwähnt.

*Rötelnembryopathie und andere pränatale Infektionen*: Entwickelt die Schwangere *Röteln*, so treten mit großer Häufigkeit *Missbildungen des Fetus* auf, die entweder zum Abort (Abgang) führen oder bei Austragung der Schwangerschaft sich als diverse *morphologische Defekte der Neugeborenen* manifestieren. Neben *Augen- und Gehörschäden* sowie *Missbildungen am Herzen* sind hier v.a. *Gehirnschäden* mit der Folge von oft *schwerer Intelligenzminderung* zu nennen. Die Vorbeugung besteht in *rechtzeitiger Impfung der Frau vor der Konzeption* (während der Schwangerschaft ist dies *kontraindiziert*); allerdings liegt ohnehin zumeist im gebärfähigen Alter Immunität vor, die über Bestimmung des Antikörperstatus nachgewiesen werden kann. Weitere Infektionskrankheiten Schwangerer, die insbesondere im ersten Trimenon (Schwangerschaftsdrittel) zu Schädigungen des Fetus mit geistiger Behinderung führen können, sind u.a. *Zytomegalie, Toxoplasmose, Syphilis*, eventuell auch *HIV-Infektion* (Murken u. Cleve, 1996, S. 191 ff.).

*Alkoholembryopathie und andere Schädigungen durch Substanzmissbrauch*: Die Störung der *fetalen Entwicklung bei Alkoholmissbrauch* der Schwangeren ist die wichtigste toxische Ursache für Intelligenzminderung, mit einer auf etwa 300–700 Geburten häufiger als das Down-Syndrom (Streissguth et al. 1991; Murken u. Cleve 1996, S. 187). Daneben finden sich u.a. *Minderwuchs, Anomalien im Schädelbereich, Missbildungen von Herz und Gefäßen* (s. 3.2.4).

Auch die *Kokainembryopathie* geht neben Schäden im Hormon- und Immunsystem mit Lerndefiziten einher (s. 3.5.4). Ob Ähnliches für die Kinder von Müttern gilt, die während der Schwangerschaft Amphetamine zu sich nehmen, ist ebenso ungeklärt wie eventuelle Folgen von Cannabiskonsum.

*Weitere toxische pränatale Schäden*: Hier sind insbesondere die durch *Umweltgifte* zu nennen, wobei *Blei in der Trinkwasserversorgung* eine besondere Rolle spielen soll.

*Angeborene Missbildungen*: Eine Reihe von Missbildungen entstehen bei letztlich *unbekannter Ursache* bereits *intrauterin* und führen, sofern nicht die Lebenserwartung stark verkürzt ist, oft zu erheblicher *geistiger Behinderung*. Bekannte Formen sind hier *Meningozele* und *Meningomyelozele* (Hervorstülpung von Rückenmarkshäuten allein oder in Verbindung mit Rückenmarksgewebe) bei unvollständigem Schluss der Wirbelbögen (*Spina bifida*), weiter *Hydrozephalus* bei angeborenen Stenosen (Verengungen) in den Liquorräumen sowie *Mikrozephalie* (mangelndes Wachstum von Kopf und Gehirn).

*Serologische Unverträglichkeiten*: Insbesondere die *Rhesusunverträglichkeit*, bei der die Schwangere *Antikörper gegen Erythrozyten (rote Blutkörperchen) des Kindes* bildet, ist eine weitere Ursache für Intelligenzdefizite; bei der Geburt kann es zur Hämolyse mit der Folge *gestörter Hirnreifung* kommen; eine ähnliche, wenngleich seltenere Unverträglichkeit kann auch im *AB0-System* auftreten.

*Weitere perinatale Schäden*: Schädigungen im Rahmen des *Geburtsvorgangs*, die für spätere Intelligenzminderung verantwortlich sein können, sind vielfältig. Hier kommen insbesondere *Sauerstoffmangel bei verlängerter Geburt, Lageanomalien mit Abklemmung der Nabelschnur* oder *mechanische Schäden* beim Durchtritt durch das Becken in Frage, eventuell auch *Läsionen durch Instrumente* (Zangen).

*Postnatale Schädigungen*: Sie stellen ebenfalls oft Ursache geistiger Behinderung dar, insbesondere wenn sie *früh* in der Entwicklung auftreten. Zu nennen wären dabei v.a. *Mangelernährung, Infektionen* speziell des *Zentralnervensystems (Meningitiden, Enzephalitiden)*, *Unfälle* mit *Schädelläsionen*, beispielsweise im Rahmen von *Kindesmisshandlung*.

Von den *Hormonstörungen*, die unbehandelt zu Intelligenzminderung führen können, ist insbesondere die *Hypothyreose* zu nennen, zumeist als Folge *angeborener Unterentwicklung der Schilddrüse*. Körperlich sind oft zuerst teigige Haut, große Zunge, Bewegungsarmut, Obstipation und Bradykardie (langsamer Puls) auffällig. Die Therapie besteht in der rechtzeitigen und ausreichenden *Substitution von Schilddrüsenhormonen* (dargestellt im Wesentlichen nach Walter, 1978).

Tabelle 9.4 stellt noch einmal die wichtigsten biologischen Ursachen von (zumeist schwerer) Intelligenzminderung zusammen.

Tabelle 9.4 Ursachen von Intelligenzminderung

| Ursache | Erläuterungen und Beispiele |
| --- | --- |
| Chromosomenstörungen | – zumeist Vorliegen eines überzähligen Chromosoms (numerische Aberration), etwa Trisomie 21 (Down-Syndrom), seltener Trisomie 13 und 18<br>– gonosomale numerische Aberrationen: Klinefelter- und Ullrich-Turner-Syndrom<br>– auch strukturelle Defekte von Chromosomen möglich (Cri-du-chat-Syndrom bei Fehlen eines Stückes am kurzen Arm von Chromosom 5)<br>– fragiles X als Sonderform eines strukturellen Defekts |
| Gendefekte (monogene Erbkrankheiten) | – Defekt im Erbgut, der bereits bei einem Elternteil vorlag, dort aber oft nicht zum Ausdruck kam<br>– Beispiel: Phenylketonurie (Defekt eines Gens, das für Ausbildung eines Enzyms des Aminosäurestoffwechsels verantwortlich ist) |
| intrauterine Infektionen | – Schädigung des Fetus bei Infektion der Schwangeren, z.B. bei Röteln (Rötelnembryopathie)<br>– weitere diesbezügliche revelante Infektionen: Toxoplasmose, Syphilis, Zytomegalie, HIV |
| toxische intrauterine Schädigungen | – zumeist bei Substanzmissbrauch der Schwangeren<br>– besonders häufig: Alkoholembryopathie<br>– seltener: Kokainembryopathie<br>– fragliche Intelligenzminderung bei Missbrauch von Amphetaminen und Cannabis |
| angeborene Missbildungen | – ätiologisch oft unklare Missbildungen des Kindes<br>– Beispiele: Meningozele, Meningomyelozele, angeborener Hydrozephalus |
| serologische Unverträglichkeiten | – Schwangere bildet Antikörper gegen Erythrozyten des Kindes mit der Folge von Hämolyse (z.B. Rhesusunverträglichkeit) |
| weitere perinatale Schäden | – Schädigungen während des Geburtsvorganges, zumeist durch Sauerstoffmangel oder mechanische Einwirkung |
| postnatale Schädigungen | – Mangelernährung mit Störung der Hirnreifung<br>– Infektionen im ZNS<br>– Schädel-Hirnläsionen |
| Hormonstörungen | – Fehlen von Hormonen, die für die Hirnreifung notwendig sind<br>– Beispiel: Mangelproduktion von Schilddrüsenhormonen (bei angeborener Hypothyreose, bei Jodmangel) |

## 9.2.5 Biologische Therapie

Sie richtet sich v.a. auf die *Begleitsymptomatik* wie Erregung oder Aggressivität und besteht zumeist in der Gabe sedierend wirkender Pharmaka. Eine standardmäßige medikamentöse Therapie der Intelligenzminderung existiert nicht.

In einigen Fällen lässt sich auch die Ausbildung oder Progredienz der geistigen Behinderung beeinflussen, etwa durch eine *phenylalaninarme Diät bei Phenylketonurie*, *Hormonsubstitution bei Hypothyreose*, konsequente *antibiotische Therapie von Infektionen*, *chirurgische Korrektur bei zerebralen Missbildungen*.

Rechtzeitig erkannt, können die Folgen der *Rhesusunverträglichkeit* im Rahmen des Geburtsvorganges weitgehend vermieden werden. Ansonsten ist zu erwähnen, dass bereits oft bei den Eltern das *Risiko für Erbkrankheiten der Nachkommenschaft* bestimmt werden kann; ebenso lassen sich beispielsweise Chromosomenstörungen, Stoffwechselerkrankungen oder Missbildungen des Fetus in einem *frühen Schwangerschaftsstadium* erkennen (s. dazu Murken u. Cleve, 1996, S. 151 ff.).

## 9.3 Frühkindlicher Autismus

### 9.3.1 Definition; Symptomatik; Verlauf

*Definition*: Frühkindlicher Autismus (in der Literatur auch als *Kannersches Autismus-Syndrom* oder *Kanner-Syndrom* bezeichnet) wird in ICD-10 unter „*tiefgreifenden Entwicklungsstörungen*" aufgeführt. Er ist gekennzeichnet durch „*gestörte Funktionsfähigkeit*" in der „*sozialen Interaktion, der Kommunikation und in eingeschränktem repetitiven Verhalten*". Die Beeinträchtigungen der sozialen Interaktionen zeigen sich u.a. im *Fehlen von Reaktionen auf Emotionen anderer Menschen*; als Zeichen *gestörter Kommunikation* werden u.a. genannt: „*Fehlen eines sozialen Gebrauchs vorhandener sprachlicher Fähigkeiten*" sowie „*geringe Flexibilität im Sprachausdruck*" und „*relativer Mangel an Kreativität und Phantasie im Denkprozess*". Als weitere Charakteristika werden *eingeschränkte Interessen* sowie *stereotype Verhaltensmuster* (mit der Folge eines gleichförmigen, ritualisierten Tagesablaufs) angeführt, zudem Widerstand gegenüber Veränderungen von Handlungsabläufen und der Umgebung, als weniger spezifisches Charakteristikum *Neigung zu Selbstverletzung*. Autismus kann bei jedem Intelligenzniveau vorkommen, in etwa drei Viertel der Fälle besteht jedoch „*deutliche Intelligenzminderung*" (verkürzt nach ICD-10, S. 282 f.).

*Klinisches Bild*: Anschaulicher dargestellt, fällt bei autistischen Kindern zunächst v.a. mangelnde Emotionalität und Kontaktfreudigkeit auf, Ignorieren anderer Personen, fehlende Reaktion auf Ansprechen, Vermeiden körperlicher Berührung. Hingegen zeigen sie ausgesprochene Affinität zu leblosen Objekten, z.B. Maschinen. Sprachliche Äußerungen, wenn überhaupt vorgebracht, dienen nicht der Mitteilung an andere. Im Verhalten fallen stereotype, endlos wiederholte Bewegungen auf; eindrucksvoll ist das Beharren auf Bestehendem, etwa gleicher Anordnung der Möbel; auf kleinste Veränderungen wird mit Wut oder Verzweiflung reagiert. Die Kinder machen oft keineswegs den Eindruck geistig Behinderter; einige werden sogar als auffallend hübsch beschrieben; speziell ist die motorische Entwicklung häufig unauffällig.

*Körperliche und intellektuelle Beeinträchtigungen*: Andererseits weisen viele neurologische Störungen auf, leiden u.a. nicht selten an Epilepsien. Auch die lange verbreitete Ansicht, die Intelligenz sei nicht beeinträchtigt, ist mittlerweile zu revidieren: Typischerweise schneiden autistische Kinder in allen Teilen von Intelligenztests unterdurchschnittlich ab, besonders ausgeprägt in Subtests für sprachliche Fähigkeiten, weniger in solchen, die räumlich-visuelles Denken prüfen (Propping, 1989, S. 216).

Tabelle 9.5 Symptome des Kannerschen Autismus-Syndroms

| Verhaltensauffälligkeiten | – mangelnde Emotionalität u. Kontaktfähigkeit<br>– Ignorieren anderer; fehlende Reaktion auf Ansprechen<br>– Vermeiden körperlicher Berührung<br>– Affinität zu leblosen Objekten<br>– sprachliche Äußerungen dienen nicht der Mitteilung<br>– stereotype, endlos wiederholte Bewegungen<br>– Beharren auf Bestehendem |
|---|---|
| sonstige Symptome | – neurologische Störungen, z.B. Epilepsie<br>  (nicht immer, Betroffene häufig motorisch unauffällig)<br>– oft Intelligenzminderung, speziell im verbalen Bereich |

*Verlauf*: Typischerweise setzt die Störung *sehr früh* ein, äußert sich häufig schon in den *ersten Lebensmonaten* durch *fehlenden emotionalen Kontakt*. Die *Prognose* ist i. Allg. *schlecht*: Etwa die Hälfte *lernt überhaupt nicht zu sprechen*; bestenfalls 20% können später ein leidlich *angepasstes Leben führen*, der Großteil ist auf Hilfe angewiesen oder sogar dauerhaft in Institutionen untergebracht (im Wesentlichen nach Davison u. Neale, 2002).

## 9.3.2 Epidemiologie

Mit etwa 4 auf 10.000 Geburten ist frühkindlicher Autismus letztlich *selten* (Ritvo et al., 1989). Etwa 80% der Betroffenen sind *Knaben*. Die zuweilen vorgebrachte Ansicht, dass Autismus v.a. in oberen Einkommensschichten zu finden sei, ist empirisch nicht begründet.

## 9.3.3 Familiäre Häufung und Vererbung

*Familiäre Häufung*: Diese ist beim Kannerschen Autismus-Syndrom *eindeutig gegeben*: Die Erkrankungswahrscheinlichkeit für Geschwister eines autistischen Kindes liegt bei 2% und damit mindestens *50mal höher* als das in der Gesamtbevölkerung; zudem haben weitere Verwandte oft *milde subklinische autistische Verhaltensmerkmale* (Lotspeich, 1995; s. auch Folstein u. Piven, 1991).
*Zwillingsstudien*: Für eine *sehr bedeutsame genetische Komponente* sprechen mehrere, bei Smalley et al. (1988) zusammengestellte Zwillingsstudien, aus denen sich eine Konkordanzrate von 64% für eineiige und 9% für zweieiige Zwillingspaare berechnen lässt; noch extremere Unterschiede berichten Steffenburg et al. (1989), die bezüglich Autismus eine Konkordanzrate von 91% für monozygote und von 0% für dizygote Zwillingspaare ermittelten. Bailey et al. (1995) schließlich, die Daten verschiedener Studien zusammenfassten, kamen auf Konkordanzraten von 60% vs. 0%.
*Genetik*: Versuche, das oder die für Autismus verantwortlichen *Gene* zu *lokalisieren*, haben wenig eindeutige Ergebnisse geliefert: Sowohl eine rezessiv-monogene Vererbung als auch ein polygenetischer Erbgang werden für möglich gehalten (Lotspeich, 1995; s. dazu ausführlich Bailey et al., 1996). In Diskussion steht, ob Gene, die für die Entwicklung von Autismus verantwortlich sind, auf Chromosom 11 lokalisiert sind und v.a. die Ausbildung von Enzymen des Aminosäurestoffwechsels determinieren (Hérault et al., 1993; s. auch Hérault et al., 1994 sowie Lotspeich, 1995). Lokalisation eines determinierenden Gens auf dem X-Chromosom wird ebenfalls diskutiert (Petit et al., 1996; Hallmayer et al., 1996; zur Häufung von fragilem X bei autistischen Kindern; s. 9.3.5).

### 9.3.4 Biologische Befunde

*Neurologische Begleitsymptome*: Wie erwähnt, entwickeln viele autistische Kinder ein *epileptisches Anfallsleiden*, bis zur Adoleszenz circa 30%; EEG-Auffälligkeiten können bei mehr als der Hälfte nachgewiesen werden (Propping, 1989, S. 216).

*Post-mortem-Untersuchungen*: Sie wurden bis jetzt nur an wenigen Patienten durchgeführt, lieferten allerdings recht übereinstimmende Befunde: Sowohl im *Hirnstamm* als auch im *limbischen System* und insbesondere im *Kleinhirn* finden sich pathologische Veränderungen, wobei der *Verlust von Purkinje-Zellen im Cerebellum* die sicher auffälligste Abnormität darstellt. Insgesamt lassen sich die Befunde wohl am Besten als *Reifestörung* beschreiben (s. Lotspeich, 1995; Bailey et al., 1996).

*Studien mit bildgebenden Verfahren*: Die vergleichsweise zahlreichen einschlägigen Untersuchungen, die u.a. bei Lotspeich (1995), Bailey et al. (1996) sowie (mit spezieller Berücksichtigung des mit dem Kanner-Syndrom verwandten Asperger-Syndroms) bei Murphy et al. (2002) zusammengestellt sind, zeigen eine Reihe von Auffälligkeiten, wobei allerdings keine einzige davon ausnahmslos bei allen Untersuchten nachzuweisen ist.

Kernspintomographisch wurde relativ häufig in Übereinstimmung mit den oben berichteten autoptischen Befunden eine *Verkleinerung des Cerebellums* bei autistischen Personen gefunden; allerdings ließen sich keine Unterschiede nachweisen, wenn als Kontrollgruppe Personen mit ebenfalls erniedrigtem Intelligenzquotienten herangezogen wurden.

Im Endhirn konnten im Wesentlichen keine typischen Veränderungen bei Personen mit Kannerschem Autismus-Syndrom festgestellt werden, möglicherweise mit der Ausnahme erweiterter Seitenventrikel und eines vergrößerten rechten Nucleus lenticularis. Auch Veränderungen der Zellstruktur im Kortex wurden beobachtet, die sich am Besten als Defekt in der frühen Embryonalentwicklung interpretieren lassen.

Untersuchungen des *zerebralen Glukosemetabolismus* mittels PET-Verfahren zeigten bei Autismuspatienten gegenüber gesunden Kontrollpersonen verminderte Aktivität; jedoch ließen sich keine Unterschiede feststellen, wenn man entweder geistig Behinderte als Kontrollgruppe heranzog oder autistische Personen ohne Intelligenzminderung mit einer gesunden Kontrollstichprobe verglich.

Ein interessanter, jedoch noch zu replizierender Befund ist der einer verminderten Anzahl funktioneller Assoziationen in den Gehirnen von autistischen Personen, bei denen offensichtlich weniger Gebiete gleichzeitig beim Lösen von Aufgaben aktiviert werden als bei gesunden Kontrollpersonen. Zu bestätigen bleiben auch beobachtete Auffälligkeiten im *Phophorstoffwechsel der Neuronenmembranen*, v.a. im präfrontalen Kortex.

Die insgesamt wenig konsistenten Befunde mit bildgebenden Verfahren bei autistischen Personen versucht man augenblicklich auf eine *ätiologische Heterogenität des Störungsbildes* zurück zu führen (dargestellt nach Lotspeich, 1995).

*Neurochemische und Rezeptorbindungsstudien*: Hier hat man sich v.a. auf *Serotonin* und die *endogenen Opioide* konzentriert, zudem in einigen Studien *Konzentrationen von Dopamin und Noradrenalin* sowie ihren *Metaboliten* bestimmt.

Vergleichsweise einheitlich kommen Untersuchungen zum Ergebnis, dass bei einem beträchtlichen Anteil autistischer Personen die *Konzentration von Serotonin im Blut* (offenbar aber nicht im Plasma) *erhöht* ist; dies gilt auch vielfach für asymptomatische Verwandte (Lotspeich, 1995; Bailey et al., 1996; s. auch McBride et al., 1989 für Literaturangaben). Die Bedeutung ist allerdings weitgehend unklar, da gleichzeitig die den zentralnervösen Serotoninumsatz eindeutiger wiedergebende Konzentration des Metaboliten 5-HIAA im Liquor sich meist nicht zwischen autistischen Personen und einer Kontrollgruppe unterscheidet (s. dazu Narayan et al., 1993 und die dort angeführten Studien).

Gleichzeitig ist offenbar die Ansprechbarkeit der Serotoninrezeptoren vermindert (McBride et al., 1989), sodass nicht zu entscheiden ist, ob die serotonerge Übertragung an den Synapsen (und damit die postsynaptische Feuerungsrate) letztlich reduziert oder vermehrt ist. Nicht problemlos in ein Modell serotonerger Überaktivität ist auch die Beobachtung zu integrieren, dass unter tryptophanarmer Diät, die den Serotoninspiegel senken sollte, sich autistische Symptomatik verschlechterte (McDougle et al., 1996a).

Das auffällig häufige *selbstschädigende* Verhalten autistischer Kinder hat zur Annahme geführt, dass ihre *Schmerzschwelle heraufgesetzt* ist und dass dies wiederum mit *Überaktivität im endogenen Opiathaushalt* zusammenhängt („Opioidhypothese"; s. Panksepp, 1979). Einige Befunde sprechen für Besonderheiten in diesem System bei autistischen Kindern, deren Ursachen wiederum zu klären bleiben (Gillberg et al., 1985; Leboyer et al., 1994); insgesamt ist die Befundlage jedoch eher inkonsistent (Willemsen-Swinkels et al., 1996).

Angesichts der stereotypen Bewegungen von Kindern mit Kannerschem Autismus-Syndrom wurde – wegen der engen Beziehung zwischen dopaminergem System und Motorik – auch *veränderte Dopaminaktivität* angenommen. Allerdings zeigten die meisten Studien keine Unterschiede in der Liquorkonzentration des Dopaminmetaboliten Homovanillinsäure zwischen autistischen und gesunden Kontrollpersonen (Narayan et al., 1993; für eine Ausnahme: Gillberg u. Svennerholm, 1987). Unterschiedlich wird auch die Frage beantwortet, ob bei autistischen Kindern erhöhte noradrenerge zentralnervöse Aktivität vorliegt (Minderaa et al., 1994).

Tabelle 9.6 Biologische Befunde bei frühkindlichem Autismus

| Befund | Bedeutung |
| --- | --- |
| – diverse neurologische Begleitsymptome, insbesondere Epilepsie<br>– EEG-Abnormitäten | – spricht für hirnorganische Erkrankung |
| – Post-mortem-Studien zeigen Zellverlust | – spricht für hirnorganische Erkrankung<br>– Zeichen von zerebraler Reifestörung v.a. im Kleinhirn |
| – bildgebende Verfahren zeigen u.a. Verkleinerung von Cerebellum sowie Veränderung kortikaler Zellstrukturen | – spricht für hirnorganische Erkrankung<br>– interpretierbar als Defekt in der frühen Embryonalentwicklung |
| – evtl. reduzierter zerebraler Glukosemetabolismus | – unklar; könnte für hirnorganische Erkrankung sprechen |
| – erhöhte Serotoninkonzentration im Blut<br>– 5-HIAA im Liquor normal | – unklar, evtl. Hinweis auf Störung im serotonergen System |
| – evtl. verminderte Ansprechbarkeit von Serotoninrezeptoren | – unklar, möglicher Hinweis auf Störung im serotonergen System |
| – evtl. hervorgesetzte Schmerzschwelle<br>– möglicherweise Besonderheiten im endogenen Opiatsystem | – evtl. Störung im endogenen Opiatsystem |
| – unklare Befunde hinsichtlich des dopaminergen und noradrenergen Systems | – unklar |

## 9.3.5 Biologische Erklärungsansätze

*Zunehmende Favorisierung biologischer Betrachtungsweisen*: Gegenüber den lange Zeit verbreiteten psychologischen Genesemodellen, die häufig nicht zuletzt den *Eltern autististischer Kinder beträchtliche Mitschuld* an der Entstehung der Störung zuschrieben, favorisiert man mittlerweile in der Literatur *stärker biologische Entstehungstheorien*. Relativ übereinstimmend wird dabei die Auffassung vertreten, dass das Kannersche Autismus-Syndrom *ätiologisch heterogen* ist, indem sowohl *intrauterine Infektionen, perinatale Schädigungen* wie auch verschiedenste *genetische Fakto-*

*ren* zu einem klinisch weitgehend einheitlichen Bild führen können. All diesen ätiologischen Momenten ist gemeinsam, dass sie die *Hirnreifung* wesentlich *stören*.
*Pränatale Infektionen*: Wiederholt wurde *Rötelnembryopathie* als Ursache frühkindlichen Autismus angeschuldigt; Ähnliches wird auch für Infektionen von Schwangeren mit dem *Zytomegalievirus* vermutet. Diese Hypothesen einer infektiösen Ätiologie lassen sich jedoch mit guten Argumenten anzweifeln (Bailey et al., 1996).
*Stoffwechselkrankheiten*: Weiter gibt es zahlreiche monogene, in der Regel autosomal-rezessiv vererbte Stoffwechselerkrankungen (etwa die *Phenylketonurie*), bei denen vermehrt gleichzeitig frühkindlicher Autismus zu beobachten ist.
*Alter der Mutter*: Auch *erhöhtes Alter der Mutter* bei der Geburt wird als (zusätzlicher) ätiologischer Faktor diskutiert (s. Bailey et al., 1995).
*Fragiles X-Chromosom*: Möglicherweise die zahlenmäßig bedeutsamste, in letzter Zeit jedenfalls am Intensivsten diskutierte Ursache von frühkindlichem Autismus ist das *Vorliegen eines fragilen X-Chromosoms* (fragiles X). Dabei bricht nicht nur das X-Chromosom besonders leicht an einer bestimmten Stelle; zusätzlich findet sich auf dem brüchigen Arm ein *Gendefekt*, der im Falle einer Expression gestörte Hirnreifung nach sich zieht. In dem defekten Gen hat sich ein Basentriplett ungewöhnlich oft vervielfacht, eine Besonderheit, die weiter vererbt werden kann und sich im Laufe der Generationen durch meiotische Vorgänge bei der Eibildung noch verstärkt (s. dazu auch Warren u. Nelson, 1994; Kwon et al., 2001). Da weibliche Personen ein weiteres X-Chromosom besitzen, ist dort die Wahrscheinlichkeit, dass die Genaberration auf dem fragilen X-Chromosom bei der Hirnreifung wirksam wird, entsprechend geringer. Zudem ist fragiles X bei Männern mit einer Häufigkeit von 1 : 1000 etwa doppelt so oft wie bei Frauen zu finden.

Ungeklärt bleibt nicht nur, wie das fragile X mit dem darauf lokalisierten Gendefekt die Ausbildung des Kanner-Syndroms begünstigen könnte. Auch die quantitative Bedeutung dieses Erbfaktors und seine Spezifität werden kontrovers diskutiert: Unter männlichen autistischen Kindern findet sich fragiles X mit einer Häufigkeit von etwa 7%, bei weiblichen von 4%, wobei aber einzelne Studien in diesen Angaben erheblich differieren (s. dazu etwa die Zusammenstellung in Smalley et al., 1988 sowie bei Bailey et al., 1996). Ähnlich hoch liegt zudem offenbar der Anteil unter Personen mit geistiger Behinderung ohne Autismus-Syndrom (nach Lotspeich, 1995).

## 9.3.6 Biologische Therapie

*Medikamentöse Behandlung* wurde mit verschiedenartigen Substanzen versucht. Eine gängige, in ihren Erfolgen durch Doppelblind-Studien nachgewiesene Therapie des frühkindlichen Autismus ist die mit *Neuroleptika*, insbesondere Haloperidol. Dabei bessern sich nicht nur Hyperaktivität und Bewegungsstereotypen; auch eine positive Beeinflussung des sozialen Rückzugs ist beschrieben worden. Eher kontrovers beurteilt wird hingegen augenblicklich die Wirksamkeit von *Opiatantagonisten* wie Naltrexon und Naloxon, welche unter der Annahme einer Überaktivität des endogenen Opiatsystems (s. oben) bei frühkindlichem Autismus eingesetzt werden. Offenbar sprechen nicht alle Kinder gleichmäßig darauf an; z.T. wurde auch nur Reduktion des selbstschädigenden Verhaltens, in anderen Studien lediglich der Hyperaktivität beobachtet (für eine insgesamt ebenfalls eher negative Studie; s. Willemsen-Swinkels et al., 1996).

Gewisse Effekte scheinen selektive *Serotonin-Wiederaufnahmehemmer* wie Fluoxetin und Fluvoxamin und das v.a. auf Serotonin wirkende trizyklische Antidepressivum Clomipramin aufzuweisen (McDougle et al., 1996b; Gordon et al., 1993); die Wirkmechanismen sind dabei letztlich unklar.

## 9.4 Hyperkinetische und Aufmerksamkeitsstörungen

### 9.4.1 Definition und Symptomatik

*Terminologie*: *Hyperkinetische Störungen* (HKS) sind nach ICD-10 (S. 293) charakterisiert durch „überaktives Verhalten mit deutlicher Unaufmerksamkeit und Mangel an Ausdauer bei Aufgabenstellungen". In DSM-IV werden sie deshalb von vornherein mit der umfassenderen, allerdings umständlicheren Bezeichnung *„Aufmerksamkeitsdefizit-Hyperaktivitätsstörung"* (*ADHS*; im angloamerikanischen Sprachraum: *attention-deficit hyperactivity disorder = ADHD*) belegt (zu den unterschiedlichen Definitionen, s. Remschied u. Heiser, 2004). Die Störung entspricht in etwa der wenig scharf definierten „minimalen cerebralen Dysfunktion" (MCD) älterer psychiatrischer Terminologie. Der ebenfalls vergleichsweise unbestimmte Begriff „Verhaltensstörung" (conduct disorder) wird teils umfassender gebraucht, teils auf ein oft mit Aufmerksamkeits-Hyperaktivitätsstörung vergesellschaftetes sozial unangepasstes Verhalten beschränkt. Aufmerksamkeitsstörung kann auch ohne Hyperaktivität auftreten (ADS), wobei es sich dann um ein verschiedenes Störungsbild handeln dürfte (Ernst u. Zametkin, 1995). Die folgende Darstellung beschränkt sich auf die *Aufmerksamkeitsdefizit-Hyperaktivitätsstörung* (hier synonym: hyperkinetische Störung).

*Symptomatik*: Hauptmerkmale sind, wie bereits angedeutet, ein „Mangel an Ausdauer bei Beschäftigungen, die einen kognitiven Einsatz verlangen" sowie eine „Tendenz, von einer Tätigkeit zu einer anderen zu wechseln, ohne etwas zu Ende zu bringen"; hinzu kommt eine „desorganisierte, mangelhaft regulierte und überschießende" Aktivität. Häufig damit vergesellschaftet, aber nicht obligatorisch sind „Distanzlosigkeit in sozialen Beziehungen, Unbekümmertheit in gefährlichen Situationen und impulsive Missachtung sozialer Regeln" (stark verkürzt nach ICD-10, S. 293 f.).

### 9.4.2 Erstmanifestationsalter und Verlauf

Die Störung beginnt üblicherweise vor dem 6. Lebensjahr; erstes Auftreten in der frühen Kindheit wird sogar meist definitorisch gefordert. Typischerweise dauert sie durch die Schulzeit an, reicht nicht selten bis ins Erwachsenenalter, wenn auch oft mit leichterer und veränderter Symptomatik. Man geht davon aus, dass zwischen 20% und 50% der Kinder mit Aufmerksamkeitsdefizit-Hyperaktivitätsstörung später Symptome zeigen, meist in Form von Konzentrationsschwierigkeiten und Problemen, Routinetätigkeiten konsequent durchzuführen; das Vollbild der Störung zeigen etwa im Erwachsenenalter noch 4–8%. Weiter sind Persönlichkeitsstörungen und Substanzmissbrauch häufiger als in der Allgemeinbevölkerung (Mannuzza et al., 1998; s. auch Matochik et al., 1994 sowie Shaffer, 1994 und die dort zitierte Literatur).

### 9.4.3 Epidemiologie

Hyperkinetische Störungen (bzw. Aufmerksamkeitsdefizit-/Hyperaktivitätsstörungen sind erwartungsgemäß am Häufigsten unter *Kindern* zu finden. Man schätzt, dass etwa 3–5% der Schulkinder entsprechende Symptome aufweisen (DSM-IV, S. 120). Einige Studien, die allerdings häufig auf Fragebogendaten basierten, lieferten sogar noch höhere Prävalenzen, bis zu 13% (für eine Zusammenstellung; s. Buitelaar u. van Engeland, 1996). Jungen sind deutlich häufiger als Mädchen betroffen (je nach Definition etwa 2–6-mal).

Aus verschiedenen Gründen ist die Häufigkeit im Erwachsenenalter schwer anzugeben; man schätzt die Ein-Jahres-Prävalenz dort auf etwa 0,3% (Shaffer, 1994).

## 9.4.4 Familiäre Häufung und Vererbung

*Familiäre Häufung hyperkinetischer Störungen*: Sie ist durch mehrere Studien *nachgewiesen* (s. Biederman et al., 1992 und die dort zitierten Arbeiten). Dabei zeigt sich die familiäre Belastung offenbar besonders *deutlich bei weiblichen Personen*: Ihr Erkrankungsrisiko ist über 6mal höher als das der weiblichen Allgemeinbevölkerung, wenn der Vater die Störung aufgewiesen hatte (s. Ernst u. Zametkin, 1995 und die dort angeführte Literatur).
*Untersuchungen an Adoptivkindern*: Studien wie die von Morrison u. Stewart (1973) demonstrieren auch, dass speziell das Vorliegen einer hyperkinetischen Störung bei den *leiblichen Eltern* die Wahrscheinlichkeit für die Kinder erhöht, ebenfalls eine solche Störung zu entwickeln: Bei den leiblichen Eltern von ADHS-Kindern ließ sich retrospektiv in 7,5% der Fälle ebenfalls diese Symptomatik in der Kindheit nachweisen, hingegen nur bei 2,5% der Adoptiveltern.
*Zwillingsstudien*: Die Bedeutung *genetischer Faktoren* wird zudem durch Zwillingsstudien belegt: So fanden Goodman und Stevenson (1989) eine Konkordanzrate monozygoter Zwillinge hinsichtlich hyperkinetischer Störungen von 51%, während die entsprechende Übereinstimmung gleichgeschlechtlicher dizygoter Zwillinge bei 33% lag; immerhin ist dieser Unterschied vergleichsweise gering, sodass man auch Umweltbedingungen eine gewisse Rolle zuzuschreiben haben dürfte.
*Genetik*: Über Erbgang, beteiligte Gene und ihre Lokalisation konnte bis jetzt wenig wirklich Gesichertes beigebracht werden. Molekulargenetische Studien legen zunehmend – durchaus passend zu einer v.a. wohl das dopaminerge System betreffenden Störung – Veränderungen von Genen nahe, welche die Vorgänge an dopaminergen Synapsen kontrollieren (allgemeiner formuliert: stellten Assoziationen bestimmter Allele mit Vorliegen von ADHS fest). So wurde ein verändertes Gen (Vorliegen eines bestimmten Allels) für die *Synthese von Dopamintransportern* als genetische Grundlage vermutet (Cook et al., 1995; Thapar et al., 1999); allerdings konnten Besonderheiten in der Dichte dieser Proteine noch nicht zweifelsfrei nachgewiesen werden (s. 9.4.5). Auch Veränderungen des Gens für die *Synthese von Dopaminhydroxylase* (des Dopamin in Noradrenalin verwandelnden Enzyms) sowie des $D_4$-Rezeptor-Gens wurden bei ADHS-Patienten vermutet, ohne bis jetzt sicher belegt zu sein (Wigg et al., 2002; Faraone et al., 2001; s. dazu auch Riemann u. Spinath, 2005, S. 607).

## 9.4.5 Biologische Befunde

*Morphologische Besonderheiten*: Trotz der Häufigkeit des Störungsbildes sind computer- und kernspintomographische Studien vergleichsweise selten, v.a. wohl auch, weil man die Strahlenbelastung bei den zumeist jungen Probanden vermeiden will; Befunde an Erwachsenen mit hyperkinetischer Störung in der Kindheitsanamnese sind insofern schwer zu interpretieren, als die Betreffenden zum Untersuchungszeitpunkt oft diverse andere Störungen, etwa Alkoholmissbrauch, aufwiesen.

Umstritten ist, ob bei Personen mit hyperkinetischen Störungen *diffuse Hirnatrophien* zu finden sind (s. dazu Kado u. Takagi, 1996 sowie die Diskussion in Ernst u. Zametkin, 1995). Deutlicher sind Hinweise auf *spezifische Volumendefizite im frontalen Kortex* hyperaktiver Kinder, speziell auf der rechten Seite (Hynd et al., 1990). Auch sprechen einige Befunde dafür, dass bei diesen Personen das *Corpus callosum*, durch welches Hemisphärenregionen verbindende Neuronen laufen, *geringeren Durchmesser* hat, möglicherweise speziell in den rostralen (also vorderen) Abschnitten (Hynd et al., 1991; Giedd et al., 1994); dies konnte jedoch von Castellanos et al. (1996) nicht bestätigt werden.

Auch Atrophien des *Nucleus caudatus* (einer Struktur des *Striatums*) wurden bei hyperkinetischen Kindern und Jugendlichen beschrieben (Hynd et al., 1993; Castellanos et al., 1994; Castellanos et al., 1996), wobei allerdings bezüglich der Seitenbetonung dieser Anomalie unterschiedliche Befunde vorliegen; nach gegenwärtigen Erkenntnissen betreffen die atrophischen Veränderungen eher das rechte Caudatum.

Relativ konsistent wurde bei Kindern mit ADHS *Volumenreduktion des Kleinhirns* gefunden, v.a. im Bereich des die Hemisphären verbindenden Kleinhirnwurms (vermis cerebelli); dies passt insofern zu weiteren Befunden (speziell der Wirkung von Dopaminagonisten), als diese Region viele Dopaminrezeptoren enthält und indirekt an motorischen Abläufen beteiligt ist (s. Castellanos et al., 2001 sowie Anderson et al., 2002 für Belege).

*Funktionelle Besonderheiten*: Auch Verfahren wie PET und SPECT, die funktionelle Veränderungen im Gehirn nachweisen können, wurden bei Personen mit Aufmerksamkeitsdefizit-Hyperaktivitätstörung eingesetzt, allerdings aus den genannten Gründen der Strahlenbelastung ebenfalls vergleichsweise selten oder an bereits Erwachsenen. Gewisse, jedoch zunächst mit Zurückhaltung zu interpretierende Hinweise ergeben sich daraus auf eine *verminderte frontale und striatale Durchblutung*, v.a. rechts, bei gleichzeitig verstärkter Perfusion okzipitaler Regionen (Lou et al., 1989; Lou et al., 1990). Hingegen haben Untersuchungen zum zerebralen Glukosestoffwechsel zwar bei Erwachsenen (Zametkin et al., 1990), nicht aber bei Jugendlichen eindeutige Unterschiede zwischen Personen mit und ohne Aufmerksamkeitsdefizit-Hyperaktivitätsstörung nachweisen können (Zametkin et al., 1993).

*Neurochemische Studien*: Auch sie lieferten bis jetzt wenig konsistente Befunde (s. Anderson, 1987; Ernst u. Zametkin, 1995 sowie Kado u. Takagi, 1996). Nachdem molekulargenetische Untersuchungen Veränderungen auf dem Gen zur Synthese von Dopamintransportern vermuten ließen (s. 9.4.4), hat man deren Dichte gemessen; Dougherty et al. (1999) konnten bei Erwachsenen mit ADHS eine *Vermehrung dieser Carrierproteine* nachweisen, ein Befund, der allerdings in einer anderen Studie nicht bestätigt wurde (van Dyck et al., 2002). Augenblicklich lässt sich weder Minder- noch Überaktivität in einem der großen Transmittersysteme (dem dopaminergen, noradrenergen oder serotonergen) als Korrelat hyperkinetischer Störungen sicher nachweisen. Dies ist insofern überraschend, als Psychostimulanzien, deren dopamin- und noradrenalinagonistische Wirkung gut verstanden ist – und die, wie Methylphenidat, v.a. über Blockade von Dopamintransportern wirken – , therapeutisch mit Erfolg bei dieser Symptomatik eingesetzt werden. Die dabei nahe liegende Annahme, dass der Mechanismus in einem Ausgleich reduzierter dopaminerger oder noradrenerger Aktivität beruht, konnte nicht belegt werden. Dysfunktion im *serotonergen System* könnte die Grundlage zusätzlicher *Aggressivität* bei hyperkinetischen Kindern sein, wobei hierzu die Befundlage ebenfalls nicht eindeutig ist (s. dazu Halperin et al., 1994 und die dort angeführten Arbeiten).

Tabelle 9.7 Biologische Befunde bei hyperkinetischen Störungen

| Befund | Bedeutung |
| --- | --- |
| – evtl. diffuse Hirnatrophie<br>– Hinweise auf Volumendefizite im frontalen Kortex<br>– Hinweise auf geringeren Durchmesser des Corpus callosum<br>– Hinweise auf Atrophie v.a. des rechten Nucleus caudatus[a] | spricht für hirnorganische Erkrankung |
| – nicht sichere Hinweise auf frontale und striatale Minderdurchblutung bei verstärkter okzipitaler Durchblutung[a] | spricht für regionale zerebrale Minderaktivität |
| – unklare Ergebnisse neurochemischer Studien (z.B. hinsichtlich synaptischer Verfügbarkeit von Dopamintransportern) | wenig Hinweise auf Störungen in einem der Transmittersysteme |

[a]: Wegen der Strahlenbelastung Befunde zumeist an Erwachsenen oder Jugendlichen

## 9.4.6 Biologische Erklärungsansätze

Sie sind wenig klar formuliert, können zudem kaum auf gesicherten und eindeutig interpretierbaren Befunden aufbauen. Am Besten nachgewiesen sind *morphologische und funktionelle Abnormitäten im Frontalhirn und Striatum* hyperkinetischer Personen, evtl. ebenso in Abschnitten des *Corpus callosum*. Daraus und aus den therapeutischen Effekten von Stimulanzien wird gefolgert, dass es sich um eine *Dysfunktion im frontostriatalen System* handeln könnte (Gualtieri, 1991).

Wie es zu solchen anatomisch-physiologischen Besonderheiten kommen könnte, ist ebenfalls wenig geklärt. Neben den nachgewiesenen *genetischen Faktoren* werden an biologischen Erklärungen u.a. *Alkohol- und Nikotinmissbrauch bei Schwangeren, Geburtskomplikationen, Operationen in den ersten Lebensmonaten* angeführt (Ernst u. Zametkin, 1995; Remschmidt u. Heiser, 2004).

Ob *Bleiexposition* eine Rolle spielen könnte, wird kontrovers diskutiert (Thomson et al., 1989; Kado u. Takagi, 1996). Die frühe populäre, von Feingold (1975) aufgestellte Hypothese *allergischer Reaktionen bei Nahrungsmittelunverträglichkeit* hat so gut wie nicht empirische Unterstützung gefunden (Kado u. Takagi, 1996; s. auch 9.4.7). Gleichfalls diskutiert wurde zeitweise, ob erhöhte Zuckerzufuhr mit der Nahrung hyperaktives Verhalten begünstigen könnte (Prinz et al., 1980), eine ebenfalls empirisch unzureichend belegte Hypothese (Wolraich et al., 1985).

## 9.4.7 Biologische Therapie

*Psychostimulanzien*: Die Therapie besteht üblicherweise in der Verabreichung von *psychostimulatorisch wirkenden Substanzen*, z.B. von Amphetamin und am Häufigsten wohl von *Methylphenidat* (Ritalin®, Medikinet®), welches den Amphetaminen nahe steht und unter das Betäubungsmittelgesetz gestellt ist (für weitere mit dieser Indikation eingesetzte Psychostimulanzien und ihre Dosierungen, s. Döpfner et al., 2000 sowie Remschmidt u. Heiser, 2004). Eingesetzt werden diese Medikamente unter der *Annahme einer chronischen Unteraktivität im Gehirn hyperkinetischer Kinder*, zu deren Beseitigung das unruhige, sprunghafte Verhalten der Theorie nach dient. *Pharmakologische Stimulation* der minderaktiven Hirnareale würde diese Verhaltensweisen *überflüssig* machen.

Der *kurzfristige positive Effekt* dieser Medikamente hinsichtlich Dämpfung von Unruhe und Impulsivität sowie Verbesserung schulischer und feinmotorischer Leistungen wurde in zahlreichen Studien nachgewiesen (s. Jacobvitz et al., 1990 für einen Überblick, für eine Zusammenstellung der älteren Literatur Barkley, 1981, S. 190 ff.). Auch längerfristig konnte gegenüber Placebo Verbesserung hyperkinetischer Symptome mittels Amphetamin gezeigt werden (Gillberg et al., 1997). Die Zahl derer, die nicht auf wenigstens eines der genannten Präparate ansprechen, ist gering, liegt wohl deutlich unter 10% (Elia et al., 1991; s. auch Spencer et al., 2001). Die Nebenwirkungen dieser hochpotenten Medikamente, die immerhin etwa 2% aller amerikanischen Schulkinder einnehmen sollen, sind zumeist nicht sehr gravierend; beschrieben werden insbesondere *Schlafstörungen* und nicht selten *Appetit- und Gewichtsverlust* (möglicherweise mit begleitenden *Wachstumsstörungen*); in Einzelfällen scheint sich jedoch *psychotische Symptomatik* entwickelt zu haben (Barkley, 1981, S. 208 f.). Das Abhängigkeitspotential gilt bei dieser Indikation als gering; das Risiko späteren Drogenkonsums soll bei so behandelten Kindern nicht erhöht sein (s. Gillberg et al., 1997 sowie Benkert u. Hippius, 1996, S. 397 und dort zitierte Literatur).

Ungeklärt hingegen ist der *Wirkmechanismus der Psychostimulanzien* bei diesem Störungsbild. Die Annahme einer verstärkten Durchblutung bzw. einer verbesserten Glukoseutilisation konnte bis jetzt im Wesentlichen nicht bestätigt werden: Gabe von Dextroamphetamin oder Methylphenidat hat keinen unmittelbaren Effekt auf den

globalen zerebralen Glukosemetabolismus; möglicherweise zeigt sich ein (schwacher) regionaler Effekt, insbesondere eine Steigerung der metabolischen Aktivität im rechten Nucleus caudatus (Matochik et al., 1993). Auch mehrwöchige Gabe verbesserte bei hyperaktiven Erwachsenen zwar Verhaltensauffälligkeiten, führte jedoch zu keinen eindeutigen metabolischen Veränderungen im Gehirn (Matochik et al., 1994).
*Andere Substanzen*: Seltener kommen trizyklische Antidepressiva, SSRI sowie selektive, reversible MAO-Hemmer zum Einsatz, v.a. dann, wenn zusätzlich eine depressive Verstimmung vorliegt oder Stimulanzien unwirksam sind. Die Wirksamkeit ist weniger eindeutig nachgewiesen; der Wirkmechanismus wäre auch hier augenblicklich nicht überzeugend zu erklären.

Bei Erwachsenen mit ADHS scheint man mit dem Einsatz von Psychostimulanzien zurückhaltender (s. jedoch Gadow u. Weiss, 2001; Spencer et al., 2001). Interessanterweise bringt ein nicht zuletzt dopaminagonistisches Antidepressivum, nämlich das in Deutschland nur zur Raucherentwöhnung zugelassene Bupropion (Zyban®), hier möglicherweise Besserung (Wilens et al., 2001).

*Diätetische Maßnahmen*: Bestimmte *Ernährungseinschränkungen*, wie die von Feingold (1975) vorgeschlagene Diät, bei der auf diverse Lebensmittelzusätze (v.a. für Farbe und Geschmack) sowie natürliche Salicylate verzichtet werden soll, haben nie breiteres Interesse der wissenschaftlichen Öffentlichkeit erfahren, waren aber zeitweilig in der Bevölkerung recht populär. Metaanalyse der Evaluationsstudien weist auf einen letztlich vernachlässigbaren Effekt dieser Diätmaßnahmen hin (Kavale u. Forness, 1983). Mittlerweile scheinen sie weitgehend außer Mode gekommen zu sein.

## 9.5 Zusammenfassung

Unter *Intelligenzminderung* nach ICD-10 (geistiger Behinderung nach DSM-IV) versteht man eine *übergreifende*, nicht auf Teilbereiche (wie etwa Schreiben oder Rechnen) begrenzte *intellektuelle Einschränkung*. Diagnose und Bestimmung des Schweregrades erfolgt nicht nur auf Grund des klinischen Bildes, sondern auch nach den Ergebnissen von Intelligenztests.

Scores in Intelligenztests (IQ-Werte) von mehr als 70 werden im Bereich des Normalen eingestuft, bei Werten von 50–69 spricht man von *leichter Intelligenzminderung*. Die Betroffenen können sich *sprachlich hinreichend ausdrücken, sich selbst versorgen* (etwa sich ohne Hilfe anziehen) und sind für *einfache Arbeiten anzulernen*. Bei der *mittelgradigen Intelligenzminderung* (IQ-Werte zwischen 35 und 49) findet sich *unvollständiger Erwerb von Sprache* und *Unfähigkeit zur Selbstversorgung*; nicht selten sind *Epilepsie* sowie *körperliche Behinderungen*. Bei der *schweren Intelligenzminderung* (IQ zwischen 20 und 34) sind die Einschränkungen größer, körperliche Beeinträchtigungen häufiger und gravierender; Personen mit schwerster Intelligenzminderung sind so gut wie *unfähig, Anweisungen zu verstehen* und sich danach zu richten; die meisten sind *körperlich immobil*.

Beim Großteil der Fälle von Intelligenzminderung handelt es sich um leichte Formen; männliche und weibliche Personen sind etwa gleich betroffen, *Personen der unteren Einkommensschichten* deutlich häufiger. Bei den *schweren Formen überwiegen männliche Personen*, die Verteilung über die Schichten ist hier weitgehend gleich. Zumindest für die *leichteren*, oft nicht organisch geklärten Fälle von Intelligenzminderung ist *deutliche familiäre Häufung* nachzuweisen.

Für *leichtere* Formen geistiger Behinderung lassen sich in ungefähr der Hälfte der Fälle *keine Ursachen* finden, bei den *schwereren Ausprägungen* ist dies hingegen in der Regel möglich; zumeist sind diese auf *pränatale Faktoren* zurückzuführen.

An *Ursachen für Intelligenzminderung* lassen sich zunächst *Chromosomenstörungen* anführen, insbesondere *Trisomie 21* (dreifaches Vorliegen von Chromosom 21), auch *Down-Syndrom* oder *Mongolismus* genannt; seltener sind Trisomie 13 und 18 sowie das Cri-du-chat-Syndrom (Fehlen eines Stückes von Chromosom 5). Nicht unumstritten sind *gonosomale zahlenmäßige Anomalien* wie *Ullrich-Turner-Syndrom* (Karyotyp X0) und *Klinefelter-Syndrom* (Karyotyp XXY) als Ursache (leichter) Intelligenzminderung. Möglicherweise ziemlich häufig liegt geistiger Behinderung ein *fragiles X-Chromosom* zu Grunde (vermehrte Brüchigkeit eines X-Chromosoms mit zusätzlichen morphologischen Anomalien).

Weitere Ursachen sind (meist monogene) *Stoffwechselstörungen*, z.B. die autosomal-rezessiv vererbte *Phenylketonurie*, bei der Phenylalanin nicht zu Tyrosin umgewandelt werden kann und bei der unbehandelt gestörte zerebrale Entwicklung eintritt.

Weitere häufige pränatale Ursachen geistiger Behinderung sind *Infektionen der Mutter*, z.B. mit *Röteln* oder *toxische Schäden*, insbesondere bei Alkoholmissbrauch während der Schwangerschaft (*Alkoholembryopathie*). Weitere Ursachen können ätiologisch teilweise ungeklärte Missbildungen sein (etwa *Meningomyelozele* oder *angeborener Hydrozephalus*).

An *perinatalen Schäden* sind *Sauerstoffmangel*, etwa bei *verzögertem Geburtsvorgang*, oder *mechanische Geburtsschäden* zu nennen; auch *serologische Unverträglichkeiten* wie die *Rhesusinkompatibilität* können als perinatale Ursachen angesehen werden, da es während der Geburt durch Antikörper der Mutter zur Zerstörung kindlicher Erythrozyten (Hämolyse) mit der Folge von Hirnreifungsstörungen kommt.

Schließlich ist Intelligenzminderung oft erst *postnatal* durch *zentralnervöse Infektionen* oder *Schädel-Hirntraumen* verursacht. *Hypothyreose* in jungen Jahren (angeboren oder durch Jodmangel bedingt) kann ebenfalls geistige Behinderung bedingen; ebenso ist zuweilen *Mangelernährung* an Intelligenzminderung schuld.

Weitgehend wirksam lässt sich – bei rechtzeitig erkannter *Phenylketonurie* – durch *phenylalaninarme Diät* die Störung der Hirnreifung verhindern; Folgen der *Hypothyreose* können bis zu gewissem Grade durch *Hormonsubstitution* vermieden werden. Ansonsten beschränkt man sich medikamentös-therapeutisch bei geistiger Behinderung häufig auf die Behandlung von *Begleitsymptomen* (etwa auf *Sedierung*). Angesichts der begrenzten therapeutischen Möglichkeiten ist die Verhinderung der Entstehung von geistiger Behinderung extrem bedeutsam. Hier ist etwa die *konsequente Behandlung kindlicher Infektionen* zu nennen, bei nicht gegen Röteln immunisierten Frauen mit Kinderwunsch *rechtzeitige Impfung vor Eintreten der Schwangerschaft*, *Vermeidung toxischer Einflüsse* während der Schwangerschaft, insbesondere *schädlicher Alkoholmengen*. Prophylaktisch spielt auch eine Rolle, dass *monogene Erbkrankheiten* oft bereits bei den Eltern diagnostiziert werden können, zudem sich beim Fetus – ebenso wie Chromosomenstörungen – in frühem Stadium nachweisen lassen.

Der *frühkindliche Autismus (Kannersches Autismussyndrom)* ist vornehmlich durch eine *sehr früh einsetzende Störung der sozialen Interaktion* gekennzeichnet, etwa durch *fehlende emotionale Kontakte zu Bezugspersonen*, wenig oder gar *nicht vorhandene sprachliche und körperliche Kommunikation*, statt dessen oft große *Affinität zu leblosen Gegenständen* wie Maschinen; auffällig ist weiter das *extreme Beharren auf gleichbleibenden äußeren Bedingungen*. Gegenüber früher oft vorgebrachten Ansichten besteht zumeist gewisse *intellektuelle Einschränkung*; körperliche Störungen, etwa *Epilepsien* und andere *neurologische Symptome*, sind *keineswegs selten*.

Frühkindlicher Autismus tritt *familiär gehäuft* auf; Zwillingsuntersuchungen belegen eine deutliche *genetische Komponente*; über beteiligte Gene weiß man wenig.

Die seltenen post-mortem-Untersuchungen weisen ebenso wie Studien mit bildgebenden Verfahren auf morphologische Besonderheiten hin, insbesondere *Verkleinerung des Cerebellums*, zudem zahlenmäßige Reduktion und strukturelle Veränderungen gewisser Neuronen, was als Zeichen *zerebraler Entwicklungsstörungen* aufgefasst werden kann. Weiter fällt eine *erhöhte Konzentration von Serotonin* im Blut betroffener Kinder auf, während die Liquorkonzentration des Metaboliten 5-HIAA normal zu sein scheint; andererseits gibt es Hinweise auf verminderte Ansprechbarkeit von Serotoninrezeptoren; die Befunde sind somit schwer interpretierbar. Die möglicherweise *verminderte Schmerzempfindlichkeit* autistischer Kinder sowie einige noch genauer zu bestätigende neurochemische Befunde könnten zudem für *Überaktivität im endogenen Opiatsystem* sprechen.

Konsens besteht weitgehend darin, dass frühkindlicher Autismus *ätiologisch heterogen* ist. *Rötelnembryopathie* sowie Infektionen der Schwangeren mit dem *Zytomegalievirus* werden mitunter ursächlich angeschuldigt, weiter erbliche Stoffwechselkrankheiten wie *Phenylketonurie*. Möglicherweise ursächlich bedeutsam ist Vorliegen *fragiler X-Chromomosomen*.

Die medikamentöse Behandlung wird zumeist mit *Neuroleptika* versucht und ist hinsichtlich gewisser Symptome durchaus erfolgreich. Wirksam sind möglicherweise auch *Opiatantagonisten* und selektive *Serotonin-Wiederaufnahmehemmer*; die Wirkmechanismen dabei jedoch nicht verstanden.

*Hyperkinetische Störungen* (im DSM-IV umständlicher, aber korrekter Aufmerksamkeits-Hyperaktivitätsstörung = ADHD = ADHS genannt) sind charakterisiert durch *überaktives Verhalten* zusammen mit *deutlicher Unaufmerksamkeit* und *mangelnder Ausdauer bei der Durchführung von Aufgaben*. Das Störungsbild entspricht in etwa der wenig scharf definierten „minimalen cerebralen Dysfunktion" (MCD).

Die Störung beginnt üblicherweise in der *frühen Kindheit* und dauert oft über die Schulzeit an, mit vergleichbarer Schwere selten sogar noch ins Erwachsenenalter. Diskrete Konzentrations- und Ausdauerstörungen lassen sich bei einem beträchtlichen Teil der Betroffenen noch lange später nachweisen.

Die Störung betrifft etwa 5% der Schulkinder, *Knaben* sehr viel *öfter* als *Mädchen*. *Familiäre Häufung* ist nachgewiesen; Adoptionsstudien zeigen, dass v.a. *hyperkinetisches Verhalten der leiblichen Eltern* in der Jugend ein guter prognostischer Faktor für das spätere Verhalten ihrer Kinder ist.

Wegen der Strahlenbelastung sind Studien mit bildgebenden Verfahren an hyperkinetischen Kindern selten; man untersucht hier zumeist Erwachsene, die früher entsprechende Symptome aufgewiesen hatten; da diese zum Untersuchungszeitpunkt oft andere Störungen zeigen, etwa Alkoholmissbrauch, ist die Interpretation der Ergebnisse schwierig. Hinweise gibt es auf *Volumenverminderung v.a. der frontalen Regionen, Reduktion im Durchmesser des Corpus callosum, evtl. Atrophie des rechten Nucleus caudatus*, zudem auf *verminderte frontostriatale Durchblutung*. Aus neurochemischen Studien ließen sich bis jetzt wenig Belege für eine Störung in einem der Transmittersysteme beibringen.

Man nimmt augenblicklich an, dass es sich um eine wenigstens teilweise *genetisch bedingte Störung im frontostriatalen System* handelt. Als weitere ätiologische Faktoren werden *Alkoholmissbrauch der Schwangeren, Geburtskomplikationen*, evtl. auch *Bleiexposition* im frühen Kindesalter genannt. Die von Feingold vertretene These einer *allergischen Reaktion gegen Nahrungsmittelzusätze* war in der wissenschaftlichen Literatur nie sehr populär und wird heute fast durchgängig abgelehnt.

*Medikamentöse Standardtherapie* v.a. schwererer Fälle ist die Behandlung mit *Psychostimulanzien vom Typ der Amphetamine* oder ihrer Derivate, beispielsweise mit Methylphenidat (Ritalin®). Die Wirkung dieser dopamin- und noradrenalinagonistischen Substanzen ist gut belegt, der Wirkmechanismus keineswegs geklärt; eine Hypothese geht davon aus, dass auf Grund der medikamentösen Anregung die *Notwendigkeit entfällt*, sich durch das *hyperkinetische Verhalten selbst zu stimulieren*. An eventuellen Nebenwirkungen sind v.a. *Ess-* und *Schlafstörungen* zu berücksichtigen, in seltenen Fällen *Auftreten psychotischer Symptome*. *Abhängigkeit* scheint nach bisherigen Befunden *nicht wesentlich aufzutreten*.

Die Wirksamkeit von diätetischen Maßnahmen (Feingold-Diät mit Verzicht v.a. auf Nahrungsmittelzusätze) ist sehr umstritten.

# Literatur

Abelson, J.L. & Curtis, G.C. (1996). Hypothalamic-pituitary-adrenal axis activity in panic disorder: 24-hour secretion of corticotropin and cortisol. *Archives of General Psychiatry*, 53, 323–331.

Abelson, J.L. & Nesse, R.M. (1994). Pentagastrin infusions in patients with panic disorder. I. Symptoms and cardiovascular responses. *Biological Psychiatry*, 36, 73–83.

Abelson, J.L., Glitz, D., Cameron, O.G., Lee, M.A., Bronzo, M. & Curtis, G.C. (1991). Blunted growth hormone response to clonidine in patients with generalized anxiety disorder. *Archives of General Psychiatry*, 48, 157–162.

Abi-Dargham, A., Krystal, J.H., Anjivel, S., Scanley, B.E., Zoghbi, S., Baldwin, R.M., Rajeevan, N., Ellis, S., Petrakis, I.L., Seibyl, J.P., Charney, D.S., Laruelle, M. & Innis, R.B. (1998a). Alterations of benzodiazepine receptors in type II alcoholic subjects measured with SPECT and [123I]Iomazenil. *American Journal of Psychiatry*, 155, 1550–1555.

Abi-Dargham, A., Gil, R., Krystal, J., Baldwin, R.M., Seibyl, J.P. & Laruelle, M. (1998b). Increased striatal dopamine transmission in schizophrenia: confirmation in a second cohort. *American Journal of Psychiatry*, 155, 761–767.

Abood, M.E. & Martin, B.R. (1992). Neurobiology of marijuana abuse. *Trends in Pharmacological Sciences*, 13, 201–206.

Abrams, R. (1992). *Electroconvulsive therapy*. 2nd edition. New York: Oxford Press.

Adam, K., Tomeny, M. & Oswald, I. (1986). Physiological and psychological differences between good and poor sleepers. *Journal of Psychiatric Research*, 20, 301–316.

Adolphs, R., Tranel, D., Damasio, H. & Damasio, A.R. (1995). Fear and the human amygdala. *Journal of Neuroscience*, 15, 5879–5891.

Agartz, I., Momenan, R., Rawlings, R.R., Kerich, M.J. & Hommer, D.W. (1999). Hippocampal volume in patients with alcohol dependence. *Archives of General Psychiatry*, 56, 356–363.

Ahokas, A., Kaukoranta, J. & Aito, M. (1999). Effect of oestradiol on postpartum depression. *Psychopharmacology*, 146, 108–110.

Aleman, A., Kahn, R.S. & Selten, J.P. (2003). Sex differences in the risk of schizophrenia: evidence from a meta-analysis. *Archives of General Psychiatry*, 60, 565–571.

Allebeck, P. (1993) Schizophrenia and cannabis: Cause-effect relationship? In: Nahas, G.G. & Latour, C. (eds.) *Cannabis: Physiopathology, epidemiology, detection*. Boca Raton: CRC Press, pp. 113-117.

Akiskal, H.S., Yerevanian, B.I., Davis, G.C., King, D. & Lemmi, H. (1985). The nosologic status of borderline personality: Clinical and polysomnographic study. *American Journal of Psychiatry*, 142, 192–198.

Alexopoulos, G.S., Meyers, B.S., Young, R.C., Campbell, S., Silbersweig, D. & Charlson, M. (1997). "Vascular depression" hypothesis. *Archives of General Psychiatry*, 54, 915–922.

Allen, M.G. (1976). Twin studies of affective illness. *Archives of General Psychiatry*, 33, 1476–1478.

Altemus, M., Pigott, T., Kalogeras, K.T., Demitrack, M., Dubbert, B., Murphy, D.L. & Gold, P.W. (1992). Abnormalities in the regulation of vasopressin and corticotropin releasing factor secretion in obsessive-compulsive disorder. *Archives of General Psychiatry*, 49, 9–20.

Anderson, G.M. (1987). Monoamines in autism: An update of neurochemical Research, on a pervasive developmental disorder. *Medical Biology*, 65, 67–74.

Anderson, I.M., Parry-Billings, M., Newsholme, E.A., Poortmans, J.R. & Cowen, P.J. (1990a). Decreased plasma tryptophan concentration in major depression: Relationship to melancholia and weight loss. *Journal of Affective Disorders*, 20, 185–191.

Anderson, I.M., Parry-Billings, M., Newsholme, E.A., Fairburn, C.G. & Cowen, P.J. (1990b). Dieting reduces plasma tryptophan and alters brain 5-HT function in women. *Psychological Medicine*, 20, 785–791.

Anderson, C.M., Polcari, A., Lowen, S.B., Renshaw, P.F. & Teicher, M.H. (2002). Effects of methylphenidate on functional resonance relaxometrie of the cerebellar vermis in boys with ADHD. *American Journal of Psychiatry*, 159, 1322–1328.

Andrews, G., Stewart, G., Allen, R. & Henderson, A.S. (1990). The genetics of six neurotic disorders: A twin study. *Journal of Affective Disorders*, 19, 23–29.

Angrist, B. & van Kammen, D.P. (1984). CNS stimulants as tools in the study of schizophrenia. *Trends in Neuroscience,* 7, 388–390.
Angrist, B., Sathananthan, G. & Gershon, S. (1973). Behavioral effect in schizophrenic patients. *Psychopharmacologia,* 31, 507.
Angrist, B., Lee, H.K. & Gershon, S. (1974). The antagonism of amphetamine-induced symptomatology by a neuroleptic. *American Journal of Psychiatry,* 131, 817–819.
Angst, J. (1988). European long-term followup studies of schizophrenia. *Schizophrenia Bulletin,* 14, 501–513.
Apter, A., Brown, S.L., Korn, M.L. & van Praag, H.M. (1991). Serotonergic parameters of aggression and suicide. In: Brown, S.L. & van Praag, H.M. (eds.) *The role of serotonin in psychiatric disorders.* New York: Brunner/Mazel, pp. 284–301.
Arndt, W. (1991). *Gender disorders and the paraphilias.* Madison: International Universities Press.
Arango, C., Kirkpatrick, B. & Buchanan, R.W. (2000). Neurological signs and the heterogeneity of schizophrenia. *American Journal of Psychiatry,* 157, 560–565.
Arranz, B., Eriksson, A., Mellerup, E., Plenge, P. & Marcusson, J. (1994). Brain 5-HT$_{1A}$, 5-HT$_{1D}$, and 5-HT$_2$ receptors in suicide victims. *Biological Psychiatry,* 35, 457–463.
Arranz, B., Blennow, K., Eriksson, A., Mansson, J.E. & Marcusson, J. (1997). Serotonergic, noradrenergic, and dopaminergic measures in suicide brains. *Biological Psychiatry,* 41, 1000–1009.
Asberg, M., Thoren, P. & Bertilsson, L. (1982). Clomipramine treatment in obsessive-compulsive disorder – biochemical and clinical aspects. *Psychopharmacology Bulletin,* 18, 13–21.
Asberg, M., Nordström, P. & Träskman-Bendz, L. (1990). Cerebrospinal fluid studies in suicide: An overview. *Annals of the New York Academy of Science* 487, 243–255.
Aylward, E.H., Harris, G.J., Hoehn-Saric, R., Barta, P.E., Machlin, S.R. & Pearlson, G.D. (1996). Normal caudate nucleus in obsessive-compulsive disorder assessed by quantitative neuroimaging. *Archives of General Psychiatry,* 53, 577–584.
Azorin, J.M., Spiegel, R., Remington, G., Vanelle, J.M., Péré, J.J., Giguere, M. & Bourdeix, I. (2001). A double-blind comparative study of clozapine and risperidone in the management of severe chronic schizophrenia. *American Journal of Psychiatry,* 158, 1305–1313.
Bailey, A., Le Couteur, A., Gottesman, I., Bolton, P., Simonoff, E., Yuzda, E. & Rutter, M. (1995). Autism as a strongly genetic disorder: Evidence from a British twin study. *Psychological Medicine,* 25, 63–77.
Bailey, A., Phillips, W. & Rutter, M. (1996). Autism: Towards an integration of clinical, genetic, neuropsychological, and neurobiological perspectives. *Journal of Child Psychology and Psychiatry,* 37, 89–126.
Bailey, J.M. & Pillard, R.C. (1991). A genetic study of male sexual orientation. *Archives of General Psychiatry,* 48, 1089–1096.
Bailey, J.M., Pillard, R.C., Neale, M.C. & Agyei, Y. (1993). Heritable factors influence sexual orientation in women. *Archives of General Psychiatry,* 50, 217–223.
Bailly, D., Servant, D., Dewailly, D., Beuscart, R., Racadot, A., Fossati, P. & Parquet, P.J. (1994). Corticotropin releasing factor stimulation test in obsessive compulsive disorder. *Biological Psychiatry,* 35, 143–146.
Bakshi, V. & Geyer, M. (1995). Antagonism of phencyclidine-induced deficits in prepulse inhibition by the putative atypical antipsychotic drug olanzapine. *Psychopharmacology* (Berlin), 122, 198–201.
Baldessarini, R.J. (1975). The basis for amine hypotheses in affective disorders: A critical evaluation. *Archives of General Psychiatry,* 32, 1087–1093.
Baldessarini, R.J. & Tarsy, D. (1980). Dopamine and the pathophysiology of dyskinesias induced by antipsychotic drugs. *Annual Review of Neuroscience,* 3, 23–42.
Baldwin, D. & Rudge, S. (1995). The role of serotonin in depression and anxiety. *International Clinical Psychopharmacology,* 9 (supplement 4), 41–45.
Ballantine, H.T., Bouckoms, A.J., Thomas, E.K. & Giriunas, I.E. (1987). Treatment of psychiatric illness by stereotactic cingulotomy. *Biological Psychiatry,* 22, 807–819.
Ballenger, J.C., Wheadon, D.E., Steiner, M., Bushnell, W. & Gergel, I.P. (1998). Double-blind, fixed-dose, placebo-controlled study of paroxetine in the treatment of panic disorder. *American Journal of Psychiatry,* 155, 36–42.
Balon, R., Jordan, M., Pohl, R. & Yeragani, V.K. (1989). Family history of anxiety disorders in control subjects with lactate-induced panic attacks. *American Journal of Psychiatry,* 146, 1304–1306.
Bancroft, J. (1985). *Grundlagen und Probleme menschlicher Sexualität.* Stuttgart: Enke.

Bandelow, B. & Rüther, E. (1991). Serotonin und Depression. In: Beckmann, H. & Osterheider, M. (Hrsg.) *Neurotransmitter und psychische Erkrankungen*. Berlin: Springer, S. 29–41.
Bandelow, B., Grohmann, R. & Rüther, E. (1993). Unerwünschte Begleitwirkungen der Neuroleptika und ihre Behandlung. In: Möller, H.J. (Hrsg.) *Therapie psychiatrischer Erkrankungen*. Stuttgart: Enke, S. 166–182.
Baraban, J.M. & Coyle, J.T. (1995). Monoamine neurotransmitters. In: Kaplan, H.I. & Sadock, B.J. (eds.) *Comprehensive textbook of psychiatry*. 6th edition. Baltimore: Williams & Wilkins, pp. 25–32.
Barch, D.M., Carter, C,S., Braver, T.S., Sabb, F., MacDonald, A., Noll, D.C. & Cohen, J.D. (2001). Selective deficits in prefrontal cortex function in medication-naive patients with schizophrenia. *Archives of General Psychiatry*, 58, 280–288.
Barden, N., Reul, J.M. & Holsboer, F. (1995). Do antidepressants stabilize mood through actions on the hypothalamic-pituitary-adrenocortical system? *Trends in Neurosciences*, 18, 6–10.
Barkley, R.A. (1981). *Hyperactive children: a handbook for diagnosis and treatment*. New York: Wiley.
Barlow, D.H. & Liebowitz, M.R. (1995). Specific phobia and social phobia. In: Kaplan, H.I. & Sadock, B.J. (eds.) *Comprehensive textbook of psychiatry*. 6th edition. Baltimore: Williams & Wilkins, pp. 1204–1218.
Barnes, N.M. & Sharp, T. (1999). A review of central 5-HT receptors and their function. *Neuropsychopharmacology*, 38, 1083–1152.
Baron, M. (1993). Genetics and human sexual orientation. *Biological Psychiatry*, 33, 759–761.
Baron, M., Gruen, R., Rainer, J.D., Kane, J., Asnis, L. & Lord, S. (1985). A family study of schizophrenic and normal control probands: Implications for the spectrum concept of schizophrenia. *American Journal of Psychiatry*, 142, 447–455.
Barondes, S.H. (1995; amer. Originalausg. 1993). *Moleküle und Psychosen. Der biologische Ansatz in der Psychiatrie*. Heidelberg: Spektrum.
Barr, C.E., Mednick, S.A. & Munk-Jorgensen, P. (1990). Exposure to influenza epidemics during gestation and adult schizophrenia: A 40-year study. *Archives of General Psychiatry*, 47, 869–874.
Bassett, A.S. (1992). Chromosomal aberrations and schizophrenia: autosomes. *British Journal of Psychiatry*, 161, 323–334.
Basso, M.R. & Bornstein, R.A. (1999). Neuropsychological deficits in psychotic versus nonpsychotic unipolar depression. *Neuropsychology*, 13, 69–75.
Battaglia, M., Bertella, S., Ogliari, A., Bellodi, L. & Smeraldi, E. (2001). Modulation by muscarinic antagonists of the response to carbon dioxide challenge in panic disorder. *Archives of General Psychiatry*, 58, 114–119.
Bauer, J. (1994). *Die Alzheimer-Krankheit: Neurobiologie, Psychosomatik, Diagnostik und Therapie*. Stuttgart: Schattauer.
Bauer, M., Adli, M., Bschor, T., Heinz, A., Rasgon, N., Frye, M., Grunze, H., Kupka, R. & Whybrow, P.C. (2003). Clinical applications of levothyroxine in refractory mood disorders. *Clinical Approaches in Bipolar Disorders*, 2, 49–56.
Baumann, B., Normann, C. & Bielau, H. (2003). Neurobiologische Grundlagen bipolarer affektiver Erkrankungen. *Nervenarzt*, 74, 607–625.
Baumgartner, A. (1993). Schilddrüsenhormone und depressive Erkrankungen – Kritische Übersicht und Perspektiven. Teil 1: Klinik. *Nervenarzt*, 64, 1–10.
Baumgarten, H.G. & Grozdanovic, Z. (1998). Role of serotonin in obsessive-compulsive disorder. *British Journal of Psychiatry*, 173 (suppl. 35), 13–20.
Baumgartner, A. & Campos-Barros, A. (1993). Schilddrüsenhormone und depressive Erkrankungen – Kritische Übersicht und Perspektiven. Teil 2: Schilddrüsenhormone und ZNS – Ergebnisse der Grundlagenforschung. *Nervenarzt*, 64, 11–20.
Baxter, L.R., Phelps, J.M., Mazziotta, J.C., Guze, B.H. & Schwartz, J.M. (1987). Local cerebral glucose metabolic rates in obsessive-compulsive disorder: A comparison with rates in unipolar depression and normal controls. *Archives of General Psychiatry*, 44, 211–218.
Baxter, L.R., Schwartz, J.M., Mazziotta, J.C., Phelps, M.E., Pahl, J.J., Guze, B.H. & Fairbanks, L. (1988). Cerebral glucose metabolic rates in nondepressed patients with obsessive-compulsive disorder. *American Journal of Psychiatry*, 145, 1560–1563.
Baxter, L.R., Schwartz, J.M., Bergman, K.S., Szuba, M.P., Guze, B.H., Maziotta, J.C., Alazraki, A., Selin, C.E., Ferng, H.K., Munford, P. & Phelps, M.E. (1992). Caudate glucose metabolic rate changes with both drug and behavior therapy for obsessive-compulsive disorder. *Archives of General Psychiatry*, 49, 681–689.
Beech, H.R., Ciesielski, K.T. & Gordon, P.K. (1983). Further observations of evoked potential in obsessional patients. *British Journal of Psychiatry*, 142, 605–609.

Belanoff, J.K., Kalehzan, M., Sund, B., Fleming Ficek, S.K. & Schatzberg, A.F. (2001). Cortisol activity and cognitive changes in psychotic major depression. *American Journal of Psychiatry,* 158, 1612–1616.

Bellivier, F., Szöke, A., Henry, C., Lacoste, J., Bottos, C., Nosten-Bertrand, M., Hardy, P., Rouillon, F., Launay, J.M., Laplanche, J.L. & Leboyer, M. (2000). Possible association between serotonin transporter gene polymorphism and violent suicidal behavior in mood disorders. *Biological Psychiatry,* 48, 319–322.

Benabarre, A., Vieta, E., Martín, F., Lomeña, F. & Yatham, L. (2003). Functional neuroimaging abnormalities in bipolar disorders: SPECT and PET-FDG studies. *Clinical Approaches in Bipolar Disorders,* 2, 57–66.

Benca, R.M., Obermeyer, W.H., Thisted, R.A. & Gillin, J.C. (1992). Sleep and psychiatric disorders: A meta-analysis. *Archives of General Psychiatry,* 49, 651–668.

Benjamin, H. (1966). *The transsexual phenomenon.* New York: Julian Press.

Benkelfat, C., Murphy, D.L., Zohar, J., Hill, J.L., Grover, G. & Insel, T.R. (1989). Clomipramine in obsessive-compulsive disorder. *Archives of General Psychiatry,* 46, 23–28.

Benkelfat, C., Nordahl, T.E., Semple, W.E., King, C., Murphy, D.L. & Cohen, R.M. (1990). Local cerebral glucose metabolic rates in obsessive-compulsive disorder: Patients treated with clomipramine. *Archives of General Psychiatry,* 47, 840–848.

Benkert, O. (1995). *Psychopharmaka: Medikamente, Wirkung, Risiken.* München: Beck.

Benkert, O. & Hippius, H. (1996). *Psychiatrische Pharmakotherapie.* 6. Auflage. Heidelberg: Springer.

Benkert, O. & Hippius, H. (2005). *Kompendium der Psychiatrischen Pharmakotherapie.* 5. Auflage. Heidelberg: Springer.

Benkert, O. & Lenzen-Schulte, M. (1997). *Zwangskrankheiten: Ursachen, Symptome, Therapien.* München: Beck.

Bergem, A.L.M., Engedal, K. & Kringlen, E. (1997). The role of heredity in late-onset Alzheimer disease and vascular dementia: a twin study. *Archives of General Psychiatry,* 54, 264–270.

Berger, M. (1992). *Handbuch des normalen und gestörten Schlafs.* Berlin: Springer.

Berger, M., Riemann, D. & Höchli, D. (1989). The cholinergic rapid eye movement sleep induction test with RS-86: State or trait marker of depression? *Archives of General Psychiatry,* 46, 421–428.

Berman, K.F., Torrey, E.F., Daniel, D.G. & Weinberger, D.R. (1992). Regional cerebral blood flow in monozygotic twins discordant and concordant for schizophrenia. *Archives of General Psychiatry,* 49, 927–934.

Berman, K.F., Daniel, D.G. & Weinberger, D.R. (1995). Schizophrenia: brain structure and function. In: Kaplan, H.I. & Sadock, B.J. (eds.) *Comprehensive textbook of psychiatry.* 6th edition. Baltimore: Williams & Wilkins, pp. 910–927.

Berquin, P.C., Giedd, J.N., Jacobsen, L.K., Hamburger, S.D., Krain, A.L., Rapoport, J.L. & Castellanos, F.X. (1998). Cerebellum in attention-deficit hyperactivity disorder – a morphometric study. *Neurology,* 50, 1087–1093.

Berrettini, W.H. & Persico, A.M. (1996). Dopamine D2 receptor gene polymorphisms and vulnerability to substance abuse in African Americans. *Biological Psychiatry,* 40, 144–147.

Berrettini, W.H., Goldin, L.A., Gelernter, J., Gejman, P.V., Gershon, E.S. & Detera-Wadleigh, S. (1990). X-chromosome markers and manic-depressive illness: Rejection of linkage to Xq28 in nine bipolar pedigrees. *Archives of General Psychiatry,* 47, 366–373.

Biber, K., Walden, J., Gebicke-Härter, P., Berger, M. & van Calker, D. (1996). Carbamazepine inhibits the potentiation by adenosine analogues of agonist induced inositolphosphate formation in hippocampal astrocyte cultures. *Biological Psychiatry,* 40, 563–567.

Biederman, J., Faraone, S.V., Keenan, K., Benjamin, J., Krifcher, B., Moore, C., Sprich-Buckminster, S., Ugaglia, K., Jellinek, M.S., Steingard, R., Spencer, T., Norman, D., Kolodny, R., Kraus, I., Perrin, J., Keller, M.B. & Tsuang, M.T. (1992). Further evidence for family-genetic risk factors in attention deficit hyperactivity disorder: patterns of comorbidity in probands and relatives in psychiatrically and pediatrically referred samples. *Archives of General Psychiatry,* 49, 728–738.

Blanchard, E.B., Kolb, L.C. & Prins, A. (1991). Psychophysiological responses in the diagnosis of posttraumatic stress disorder in Vietnam veterans. *Journal of Nervous and Mental Disease,* 179, 97–101.

Blanchard, R. & Steiner, B.W. (eds.) (1990). *Clinical management of gender identity disorders in children and adults.* Washington, D.C.: American Psychiatric Press.

Blehar, M.C. & Lewy, A.J. (1990). Seasonal mood disorders: Consensus and controversy. *Psychopharmacology Bulletin,* 26, 465–494.

Blier, P. & de Montigny, C. (1998). Possible serotonergic mechanisms underlying the antidepressant and anti-obsessive disorder responses. *Biological Psychiatry*, 44, 313–323.

Blum, K., Noble, E.P., Sheridan, P.J., Montgomery, A., Ritchie, T., Jagadeeswaran, P., Nogami, H., Briggs, A.H. & Cohn, J.B. (1990). Allelic association of human dopamine $D_2$ receptor gene in alcoholism. *Journal of the American Medical Association*, 263, 2055–2060.

Bogerts, B. (1993). Recent advances in the neuropathology of schizophrenia. *Schizophrenia Bulletin*, 19, 431–445.

Bowden, C.L., Calabrese, J.R., Sachs, G., Yatham, L.N., Ashgar, S.A., Hompland, M., Montgomery, P., Earl, N., Smoot, T.M. & DeVeaugh-Geiss, J. (2003). A placebo-controlled 18-month trial of lamotrigine and lithium maintenance treatment in recently manic or hypomanic patients with bipolar I disorder. *Archives of General Psychiatry*, 60, 392–400.

Bowers, M.B. (1974). Central dopamine turnover in schizophrenic syndromes. *Archives of General Psychiatry*, 31, 50–54.

Bradford, J.M.W. & Pawlak, A. (1993). Effects of cyproterone acetate on sexual arousal patterns of pedophiles. *Archives of Sexual Behavior*, 22, 629–641.

Brady, K., Pearlstein, T., Asnis, G.M., Baker, D., Rothbaum, B., Sikes, C.R. & Farfel, G.M. (2000). Efficacy and safety of sertraline treatment of posttraumatic stress disorder: a randomized controlled trial. *Journal of the American Medical Association*, 283, 1837–1844.

Braff, D.L. & Geyer, M.A. (1990). Sensorimotor gating and schizophrenia. *Archives of General Psychiatry*, 47, 181–188.

Braus, D.F., Weber-Fahr, W., Tost, H., Ruf, M. & Henn, F.A. (2002). Sensory information processing in neuroleptic-naive first-episode schizophrenic patients. *Archives of General Psychiatry*, 59, 696–701.

Breier, A. & Buchanan, R.W. (1996). Clozapine: Current status and clinical applications. In: Breier, A. (ed.) (1996). *The new pharmacotherapy of schizophrenia*. Washington, D.C.: American Psychiatric Press, pp. 1–13.

Breier, A. & Hamilton, S.H. (1999). Comparative efficacy of olanzapine and haloperidol for patients with treatment-resistant schizophrenia. *Biological Psychiatry*, 45, 403–411.

Breier, A., Tran, P.V., Herrera, J., Bymaster, F.& Tollefson, G.D. (eds.) (2000). *Current issues in the psychopharmacology of schizophrenia*. Baltimore: Williams & Wilkins.

Breier, A., Meehan, K., Birkett, M., David, S., Ferchland, I., Sutton, V., Taylor, C.C., Palmer, R., Dossenbach, M., Kiesler, G., Brook, S. & Wright, P. (2002). A double-blind, placebo-controlled dose-response comparison of intramuscular olanzapine and haloperidol in the treatment of acute agitation in schizophrenia. *Archives of General Psychiatry*, 59, 441–448.

Breiter, H.C., Rauch, S.L., Kwong, K.K., Baker, J.R., Weisskoff, R.M., Kennedy, D.N., Kendrick, A.D., Davis, T.L., Jiang, A., Cohen, M.S., Stern, C.E., Belliveau, J.W., Baer, L., O'Sullivan, R.L., Savage, C.R., Jenike, M.A. & Rosen, B.R. (1996). Functional magnetic resonance imaging of symptom provocation in obsessive-compulsive disorder. *Archives of General Psychiatry*, 53, 595–606.

Bremner, J.D., Southwick, S.M., Darnell, A. & Charney, D.S. (1996). Chronic PTSD in Vietnam combat veterans: Course of illness and substance abuse. *American Journal of Psychiatry*, 153, 369–375.

Brennan, P.A., Grekin, E.R. & Mednick, S.A. (1998). Maternal smoking during pregnancy and adult male criminal outcomes. *Archives of General Psychiatry*, 56, 215–224.

Brenner, C.A., McDowell, J.E., Cadenhead, K.S. & Clementz, B.A. (2001). Saccadic inhibition among schizotypal personality disorder subjects. *Psychophysiology*, 38, 399–403.

Breslau, N., Davis, G.C., Andreski, P., Peterson, E.L. & Schultz, L.R. (1997). Sex differences in posttraumatic stress disorder. *Archives of General Psychiatry*, 54, 1044–1048.

Brewerton, T.D., Mueller, E.A., Lesem, M.D., Brandt, H.A., Quearry, B., George, T., Murphy, D.L. & Jimerson, D.C. (1992). Neuroendocrine responses to m-chlorophenylpiperazine and L-tryptophan in bulimia. *Archives of General Psychiatry*, 49, 852–861.

Bridges, P. (1992). Resistant depression and psychosurgery. In: Paykel, E.S. (ed.) *Handbook of affective disorders*. 2nd edition. Edinburgh: Churchill Livingstone, pp. 437–451.

Briken, P. (2002). Pharmacotherapy of paraphilias with luteinizing hormone-releasing hormone agonists. *Archives of General Psychiatry*, 59, 469–470.

Briken, P., Berner, W., Noldus, J., Nika, E. & Michl, U. (2000). Therapie mit dem LHRH-Agonisten Leuprorelinacetat bei Paraphilien und sexuell aggressiven Impulshandlungen. *Nervenarzt*, 71, 380–385.

Brody, A.L., Mandelkern, M.A., London, E.D., Childress, A.R., Lee, G.S., Bota, R., G., Ho, M.L., Saxena, S., Baxter, L.R., Madsen, D. & Jarvik, M.E. (2002). Brain metabolic changes during cigarette craving. *Archives of General Psychiatry*, 59, 1162–1172.

Brown, G.L., Ebert, M.H., Goyer, P.F., Jimerson, D.C., Klein, W.J., Bunney, W.E. & Goodwin, F.K. (1982). Aggression, suicide, and serotonin: Relationships to CSF amine metabolites. *American Journal of Psychiatry,* 139, 741–746.

Brown, S.L. & van Praag, H.M. (eds.) (1991). *The role of serotonin in psychiatric disorders.* New York: Brunner/Mazel.

Brown, S.L., Bleich, A. & van Praag, H.M. (1991). The monoamine hypothesis of depression: the case for serotonin. In: Brown, S.L. & van Praag, H.M. (eds.) *The role of serotonin in psychiatric disorders.* New York: Brunner/Mazel, pp. 91–128.

Brunner, H.G., Nelen, M., Breakefield, X.O., Ropers, H.H. & van Oost, B.A. (1993). Abnormal behavior associated with a point mutation in the structural gene for monoamine oxidase A. *Science,* 262, 578–580.

Buchanan, R.W., Breier, A., Kirkpatrick, B., Ball, P. & Carpenter, W.T. (1998). Positive and negative symptom response to clozapine in schizophrenic patients with and without the deficit syndrome. *American Journal of Psychiatry,* 155, 751–760.

Buckley, P.F. (1997). New dimensions in the pharmacologic treatment of schizophrenia and related psychoses. *Journal of Clinical Pharmacology,* 37, 363–378.

Budde, G. & Heininger, K. (1991). Die Dopaminhypothese der Schizophrenie. In: Beckmann, H. & Osterheider, M. (Hrsg.) *Neurotransmitter und psychische Erkrankungen.* Berlin: Springer, S. 125–134.

Bühringer, G. & Küfner, H. (1997). Drogen- und Medikamentenabhängigkeit. In: Hahlweg, K. & Ehlers, A. (Hrsg.) *Psychische Störungen und ihre Behandlungen.* Göttingen: Hogrefe, S. 514–588.

Bühringer, G., Künzel, J. & Spies, G. (1997). Methadon-Substitution bei Opiatabhängigen. In: Watzl, H. & Rockstroh, B. (Hrsg.) *Abhängigkeit und Missbrauch von Alkohol und Drogen.* Göttingen: Hogrefe, S. 249–264.

Buitelar, J.K. & van Engeland, H. (1996). Epidemiological approaches. In: Sandberg, S. (ed.) *Hyperactivity disorders of childhood.* Cambridge: Cambridge University Press, pp. 26–68.

Buka, S.L., Tsuang, M.T., Torrey, E.F., Klebanoff, M.A., Bernstein, D. & Yolken, R.H. (2001). Maternal infections and subsequent psychosis among offspring. *Archives of General Psychiatry,* 58, 1032–1037.

Buller, R. (1991). Angst, Panik und Depression. In: Heinrich, K., Hippius, H. & Pöldinger, W. (Hrsg.) *Serotonin: Ein funktioneller Ansatz für die psychiatrische Diagnose und Therapie?* Berlin: Springer, S. 125–141.

Bundesärztekammer (2003). Stellungnahme zur Elektrokrampftherapie (EKT) als psychiatrische Behandlungsmaßnahme. *Deutsches Ärzteblatt,* 100, C408–C410.

Bunney, W.E. & Davis, J.M. (1965). Norepinephrine in depressive reactions: a review. *Archives of General Psychiatry,* 13, 483–494.

Burt, D.R., Creese, I. & Snyder, S.H. (1977). Antischizophrenic drugs: chronic treatment elevated dopamine receptor binding in brain. *Science,* 196, 326–328.

Bustillo, J.R., Rowland, L.M., Lauriello, J., Petropoulos, H., Hammond, R., Hart, B. & Brooks, W.M. (2002). High choline concentrations in the caudate nucleus in antipsychotic-naive patients with schizophrenia. *American Journal of Psychiatry,* 159, 130–133.

Butler, R.W., Braff, D.L., Rausch, J.L., Jenkins, M.A., Sprock, J. & Geyer, M.A. (1990). Physiological evidence of exaggerated startle response in a subgroup of Vietnam veterans with combat-related PTSD. *American Journal of Psychiatry,* 147, 1308–1312.

Byne, W. (1994). The biological evidence challenged. *Scientific American,* 270, 26–31.

Byne, W. & Parsons, B. (1993). Human sexual orientation: The biologic theories reappraised. *Archives of General Psychiatry,* 50, 228–239.

Byne, W., Buchsbaum, M.S., Mattiace, L.A., Hazlett, E.A., Kemether, E., Elhakem, S.L., Purohit, D.P., Haroutunian, V. & Jones, L. (2002). Postmortem assessment of thalamic nuclear volumes in subjects with schizophrenia. *American Journal of Psychiatry,* 159, 59–62.

Cadenhead, K.S., Light, G.A., Geyer, M.A. & Braff, D.L. (2000). Sensory gating deficits assessed by the P50 event-related potential in subjects with schizotypal personality disorder. *American Journal of Psychiatry,* 157, 55–59.

Cadenhead, K.S., Light, G.A., Geyer, M.A., McDowell, J.E. & Braff, D.L. (2002). Neurobiological measures of schizotypal personality disorder: defining an inhibitory endophenotype? *American Journal of Psychiatry,* 159, 869–871.

Cadoret, R.J., Yates, W.R., Troughton, E., Woodworth, G. & Stewart, M.A. (1995). Adoption study demonstrating two genetic pathways to drug abuse. *Archives of General Psychiatry,* 52, 42–52.

Cahn, W., Hulshoff Pol, H.E., Lems, E.B., van Haren, N.E., Schnack, H.G., van der Linden, J.A., Schothorst, P.F., van Engeland, H. & Kahn, R.S. (2002). Brain volume changes in first-episode schizophrenia: a 1-year follow-up study. *Archives of General Psychiatry*, 59, 1002–1010.

Calabresi, P., De Murtas, M. & Bernardi, G. (1997). The neostriatum beyond the motor function : experimental and clinical evidence. *Neuroscience*, 78, 39–60.

Cameron, O.G. & Nesse, R.M. (1988). Review: Systemic hormonal and physiological abnormalities in anxiety disorders. *Psychoneuroendocrinology*, 13, 287–307.

Campbell, F.A., Tramèr, M.R., Carroll, D., Reynolds, D.J.M., Moore, R.A. & McQuay, H.J. (2001). Are cannabinoids an effective and safe treatment opinion in the management of pain? A qualitative selective review. *British Medical Journal*, 323, 13–19.

Cannon, T.D., Kaprio, J., Lönnqvist, J., Huttunen, M. & Koskenvuo, M. (1998). The genetic epidemiology of schizophrenia in a Finnish twin cohort: a population-based modeling study. *Archives of General Psychiatry*, 55, 67–74.

Cannon, T.D., van Erp, T.G., Rosso, I.M., Huttunen, M., Lönnqvist, J., Pirkola, T., Salonen, O., Valanne, L., Potanen, V.P. & Standerskjöld-Nordernstam, C.G. (2002). Fetal hypoxia and structural brain abnormalities in schizophrenic patients, their siblings, and controls. *Archives of General Psychiatry*, 59, 35–41.

Carlson, N.R. (2004; amer. Originalausg. 2004). *Physiologische Psychologie*. 8. Auflage. München: Pearson Studium.

Carlsson, A., Hansson, L.O., Waters, N. & Carlsson, M.L. (1999a). A glutamatergic deficiency model of schizophrenia. *British Journal of Psychiatry*, 174, 2–6.

Carlsson, A., Waters, N. & Carlsson, M.L. (1999b). Neurotransmitter interactions in schizophrenia – therapeutic implications. *Biological Psychiatry*, 46, 1388–1395.

Carpenter, W.T. & Buchanan, R.W. (1995). Schizophrenia: introduction and overview. In: Kaplan, H.I. & Sadock, B.J. (eds.) *Comprehensive textbook of psychiatry*. 6th edition. Baltimore: Williams & Wilkins, pp. 889–902.

Carroll, B.J., Feinberg, M., Greden, J.F., Tarika, J., Albala, A.A., Haskett, R.F., James, N.M., Kronfol, Z., Lohr, N., Steiner, M., de Vigne, J.P. & Young, E. (1981). A specific laboratory test for the diagnosis of melancholia. *Archives of General Psychiatry*, 38, 15–22.

Casper, R.C. & Frohman, L.A. (1982). Delayed TSH release in anorexia nervosa following injection of thyrotropin-releasing hormone (TRH). *Psychoneuroendocrinology*, 7, 59–68.

Cassady, S.L., Adami, H., Moran, M., Kunkel, R. & Thaker, G.K. (1998). Spontaneous dyskinesia in subjects with schizophrenia spectrum personality. *American Journal of Psychiatry*, 155, 70–75.

Castellanos, F.X., Giedd, J.N., Eckburg, P., Marsh, S.D., Vaituzis, A.C., Kaysen, D., Hamburger, S.D. & Rapoport, J.L. (1994). Quantitative morphology of the caudate nucleus in attention deficit hyperactivity disorder. *American Journal of Psychiatry*, 151, 1791–1796.

Castellanos, F.X., Giedd, J.N., Marsh, W.L., Hamburger, S.D., Vaituzis, A.C., Dickstein, D.P., Sarfatti, S.E., Vauss, Y.C., Snell, J.W., Lange, N., Kaysen, D., Krain, A.L., Ritchie, G.F., Rajapakse, J.C. & Rapoport, J.L. (1996). Quantitative brain magnetic resonance imaging in attention-deficit hyperactivity disorder. *Archives of General Psychiatry*, 53, 607–616.

Castellanos, F.X., Giedd, J.N., Berquin, P.C., Walter, J.M., Sharp, W., Tran, T., Vaituzis, C., Blumenthal, J.D., Nelson, J., Bastain, T.M., Zijdenbos, A., Evans, A.C. & Rapoport, J.L. (2001). Quantitative brain magnetic resonance imaging in girls with attention-deficit/hyperactivity disorder. *Archives of General Psychiatry*, 58, 289–295.

Catafau, A.M., Parellada, E., Lomena, F.J., Bernardo, M., Pavia, J., Ros, D., Setoain, J. & Gonzalez-Monclus, E. (1994). Prefrontal and temporal blood flow in schizophrenia: resting and activation technetium-99m-HMPAO SPECT patterns in young neuroleptic-naive patients with acute disease. *Journal of Nuclear Medicine*, 35, 935–941.

Centorrino, F., Eakin, M., Bahk, W.M., Kelleher, J.P., Goren, J., Salvatore, P., Egli, S. & Baldessarini, R.J. (2002). Inpatient antipsychotic drug use in 1998, 1993, and 1989. *American Journal of Psychiatry*, 159, 1932–1935.

Chakos, M.H., Lieberman, J., Hoffman, E., Bradford, D. & Sheitman, B. (2001). Effectiveness of second-generation antipsychotics in patients with treatment-resistant schizophrenia: a review and meta-analysis of randomized trials. *American Journal of Psychiatry*, 158, 518–526.

Chang, F.M., Ko, H.C., Lu, R.B., Pakstis, A.J. & Kidd, K.K. (1997). The dopamine D4 receptor gene (DRD4). is not associated with alcoholism in three Taiwanese populations: Six polymorphisms tested separately and as haplotypes. *Biological Psychiatry*, 41, 394–405.

Charney, D.S., Heninger, G.R. & Breier, A. (1984). Noradrenergic function in panic anxiety: Effects of yohimbine in healthy subjects and patients with agoraphobia and panic disorder. *Archives of General Psychiatry*, 41, 751–763.

Charney, D.S., Woods, S.W., Krystal, J.H. & Heninger, G.R. (1990). Serotonin function and human anxiety disorders. *Annals of the New York Academy of Science,* 600, 558–572.
Charney, D.S., Deutch, A.Y., Krystal, J.H., Southwick, S.M. & Davis, M. (1993). Psychobiologic mechanisms of posttraumatic stress disorder. *Archives of General Psychiatry,* 50, 294–305.
Charney, D.S., Deutch, A.Y., Southwick, S.M. & Krystal, J.H. (1995). Neural circuits and mechanisms of post-traumatic stress disorder. In: Friedman, M.J., Charney, D.S. & Deutch, A.Y. (eds.) *Neurobiological and clinical consequences of stress: from normal adaptation to post-traumatic stress disorder.* Hagerston: Lipincott-Raven, pp. 271–287.
Charney, D.S., Nestler, E.J. & Bunney, B.S. (eds.) (1999). *Neurobiology of mental illness.* New: Oxford University Press.
Checkley, S. (1992). Neuroendocrinology. In: Paykel, E.S. (ed.) *Handbook of affective disorders.* 2nd edition. Edinburgh: Churchill Livingstone, pp. 255–266.
Cheeta, S. et al. (2001). The dorsal raphe nucleus is a crucial structure mediating nicotine's anxiolytic effects and the development of tolerance and withdrawal responses. Psychopharmacology (Berlin), 155, 78–85.
Chen, W.J., Loh, E.W., Hsu, Y.P. & Cheng, A.T.A. (1997). Alcohol dehydrogenase and aldehyde dehydrogenase genotypes and alcoholism among Taiwanese aborigines. *Biological Psychiatry,* 41, 703–709.
Christie, M.J., Williams, J.T., Osborne, P.B. & Bellchambers, C.E. (1997). Where is the locus in opioid withdrawal? *Trends in Pharmacological Sciences,* 18, 134–140.
Ciesielski, K.T., Beech, H.R. & Gordon, P.K. (1981). Some electrophysiological observations in obsessional states. *British Journal of Psychiatry,* 138, 479–484.
The Clomipramine Collaborative Study Group (1991). Clomipramine in the treatment of patients with obsessive-compulsive disorder. *Archives of General Psychiatry,* 48, 730–738.
Cloninger, R.C. (1987). Neurogenetic adaptive mechanisms in alcoholism. *Science,* 236, 410–416.
Coccaro, E.F. (1993). Psychopharmacologic studies in patients with personality disorders: Review and perspective. *Journal of Personality Disorders,* 7 (suppl.), 181–192.
Coccaro, E.F. & Kavoussi, R.J. (1997). Fluoxetine and impulsive aggressive behavior in personality-disordered subjects. *Archives of General Psychiatry,* 54, 1081–1088.
Coccaro, E.F. & Siever, L.J. (1995). The neuropsychopharmacology of personality disorders. In: Bloom, F.E. & Kupfer, D.J. (eds.) *Psychopharmacology: the fourth generation of progress.* New York: Raven Press, pp. 1567–1579.
Coccaro, E.F., Siever, L.J., Klar, H.M., Maurer, G., Cochrane, K., Cooper, T.B., Mohs, R.C. & Davis, K.L. (1989). Serotonergic studies in patients with affective and personality disorders: Correlates with suicidal and impulsive aggressive behavior. *Archives of General Psychiatry,* 46, 587–599.
Coccaro, E.F., Bergeman, C.S. & McClearn, G.E. (1993). Heritability of irritable impulsiveness: a study of twins reared together and apart. *Psychiatry Research,* 48, 229–242.
Coccaro, E.F., Klar, H. & Siever, L.J. (1994a). Reduced prolactin response to fenfluramine challenge in personality disorder patients is not due to deficiency of pituitary lactotrophs. *Biological Psychiatry,* 36, 344–346.
Coccaro, E.F., Silverman, J.M., Klar, H.M., Horvath, T.B. & Siever, L.J. (1994b). Familial correlates of reduced central serotonergic system function in patients with personality disorders. *Archives of General Psychiatry,* 51, 318–324.
Coccaro, E.F., Kavoussi, R.J., Sheline, Y.I., Lish, J.D. & Csernansky, J.G. (1996). Impulsive aggression in personality disorder correlates with tritiated paroxetine binding in the platelet. *Archives of General Psychiatry,* 53, 531–536.
Coccaro, E.F., Kavoussi, R.J., Cooper, T.B. & Hauger, R.L. (1997a). Central serotonin activity and aggression: Inverse relationship with prolactin response to d-fenfluramine, but not CSF 5-HIAA concentration, in human subjects. *American Journal of Psychiatry,* 154, 1430–1435.
Coccaro, E.F., Kavoussi, R.J. & Hauger, R.L. (1997b). Serotonin function and antiaggressive response to fluoxetine: A pilot study. *Biological Psychiatry,* 42, 546–552.
Coccaro, E.F., Kavoussi, R.J., Hauger, R.L., Cooper, T.B. & Ferris, C.F. (1998). Cerebrospinal fluid vasopressin levels. Correlates with aggression and serotonin function in personality-disordered subjects. *Archives of General Psychiatry,* 55, 708–714.
Coffrey, C. (ed.) (1993). *The clinical science of electroconvulsive therapy.* Washington, D.C.: American Psychiatric Press.
Cohen, R.A., Kaplan, R.F., Moser, D.J., Jenkins, M.A., Salloway, S. & Wilkinson, H. (1999). Impairments of attention after cingulotomy. *Neurology,* 53, 819–824.
Coid, J., Allolio, B. & Rees, L.H. (1983). Raised plasma metenkephalin in patients who habitually mutilate themselves. *Lancet,* i, 545–546.

Comer, R.J. (2001; amer. Originalausg. 1999). *Klinische Psychologie*. 2. Auflage. Heidelberg: Spektrum.

Comings, D.E., Muhleman, D. & Gysin, R. (1996). Dopamine $D_2$ receptor (DRD2) gene and susceptibility to posttraumatic stress disorder: a study and replication. *Biological Psychiatry*, 40, 368–372.

Conacher, G.N. (1997). Social dominance as a confounding factor in studies of primate aggression and serotonin. *Biological Psychiatry*, 42, 305.

Constantino, J.N., Morris, J.A. & Murphy, D.L. (1997). CSF 5-HIAA and family history of antisocial personality disorder in newborns. *American Journal of Psychiatry*, 154, 1771–1773.

Cook, E.H., Stein, M.A., Krasowski, M.D., Cox, N.J., Olkon, D.M., Kieffer, J.E. & Leventhal, B.L. (1995). Association of attention-deficit disorder and the dopamine transporter gene. *American Journal of Human Genetics*, 56, 993–998.

Coon, H., Hoff, M., Holik, J., Hadley, D., Fang, N., Reimherr, F., Wender, P. & Byerley, W. (1996). Analysis of chromosome 18 DNA markers in multiplex pedigrees with manic depression. *Biological Psychiatry*, 39, 689–696.

Cooper, A.J. & Cernovovsky, Z. (1992). The effects of cyproterone acetate on sleeping and waking penile erections in pedophiles: Possible implications for treatment: *Canadian Journal of Psychiatry*, 37, 33–39.

Coplan, J.D., Wolk, S.I. & Klein, D.F. (1995). Anxiety and the serotonin1A receptor. In: Bloom, F.E. & Kupfer, D.J. (eds.) *Psychopharmacology: the fourth generation of progress*. New York: Raven Press, pp. 1301–1310.

Coplan, J.D., Papp, L.A., Pine, D., Martinez, J., Cooper, T., Rosenblum, L.A., Klein, D.F. & Gorman, J.M. (1997). Clinical improvement with fluoxetine therapy and noradrenergic function in patients with panic disorder. *Archives of General Psychiatry*, 54, 643–648.

Coppen, A. (1967). The biochemistry, of affective disorders. *British Journal of Psychiatry*, 113, 1237–1264.

Cornelius, J.R., Brenner, R.P., Soloff, P.H., Schulz, S.C. & Tumuluru, R.V. (1986). EEG abnormalities in borderline personality disorder: Specific or nonspecific. *Biological Psychiatry*, 21, 977–980.

Coryell, W. & Schlesser, M. (2002). The dexamethason suppression test and suicide prediction. *American Journal of Psychiatry*, 158, 748–753.

Coryell, W., Endicott, J. & Keller, M. (1992). Rapid cycling affective disorder: demographics, diagnosis, family history, and course. *Archives of General Psychiatry*, 49, 126–131.

Cottraux, J.A., Bouvard, M., Claustrat, B. & Juenet, C. (1984). Abnormal dexamethasone suppression test in primary obsessive-compulsive patients: A confirmatory report. *Psychiatry Research*, 13, 157–165.

Cowdry, R.W. (1992). Psychobiology and psychopharmacology of borderline personality disorder. In: Silver, D. & Rosenbluth, M. (eds.) *Handbook of borderline disorders*. Madison: International Universities Press, pp. 495–508.

Cowdry, R.W. & Gardner, D.L. (1988). Pharmacotherapy of borderline personality disorder: Alprazolam, carbamazepine, trifluoperazine, and tranylcypromine. *Archives of General Psychiatry*, 45, 111–119.

Cowley, D.S. & Arana, G.W. (1990). The diagnostic utility of lactate sensitivity in panic disorder. *Archives of General Psychiatry*, 47, 277–284.

Cox, J.L. (1992). Depression after childbirth. In: Paykel, E.S. (ed.) *Handbook of affective disorders*. 2nd edition. Edinburgh: Churchill Livingstone, pp. 569–583.

Crabb, D.W., Bosron, W.F. & Li, T.K. (1987). Ethanol metabolism. *Pharmacological Therapy*, 34, 59–73.

Crawford, T.J., Sharma, T., Puri, B.K., Murray, R.M., Byerley, W., Berridge, D.M. & Lewis, S.W. (1998). Saccadic eye movements in families multiply affected with schizophrenia: the Maudsley Family Study. *American Journal of Psychiatry*, 155, 1703–1710.

Crisp, A.H., Hsu, L.K.G., Harding, B. & Hartshorn, J. (1980). Clinical features of anorexia nervosa: A study of a consecutive series of 102 female patients. *Journal of Psychosomatic Research*, 24, 179–191.

Crook, J.M., Tomaskovic-Crook, E., Copolov, D.L. & Dean, B. (2001). Low muscarinic receptor binding in prefrontal cortex from subjects with schizophrenia: a study of Brodmann's areas 8, 9, 10, and 46 and the effects of neuroleptic drug treatment. *American Journal of Psychiatry*, 158, 918–925.

Crow, T.J. (1985). The two-syndrome concept: origins and current status. *Schizophrenia Bulletin*, 11, 471–486.

Crow, T.J., Cross, A.J., Johnstone, E.C., Owen, F., Owens, D.G.C. & Waddington, J.L. (1982). Abnormal involuntary movements in schizophrenia: are they related to the disease process or its treatment? *Journal of Clinical Psychopharmacology,* 2, 336–340.

Crow, T.J., DeLisi, L.E. & Johnstone, E.C. (1989). Concordance by sex in sibling pairs with schizophrenia is paternally inherited. *British Journal of Psychiatry,* 155, 92–97.

Crowe, R.R., Noyes, R., Pauls, D.L. & Slymen, D. (1983). A family study of panic disorder. *Archives of General Psychiatry,* 40, 1065–1069.

Crowe, R.R., Noyes, R., Wilson, A.F., Elston, R.C. & Ward, L.J. (1987). A linkage study of panic disorder. *Archives of General Psychiatry,* 44, 933–937.

Crowley, T.J. (1995a). Hallucinogen-related disorders. In: Kaplan, H.I. & Sadock, B.J. (eds.) *Comprehensive textbook of psychiatry.* 6th edition. Baltimore: Williams & Wilkins, pp. 831–838.

Crowley, T.J. (1995b). Inhalant-related disorders. In: Kaplan, H.I. & Sadock, B.J. (eds.) *Comprehensive textbook of psychiatry.* 6th edition. Baltimore: Williams & Wilkins, pp. 838–842.

Crowley, T.J. (1995c). Phencyclidine (or phencyclidinelike)-related disorders. In: Kaplan, H.I. & Sadock, B.J. (eds.) *Comprehensive textbook of psychiatry.* 6th edition. Baltimore: Williams & Wilkins, pp. 864–872.

Csernansky, J.G., Murphy, G.M. & Faustman, W.O. (1991). Limbic/mesolimbic connections and the pathogenesis of schizophrenia. *Biological Psychiatry,* 30, 383–400.

Curtis, C.E., Calkins, M.E., Grove, W.M., Feil, K.J. & Iacono, W.G. (2001). Saccadic disinhibition in patients with acute and remitted schizophrenia and their first-degree biological relatives. *American Journal of Psychiatry,* 158, 100–106.

Curzon, G. (1990). Serotonin and appetite. *Annals of the New York Academy of Science,* 600, 521–531.

Dager, S.R., Marro, K.I., Richards, T.L. & Metzger, G.D. (1994). Preliminary application of magnetic resonance spectroscopy to investigate lactate-induced panic. *American Journal of Psychiatry,* 151, 57–63.

Dahl, A.A. (1994). Heredity in personality disorders – an overview. *Clinical Genetics,* 46, 138–143.

Datlof, S., Coleman, P.D., Forbes, G.B. & Kreipe, R.E. (1986). Ventricular dilation on CAT scans of patients with anorexia nervosa. *American Journal of Psychiatry,* 143, 96–98.

Davidson, J. (1992). Drug therapy of post-traumatic stress disorder. *British Journal of Psychiatry,* 160, 309–314.

Davidson, J.R.T. & Foa, E.B. (eds.) (1993). *Posttraumatic stress disorder: DSM-IV and beyond.* Washington, D.C.: American Psychiatric Press.

Davidson, M., Siever, L., Gabriel, S., Apter, S. & Davis, K. (1993). Serotonin function and treatment response to clozapine in schizophrenic patients. *American Journal of Psychiatry,* 150, 1337–1342.

Davidson, R.J., Abercrombie, H., Nitschke, J.B. & Putnam, K. (1999). Regional brain function, emotion and disorders of emotion. Current Opinion in Neurobiology, 9, 228–234.

Davis, J.M., Comaty, J.E. & Janicak, P.G. (1988). The psychological effects of antipsychotic drugs. In: Stefanis, C.N. & Rabavilis, A.D. (eds.) *Schizophrenia: recent biosocial developments.* New York: Human Sciences.

Davis, K.L., Kahn, R.S., Ko, G. & Davidson, M. (1991). Dopamine in schizophrenia: a review and reconceptualization. *American Journal of Psychiatry,* 148, 1474–1486.

Davis, M., Rainnie, D. & Cassell, M. (1994). Neurotransmission in the rat amygdala related to fear and anxiety. *Trends in Neurosciences,* 17, 208–214.

Davis, K.L., Mohs, R.C., Marin, D.B., Purohit, D.P., Perl, D.P., Lantz, M., Austin, G. & Haroutunian, V. (1999). Cholinergic markers are decreased in early Alzheimer's disease. Journal of the American Medical Association, 281, 1401–1406.

Davis, K.L., Stewart, D.G., Friedman, J.I., Buchsbaum, M., Harvey, P.D., Hof, P.R., Buxbaum, J. & Haroutunian, V. (2003). White matter changes in schizophrenia: evidence for myelin-related dysfunction. *Archives of General Psychiatry,* 60, 443–456.

Davison, G.C. & Neale, J.M. (2002; amer. Originalausg. 2001). *Klinische Psychologie.* 6. Auflage. Weinheim: BeltzPVU.

Dawson, M.E., Schell, A.M., Hazlett, E.A., Filion, D.L. & Nuechterlein, K.H. (1995). Attention, startle eye-blink modification, and psychosis proneness. In: Raine, A., Lencz, T. & Mednick, S.A. (eds.) *Schizotypal personality.* Cambridge: Cambridge University Press, pp. 250–271.

DeArmond, S.J. & Prusiner, S.B. (1995). Prion diseases. In: Bloom, F.E. & Kupfer, D.J. (eds.) *Psychopharmacology: the fourth generation of progress.* New York: Raven Press, pp. 1521–1530.

De Bruyn, A., Souery, D., Mendelbaum, K., Mendlewitz, J. & van Broeckhoven, C. (1996). Linkage analysis of families with bipolar illness and chromosome 18 markers. *Biological Psychiatry,* 39, 679–688.

Degenhardt, L., Darke, S. & Dillon, P. (2003). The prevalence and correlates of gamma-hydroxybutyrate (GHB) overdose among Australian users. *Addiction,* 98, 199–204.

Deitrich, R.A. & Erwin, V.G. (eds.) (1996). *Pharmacological effects of ethanol on the nervous system.* Boca Raton: CRC Press.

Deitrich, R.A., Radcliffe, R. & Erwin, V.G. (1996). Pharmacological effects in the development of physiological tolerance and physical dependence. In: Begleiter, H. & Kissin, B. (eds.) *The pharmacology of alcohol and alcohol dependence.* New York: Oxford University Press, pp. 431–476.

De la Fuente, J.M. & Mendlewicz, J. (1996). TRH stimulation and dexamethasone suppression in borderline personality disorder. *Biological Psychiatry,* 40, 412–418.

Delgado, P.L., Charney, D.S., Price, L.H., Aghajanian, G.K., Landis, H. & Heninger, G.R. (1990). Serotonin function and the mechanism of antidepressant action: reversal of antidepressant-induced remission by rapid depletion of plasma try,ptophan. *Archives of General Psychiatry,* 47, 411–418.

Delgado, P.L., Price, L.H., Heninger, G.R. & Charney, D.S. (1992). Neurochemistry. In: Paykel, E.S. (ed.) *Handbook of affective disorders.* 2nd edition. Edinburgh: Churchill Livingstone, pp. 219–253.

DeLisi, L.E., Smith, S,B. & Hamovit, J.R., Maxwell, M.E., Goldin, L.R., Dingman, C.W. & Gershon, E.S. (1986). Herpes simplex virus, cytomegalovirus and Epstein-Barr virus antibody titres in sera from schizophrenic patients. *Psychological Medicine,* 16, 757–763.

DeLisi, L.E., Sakuma, M., Kushner, M., Finer, D.L., Hoff, A.L. & Crow, T.J. (1997). Anomalous cerebral asymmetry and language processing in schizophrenia. *Schizophrenia Bulletin,* 23, 255–271.

Den Boer, J.A. & Westenberg, H.G.M. (1990). Behavioral, neuroendocrine, and biochemical effects of 5-hydroxytry,ptophan administration in panic disorder. *Psychiatry Research,* 31, 267–278.

Devinsky, O., Morrell, M.J. & Vogt, B.A. (1995). Contributions of anterior cingulated cortex to behaviour. *Brain,* 118, 279–306.

Devlin, M.J., Walsh, B.T., Kral, J.G., Heymsfield, S.B., Pi-Sunyer, F.X. & Dantzic, S. (1990). Metabolic abnormalities in bulimia nervosa. *Archives of General Psychiatry,* 47, 144–148.

DiChiara, G. (1997). Alcohol and dopamine. *Alcohol Health & Research World* 21, 108–113.

DiChiara, G. & Imperato, A. (1987). Preferential stimulation of dopamine release in the nucleus accumbens by opiates, alcohol, and barbiturates: studies with transcerebral dialysis in freely moving rats. *Annals of the New York Academy of Science,* 473, 367–381.

Dickey, R. & Steiner, B.W. (1990). Hormone treatment and surgery. In: Blanchard, R. & Steiner, B.W. (eds.) *Clinical management of gender identity disorders in children and adults.* Washington, D.C.: American Psychiatric Press, pp. 137–158.

Dierker, L.C., Avenevoli, S., Stolar, M. & Merikangas, K.R. (2002). Smoking and depression: an examination of mechanisms of comorbidity. *American Journal of Psychiatry,* 159, 947–953.

Dilling, H., Mombour, W. & Schmidt, M.H. (Hrsg.) (1993; engl. Originalausg. 1992). *Internationale Klassifikation psychischer Störungen. ICD-10 Kapitel V (F).* 2. Auflage. Bern: Huber.

Dolan, R.J., Mitchell, J. & Wakeling, A. (1988). Structural brain changes in patients with anorexia nervosa. *Psychological Medicine,* 18, 349–353.

Dollfus, S., Campion, D., Vasse, T., Preterre, P., Laurent, C., d'Amato, T., Thibaut, F., Mallet, J. & Petit, M. (1996). Association study between dopamine D1, D2, D3 and D4 receptor genes and schizophrenia defined by several diagnostic systems. *Biological Psychiatry,* 40, 419–421.

Döpfner, M., Frölich, J. & Lehmkuhl, G. (2000). *Hyperkinetische Störungen. Leitfaden Kinder- und Jugendpsychotherapie, Band 1.* Göttingen: Hogrefe.

Doudet, D., Hommer, D., Higley, J.D., Andreason, P.J., Moneman, R., Suomi, S.J. & Linnoila, M. (1995). Cerebral glucose metabolism, CSF 5-HIAA levels, and aggressive behavior in rhesus monkeys. *American Journal of Psychiatry,* 152, 1782–1787.

Dougherty, D.D., Bonab, A.A., Spencer, T.J., Rauch, S.L., Madras, B.K. & Fischman, A.J. (1999). Dopamine transporter density in patients with attention deficit hyperactivity disorder. *Lancet,* 354, 2132–2133.

Dougherty, D.D., Baer, L., Cosgrove, G.R., Cassem, E.H., Price, B.H., Nierenberg, A.A., Jenike, M.A. & Rauch, S.L. (2002). Prospective long-term follow-up of 44 patients who received cingulotomy for treatment-refractory obsessive-compulsive disorder. *American Journal of Psychiatry,* 159, 269–275.

Dowson, J.H. & Grounds, A.T. (1995). *Personality disorders: recognition and clinical management*. Cambridge: Cambridge University Press.

Drachman, D.A. & Leavitt, J. (1974). Human memory and the cholinergic system: A relationship to aging? *Archives of Neurology,* 30, 113–121.

Dreßing, H. & Riemann, D. (1994). *Diagnostik und Therapie von Schlafstörungen*. Stuttgart: G. Fischer.

*DSM-IV Diagnostisches und Statistisches Manual Psychischer Störungen* (hrsg. von Saß et al. 1996). Göttingen: Hogrefe (s. auch Saß et al., 1996).

D'Souza, D.C. & Kosten, T. (2001). Cannabinoid antagonists. A treatment in search of an illness. *Archives of General Psychiatry,* 58, 330–331.

Dunner, D.L., Ishiki, D., Avery, D.H., Wilson, L.G. & Hyde, T.S. (1986). Effect of alprazolam and diazepam on anxiety and panic attacks in panic disorder. *Journal of Clinical Psychiatry,* 47, 458–460.

Dworkin, R.H. & Lenzenweger, M.F. (1984). Symptoms and the genetics of schizophrenia: implications for diagnosis. *American Journal of Psychiatry,* 141, 1541–1546.

van Dyck, C.H., Quinlan, D.M., Cretella, L.M., Staley, J.K., Malison, R.T., Baldwin, R.M., Seibyl, J.P. & Innis, R.B. (2002). Unaltered dopamine transporter availability in adult attention deficit hyperactivity disorder. *American Journal of Psychiatry,* 159, 309–312.

Ebert, D. & Ebmeier, K.P. (1996). The role of the cingulate gyrus in depression: from functional anatomy to neurochemistry. *Biological Psychiatry,* 39, 1044–1050.

Ebmeier, K.P., Blackwood, D.H.R., Murray, C., Souza, V., Walker, M., Dougall, N., Moffoot, A.P.R., O'Carroll, R.E. & Goodwin, G.M. (1993). Single-photon emission computed tomography with 99mTc-exametazime in unmedicated schizophrenic patients. *Biological Psychiatry,* 33, 487–495.

Eder, U., Mangweth, B., Ebenbichler, C., Weiss, E., Hofer, A., Hummer, M., Kemmler, G., Lechleitner, M. & Fleischhacker, W.W. (2001). Association of olanzapine-induced weight gain with an increase in body fat. *American Journal of Psychiatry,* 158, 1719–1722.

Egan, M.F., Hyde, T.M., Bonomo, J.B., Mattay, V.S., Bigelow, L.B., Goldberg, T.E. & Weinberger, D.R. (2001). Relative risk of neurological signs in siblings of patients with schizophrenia. *American Journal of Psychiatry,* 158, 1827–1834.

Eggers, C. & Bunk, D. (1997). The long-term course of childhood-onset schizophrenia: A 42-year followup. *Schizophrenia Bulletin,* 23, 105–117.

Eikmeier, G. & Gastpar, M. (1996). Psychopharmakologische Notfalltherapie. In: Freyberger, H.J. & Stieglitz, R.D. (Hrsg.) *Kompendium der Psychiatrie und Psychotherapie*. 10. Auflage. Basel: Karger, S. 404–412.

Elia, J., Borcherding, B.G., Rapoport, J.L. & Keysor, C.S. (1991). Methylphenidate and dextroamphetamine treatments of hyperactivity: are there true nonresponders? *Psychiatry Research,* 36, 141–155.

Elkis, H., Friedman, L., Wise, A. & Meltzer, H.Y. (1995). Meta-analyses of studies of ventricular enlargement and cortical sulcal prominence in mood disorders – comparisons with controls or patients with schizophrenia. *Archives of General Psychiatry,* 52, 735–746.

El-Mallakh, R.S. (1996). *Lithium: Actions and mechanisms*. Washington, D.C.: American Psychiatric Press.

Emory, L.E., Williams, D.H., Cole, C.M., Amparo, E.G. & Meyer, W.J. (1991). Anatomic variation of the corpus callosum in persons with gender dysphoria. *Archives of Sexual Behavior* 20, 409–417.

Emrich, H.M., Pahl, J.J., Herholz, K., Pawlik, G., Pirke, K.M., Gerlinghoff, M., Wienhard, W. & Heiss, W.D. (1984). PET investigation in anorexia nervosa: Normal glucose metabolism during pseudoatrophy of the brain. In: Pirke, K.M. & Ploog, D. (eds.) *The psychobiology of anorexia nervosa*. Heidelberg: Springer, pp. 172–178.

Erkinjuntti, T. (1995). Diagnostic criteria for vascular dementia. In: Bergener, M. & Finkel, S.I. (eds.) *Treating Alzheimer's and other dementias: clinical application of recent research advances*. New York: Springer, pp. 227–238.

Erlenmeyer-Kimling, L., Folnegovic, Z., Hrabak-Zerjavic, V., Borcic, B., Folnegovic-Smalc, V. & Susser, E. (1994). Schizophrenia and prenatal exposure to the 1957 A2 influenza epidemic in Croatia. *American Journal of Psychiatry,* 151, 1496–1498.

Ernst, M. & Zametkin, A. (1995). The interface of genetics, neuroimaging, and neurochemistry, in attention-deficit hyperactivity disorder. In: Bloom, F.E. & Kupfer, D.J. (eds.) *Psychopharmacology: the fourth generation of progress*. New York: Raven Press, pp. 1643–1652.

Ernst, T., Chang, L., Leonido-Yee, M. & Speck, O. (2000). Evidence for long-term neurotoxicity associated with methamphetamine abuse: a $^1$H MRS study. *Neurology,* 54, 1344–1349.

Everly, G.S. (1993). Neurophysiological considerations in the treatment of posttraumatic stress disorder: A neurocognitive perspective. In: Wilson, J.P. & Raphael, B. (eds.) *International handbook of traumatic stress disorders*. New York: Plenum, pp. 795–801.

Fanous, A., Gardner, C., Walsh, D. & Kendler, K.S. (2001). Relationship between positive and negative symptoms of schizophrenia and schizotypal symptoms in nonpsychotic relatives. *Archives of General Psychiatry*, 58, 669–673.

Faraone, S.V. & Biederman, J. (1998). Neurobiology of attention-deficit hyperactivity disorder. *Biological Psychiatry*, 44, 951–958.

Faraone, S.V., Tsuang, D. & Tsuang, M.T. (1999). *Genetics and mental disorders: a guide for students, clinicians, and researchers*. New York: Guilford.

Faraone, S.V., Biederman, J., Weiffenbach, B., Keith,, T., Chu, M.P., Weaver, A., Spencer, T.J., Wilens, T.E., Frazier, J., Cleves, M. & Sakai, J. (1999). The dopamine D4 gene 7-repeat allele and attention deficit hyperactivity disorder. *American Journal of Psychiatry*, 156, 768–770.

Faraone, S.V., Doyle, A.E., Mick, E. & Biederman, J. (2001). Meta-analysis of the association between the 7-repeat allele of the dopamine $D_4$ receptor gene and attention deficit hyperactivity disorder. *American Journal of Psychiatry*, 158, 1052–1058.

Farde, L. (1997). Brain imaging in schizophrenia – the dopamine hypothesis. *Schizophrenia Research*, 28, 157–162.

Farde, L., Wiedel, F.A., Stone-Elander, S., Halldin, C., Nordstrom, A.L., Hall, H. & Sedvall, G. (1990). $D_2$ dopamine receptors in neuroleptic-naive schizophrenic patients: a positron emission tomography study with [11C] Raclopride. *Archives of General Psychiatry*, 47, 213–219.

Farde, L., Nordstrom, A.L., Wiesel, F.A., Pauli, S., Halldin, C. & Sedvall, G. (1992). Positron emission tomographic analysis of central $D_1$ and $D_2$ dopamine receptor occupancy in patients treated with classical neuroleptics and clozapine: Relation to extrapyramidal side effects. *Archives of General Psychiatry*, 49, 538–544.

Fava, M., Copeland, P.M., Schweiger, U. & Herzog, D.B. (1989). Neurochemical abnormalities of anorexia nervosa and bulimia nervosa. *American Journal of Psychiatry*, 146, 963–971.

Feingold, B.F. (1975). *Why your child is hyperactive*. New York: Random House.

Feuerlein, W., Küfner, H. & Soyka, M. (1998). *Alkoholismus – Missbrauch und Abhängigkeit: Entstehung – Folgen – Therapie*. 5. Auflage. Stuttgart: Thieme.

Fichter, M.M. (1993). Die medikamentöse Behandlung von Anorexia und Bulimia nervosa: Eine Übersicht. *Nervenarzt* 64, 21–35.

Fichter, M.M. & Pirke, K.M. (1989). Hormonelle Dysfunktionen bei Bulimia. In: Fichter, M.M. (Hrsg.) *Bulimia nervosa: Grundlagen und Behandlung*. Stuttgart: Enke, S. 200–218.

Fichter, M.M., Pirke, K.M., Pöllinger, J., Wolfram, G. & Brunner, E. (1988). Restricted caloric intake causes neuroendocrine disturbances in bulimia. In: Pirke, K.M., Vandereyken, W. & Ploog, D. (eds.) *The psychobiology of bulimia nervosa*. Heidelberg: Springer, pp. 42–56.

Fink, M. (1992). Electroconvulsive therapy. In: Paykel, E.S. (ed.) *Handbook of affective disorders*. 2nd edition. Edinburgh: Churchill Livingstone, pp. 359–367.

Finn, D.A. & Crabbe, J.C. (1997). Exploring alcohol withdrawal syndrome. *Alcohol Health & Research, World*, 21, 149–156.

Flaum, M. & Andreasen, N.C. (1995). Brain morphology in schizotypal personality as assessed by magnetic resonance imaging. In: Raine, A., Lencz, T. & Mednick, S.A. (eds.) *Schizotypal personality*. Cambridge: Cambridge University Press, pp. 385–405.

Flory, J.D., Mann, J., Manuck, S.B. & Muldoon, M.F. (1998). Recovery from major depression is not associated with normalization of serotonergic function. *Biological Psychiatry*, 43, 320–326.

Fluoxetine Bulimia Nervosa Collaborative Study Group (1992). Fluoxetine in the treatment of bulimia nervosa: A multicenter, placebo-controlled, double-blind trial. *Archives of General Psychiatry*, 49, 139–147.

Flyckt, L., Venizelos, N., Edman, G., Bjerkenstedt, L., Hagenfeldt, L. & Wiesel, F.A. (2001). Aberrant tyrosine transport across the cell membrane in patients with schizophrenia. *Archives of General Psychiatry*, 58, 953–958.

Folkerts, H. (1997). *Elektrokrampftherapie. Ein praktischer Leitfaden*. Stuttgart: Enke.

Folstein, S.E. & Piven, J. (1991). Etiology of autism: genetic influences. *Pediatrics* 87 (suppl.)., 767–773.

Fontaine, R., Breton, G., Dery, S., Fontaine, S. & Elie, R. (1990). Temporal lobe abnormalities in panic disorder: An MRI study. *Biological Psychiatry*, 27, 304–310.

Forth, A.E. & Hare, R.D. (1989). The contingent negative variation in psychopaths. *Psychophysiology*, 26, 676–682.

Freedman, R.R. & Sattler, H.L. (1982). Physiological and psychological factors in sleep-onset insomnia. *Journal of Abnormal Psychology*, 91, 380–389.

Freud, S. (1884e). Ueber Coca. *Zentralblatt für gesamte Therapie*, 2, 289–314.

Friedhoff, A. & Amin, F. (eds.) (1997). *Plasma homovanillic acid in schizophrenia*. London: American Psychiatric Press.
Friedland, R.P., May, C. & Dahlberg, J. (1990). The viral hypothesis of Alzheimer's disease: Absence of antibodies to lentiviruses. *Archives of Neurology,* 47, 177–178.
Friedman, B.H., Thayer, J.F., Borkovec, T.D., Tyrell, R.A., Johnson, B.H. & Columbo, R. (1993). Autonomic characteristics of nonclinical panic and blood phobia. *Biological Psychiatry,* 34, 298–310.
Friedman, D. & Squires-Wheeler, E. (1994). Event-related potentials (ERPs). as indicators of risk for schizophrenia. *Schizophrenia Bulletin,* 20, 63–74.
Friedman, M.J. (1993). Psychobiological and pharmacological approaches to treatment. In: Wilson, J.P. & Raphael, B. (eds.) *International handbook of traumatic stress syndromes*. New York: Plenum, pp. 785–794.
Friedman, M.J. & Southwick, S.M. (1995). Towards pharmacotherapy for post-traumatic stress disorder. In: Friedman, M.J., Charney, D.S. & Deutch, A.Y. (eds.) *Neurobiological and clinical consequences of stress: from normal adaptation to post-traumatic stress disorder*. Hagerston: Lipincott-Raven, pp. 465–481.
Friedman, R.C. & Downey, J. (1993). Neurobiology and sexual orientation: Current relationships. *Journal of Neuropsychiatry, and Clinical Neurosciences,* 5, 131–153.
Fries, E.D. (1954). Mental depression in hypertensive patients treated for long periods with large doses of reserpine. *New England Journal of Medicin* 251, 1006–1008.
Fritze, J. (1997). Ecstasy und Analoga. Modedrogen ohne therapeutischen Nutzen. *Deutsches Ärzteblatt* 94, C1427–C1428.
Fritze, J. & Beckmann, H. (1988). Zur cholinerg-adrenergen Gleichgewichts-Hypothese Affektiver Psychosen. *Fortschritte der Neurologie und Psychiatrie,* 56, 8–21.
Fritze, J., Deckert, J., Lanczik, M., Strik, W., Struck, M. & Wodarz, N. (1992). Zum Stand der Aminhypothesen depressiver Erkrankungen. *Nervenarzt* 63, 3–13.
Fröhlich, L. (1997). Neurochemie – Glukosestoffwechsel – freie Sauerstoffradikale – Apolipoprotein E. In: Weis, S. & Weber, G. (Hrsg.) *Handbuch Morbus Alzheimer: Neurobiologie, Diagnose, Therapie*. Weinheim: Psychologie Verlags Union, S. 411–434.
Fyer, J. (2000). Heritability of social anxiety. *Journal of Clinical Psychiatry,* 54, 10–12.
Gadpaille, W.J. (1995). Homosexuality and homosexual activity. In: Kaplan, H.I. & Sadock, B.J. (eds.) *Comprehensive textbook of psychiatry*. 6th edition. Baltimore: Williams & Wilkins, pp. 1321–1333.
Gadow, K.D. & Weiss, M. (2001). Attention-deficit/hyperactivity disorder in adults: beyond controversy. *Archives of General Psychiatry,* 58, 784–785.
Gaebel, W. (1996). Schizophrenien und wahnhafte Störungen. In: Freyberger, H.J. & Stieglitz, R.D. (Hrsg.) *Kompendium der Psychiatrie und Psychotherapie*. 10. Auflage. Basel: Karger, S. 112–135.
Ganguli, R., Brar, J.S., Chengappa, K.N.R., Yang, Z.W., Nimgaonkar, V.L. & Rabin, B.S. (1993). Autoimmunity in schizophrenia: A review of recent findings. *Annals of Medicine,* 25, 489–496.
Gardner, D.L. & Cowdry, R.W. (1986). Positive effects of carbamazepine on behavioral dyscontrol in borderline personality disorder. *American Journal of Psychiatry,* 143, 519–522.
Gardner, D.L., Lucas, P.B. & Cowdry, R.W. (1990). CSF metabolites in borderline personality disorder compared with normal controls. *Biological Psychiatry,* 28, 247–254.
Garfinkel, P.E. (1995). Eating disorders. In: Kaplan, H.I. & Sadock, B.J. (eds.) *Comprehensive textbook of psychiatry*. 6th edition. Baltimore: Williams & Wilkins, pp. 1361–1371.
Garner, D.M. (1993). Pathogenesis of anorexia nervosa. *Lancet,* 341, 1631–1635.
Garofalo, G., Ragusa, R.M., Barletta, C. & Spina, E. (1992). Schizophrenia and chromosomal fragile sites. *American Journal of Psychiatry,* 149, 1116–1118.
Garvey, M.J., Noyes, R., Woodman, C. & Laukes, C. (1993). A biological difference between panic disorder and generalized anxiety disorder. *Biological Psychiatry,* 34, 572–575.
Gastpar, M. (1996). Psychopharmakologische Behandlung. In: Freyberger, H.J. & Stieglitz, R.D. (Hrsg.) *Kompendium der Psychiatrie und Psychotherapie*. 10. Auflage. Basel: Karger, S. 275–298.
Gawin, F.H. (2001). The scientific exegesis of desire. Neuroimaging crack craving. *Archives of General Psychiatry,* 58, 342–344.
Geddes, J.R. & Lawrie, S.M. (1995). Obstetric complications and schizophrenia: a meta-analysis. *British Journal of Psychiatry,* 167, 786–793.
Geldmacher, D.S. & Whitehouse, P.J. (1995). Multi-Infarct dementia. In: Bloom, F.E. & Kupfer, D.J. (eds.) *Psychopharmacology: the fourth generation of progress*. New York: Raven Press, pp. 1513–1519.

Geller, B., Craney, J.L., Bolhofner, K., Nickelsburg, M.J., Williams, M. & Zimerman, B. (2002). Two-year prospective follow-up of children with a prepubertal and early adolescent bipolar disorder phenotype. *American Journal of Psychiatry,* 159, 927–933.

George, M.S., Teneback, C.C., Blommer, C.W., Horner, M.D. & Anton, R.F. (1999). Using neuroimaging to understand alcohol's brain effects. *CNS Spectrums,* 4, 88–92.

George, M.S., Anton, R.F., Bloomer, C., Teneback, C., Drobes, D.J., Lorberbaum, J.P., Nahas, Z. & Vincent, D.J. (2001). Activation of prefrontal cortex and anterior thalamus in alcoholic subjects on exposure to alcohol-specific cues. *Archives of General Psychiatry,* 58, 345–352.

Gerlach, J. & Hansen, L. (1992). Clozapine and $D_1/D_2$ antagonism in extrapyramidal functions. *British Journal of Psychiatry,* 160 (supplement), 34–37.

Germine, M., Goddard, A.W., Woods, S.W., Charney, D.S. & Heninger, G.R. (1992). Anger and anxiety responses to m-chlorophenylpiperazine in generalized anxiety disorder. *Biological Psychiatry,* 32, 457–461.

Gerner, R.H. & Gwirtsman, H.E. (1981). Abnormalities of dexamethasone suppression test and urinary MHPG in anorexia nervosa. *American Journal of Psychiatry,* 138, 650–653.

Gerner, R.H., Cohen, D.J., Fairbanks, L., Anderson, G.M., Young, J.G., Scheinin, M., Linnoila, M., Shaywitz, B.A. & Hare, T.A. (1984). CSF neurochemistry, of women with anorexia nervosa and normal women. *American Journal of Psychiatry,* 141, 1441–1444.

Gershon, E.S. (1990). Genetics. In: Goodwin, F.K. & Jamison, K.R. (eds.) *Manic-depressive illness.* New York: Oxford University Press, pp. 373–401.

Gianoulakis, C., Krishnan, B. & Thavundayil, J. (1996). Enhanced sensitivity of pituitary ß-endophorphin to ethanol in subjects at high risk of alcoholism. *Archives of General Psychiatry,* 53, 250–257.

Giedd, J.N., Castellanos, F.X., Casey, B.J., Kozuch, P., King, A.C., Hamburger, S.D. & Rapoport, J.L. (1994). Quantitative morphology of the corpus callosum in attention deficit hyperactivity disorder. *American Journal of Psychiatry,* 151, 665–669.

Gilbert, A.R., Rosenberg, D.R., Harenski, K., Spencer, S., Sweeney, J.A. & Keshavan, M.S. (2001). Thalamic volumes in patients with first-episode schizophrenia. *American Journal of Psychiatry,* 158, 618–624.

Giles, D.E., Roffwarg, H.P. & Rush, A.J. (1987). REM latency concordance in depressed family members. *Biological Psychiatry,* 22, 910–924.

Giles, D.E., Kupfer, D.J., Rush, A.J. & Roffwarg, H.P. (1998). Controlled comparison of electrophysiological sleep in families of probands with unipolar depression. *American Journal of Psychiatry,* 155, 192–199.

Gillberg, C. & Svennerholm, L. (1987). CSF monoamines in autistic syndromes and other pervasive developmental disorders of early childhood. *British Journal of Psychiatry,* 151, 89–94.

Gillberg, C., Terenius, L. & Lönnerholm, G. (1985). Endorphin activity in childhood psychosis: spinal fluid levels in 24 cases. *Archives of General Psychiatry,* 42, 780–783.

Gillberg, C., Melander, H., von Knorring, A.L., Janols, L.O., Thernlund, G., Haggloff, B., Eidevall-Wallin, L., Gustafsson, P. & Kopp, S. (1997). Long-term stimulant treatment of children with attention-deficit hyperactivity disorder symptoms: a randomized, double-blind, placebo-controlled trial. *Archives of General Psychiatry,* 54, 857–864.

Gilliam, T.C. & Knowles, J.A. (1995). Genetic linkage analysis of the psychiatric disorders. In: Kaplan, H.I. & Sadock, B.J. (eds.) *Comprehensive textbook of psychiatry.* 6th edition. Baltimore: Williams & Wilkins, pp. 155–164.

Gladue, B.A. (1985). Neuroendocrine response to estrogen and sexual orientation. *Science,* 230, 961.

Glaser, T., De Vry, J., Dompert, W.U., Greuel, J.M., Schreiber, R. & Traber, J. (1991). Serotonin und Angst: Die Rolle von Serotonin$_{1A}$-Rezeptoren am Beispiel von Ipsapiron. In: Beckmann, H. & Osterheider, M. (Hrsg.) *Neurotransmitter und psychische Erkrankungen.* Berlin: Springer, S. 91–101.

Gleiter, C.H. & Nutt, D.J. (1989). Chronic electroconvulsive shock and neurotransmitter receptors: an update. *Life Sciences,* 44, 985–1006.

Goddard, A.W., Sholomskas, D.E., Walton, K.E., Augeri, F.M., Charney, D.S., Heninger, G.R., Goodman, W.K. & Price, L.H. (1994). Effects of tryptophan depletion in panic disorder. *Biological Psychiatry,* 36, 775–777.

Goddard, A.W., Brouette, T., Almai, A., Jetty, P., Woods, S.W. & Charney, D. (2001). Early coadministration of clonazepam with sertraline for panic disorder. *Archives of General Psychiatry,* 58, 681–686.

Goetz, R.R., Klein, D.F., Gully, R., Kahn, J., Liebowitz, M.R., Fyer, A.J. & Gorman, J.M. (1993). Panic attacks during placebo procedures in the laboratory: physiology and symptomatology. *Archives of General Psychiatry,* 50, 280–285.

Goff, D.C. & Coyle, J.T. (2001). The emerging role of glutamate in the pathophysiology and treatment of schizophrenia. *American Journal of Psychiatry*, 158, 1367–1377.

Gold, P.W., Gwirtsman, H., Avgerinos, P.C., Nieman, L.K., Gallucci, W.T., Kaye, W., Jimerson, D., Ebert, M., Rittmaster, R., Loriaux, D.L.& Chrousos, G.P. (1986). Abnormal hypothalamic-pituitary-adrenal function in anorexia nervosa: pathophysiologic mechanisms in underweight and weight-corrected patients. *New England Journal of Medicine*, 314, 1335–1342.

Goldberg, S.C., Schulz, S.C., Schulz, P.M., Resnick, R.J., Hamer, R.M. & Friedel, R.O. (1986). Borderline and schizotypal personality disorders treated with low-dose thiothixene vs placebo. *Archives of General Psychiatry*, 43, 680–686.

Golden, N.H., Ashtari, M., Kohn, M.R., Patel, M., Jacobson, M.S., Fletcher, A. & Shenker, I.R. (1996). Reversibility of cerebral ventricular enlargement in anorexia nervosa, demonstrated by quantitative magnetic resonance imaging. *Journal of Pediatrics*, 128, 296–301.

Goldman, J. & Coté, L. (1991). Aging of the brain: Dementia of the Alzheimer's type. In: Kandel, E.R., Schwartz, J.H. & Jessell, T.M. (eds.) *Principles of neural science*. New Jersey: Prentice Hall, pp. 974–983.

Goldman-Rakic, P.S. & Selemon, L.D. (1997). Functional and anatomical aspects of prefrontal pathology in schizophrenia. *Schizophrenia Bulletin*, 23, 437–458.

Goldstein, A. (1994). *Addiction: from biology to drug policy*. New York: W.H. Freeman.

Goldstein, D.B. (1996). Effects of alcohol on membrane lipids. In: Begleiter, H. & Kissin, B. (eds.) *The pharmacology of alcohol and alcohol dependence*. New York: Oxford University Press, pp. 309–334.

Gonzales, C.L. (2003). Tardive dyskinesia after olanzapine treatment. *Clinical Approaches in Bipolar Disorders*, 2, 67–69.

Gonzales, R.A. & Jaworski, J.N. (1997). Alcohol and glutamate. *Alcohol Health & Research World*, 21, 121–126.

Goodman, R. & Stevenson, J. (1989). A twin study of hyperactivity – II. The aetiological role of genes, family relationships and perinatal adversity. *Journal of Child Psychology and Psychiatry*, 30, 691–709.

Goodman, W.K., Price, L.H., Delgado, P.L., Palumbo, J., Krystal, J.H., Nagy, L.M., Rasmussen, S.A., Heninger, G.R. & Charney, D.S. (1990). Specificity of serotonin reuptake inhibitors in the treatment of obsessive-compulsive disorder: Comparison of fluvoxamine and desimipramine. *Archives of General Psychiatry*, 47, 577–585.

Goodnick, P.J. (ed.) (1998). *Mania. Clinical and research perspectives*. London: American Psychiatric Press.

Goodwin, D.W., Schulsinger, F., Hermansen, L., Guze, S.B. & Winokur, G.A. (1973). Alcohol problems in adoptees raised apart from alcoholic biological parents. *Archives of General Psychiatry*, 28, 238–243.

Goodwin, D.W., Schulsinger, F., Knop, J., Mednick, S., & Guze, S.B. (1977). Psychopathology in adopted and nonadopted daughters of alcoholics. *Archives of General Psychiatry*, 34, 1005–1009.

Goodwin, F.K. & Bunney, W.E. (1971). Depressions following reserpine: a reevaluation. *Seminars in Psychiatry*, 3, 435–448.

Goodwin, F.K. & Ghaemi, S.N. (1998). Understanding manic-depressive illness. *Archives of General Psychiatry*, 55, 23–25.

Goodwin, F.K. & Jamison, K.R. (1990). *Manic-depressive illness*. New York: Oxford University Press.

Goodwin, G.M., Fairburn, C.G. & Cowen, P.J. (1987). The effects of dieting and weight loss on neuroendocrine responses to tryptophan, clonidine, and apomorphine in volunteers: Important implications for neuroendocrine investigations in depression. *Archives of General Psychiatry*, 44, 952–957.

Gooren, L. (1990). Biomedical theories of sexual orientation: a critical examination. In: McWhirter, D.P., Sanders, S.A. & Reinisch, J.M. (eds.) *Homosexuality/heterosexuality: concepts of sexual orientation*. New York: Oxford University Press, pp. 71–100.

Gordon, C.T., State, R.C., Nelson, J.E., Hamburger, S.D. & Rapoport, J.L. (1993). A double-blind comparison of clomipramine, desipramine, and placebo in the treatment of autistic disorder. *Archives of General Psychiatry*, 50, 441–447.

Gorelick, D.A. & Balster, R.L. (1995). Phencyclidine (PCP). In: Bloom, F.E. & Kupfer, D.J. (eds.) *Psychopharmacology: the fourth generation of progress*. New York: Raven Press, pp. 1767–1776.

Gorenstein, E.E. (1982). Frontal lobe functions in psychopaths. *Journal of Abnormal Psychology*, 91, 368–379.

Gorman, J.M., Liebowitz, M.R., Fyer, A.J. & Stein, J. (1989). A neuroanatomical hypothesis for panic disorder. *American Journal of Psychiatry,* 146, 148–161.
Gorman, J.M., Papp, L.A., Coplan, J.D., Martinez, J.M., Lennon, S., Goetz, R.R., Ross, D. & Klein, D.F. (1994). Anxiogenic effects of $CO_2$ and hyperventilation in patients with panic disorder. *American Journal of Psychiatry,* 151, 547–553.
Gorman, J.M., Kent, J.M., Sullivan, G.M. & Coplan, J.D. (2000). Neuroanatomical hypothesis of panic disorder, revised. *American Journal of Psychiatry,* 157, 493–505.
Gorman, J.M., Kent, J., Martinez, J., Browne, S., Coplan, J. & Papp, L.A. (2001). Physiological changes during carbon dioxide inhalation in patients with panic disorder, major depression, and premenstrual dysphoric disorder. Evidence for a central fear mechanism. *Archives of General Psychiatry,* 58, 125–131.
Gottesman, I. (1993; amer. Originalausg. 1991). *Schizophrenie.* Heidelberg: Spektrum.
Gottesman, I. & Shields, J. (1972). *Schizophrenia and genetics: a twin study vantage point.* New York: Academic Press.
Graber, B. (1993). Medical aspects of sexual arousal disorder. In: O'Donohue, W. & Geer, J.H. (eds.) *Handbook of sexual dysfunctions: assessment and treatment.* Boston: Allyn and Bacon, pp. 103–156.
Gray, J.A. (1982). *The neuropsychology of anxiety.* New York: Oxford Press.
Graybiel, A.M. (1995). The basal ganglia. *Trends in Neurosciences,* 18, 60–62.
Grebb, J.A. (1995). Psychosurgery. In: Kaplan, H.I. & Sadock, B.J. (eds.) *Comprehensive textbook of psychiatry.* 6th edition. Baltimore: Williams & Wilkins, pp. 2140–2144.
Greden, J.F. & Pomerleau, O. (1995). Caffeine-related disorders and nicotine-related disorders. In: Kaplan, H.I. & Sadock, B.J. (eds.) *Comprehensive textbook of psychiatry.* 6th edition. Baltimore: Williams & Wilkins, pp. 799–810.
Green, M.F. (1998). *Schizophrenia from a neurocognitive perspective.* Boston: Allyn & Bacon.
Green, A.I., Mooney, J.J., Posener, J.A. & Schildkraut, J.J. (1995). Mood disorders: Biochemical aspects. In: Kaplan, H.I. & Sadock, B.J. (eds.) *Comprehensive textbook of psychiatry.* 6th edition. Baltimore: Williams & Wilkins, pp. 1089–1102.
Green, R. & Blanchard, R. (1995). Gender identity disorders. In: Kaplan, H.I. & Sadock, B.J. (eds.) *Comprehensive textbook of psychiatry.* 6th edition. Baltimore: Williams & Wilkins, pp. 1347–1360.
Gregoire, A. (1992). New treatments for erectile impotence. *British Journal of Psychiatry,* 160, 315–326.
Greist, J.H., Jefferson, J.W., Kobak, K.A., Katzelnick, D.J. & Serlin, R.C. (1995). Efficacy and tolerability of serotonin transport inhibitors in obsessive-compulsive disorder: a meta-analysis. *Archives of General Psychiatry,* 52, 53–60.
Grenier, G. & Byers, E.S. (1995). Rapid ejaculation: a review of conceptual, etiological, and treatment issues. *Archives of Sexual Behavior,* 24, 447–472.
Grinspoon, L. & Bakalar, J.B. (1997) Marihuana. In: Lowinson, J.H., Ruiz, P., Millman, R.B. & Langrod, J.G. (eds.) *Substance abuse: A comprehensive textbook.* 3rd edition. Baltimore: Williams & Wilkins, pp. 199–206.
Gründer, G., Carlsson, A. & Wong, D.F. (2003). Mechanism of new antipsychotic medications: occupancy is not just antagonism. *Archives of General Psychiatry,* 60, 974–977.
Gualtieri, C.T. (1991). The functional neuroanatomy of psychiatric treatments. *Psychiatric Clinics of North America,* 14, 113–124.
Gunderson, J.G. & Phillips, K.A. (1991). A current view of the interface between borderline personality disorder and depression. *American Journal of Psychiatry,* 148, 967–975.
Gur, R.E. (1995). Functional brain-imaging studies in schizophrenia. In: Bloom, F.E. & Kupfer, D.J. (eds.) *Psychopharmacology: the fourth generation of progress.* New York: Raven Press, pp. 1185–1192.
Gur, R.E. (1999). Is schizophrenia a lateralized brain disorder? Editor's introduction. *Schizophrenia Bulletin,* 25, 1721–1723.
Gur, R.C. & Gur, R.E. (1995). Hypofrontality in schizophrenia: RIP. *Lancet,* 345, 1383–1384
Gur, R.E., Maany, V., Mozley, P.D., Swanson, C., Bilker, W. & Gur, R.C. (1998). Subcortical MRI volumes in neuroleptic-naive and treated patients with schizophrenia. *American Journal of Psychiatry,* 155, 1711–1717.
Gutzmann, H. (1996). Organische (und symptomatische). psychische Störungen. In: Freyberger, H.J. & Stieglitz, R.D. (Hrsg.) *Kompendium der Psychiatrie und Psychotherapie.* 10. Auflage Basel: Karger, S. 58–85.
Gwirtsman, H.E., Roy-Byrne, P., Yager, J. & Gerner, R.H. (1983). Neuroendocrine abnormalities in bulimia. *American Journal of Psychiatry,* 140, 559–563.

Gwirtsman, H.E., Kaye, W.H., George, D.T., Jimerson, D.C., Ebert, M.H. & Gold, P.W. (1989). Central and peripheral ACTH and cortisol levels in anorexia nervosa and bulimia. *Archives of General Psychiatry,* 46, 61–69.

Gyulai, L., Bowden, C.L., McElroy, S.L., Calabrese, J.R., Petty, F. & Swan, A.C. (2003). Maintenance efficacy of divalproex in the prevention of bipolar disorder. *Neuropsychopharmacology,* 28, 1374–1382.

Hadigan, C.M., Walsh, B.T., Buttinger, C. & Hollander, E. (1995). Behavioral and neuroendocrine responses to metaCPP in anorexia nervosa. *Biological Psychiatry,* 37, 504–511.

Hagberg, B. & Kyllerman, M. (1983). Epidemiology of mental retardation – a Swedish survey. *Brain & Development,* 5, 441–449.

Hajak, G. & Rüther, E. (1995). *Insomnie – Schlaflosigkeit: Ursachen, Symptomatik und Therapie.* Berlin: Springer.

Halaris, A. (ed.) (1987). *Chronobiology and psychiatric disorders.* New York: Elsevier.

Hallmayer, J., Hebert, J.M., Spiker, D., Lotspeich, L., McMahon, W.M., Petersen, P.B., Nicholas, P., Pingree, C., Lin, A.A., Cavalli-Sforza, L.L., Risch, N. & Ciaranello, R.D. (1996). Autism and the X chromosome: Multipoint sib-pair analysis. *Archives of General Psychiatry,* 53, 985–989.

Halmi, K.A. (1995). Basic biological overview of eating disorders. In: Bloom, F.E. & Kupfer, D.J. (eds.) *Psychopharmacology: the fourth generation of progress.* New York: Raven Press, pp. 1609–1616.

Halperin, J.M., Sharma, V., Siever, L.J., Schwartz, S.T., Matier, K., Wornell, G. & Newcorn, J.H. (1994). Serotonergic function in aggressive and nonaggressive boys with attention deficit hyperactivity disorder. *American Journal of Psychiatry,* 151, 243–248.

Hamer, D.H., Hu, S., Magnuson, V.L., Hu, N. & Pattatucci, A.M.L. (1993). A linkage between DNA markers on the X chromosome and male sexual orientation. *Science,* 261, 321–327.

Hamm, A. (1997). *Furcht und Phobien: Psychophysiologische Grundlagen und klinische Anwendungen.* Göttingen: Hogrefe.

Hamner, M.B. & Diamond, B.I. (1993). Elevated plasma dopamine in posttraumatic stress disorder: a preliminary report. *Biological Psychiatry,* 33, 304–306.

Haney, M., Ward, A.S., Comer, S.D., Foltin, R.W. & Fischman, M.W. (1999). Abstinence symptoms following smoked marijuana in humans. *Psychopharmacology,* 141, 395–404.

Hanin, I. & Usdin, E. (eds.) (1977). *Animal models in psychiatry, and neurology.* Oxford: Pergamon.

Haracz, J.L. (1982). The dopamine hypothesis: an overview of studies with schizophrenic patients. *Schizophrenia Bulletin,* 8, 438–469.

Harding, C.M. (1988). Course types of schizophrenia: an analysis of European and American studies. *Schizophrenia Bulletin,* 14, 633–643.

Hare, R.D. (1978). Electrodermal and cardiovascular correlates of psychopathy. In: Hare, R.D. & Schalling, D. (eds.) *Psychopathic behaviour: approaches to research.* New York: Wiley, pp. 107–143.

Haroutunian, V. & Davis, K.L. (2000). Neuropathology of schizophrenia. In: Breier, A., Tran, P.V., Herrera, J., Bymaster, F. & Tollefson, G.D. (eds.) *Current issues in the psychopharmacology of schizophrenia.* Baltimore: Williams & Wilkins.

Haroutunian, V., Knott, P. & Davis, K.L. (1988). Effects of mesocortical dopaminergic lesions upon subcortical dopaminergic function. *Psychopharmacology Bulletin,* 24, 341–344.

Harison, P.J. (1999). The neuropathology of schizophrenia: a critical review of the data and their interpretation. *Brain,* 122, 593–624.

Harrington, R.C. (2001). Adolescent depression: same or different? *Archives of General Psychiatry,* 58, 21–22.

Harrington, R.C., Fudge, H., Rutter, M.L., Bredenkamp, D., Groothues, C. & Pridham, J. (1993). Child and adult depression: a test of continuities with data from a family study. *British Journal of Psychiatry,* 162, 627–633.

Hasin, D., Aharonovich, E., Liu, X., Mamman, Z., Matseoane, K., Carr, L. & Li, T.K. (2002). Alcohol and ADH2 in Israel: Ashkenazis, Sephardics, and recent Russian immigrants. *American Journal of Psychiatry,* 159, 1432–1434.

Haug, H.J. (1996a). Affektive Störungen. In: Freyberger, H.J. & Stieglitz, R.D. (Hrsg.) *Kompendium der Psychiatrie und Psychotherapie.* 10. Auflage Basel: Karger, S. 136–168.

Haug, H.J. (1996b). Andere biologische Verfahren. In: Freyberger, H.J. & Stieglitz, R.D. (Hrsg.) *Kompendium der Psychiatrie und Psychotherapie.* 10. Auflage. Basel: Karger, S. 299–307.

Hauser, P., Zametkin, A.J., Martinez, P., Vitiello, B., Matochik, J.A., Mixson, A.J. & Weintraub, B.D. (1993). Attention deficit-hyperactivity disorder in people with generalized resistance to thyroid hormone. *New England Journal of Medicine,* 328, 997–1001.

Hay, P., Sachdev, P., Cumming, S., Smith, J.S., Lee, T., Kitchener, P. & Matheson, J. (1993). Treatment of obsessive-compulsive disorder by psychosurgery. *Acta Psychiatrica Scandinavica,* 87, 197–207.

Hazlet, E.A., Buchsbaum, M.S., Jeu, L.A., Nenadic, I., Fleischman, M.B., Shihabuddin, L., Haznedar, M.& Harvey, P.D. (2000). Hypofrontality in unmedicated schizophrenia patients studied with PET during performance of a serial verbal learning task. *Schizophrenia Research,* 43, 33–46.

Heatherton, T.F., Nichols, P., Mahamedi, F. & Keel, P. (1995). Body weight, dieting, and eating disorder symptoms among college students, 1982 to 1992. *American Journal of Psychiatry,* 152, 1623–1629.

Heaton, R.K., Gladsjo, J.A., Palmer, B.W., Kuck, J., Marcotte, T.D. & Jeste, D.V. (2001). Stability and course of neuropsychological deficits in schizophrenia. *Archives of General Psychiatry,* 58, 24–32.

Hegerl, U. & Mavrogiorgou, P. (1999). Die Zwangsstörung aus neurobiologischer Sicht. *Verhaltenstherapie und Verhaltensmedizin,* 20, 435–447.

Heinz, A. & Mann, K. (2001). Neurobiologie der Alkoholabhängigkeit. *Deutsches Ärzteblatt,* 98, C1832–C1836.

Hellerstein, D.S., Yanowitch, P., Rosenthal, J., Wallner Samstag, L., Maurer, M., Kasch, K., Burrows, L., Poster, M., Cantillon, M. & Winston, A. (1993). A randomized double-blind study of fluoxetine versus placebo in the treatment of dysthymia. *American Journal of Psychiatry,* 150, 1169–1175.

Hennig, J. (2000). Serotonin und Persönlichkeit. *Zeitschrift für Differentielle und Diagnostische Psychologie,* 21, 226–234.

Hennig, J. & Netter, P. (2005). Neurotransmitter und Persönlichkeit. In: Hennig, J. & Netter, P. (Hrsg.) *Biopsychologische Grundlagen der Persönlichkeit.* Heidelberg: Spektrum (Elsevier), S. 191–289.

Hennig, J., Toll, C., Schonlau, P., Rohrmann, S. & Netter, P. (2000). Endocrine responses after d-fenfluramine and ipsapirone challenge: further support for Cloninger's tridimensional model of personality. *Neuropsychobiology,* 41, 38–47.

Henningfield, J.E., Schuh, L.M. & Jarvik, M.E. (1995). Pathophysiology of tobacco dependence. In: Bloom, F.E. & Kupfer, D.J. (eds.) *Psychopharmacology: the fourth generation of progress.* New York: Raven Press, pp. 1715–1729.

Hérault, J., Perrot, A., Barthelemy, C., Büchler, M., Cherpi, C., Leboyer, M., Sauvage, D., Lelord, G., Mallet, J. & Müh, J.P. (1993). Possible association of C-Harvey-RAS-1 (HRAS-1) marker with autism. *Psychiatry Research,* 46, 261–267.

Hérault, J., Petit, E., Buchler, M., Martineau, J., Cherpi, C., Perrot, A., Sauvage, D., Barthelemy, C., Muh, J.P. & Lelord, G. (1994). Lack of association between three genetic markers of brain growth factors and infantile autism. *Biological Psychiatry,* 35, 281–283.

Herholz, K., Krieg, J.C., Emrich, H.M., Pawlik, G., Beil, C., Pirke, K.M., Pahl, J.J., Wagner, R., Wienhard, K., Ploog, D. & Heiss, W.D. (1987). Regional cerebral glucose metabolism in anorexia nervosa measured by positron emission tomography. *Biological Psychiatry,* 22, 43–51.

Herrmann, M., Bartels, C. & Wallesch, C.W. (1993). Depression in acute and chronic aphasia: symptoms, pathoanatomical-clinical correlations and functional implications. *Journal of Neurology, Neurosurgery, and Psychiatry,* 56, 672–678.

Hertoft, P. (1989). *Klinische Sexologie.* Köln: Deutscher Ärzteverlag.

Hettema, J.M., Neale, M.C. & Kendler, K.S. (2001). A review and meta-analysis of the genetic epidemiology of anxiety disorders. *American Journal of Psychiatry,* 158, 1568–1578.

Heun, R., Papassotiropoulos, A., Jessen, F., Maier, W. & Breitner, J.C.S. (2001). A family study of Alzheimer Disease and early- and late-onset depression in elderly patients. *Archives of General Psychiatry,* 58, 190–196.

Hibbert, G. & Pilsbury, D. (1989). Hyperventilation: is it a cause of panic attacks? *British Journal of Psychiatry,* 155, 805–809.

Higley, J.D., Mehlman, P.T., Taub, D.M., Higley, S.B., Suomi, S.J., Linnoila, M. & Vickers, J.H. (1992). Cerebrospinal fluid monoamine and adrenal correlates of aggression in free-ranging rhesus monkeys. *Archives of General Psychiatry,* 49, 436–441.

Higley, J.D., Mehlman, P.T., Poland, R.E., Taub, D.M., Vickers, J.H., Suomi, S.J. & Linnoila, M. (1996). CSF testosterone and 5-HIAA correlate with different types of aggressive behaviors. *Biological Psychiatry,* 40, 1067–1082.

Hinterhuber, H. & Fleischhacker, W.W. (1997). Schizophrenie, schizotype und wahnhafte Störungen. In: Hinterhuber, H. & Fleischhacker, W.W. (Hrsg.) *Lehrbuch der Psychiatrie.* Stuttgart: Thieme, S. 62–94.

Hitri, A., Casanova, M.F., Kleinman, J.E. & Wyatt, R.J. (1994). Fewer dopamine transporter receptors in the prefrontal cortex of cocaine users. *American Journal of Psychiatry*, 151, 1074–1076.

Hock, H.W., Susser, E., Buck, K.A., Lumey, L.H., Lin, S.P. & Gorman, J.M. (1996). Schizoid personality disorder after prenatal exposure to famine. *American Journal of Psychiatry*, 153, 1637–1639.

Hockings, G.I., Grice, J.E., Ward, W.K., Walters, M.M., Jensen, G.R. & Jackson, R.V. (1993). Hypersensitivity of the hypothalamic-pituitary-adrenal axis to naloxone in post-traumatic stress disorder. *Biological Psychiatry*, 33, 585–593.

Hodgins, S., Kratzer, L. & McNeil, T.F. (2001). Obstetric complications, parenting, and risk of criminal behavior. *Archives of General Psychiatry*, 58, 746–752.

Hoehn-Saric, R. & McLeod, D.R. (1993). Somatic manifestations of normal and pathological anxiety. In: Hoehn-Saric, R & McLeod, D.R. (eds.) *Biology of anxiety disorders*. Washington, D.C.: American Psychiatric Association, pp. 177–222.

Hohagen, F. (1992). Neurobiologische Grundlagen der Zwangsstörung. In: Hand, I., Goodman, W.K. & Evers, U. (Hrsg.) *Zwangsstörungen. Neue Forschungsergebnisse*. Heidelberg: Springer, S. 37–71.

Holland, A.J., Hall, A., Murray, R., Russell, G.F.M. & Crisp, A.H. (1984). Anorexia nervosa: a study of 34 twin pairs and one set of triplets. *British Journal of Psychiatry*, 145, 414–419.

Hollander, E., DeCaria, C.M., Nitescu, A., Gully, R., Suckow, R.F., Cooper, T.B., Gorman, J.M., Klein, D.F. & Liebowitz, M.R. (1992). Serotonergic function in obsessive-compulsive disorder: Behavioral and neuroendocrine responses to oral m-chlorophenylpiperazine and fenfluramine in patients and healthy volunteers. *Archives of General Psychiatry*, 49, 21–28.

Hollander, E., Stein, D.J., DeCaria, C.M., Cohen, L., Saoud, J.B., Skodol, A.E., Kellman, D., Rosnick, L. & Oldham, J.M. (1994). Serotonergic sensitivity in borderline personality disorder: preliminary findings. *American Journal of Psychiatry*, 151, 277–280.

Hollister, J.M., Laing, P. & Mednick, S.A. (1996). Rhesus incompatibility as a risk factor for schizophrenia in male adults. *Archives of General Psychiatry*, 53, 19–24.

Holsboer, F. (1995). Neuroendocrinology of mood disorders. In: Bloom, F.E. & Kupfer, D.J. (eds.) *Psychopharmacology: the fourth generation of progress*. New York: Raven Press, pp. 957–969.

Holtkamp, K. & Herpertz-Dahlmann, B. (2005). Anorexia und Bulimia nervosa im Kindes- und Jugendalter. *Deutsches Ärzteblatt*, 102, C38–C45.

Holtmann, M., Bölte, S., Wöckel, L. & Poustka, F. (2005). Antidepressive Therapie bei Kindern und Jugendlichen. Anwendung und Stellenwert der selektiven Serotonin-Wiederaufnahmehemmer. *Deutsches Ärzteblatt*, 102, C769–C772.

Holzman, P.S. & Matthyse, S.W. (1990). The genetics of schizophrenia: a review. *Psychological Science*, 1, 279–286.

Holzman, P.S., Levy, D.L., Matthyse, S.W. & Abel, L.A. (1997). Smooth pursuit eye tracking in twins: a critical commentary. *Archives of General Psychiatry*, 54, 429–431.

Hommer, D.W., Momenan, R., Kaiser, E. & Rawlings, R.R. (2001). Evidence for a gender-related effect of alcoholism on brain volumes. *American Journal of Psychiatry*, 158, 198–204.

Horobin, D.F. (1998). The membrane phospholipid hypothesis as a biochemical basis for the neurodevelopmental concept of schizophrenia. *Schizophrenia Bulletin*, 30, 193–208.

House, A., Dennis, M., Warlow, C., Hawton, K. & Molyneux, A. (1990). Mood disorders after stroke and their relation to lesion localisation: A CT scan study. *Brain*, 113, 1113–1129.

Howland, R.H. (1991). Pharmacotherapy of dysthymia: a review. *Journal of Clinical Psychopharmacology*, 11, 83–92.

Hoyer, J., Beesdo, K., Becker, E.S. & Wittchen, H.U. (2003). Epidemiologie und nosologischer Status der Generalisierten Angststörung. *Zeitschrift für Klinische Psychologie und Psychotherapie*, 32, 267–275.

Hrdina, P.D., Demeter, E., Vu, T.B., Sotony, P. & Palkovits, M. (1993). 5-HT uptake sites and 5-$HT_2$ receptors in brain of antidepressant-free suicide victims/depressives: increase in 5-$HT_2$ sites in cortex and amygdala. *Brain Research*, 614, 37–44.

Hudson, J.I., Laffer, P.S. & Pope, H.G. (1982). Bulimia related to affective disorder by family history and response to the dexamethasone suppression test. *American Journal of Psychiatry*, 139, 685–687.

Hudson, J.I., Pope, H.G., Jones, J.M., Laffer, P.S., Hudson, M.S. & Melby, J.C. (1983). Hypothalamic-pituitary-adrenal-axis hyperactivity in bulimia. *Psychiatry Research*, 8, 111–117.

Huestis, M.A., Gorelick, D.A., Heishman, S., Preston, K.L., Nelson, R.A., Moolchan, E.T. & Frank, R.A. (2001). Blockade of effects of smoked marijuana by the CB1-selective cannabinoid receptor antagonist SR141716. *Archives of General Psychiatry*, 58, 322–328.

Huether, G., Schmidt, S. & Rüther, E. (1998). Essen, Serotonin und Psyche: Die unbewusste nutritive Manipulation von Stimmungen und Gefühlen. *Deutsches Ärzteblatt* 95, C477–479.

Hughes, P.L., Wells, L.A. & Cunningham, C.J. (1986). The dexamethasone suppression test in bulimia before and after successful treatment with desipramine. *Journal of Clinical Psychiatry,* 47, 515–517.

Hulshoff Pol, H.E., Schnack, H.G., Mandl, R.C., van Haren, N.E.M., Koning, H., Collins, D.L., Evans, A.C. & Kahn, R.S. (2001). Focal gray matter densitiy changes in schizophrenia. *Archives of General Psychiatry,* 58, 1118–1125.

Hyde, J.S. (1994). *Understanding human sexuality.* 5th edition. New York: McGraw-Hill.

Hynd, G.W., Semrud-Clikeman, M., Lorys, A.R., Novey, E.S. & Eliopulos, D. (1990). Brain morphology in developmental dyslexia and attention deficit disorder/hyperactivity. *Archives of Neurology,* 47, 919–926.

Hynd, G.W., Semrud-Clikeman, M., Lorys, A.R., Novey, E.S., Eliopulos, D. & Lyytinen, H. (1991). Corpus callosum morphology in attention deficit-hyperactivity disorder: morphometric analysis of MRI. *Journal of Learning Disabilities,* 24, 141–146.

Hynd, G.W., Hern, K.L., Novey, E.S., Eliopulos, D., Marshall, R., Gonzalez, J.J. & Voeller, K.K.S. (1993). Attention deficit-hyperactivity disorder and asymmetry of the caudate nucleus. *Journal of Child Neurology,* 8, 339–347.

*ICD-10 Internationale Klassifikation psychischer Störungen.* Kapitel V (F). 2. Auflage. (hrsg. von Dilling et al. 1993) Bern: Huber (s. auch Dilling et al., 1993).

Ingraham, L.J. (1995). Family-genetic research and schizotypal personality. In: Raine, A., Lencz, T. & Mednick, S.A. (eds.) *Schizotypal personality.* Cambridge: Cambridge University Press, pp. 19–42.

Inouye, E. (1965). Similar and dissimilar manifestations of obsessive-compulsive neurosis in monozygotic twins. *American Journal of Psychiatry,* 121, 1171–1175.

Insel, T.R. (1986). The neurobiology of anxiety: a tale of two systems. In: Shaw, B.F., Segal, Z.V., Vallis, T.M. & Cashman, F.E. (eds.) *Anxiety disorders: psychological and biological perspectives.* New York: Plenum, pp. 35–49.

Insel, T.R. (1992). Toward a neuroanatomy of obsessive-compulsive disorder. *Archives of General Psychiatry,* 49, 739–744.

Insel, T.R., Gillin, J.C. & Moore, A. (1982a). The sleep of patients with obsessive-compulsive disorder. *Archives of General Psychiatry,* 39, 1372–1377.

Insel, T.R., Kalin, N.H., Guttmacher, L.B., Cohen, R.M. & Murphy, D.L. (1982b). The dexamethasone suppression test in patients with primary obsessive-compulsive disorder. *Psychiatry Research,* 6, 153–160.

Insel, T.R., Mueller, E.A., Gillin, J.C., Siever, L.J. & Murphy, D.L. (1984). Biological markers in obsessive-compulsive and affective disorders. *Journal of Psychiatric Research,* 18, 407–423.

Insel, T.R., Mueller, E.A., Alterman, I., Linnoila, M. & Murphy, D.L. (1985). Obsessive-compulsive disorder and serotonin: is there a connection? *Biological Psychiatry,* 20, 1174–1188.

Insel, T.R., Zohar, J., Benkelfat, C. & Murphy, D.L. (1990). Serotonin in obsessions, compulsions, and the control of aggressive impulses. In: Whitaker-Azmitia, P.M. & Peroutka, S.J. (eds.) *The neuropharmacology of serotonin.* New York: New York Academy of Science, pp. 574–585.

In't Veld Bas, Ruitenberg, A., Hofman, A., Launer, L.J., van Duijn, C.M., Stijnen, T., Breteler, M. & Stricker, B.H.C. (2001). Nonsteroidal antiinflammatory drugs and the risk of Alzheimer disease. *New England Journal of Medicine,* 345, 1515–1521.

Ismail, B., Cantor-Graae, E. & McNeil, T.F. (1998). Neurological abnormalities in schizophrenic patients and their siblings. *American Journal of Psychiatry,* 155, 84–89.

Ismail, B., Cantor-Graae, E. & McNeil, T.F. (2000). Minor physical abnormalities in schizophrenia: cognitive, neurological and other clinical correlates. *Journal of Psychiatry Research,* 34, 45–56.

Jackson, J.L., O'Malley, P.G. & Tomkins, G. (2000). Treatment of functional gastrointestinal disorders with antidepressant medication: a metaanalysis. *American Journal of Medicine,* 108, 65-70.

Jacobs, B.L. (1987). How hallucinogenic drugs work. *American Scientist,* 75, 386–392.

Jacobs, B.L. & Fornal, C.A. (1995). Serotonin and behavior: a general hypothesis. In: Bloom, F.E. & Kupfer, D.J. (eds.) *Psychopharmacology: the fourth generation of progress.* New York: Raven Press, pp. 461–469.

Jacobsen, L.K., Giedd, J.N., Gottschalk, C., Kosten, T.R. & Krystal, J.H. (2001a). Quantitative morphology of the caudate and putamen in patients with cocaine dependence. *American Journal of Psychiatry,* 158, 486–489.

Jacobsen, L.K., Southwick, S.M. & Kosten, T.R. (2001b). Substance use disorders in patients with posttraumatic stress disorder: a review of the literature. *American Journal of Psychiatry*, 158, 1184–1190.
Jacobvitz, D., Sroufe, L.A., Stewart, M. & Leffert, N. (1990). Treatment of attentional and hyperactivity problems in children with sympathomimetic drugs: a comprehensive review. *Journal of the American Academy of Child and Adolescent Psychiatry*, 29, 677–688.
Jaffé, J.H. (1995a). Cocaine-related disorders. In: Kaplan, H.I. & Sadock, B.J. (eds.). *Comprehensive textbook of psychiatry*. 6th edition. Baltimore: Williams & Wilkins, pp. 817–831.
Jaffé, J.H. (1995b). Opioid-related disorders. In: Kaplan, H.I. & Sadock, B.J. (eds.) *Comprehensive textbook of psychiatry*. 6th edition. Baltimore: Williams & Wilkins, pp. 842–864.
Jaffee, S.R., Moffitt, T.E., Caspi, A., Fombonne, E., Poulton, R. & Martin, J. (2002). Differences in early childhood risk factors for juvenile-onset and adult-onset depression. *Archives of General Psychiatry*, 58, 215–222.
Janowski, D.S. & Davis, J.M. (1976). Methylphenidate, dextroamphetamine and levamfetamine: effects on schizophrenic symptoms. *Archives of General Psychiatry*, 33, 304–308.
Janowski, D.S. & Overstreet, D.H. (1995). The role of acetycholine mechanisms in mood disorders. In: Bloom, F.E. & Kupfer, D.J. (eds.) *Psychopharmacology: the fourth generation of progress*. New York: Raven Press, pp. 945–955.
Janowski, D.S., El-Yousef, M.K., Davis, J.M. & Sekerke, H.J. (1972). A cholinergic-adrenergic hypothesis of mania and depression. *Lancet*, ii, 632–635.
Javaid, J.I., Notorangelo, M.P., Pandey, S.C., Reddy, P.L., Pandey, G.N. & Davis, J.M. (1994). Peripheral benzodiazepine receptors are decreased during cocaine withdrawal in humans. *Biological Psychiatry*, 36, 44–50.
Javitt, D.C. & Zukin, S.R. (1991). Recent advances in the phencyclidine model of schizophrenia. *American Journal of Psychiatry*, 148, 1301–1308.
Jenike, M.A., Baer, L. & Minichiello, W.E. (eds.) (1990). *Obsessive-compulsive disorders.: theory and management*. St. Louis: Mosby-Year Book.
Jenike, M.A., Baer, L., Ballantine, T., Martuza, R.L., Tynes, S., Giriunas, I., Buttolph, L. & Cassem, N.H. (1991). Cingulotomy for refractory obsessive-compulsive disorder: a long-term follow-up of 33 patients. *Archives of General Psychiatry*, 48, 548–555.
Jenike, M.A., Breier, H.C., Baer, L., Kennedy, D.N., Savage, C.R., Olivares, M.J., O'Sullivan, R.L., Shera, D.M., Rauch, S.L., Keuthen, N., Rosen, B.R., Caviness, V.S. & Filipeh, P.A. (1996). Cerebral structure abnormalities in obsessive-compulsive disorder: a quantitative morphometric magnetic resonance imaging study. *Archives of General Psychiatry*, 53, 625–632.
Jentsch, J. & Roth, R. (1999). The neuropsychopharmacology of phencyclidine. From NDMA receptor hypofunction to the dopamine hypothesis of schizophrenia. *Neuropsychopharmacology*, 20, 201–225.
Jentsch, J., Redmond, D.E., Elsworth, J.D., Taylor, J.R., Youngren, K.D. & Roth, R.H. (1997). Enduring cognitive deficits and cortical dopamine dysfunction in monkeys after long-term administration of phencyclidine. *Science*, 277, 953–955.
Jessell, T.M. & Kelly, D.D. (1991). Pain and analgesia. In: Kandel, E.R., Schwartz, J.H. & Jessell, T.M. (eds.) *Principles of neural science*. New Jersey: Prentice Hall, pp. 385–399.
Jimerson, D.C., Brandt, H.A. & Brewerton, T.D. (1988). Evidence for altered serotonin function in bulimia and anorexia nervosa: behavioral implications. In: Pirke, K.M., Vandereyken, W. & Ploog, D. (eds.) *The psychobiology of bulimia nervosa*. Heidelberg: Springer, pp. 83–89.
Jimerson, D.C., Lesem, M.D., Hegg, A.L. & Brewerton, T.D. (1990a). Serotonin in human eating disorders. *Annals of the New York Academy of Science*, 600, 532–544.
Jimerson, D.C., Lesem, M.D., Kaye, W.H., Hegg, A.P. & Brewerton, T.D. (1990b). Eating disorders and depression: is there a serotonin connection? *Biological Psychiatry*, 28, 443–454.
Jimerson, D.C., Lesem, M.D., Kaye, W.H. & Brewerton, T.D. (1992). Low serotonin and dopamine metabolite concentrations in cerebrospinal fluid from bulimic patients with frequent binge episodes. *Archives of General Psychiatry*, 49, 132–138.
Jimerson, D.C., Wolfe, B.E., Metzger, E.D., Finkelstein, D.M., Cooper, T.B. & Levine, J.M. (1997). Decreased serotonin function in bulimia nervosa. *Archives of General Psychiatry*, 54, 529–534.
Johanson, C.E. & Schuster, C.R. (1995). Cocaine. In: Bloom, F.E. & Kupfer, D.J. (eds.) *Psychopharmacology: the fourth generation of progress*. New York: Raven Press, pp. 1685–1697.
Johnson, M.R., Lydiard, R.B., Zealberg, J.J., Fossey, M.D. & Ballenger, J.C. (1994). Plasma and CSF HVA levels in panic patients with comorbid social phobia. *Biological Psychiatry*, 36, 425–427.

Jorm, A.F., Henderson, A.S., Jacomb, P.A., Christensen, H., Korten, A.E., Rodgers, B., Tan, X. & Easteal, S. (1998). An association study of a functional polymorphism of the serotonin transporter gene with personality and psychiatric syndromes. *Molecular Psychiatry*, 3, 449–451.

Judd, F.K., Burrows, G.D. & Norman, T.R. (1985). The biological basis of anxiety: an overview. *Journal of Affective Disorders,* 9, 271–284.

Judd, L.L. (1997). The clinical course of unipolar major depressive disorders. *Archives of General Psychiatry,* 54, 989–991.

Julien, R.M. (1997; amer. Originalausg. 1995) *Drogen und Psychopharmaka.* Heidelberg: Spektrum.

Kado, S. & Takagi, R. (1996). Biological aspects. In: Sandberg, S. (ed.) *Hyperactivity disorders of childhood.* Cambridge: Cambridge University Press, pp. 246–279.

Kahn, R.S. & Davis, K.L. (1995). New developments in dopamine and schizophrenia. In: Bloom, F.E. & Kupfer, D.J. (eds.) *Psychopharmacology: the fourth generation of progress.* New York: Raven Press, pp. 1193–1203.

Kahn, R.S. & Moore, C. (1993). Serotonin in the pathogenesis of anxiety. In: Hoehn-Saric, R. & McLeod, D.R. (eds.) *Biology of anxiety disorders.* Washington, D.C.: American Psychiatric Association, pp. 61–102.

Kahn, R.S., Wetzler, S., van Praag, H.M., Asnis, G.M. & Strauman, T. (1988). Behavioral indications for serotonin receptor hypersensitivity in panic disorder. *Psychiatry Research,* 25, 101–104.

Kahn, R.S., Kalus, O., Wetzler, S. & van Praag, H.M. (1991). The role of serotonin in the regulation of anxiety. In: Brown, S.L. & van Praag, H.M. (eds.) *The role of serotonin in psychiatric disorders.* New York: Brunner/Mazel, pp. 129–160.

Kalant, H. (1996). Pharmacokinetics of ethanol: absorption, distribution, and elimination. In: Begleiter, H. & Kissin, B. (eds.) *The pharmacology of alcohol and alcohol dependence.* New York: Oxford University Press, pp. 15–58.

Kalivas, P.W., Sorg, B.A. & Hooks, M.S. (1993). The pharmacology and neural circuitry of sensitization to psychostimulants. *Journal of Neurosciences,* 13, 315–334.

Kandel, E.R. (1991a). Disorders of thought: schizophrenia. In: Kandel, E.R., Schwartz, J.H. & Jessell, T.M. (eds.) *Principles of neural science.* New Jersey: Prentice Hall, pp. 854–868.

Kandel, E.R. (1991b). Disorders of mood: depression, mania, and anxiety disorders. In: Kandel, E.R., Schwartz, J.H. & Jessell, T.M. (eds.) *Principles of neural science.* New Jersey: Prentice Hall, pp. 869–883.

Kandel, E.R. & Schwartz, J.H. (1991). Directly gated transmission at central synapses. In: Kandel, E.R., Schwartz, J.H. & Jessell, T.M. (eds.) *Principles of neural science.* New Jersey: Prentice Hall, pp. 153–172.

Kandel, E.R., Siegelbaum, S.A. & Schwartz, J.H. (1991). Synaptic transmission. In: Kandel, E.R., Schwartz, J.H. & Jessell, T.M. (eds.) *Principles of neural science.* New Jersey: Prentice Hall, pp. 122–134.

Kane, J.M., Marder, S.R., Schooler, N.R., Wirshing, W.C., Umbricht, D., Baker, R.W., Wirshing, D.A., Safferman, A., Ganguli, R., McMeniman, M. & Borenstein, M. (2001). Clozapine and haloperidol in moderately refractory schizophrenia: a 6-month randomized and double-blind comparison. *Archives of General Psychiatry,* 58, 965–972.

Kapaki, E.N., Zournas, C.P., Segdistsa, I.T., Xenos, D.S. & Papageorgiou, C.T. (1993). Cerebrospinal fluid aluminium levels in Alzheimer's disease. *Biological Psychiatry,* 33, 679–681.

Kapfhammer, H.P. & Laakmann, G. (1993). Psychopharmakotherapie neurotischer und psychovegetativer Störungen. In: Möller, H.J. (Hrsg.) *Therapie psychiatrischer Erkrankungen.* Stuttgart: Enke, S. 426–450.

Kaplan, A.S., Garfinkel, P.E. & Brown, G.M. (1989). The DST and TRH test in bulimia nervosa. *British Journal of Psychiatry,* 154, 86–92.

Kapur, S. & Mann, J. (1992). Role of the dopaminergic system in depression. *Biological Psychiatry,* 32, 1–17.

Karlsson, P., Farde, L., Halldin, C. & Sedvall, G. (2002). PET study of D1 dopamine receptor binding in neuroleptic-naive patients with schizophrenia. *American Journal of Psychiatry,* 159, 761–767.

Kasai, K., Shenton, M.E., Salisbury, D.F., Hirayasu, Y., Onitsuka, T., Spencer, M.H., Yurgelun-Todd, D.A., Kikinis, R., Jolesz, F.A. & McCarley, R.W. (2003). Progressive decrease of left Heschl gyrus and planum temporale gray matter volume in first-episode schizophrenia: a longitudinal magnetic resonance imaging study. *Archives of General Psychiatry*, 60, 766–775.

Kassenärztliche Bundesvereinigung (2002). Therapiehinweis nach Nr. 14 Arzneimittel-Richtlinien: Atypische Neuroleptika. *Deutsches Ärzteblatt,* 99, C2465–C2467.

Kassett, J.A., Gershon, E.S., Maxwell, M.E., Guroff, J.J., Kazuba, D.M., Smith, A.L., Brandt, H.A. & Jimerson, D.C. (1989). Psychiatric disorders in the first-degree relatives of probands with bulimia nervosa. *American Journal of Psychiatry*, 146, 1468–1471.

Kathol, R.G., Jaeckle, R.S., Lopez, J.F. & Meller, W.H. (1989). Pathophysiology of HPA axis abnormalities in patients with major depression: an update. *American Journal of Psychiatry*, 146, 311–317.

Katz, R.J., DeVeaugh-Geiss, J. & Landau, P. (1990). Clomipramine in obsessive-compulsive disorder. *Biological Psychiatry*, 28, 401–414.

Katzman, D.K., Lambe, E.K., Mikulis, D.J., Ridgley, J.N., Goldbloom, D.S. & Zipursky, R.B. (1996). Cerebral gray matter and white matter volume deficits in adolescent girls with anorexia nervosa. *Journal of Pediatrics*, 129, 794–803.

Kavale, K.A. & Forness, S.R. (1983). Hyperactivity and diet treatment: a meta-analysis of the Feingold hypothesis. *Journal of Learning Disabilities*, 16, 324–330.

Kavoussi, R.J., Liu, J. & Coccaro, E.F. (1994). An open trial of sertraline in personality disordered patients with impulsive aggression. *Journal of Clinical Psychiatry*, 55, 137–141.

Kaye, W.H., Ebert, M.H., Raleigh, M. & Lake, C.R. (1984a). Abnormalities in CNS monoamine metabolism in anorexia nervosa. *Archives of General Psychiatry*, 41, 350–355.

Kaye, W.H., Ebert, M.H., Gwirtsman, H.E. & Weiss, S.R. (1984b). Differences in brain serotonergic metabolism between nonbulimic and bulimic patients with anorexia nervosa. *American Journal of Psychiatry*, 141, 1598–1601.

Kaye, W.H., Gwirtsman, H.E., George, D.T., Jimerson, D.C., Ebert, M.H. & Lake, C.R. (1990a). Disturbances of noradrenergic systems in normal weight bulimia: relationship to diet and menses. *Biological Psychiatry*, 27, 4–21.

Kaye, W.H., Ballenger, J.C., Lydiard, R.B., Stuart, G.W., Laraia, M.T., O'Neil, P., Fossey, M.D., Stevens, V., Lesser, S. & Hsu, G. (1990b). CSF monoamine levels in normal-weight bulimia: Evidence for abnormal noradrenergic activity. *American Journal of Psychiatry*, 147, 225–229.

Kaye, W.H., Frank, G.K., Meltzer, C.C., Price, J.C., McConaha, C.W., Crossan, P.J., Klump, K.L. & Rhodes, L. (2001a). Altered Serotonin 2A receptor activity in women who have recovered from bulimia nervosa. *American Journal of Psychiatry*, 158, 1152–1155.

Keefe, R.S., Silverman, J.M., Mohs, R.C., Siever, L.J., Harvey, P.D., Friedman, L., Roitman, S.E., DuPre, R.L., Smith, C.J., Schmeidler, J. & Davis, K.L. (1997). Eye tracking, attention, and schizotypal symptoms in nonpsychotic relatives of patients with schizophrenia. *Archives of General Psychiatry*, 54, 169–176.

Keefe, R.S., Silva, S.G., Perkins, D.O. & Lieberman, J.A. (1999). The effects of atypical antipsychotic drugs on neurocognitive impairment in schizophrenia: a review and meta-analysis. *Schizophrenia Bulletin*, 25, 201–222.

Keel, P.K., Dorer, D.J., Eddy, K.T., Franko, D., Charatan, D.L. & Herzog, D.B. (2003). Predictors of mortality in eating disorders. *Archives of General Psychiatry*, 60, 179–183.

Kelly, D.D. (1991a). Sleep and dreaming. In: Kandel, E.R., Schwartz, J.H. & Jessell, T.M. (eds.) *Principles of neural science*. New Jersey: Prentice Hall, pp. 792–804.

Kelly, D.D. (1991b). Disorders of sleep and consciousness. In: Kandel, E.R., Schwartz, J.H. & Jessell, T.M. (eds.) *Principles of neural science*. New Jersey: Prentice Hall, pp. 805–819.

Kelsey, J.E., Carlezon, W.R. & Falls, W.A. (1989). Lesions of the nucleus accumbens in rats reduce opiate reward but do not alter context-specific opiate tolerance. *Behavioral Neuroscience*, 103, 1327–1334.

Kendler, K.S. (1988). Familial aggregation of schizophrenia and schizophrenia spectrum disorders. *Archives of General Psychiatry*, 45, 377–386.

Kendler, K.S. (2001). Twin studies of psychiatric illness: an update. *Archives of General Psychiatry*, 58, 1005–1014.

Kendler, K.S. & Diehl, S.R. (1993). The genetics of schizophrenia. *Schizophrenia Bulletin*, 16, 635–652.

Kendler, K.S. & Diehl, S.R. (1995). Schizophrenia: genetics. In: Kaplan, H.I. & Sadock, B.J. (eds.) *Comprehensive textbook of psychiatry*. 6th edition. Baltimore: Williams & Wilkins, pp. 943–957.

Kendler, K.S. & Gruenberg, A.M. (1984). An independent analysis of the Danish adoption study of schizophrenia: VI. The relationship between psychiatric disorders as defined by DSM-III in the relatives and adoptees. *Archives of General Psychiatry*, 41, 555–564.

Kendler, K.S. & Prescott, C.A. (1999). A population-based twin study of life-time major depression in men and women. *Archives of General Psychiatry*, 56, 39–44.

Kendler, K.S., MacLean, C., Neale, M., Kessler, R., Heath, A. & Eaves, L. (1991). The genetic epidemiology of bulimia nervosa. *American Journal of Psychiatry*, 148, 1627–1637.

Kendler, K.S., Neale, M.C., Kessler, R.C., Heath, A.C. & Eaves, L.J. (1992a). The genetic epidemiology of phobias in women. The interrelationship of agoraphobia, social phobia, situational phobia, and simple phobia. *Archives of General Psychiatry,* 49, 273–281.

Kendler, K.S., Neale, M.C., Kessler, R.C., Heath, A.C. & Eaves, L.J. (1992b). Major depression and generalized anxiety disorder: same genes, (partly) different environments? *Archives of General Psychiatry,* 49, 716–722.

Kendler, K.S., Neale, M.C., Kessler, R.C., Heath, A. & Eaves, L.J. (1992c). Generalized anxiety disorder in women: a population-based twin study. *Archives of General Psychiatry,* 49, 267–272.

Kendler, K.S., McGuire, M., Gruenberg, A.M., O'Hare, A., Spellman, M. & Walsh, D. (1993). The Roscommon family study: III. Schizophrenia-related personality disorders in relatives. *Archives of General Psychiatry,* 50, 781–788.

Kendler, K.S., Myers, J., Prescott, C.A. & Neale, M.C. (2001). The genetic epidemiology of irrational fears and phobias in men. *Archives of General Psychiatry,* 58, 257–265.

Kendler, K.S., Myers, J. & Prescott, C.A. (2002). The etiology of phobias: an evaluation of the stress-diathesis model. *Archives of General Psychiatry,* 59, 242–248.

Kennedy, J.L., Giuffra, L.A., Moises, H.W., Cavalli-Sforza, L.L., Pakstis, A.J., Kidd, J.R., Castiglione, C.M., Sjogren, B., Wetterberg, L. & Kidd, K.K. (1988). Evidence against linkage of schizophrenia to markers on chromosome 5 in a northern Swedish pedigree. *Nature,* 336, 167–170.

Kerr, M., Tremblay, R.E., Pagani, L. & Vitaro, F. (1997). Boys' behavioral inhibition and the risk of later delinquency. *Archives of General Psychiatry,* 54, 809–816.

Keshavan, M.S., Rosenberg, D., Sweeney, J.A. & Pettegrew, J.W. (1998). Decreased caudate volume in neuroleptic-naive psychotic patients. *American Journal of Psychiatry,* 155, 774–778.

Kessler, R.C., McGonagle, K.A., Zhao, S., Nelson, C.B., Hughes, M., Eshleman, S., Wittchen, H.U. & Kendler, K.S. (1994). Lifetime and 12-month prevalence of DSM-III-R psychiatric disorders in the United States: results from the National Comorbidity Survey. *Archives of General Psychiatry,* 51, 8–19.

Kessler, R.C., Rubinow, D.R., Holmes, C., Abelson, J.M. & Zhao, S. (1997). The epidemiology of DSM-III-R bipolar I disorder in a general population survey. *Psychological Medicine,* 27, 1079–1089.

Kety, S.S. (1988). Schizophrenic illness in the families of schizophrenic adoptees: findings from the Danish national sample. *Schizophrenia Bulletin,* 14, 217–222.

Khanna, S. (1988). Obsessive-compulsive disorder: is there a frontal lobe dysfunction? *Biological Psychiatry,* 24, 602–613.

Kiefer, F., Jahn, H., Tarnaske, T., Helwig, H., Briken, P., Holzbach, R., Kämpf, P., Stracke, R., Baehr, M., Naber, D. & Wiedemann, K. (2003). Comparing and combining naltrexone and acamprosate in relapse prevention of alcoholism: a double-blind, placebo-controlled study. *Archives of General Psychiatry,* 60, 92–99.

Kilts, C.D., Schweitzer, J.B., Quinn, C.K., Gross, R.E., Faber, T.L., Muhammad, F., Ely, T.D., Hoffmann, J.M. & Drexler, K.P.G. (2001). Neural activity related to drug craving in cocaine addiction. *Archives of General Psychiatry,* 58, 334–341.

Kim, J.S., Kornhuber, H.H., Schmid-Burgk, W. & Holzmuller, B. (1980). Low cerebrospinal glutamate in schizophrenic patients and a new hypothesis on schizophrenia. *Neuroscience Letters,* 20, 379–382.

Kingston, K., Szmukler, G., Andrewes, D., Tress, B. & Desmond, P. (1996). Neuropsychological and structural brain changes in anorexia nervosa before and after refeeding. *Psychological Medicine,* 26, 15–28.

Kircher, T., Schneider, F., Sauer, H. & Buchkremer, G. (2004). Funktionelle Bildgebung am Beispiel der Schizophrenie. *Deutsches Ärzteblatt,* 101, C1583–C1587.

Kiriike, N., Nishiwaki, S., Izumiya, Y. & Kawakita, Y. (1986). Dexamethasone suppression test in bulimia. *Biological Psychiatry,* 21, 325–328.

Kirkpatrick, B., Castle, D., Murray, R.M. & Carpenter, W.R. (2000). Risk factors for the deficit syndrome of schizophrenia. *Schizophrenia Bulletin,* 26, 233–242.

Kiyohara, K., Tamai, H., Karibe, C., Kobayashi, N., Fujii, S., Fukino, O., Nakagawa, T., Kumagai, L.F. & Nagataki, S. (1987). Serum thyrotropin (TSH) responses to thyrotropin-releasing hormone (TRH) in patients with anorexia nervosa and bulimia: influence of changes in body weight and eating disorders. *Psychoneuroendocrinology,* 12, 21–28.

Klausner, J.D., Sweeney, J.A., Deck, M.D., Haas, G.L. & Kelly, A.B. (1992). Clinical correlates of cerebral ventricular enlargement in schizophrenia: further evidence for frontal lobe disease. *Journal of Nervous and Mental Disease,* 180, 407–412.

Kleiber, D. & Kovar, K.A. (1998). *Auswirkungen des Cannabiskonsums: Eine Expertise zu pharmakologischen und psychosozialen Konsequenzen.* Stuttgart: Wissenschaftliche Verlagsgesellschaft.
Klein, D.F. (1964). Delineation of two drug-responsive anxiety syndromes. *Psychopharmacologia,* 5, 397–408.
Klemm, S., Rzanny, R., Riehemann, S., Volz, H.P., Schmidt, B., Gerhard, U.J., Filz, C., Schönberg, A., Mentzel, H.J., Kaiser, W.A. & Blanz, B. (2001). Cerebral phophate metabolism in first-degree relatives of patients with schizophrenia. *American Journal of Psychiatry,* 158, 958–960.
Klimek, V., Zhu, M.Y., Dilley, G., Konick, L., Overholser, J.C., Meltzer, H.Y., May, W.L., Stockmeier, C.A. & Ordway, G.A. (2001). Effects of long-term cigarette smoking on the human locus coeruleus. *Archives of General Psychiatry,* 58, 821–827.
Knab, B. (1989). *Schlafstörungen.* Stuttgart: Kohlhammer.
Knable, M.B. & Weinberger, D.R. (1997). Dopamine, the prefrontal cortex and schizophrenia. *Journal of Psychopharmacology,* 11, 123–131.
Knutson, B., Wolkowitz, O.M., Cole, S.W., Chan, T., Moore, E.A., Johnson, R.C., Terpstra, J., Turner, R.A. & Reus, V.I. (1998). Selective alteration of personality and social behavior by serotonergic intervention. *American Journal of Psychiatry,* 155, 373–379.
Koenigsberg, H.W., Pollak, C.P., Fine, J. & Kakuma, T. (1994). Cardiac and respiratory activity in panic disorder: effects of sleep and sleep lactate infusions. *American Journal of Psychiatry,* 151, 1148–1152.
Köhler, T. (1995). *Psychosomatische Krankheiten. Eine Einführung in die Allgemeine und Spezielle Psychosomatische Medizin.* 3. Auflage. Stuttgart: Kohlhammer.
Köhler, T. (1998). *Psychische Störungen: Symptomatologie, Erklärungsansätze, Therapie.* Stuttgart: Kohlhammer.
Köhler, T. (1999). *Affektive Störungen: Klinisches Bild, Erklärungsansätze, Therapien.* Stuttgart: Kohlhammer.
Köhler, T. (2000a). *Das Werk Sigmund Freuds.* Lengerich. Pabst.
Köhler, T. (2000b). *Rauschdrogen und andere psychotrope Substanzen: Formen, Wirkungen, Wirkmechanismen.* Stuttgart: Kohlhammer.
Köhler, T. (2001). *Biopsychologie – ein Lehrbuch.* Stuttgart: Kohlhammer.
Köhler, T. (2002). *Pharmakotherapie in der Psychotherapie – ein Kompendium für Psychologen und psychologische Psychotherapeuten.* Lengerich: Pabst.
Köhler, T. (2003). *Medizin für Psychologen und Psychotherapeuten. Orientiert an der Approbationsordnung für Psychologische Psychotherapeuten.* Stuttgart: Schattauer.
Kohlschütter, A., Goebel, H.H., Schulz, A. & Lukacs, Z. (2005). Die neuronalen Ceroid-Lipofuszinosen. Demenzerkrankungen bei Kindern und Jugendlichen. *Deutsches Ärzteblatt,* 102, C219–C223.
Koizumi, H.M. (1985). Obsessive-compulsive symptoms following stimulants. *Biological Psychiatry,* 20, 1332–1333.
Konicki, P.E. & Schulz, S.C. (1989). Rationale for clinical trials of opiate antagonists in treating patients with personality disorders and self-injurious behavior. *Psychopharmacology Bulletin,* 25, 556–563.
Koob, G.F. (1992). Drugs of abuse: anatomy, pharmacology and function of reward pathways. *Trends in Pharmacological Sciences,* 13, 177–184.
Koob, G.F. (1999). Corticotropin-releasing factor, norepinephrine, and stress. *Biological Psychiatry,* 46, 1167–1180.
Koob, G.F. & Roberts, A.J. (1999). Brain reward circuits in alcoholism. *CNS Spectrums,* 4, 23–37.
Koran, L.M., Hackett, E., Rubin, A., Wolkow, R. & Robinson, D. (2002). Efficacy of sertraline in the long-term treatment of obsessive-compulsive disorder. *American Journal of Psychiatry,* 159, 88–95.
Korczyn, A.D. (1995). Parkinson's disease. In: Bloom, F.E. & Kupfer, D.J. (eds.) *Psychopharmacology: the fourth generation of progress.* New York: Raven Press, pp. 1479–1484.
Koslow, S.H., Maas, J.W., Bowden, C.L., Davis, J.M., Hanin, I. & Javaid, J. (1983). CSF and urinary biogenic amines and metabolites in depression and mania. *Archives of General Psychiatry,* 40, 999–1010.
Kosten, T.R., Wahby, V., Giller, E. & Mason, J. (1990). The dexamethasone suppression test and thyrotropin-releasing hormone stimulation test in posttraumatic stress disorder. *Biological Psychiatry,* 28, 657–664.

Krausz, M. & Dittmann, V. (1996). Störungen durch psychotrope Substanzen. In: Freyberger, H.J. & Stieglitz, R.D. (Hrsg.) *Kompendium der Psychiatrie und Psychotherapie*. 10. Auflage. Basel: Karger, S. 86–111.

Kresin, D. (1993). Medical aspects of inhibited sexual desire disorder. In: O'Donohue, W. & Geer, J.H. (eds.) *Handbook of sexual dysfunctions: assessment and treatment*. Boston: Allyn and Bacon, pp. 15–51.

Krieg, J.C., Backmund, H. & Pirke, K.M. (1987). Cranial computed tomography findings in bulimia. *Acta Psychiatrica Scandinavica*, 75, 144–149.

Krieg, J.C., Pirke, K.M., Lauer, C. & Backmund, H. (1988). Endocrine, metabolic, and cranial computed tomographic findings in anorexia nervosa. *Biological Psychiatry*, 23, 377–387.

Krieg, J.C., Lauer, C. & Pirke, K.M. (1989). Structural brain abnormalities in patients with bulimia nervosa. *Psychiatry Research*, 27, 39–48.

Kruesi, M.J.P., Rapoport, J.L., Hamburger, S., Hibbs, E., Potter, W.Z., Lenane, M. & Brown, G.L. (1990). Cerebrospinal fluid monoamine metabolites, aggression, and impulsivity in disruptive behavior disorders of children and adolescents. *Archives of General Psychiatry*, 47, 419–426.

Krystal, J.H., Karper, L.P., Seibyl, J.P., Freeman, G.K., Delaney, R., Bremner, J.D., Heninger, G.R., Bowers, M.B.J. & Charney, D.S. (1994). Subanaesthetic effects of the non-competitive NDMA antagonist, ketamine, in humans: psychotomimetic, perceptual, cognitive, and neuroendocrine responses. *Archives of General Psychiatry*, 51, 199–214.

Kuhar, M.J. & Pilotte, N.S. (1996). Neurochemical changes in cocaine withdrawal. *Trends in Pharmacological Sciences*, 17, 260–263.

Kuhn, R. (1957). Über die Behandlung depressiver Zustände mit einem Iminodibenzylderivat (G 22355). *Schweizerische Medizinische Wochenschrift*, 87, 1135–1140.

Kuhn, R. (1958). The treatment of depressive states with G22355 (imipramine hydrochloride). *American Journal of Psychiatry*, 115, 459–464.

Kuhs, H., Färber, D. & Tölle, R. (1996). Serum prolactin, growth hormone, total corticoids, thyroid hormones and thyrotropine during serial therapeutic sleep deprivation. *Biological Psychiatry*, 39, 857–864.

Kumar, A., Thomas, A., Lavretsky, H., Yue, K., Huda, A., Curran, J., Venkatraman, T., Estanol, L., Mintz, J., Mega, M. & Toga, A. (2002). Frontal white matter biochemical abnormalities in late-life major depression detected with proton magnetic resonance spectroskopy. *American Journal of Psychiatry*, 159, 630–636.

Kupfer, D.J. (1976). REM-latency: a psychobiological marker for primary depressive disease. *Archives of General Psychiatry*, 11, 159–174.

Kupfer, D.J. & Reynolds, C.F. (1992). Sleep and affective disorders. In: Paykel, E.S. (ed.) *Handbook of affective disorders*. 2nd edition. Edinburgh: Churchill Livingstone, pp. 311–323.

Kurz, A. (1997). Neurobiologie, Ursachen und Risikofaktoren der Alzheimer-Krankheit. In: Wächtler, C. (Hrsg). *Demenzen: Frühzeitig erkennen, aktiv behandeln, Betroffene und Angehörige effektiv unterstützen*. Stuttgart: Thieme, S. 8–16.

Kwon, H., Menon, V., Eliez, S., Warsofsky, I.S., White, C.D., Dyer-Friedman, J., Taylor, A.K., Glover, G.H. & Reiss, A.L. (2001). Functional neuroanatomy of visuospatial working memory in fragile X syndrome: relation to behavioral and molecular measures. *American Journal of Psychiatry*, 158, 1040–1051.

Laessle, R.G. & Pirke, K.M. (1997). Essstörungen. In: Hahlweg, K. & Ehlers, A. (Hrsg.) *Psychische Störungen und ihre Behandlungen*. Göttingen: Hogrefe, S. 589–654.

Lahti, A., Holcomb, H.H., Medoff, D.R., Weiler, M.A., Tamminga, C.A. & Carpenter, W.T. (2001). Abnormal patterns of regional blood flow in schizophrenia with primary negative symptoms during an effortful auditory recognition task. *American Journal of Psychiatry*, 158, 1797–1808.

Lam, R.W., Goldner, E.M., Solyom, L. & Remick, R.A. (1994). A controlled study of light therapy for bulimia nervosa. *American Journal of Psychiatry*, 151, 744–750.

Lambe, E.K., Katzman, D.K., Mikulis, D.J., Kennedy, S.H. & Zipursky, R.B. (1997). Cerebral gray matter volume deficits after weight recovery from anorexia nervosa. *Archives of General Psychiatry*, 54, 537–542.

Lang, D., Kopala, L.C., Vandorpe, R.A., Rui, Q., Smith, G.N., Goghari, V.M. & Honer, W.G. (2001). An MRI study of basal ganglia volumes in first-episode schizophrenia patients treated with risperidone. *American Journal of Psychiatry*, 158, 625–631.

Lappalainen, J., Kranzler, H.R., Malison, R., Price, L.H., Van Dyck, C., Rosenheck, R.A., Cramer, J., Southwick, S., Charney, D., Krystal, J. & Gelernter, J. (2002). A functional neuropeptide Y *Leu7Pro* polymorphism associated with alcohol dependence in a large population sample from the United States. *Archives of General Psychiatry*, 59, 825–831.

Laske, C., Morawetz, C., Buchkremer, G. & Wormstall, H. (2005). Präventive Maßnahmen bei demenziellen Erkrankungen. *Deutsches Ärzteblatt*, 102, C1146–C1152.

Lawford, B.R., Young, R.M., Rowell, J.A., Gibson, J.N., Feeney, G.F.X., Ritchie, T.L., Syndulko, K. & Noble, E.P. (1997). Association of the $D_2$ dopamine receptor A1 allele with alcoholism: medical severity of alcoholism and type of controls. *Biological Psychiatry*, 41, 386–393.

Lawrie, S.M. & Abukmeil, S.S. (1998). Brain abnormality in schizophrenia. A systematic and quantitative review of volumetric magnetic resonance imaging studies. *British Journal of Psychiatry*, 172, 110–120.

Lay, B., Blanz, B., Hartmann, M. & Schmidt, M.H. (2000). The psychosocial outcome of adolescent-onset schizophrenia: a 12-year followup. *Schizophrenia Bulletin*, 26, 801–816.

Leboyer, M., Bouvard, M.P., Recasens, C., Philippe, A., Guilloud-Bataille, M., Bondoux, D., Tabuteau, F., Dugas, M., Panksepp, J. & Launay, J.M. (1994). Difference between plasma N- and C-terminally directed beta-endorphin immunoreactivity in infantile autism. *American Journal of Psychiatry*, 151, 1797–1801.

LeDoux, J.E. (1995). Emotion: clues from the brain. *Annual Review of Psychology*, 46, 209–235.

LeDoux, J.E. (1996). *The emotional brain*. New York: Simon & Schuster.

LeDoux, J.E. (1998). Fear and the brain: where have we been, and where are we going? *Biological Psychiatry*, 44, 1229–1238.

Lee, C.U., Shenton, M.E., Salisbury, D.F., Kasai, K., Onitsuka, T., Dickey, C.C., Yurgelun-Todd, D., Kikinis, R., Jolesz, F.A. & McCarley, R.W. (2002). Fusiform gyrus volume reduction in first-episode schizophrenia: a magnetic resonance imaging study. *Archives of General Psychiatry*, 59, 775–781.

Leibenluft, E., Fiero, P.L. & Rubinow, D.R. (1994). Effects of the menstrual cycle on dependent variables in mood disorder research. *Archives of General Psychiatry*, 51, 761–781.

Leibowitz, S.F. (1992). Neurochemical-neuroendocrine systems in the brain controlling macronutrient intake and metabolism. *Trends in Neurosciences*, 15, 491–497.

LeMarquand, D., Pihl, R.O. & Benkelfat, C. (1994). Serotonin and alcohol intake, abuse, and dependence: findings of animal studies. *Biological Psychiatry*, 36, 395–421.

Lemieux, A.M. & Coe, C.L. (1995). Abuse-related posttraumatic stress disorder: evidence for chronic neuroendocrine activation in women. *Psychosomatic Medicine*, 57, 105–115.

Lencz, T., Raine, A., Scerbo, A., Redmon, M., Brodish, S., Holt, L. & Bird, L. (1993) Impaired eye tracking in undergraduates with schizotypal personality disorder. *American Journal of Psychiatry*, 150, 152–154.

Lencz, T., Raine, A., Benishay, D.S., Mills, S. & Bird, L. (1995). Neuropsychological abnormalities associated with schizotypal personality. In: Raine, A., Lencz, T. & Mednick, S.A. (eds.) *Schizotypal personality*. Cambridge: Cambridge University Press, pp. 289–328.

Lendon, C.L. & Goate, A.M. (1995). Towards an understanding of the genetics of Alzheimer's disease. In: Bloom, F.E. & Kupfer, D.J. (eds.). *Psychopharmacology: The fourth generation of progress*. New York: Raven Press, pp. 1361–1369.

Leri, F., Bruneau, J. & Stewart, J. (2003). Understanding polydrug use: review of heroin and cocaine co-use. *Addiction*, 98, 7–22.

Lerner, V., Miodownik, C., Kaptsan, A., Cohen, H., Matar, M., Loewenthal, U. & Kotler, M. (2001). Vitamin $B_6$ in the treatment of tardive dyskinesia: a double-blind, placebo-controlled, crossover study. *American Journal of Psychiatry*, 158, 1511–1514.

Lesch, K.P. (1991a). Psychobiologie der Zwangskrankheit. *Fortschritte der Neurologie und Psychiatrie*, 59, 404–412.

Lesch, K.P. (1991b). Hormone und Neurotransmission. In: Beckmann, H. & Osterheider, M. (Hrsg.) *Neurotransmitter und psychische Erkrankungen*. Berlin: Springer, S. 59–74.

Lesch, K.P., Bengel, D., Heils, A., Sabol, S.Z., Greenberg, B.D., Petri, S., Benjamin, J., Müller, C.R., Hamer, D.H. & Murphy, D.L. (1996). Association of anxiety-related traits with a polymorphism in the serotonin transporter gene regulatory region. *Science*, 274, 1527–1531.

Leucht, S., Pitschel-Walz, G., Abraham, D.& Kissling, W. (1999). Efficacy and extrapyramidal side-effects of the new antipsychotics olanzapine, quetiapine, risperidone, and sertindole compared to conventional antipsychotics and placebo. A meta-analysis of randomized controlled trials. *Schizophrenia Research*, 35, 51–68.

Leucht, S., Pitschel-Walz, G., Engel, R.R. & Kissling, W. (2002). Amisulpride, an unusual „atypical" antipsychotic: a meta-analysis of randomized controlled trials. *American Journal of Psychiatry*, 159, 180–190.

LeVay, S. (1991). A difference of hypothalamic structure between heterosexual and homosexual men. *Science*, 253, 1034–1037.

LeVay, S. & Hamer, D.H. (1994). Evidence for a biological influence in male homosexuality. *Scientific American*, 270, 20–25.

Levitan, R.D., Kaplan, A.S., Russell, T.J., Levitt, A.J. & Brown, G.M. (1997). Hormonal and subjective responses to intravenous meta-chlorophenylpiperazine in bulimia nervosa. *Archives of General Psychiatry,* 54, 521–527.

Levitt, J.J., McCarley, R.W., Dickey, C.C., Voglmaier, M.M., Niznikiewicz, M.A., Seidman, L.J., Hirayasu, Y., Ciszewski, A.A., Kikinis, R., Jolesz, F.A. & Shenton, M.E. (2002). MRI study of caudate nucleus volume and its cognitive correlates in neuroleptic-naive patients with schizotypal personality disorder. *American Journal of Psychiatry,* 159, 1190–1197.

Levy, A.B., Dixon, K.N. & Malarkey, W.B. (1988). Pituitary response to TRH in bulimia. *Biological Psychiatry,* 23, 476–484.

Levy, D.L., Holzman, P.S., Matthysse, S. & Mendell, N.R. (1994). Eye tracking and schizophrenia: a selective review. *Schizophrenia Bulletin,* 20, 47–62.

Lewis, D.A., Pierri, J.N., Volk, D.W., Melchitsky, D.S. & Woo, T.U. (1999). Altered GABA neurotransmission and prefrontal cortical dysfunction in schizophrenia. *Biological Psychiatry,* 46, 616–626.

Li, T.K. (2000). Pharmacogenetics of responses to alcohol and genes that influence alcohol drinking. *Journal of Studies in Alcohol,* 61, 5–12.

Liberini, P., Valerio, A., Memo, M. & Spano, P. (1996). Lewy-body dementia and responsiveness to cholinesterase inhibitors: a paradigm for heterogeneity of Alzheimer's disease? *Trends in Pharmacological Sciences,* 17, 155–160.

Lidow, M.S. (ed.) (2000). *Neurotransmitter receptors in actions of antipsychotic medications.* New York: CRC Press.

Lieberman, J.A., Kane, J.M., Sarantakos, S., Cole, K., Howard, A., Borenstein, M., Novacenko, H. & Puig-Antich, J. (1985). Dexamethasone suppression tests in patients with obsessive-compulsive disorder. *American Journal of Psychiatry,* 142, 747–751.

Lieberman, J.A., Saltz, B.L., Johns, C.A., Pollack, S., Borenstein, M. & Kane, J. (1991). The effects of clozapine on tardive dyskinesia. *British Journal of Psychiatry,* 158, 503–510.

Lieberman, J., Sheitman, B. & Kinon, B. (1997). Neurochemical sensitization in the pathophysiology of schizophrenia: deficits and dysfunction in neuronal regulation and plasticity. *Neuropsychopharmacology,* 17, 205–229.

Liebowitz, M.R., Schneier, F., Campeas, R., Hollander, E., Hatterer, J., Fyer, A., Gorman, J., Papp, L., Davies, S., Gully, R. & Klein, D.F. (1992). Phenelzine vs atenolol in social phobia: a placebo-controlled comparison. *Archives of General Psychiatry,* 49, 290–300.

Lindy, D.C., Walsh, T., Roose, S.P., Gladis, M. & Glassman, A.H. (1985). The dexamethasone suppression test in bulimia. *American Journal of Psychiatry,* 142, 1375–1376.

Linnoila, M., Virkkunen, M., Scheinin, M., Nuutila, A., Rimon, R. & Goodwin, F.K. (1983). Low cerebrospinal fluid 5-hydroxyindoleacetic acid concentration differentiates impulsive from nonimpulsive violent behavior. *Life Sciences,* 33, 2609–2614.

Linszen, D.H., Dingemans, P.M. & Lenior, M.E. (1994). Cannabis abuse and the course of recent-onset schizophrenic disorders. *Archives of General Psychiatry,* 51, 273–279.

Lishman, W.A. (1998). *Organic Psychiatry,: The psychological consequences of cerebral disorder.* 3th edition. Oxford: Blackwell Science.

Litman, R.E., Torrey, E.F., Hommer, D.W., Radant, A.R., Pickar, D. & Weinberger, D.R. (1997). A quantitative analysis of smooth pursuit eye tracking in monozygotic twins discordant for schizophrenia. *Archives of General Psychiatry,* 54, 417–426.

Loosen, P.T. & Prange, A.J. (1982). Serum thyrotropin response to thyrotropin-releasing hormone in psychiatric patients: A review. *American Journal of Psychiatry,* 139, 405–416.

LoPiccolo, J. (1995). Sexuelle Funktionsstörungen. In: Comer, R.J. *Klinische Psychologie.* Heidelberg: Spektrum, S. 501–523.

Lotspeich, L.J. (1995). Autism and pervasive developmental disorders. In: Bloom, F.E. & Kupfer, D.J. (eds.) *Psychopharmacology: the fourth generation of progress.* New York: Raven Press, pp. 1653–1663.

Lou, H.C., Henriksen, L., Bruhn, P., Borner, H. & Bieber Nielsen, J. (1989). Striatal dysfunction in attention deficit and hyperkinetic disorder. *Archives of Neurology,* 46, 48–52.

Lou, H.C., Henriksen, L. & Bruhn, P. (1990). Focal cerebral dysfunction in developmental learning disabilities. *Lancet,* 335, 8–11.

Lovinger, D.M. (1997). Serotonin's role in alcohol's effects on the brain. *Alcohol Health & Research World,* 21, 114–119.

Lu, R.B., Ko, H.C., Chang, F.M., Castiglione, C.M., Schoolfield, G., Pakstis, A.J., Kidd, J.R. & Kidd, K.K. (1996). No association between alcoholism and multiple polymorphisms at the dopamine D2 receptor gene (DRD2). in three distinct Taiwainese populations. *Biological Psychiatry,* 39, 419–429.

Lucey, J.V., Butcher, G., Clare, A.W. & Dinan, T.G. (1993). Elevated growth hormone responses to pyridostigmine in obsessive-compulsive disorder: Evidence of cholinergic supersensitivity. *American Journal of Psychiatry,* 150, 961–962.

Lüllmann, H., Mohr, K. & Ziegler, A. (1996). *Taschenatlas der Pharmakologie.* 3 Auflage. Stuttgart: Thieme.

Lüllmann, H., Mohr, K. & Wehling, M. (2003). *Pharmakologie und Toxikologie.* 15. Auflage. Stuttgart: Thieme.

Lund, B.C., Perry, P.J., Brooks, J.M. & Arndt, S. (2001). Clozapine use in patients with schizophrenia and the risk of diabetes, hyperlipidemia, and hypertension: a claims-based approach. *Archives of General Psychiatry,* 58, 1172–1176.

Luxenberg, J.S., Swedo, S.E., Flament, M.F., Friedland, R.P., Rapoport, J.L. & Rapoport, S.I. (1988). Neuroanatomical abnormalities in obsessive-compulsive disorder detected with quantitative X-ray computed tomography. *American Journal of Psychiatry,* 145, 1089–1093

Maas, J.W. (1975). Biogenic amines and depression: Biochemical and pharmacological separation of two types of depression. *Archives of General Psychiatry,* 32, 1357–1361.

Macciardi, F., Kennedy, J.L., Ruocco, L., Giuffra, L., Carrera, P., Marino, C., Rinaldi, V., Smeraldi, E. & Ferrari, M. (1992). A genetic linkage study of schizophrenia to chromosome 5 markers in a northern Italian population. *Biological Psychiatry,* 31, 720–728.

Machlin, S.R., Harris, G.J., Pearlson, G.D., Hoehn-Saric, R., Jeffery, P. & Camaro, E.E. (1991). Elevated medial-frontal cerebral blood flow in obsessive-compulsive patients: a SPECT study. *American Journal of Psychiatry,* 148, 1240–1242.

Machon, R.A., Huttenen, M.O., Mednick, S.A. & Lafosse, J. (1995). Schizotypal personality disorder characteristics associated with second-trimester disturbance of neural development. In: Raine, A., Lencz, T. & Mednick, S.A. (eds.) *Schizotypal personality.* Cambridge: Cambridge University Press, pp. 43–55.

Machon, R.A., Mednick, S.A. & Huttunen, M.O. (1997). Adult major affective disorder after prenatal exposure to an influenza epidemic. *Archives of General Psychiatry,* 54, 322–328.

MacDonald, A.M. & Murray, R.M. (1994). The genetics of anxiety disorders. In: Wolman, B.B. & Stricker, G. (eds.) (1994). *Anxiety and related disorders: a handbook.* New York: Wiley, pp. 91–111.

Maes, M. & Meltzer, H.Y. (1995). The serotonin hypothesis of major depression. In: Bloom, F.E. & Kupfer, D.J. (eds.) *Psychopharmacology: the fourth generation of progress.* New York: Raven Press, pp. 933–944.

Magee, W.J., Eaton, W.W., Wittchen, H.U., McGonagle, K.A. & Kessler, R.C. (1996). Agoraphobia, simple phobia, and social phobia in the National Comorbidity Study. *Archives of General Psychiatry,* 53, 159–168.

Maier, W. (1996). Genetik von Alkoholabusus und Alkoholabhängigkeit. In: Mann, K. & Buchkremer, G. (Hrsg.) *Sucht: Grundlagen, Diagnostik, Therapie.* Stuttgart: Fischer, S. 85–97.

Maj, M., Pirozzi, R., Magliano, L. & Bartoli, L. (1998). Long-term outcome of lithium prophylaxis of 402 patients at a lithium clinic. *American Journal of Psychiatry,* 155, 30–35.

Maj, M., Pirozzi, R., Magliano, L. & Bartoli, L. (2002). The prognostic significance of "switching" in patients with bipolar disorder: a 10-year prospective follow-up study. *American Journal of Psychiatry,* 159, 1711–1717.

Malaspina, D., Harlap, S., Fennig, S., Heiman, D., Nahon, D., Feldman, D. & Susser, E.S. (2001a). Advancing paternal age and the risk of schizophrenia. *Archives of General Psychiatry,* 58, 361–367.

Malaspina, D., Goetz, R.R., Friedman, J.H., Kaufmann, C.A., Faraone, S.V., Tsuang, M., Cloninger, C.R., Nurnberger, J.I. & Blehar, M.C. (2001b). Traumatic brain injury and schizophrenia in members of schizophrenia and bipolar disorder pedigrees. *American Journal of Psychiatry,* 158, 440–446.

Malcangio, M. & Bowery, N. (1996). GABA and its receptors in the spinal cord. *Trends in Pharmacological Sciences,* 17, 457–462.

Malhotra, A., Pinals, D., Adler, C., Elman, I., Clifton, A., Pickar, D. & Breier, A. (1997). Ketamine-induced exacerbation of psychotic symptoms and cognitive impairment in neuroleptic-free schizophrenics. *Neuropsychopharmacology,* 17, 141–150.

Mann, J.J. (1999). Role of the serotonergic system in the pathogenesis of major depression and suicidal behavior. *Neuropsychopharmacology,* 21, 99S-105S.

Mannuzza, S., Klein, R.G., Bessler, A., Malloy, P. & LaPadula, M. (1998). Adult psychiatric status of hyperactive boys grown up. *American Journal of Psychiatry,* 155, 493–498.

Manzanares, J., Corchero, J., Romero, J., Fernández-Ruiz, J.J., Ramos, J.A. & Fuentes, J.A. (1999). Pharmacological and biochemical interactions between opioids and cannabinoids. *Trends in Pharmacological Sciences,* 20, 287–294.

Marangell, L.B., George, M.S., Bissette, G., Pazzaglia, P., Huggins, T. & Post, R.M. (1994). Carbamazepine increases cerebrospinal fluid thyrotropin releasing hormone levels in affectively ill patients. *Archives of General Psychiatry,* 51, 625–628.

Marczynski, T.J. & Urbancic, M. (1988). Animal models of chronic anxiety and "fearlessness". *Brain Research Bulletin,* 21, 483–490.

Margraf, J. & Becker, E. (1997). Angststörungen. In: Hahlweg, K. & Ehlers, A. (Hrsg.) *Psychische Störungen und ihre Behandlungen.* Göttingen: Hogrefe, S. 242–307.

Margraf, J., Ehlers, A. & Roth, W.T. (1986a). Biological models of panic disorder and agoraphobia – a review. *Behaviour Research and Therapy,* 24, 553–567.

Margraf, J., Ehlers, A. & Roth, W.T. (1986b). Sodium lactate infusions and panic attacks: a review and a critique. *Psychosomatic Medicine,* 48, 23–51.

Markovitz, P.J., Stagno, S.J. & Calabrese, J.R. (1990). Buspirone augmentation of fluoxetine in obsessive-compulsive disorder. *American Journal of Psychiatry,* 147, 798–800.

Marks, I.M. (1986). Genetics of fear and anxiety disorders. *British Journal of Psychiatry,* 149, 406–418.

Martial, J., Paris, J., Leyton, M., Zweig-Frank, H., Schwartz, G., Teboul, E., Thavundayil, J., Larue, S., Ng Ying Kin, N.M.K. & Nair, N.P.V. (1997). Neuroendocrine study of serotonin function in female borderline personality disorder patients: a pilot study. *Biological Psychiatry,* 42, 737–739.

Martin, B.R. (1995). Marijuana. In: Bloom, F.E. & Kupfer, D.J. (eds.) *Psychopharmacology: the fourth generation of progress.* New York: Raven Press, pp. 1757–1765.

Martin, J.B. (1989). Molecular genetic studies in the neuropsychiatric disorders. *Trends in Neurosciences,* 12, 130–136.

Martin, J.H., Brust, J.C.M. & Hilal, S. (1991). Imaging the living brain. In: Kandel, E.R., Schwartz, J.H. & Jessell, T.M. (eds.) *Principles of neural science.* New Jersey: Prentice Hall, pp. 309–324.

Martinot, J.L., Peron-Magnan, P., Huret, J.D., Mazoyer, B., Baron, J.C., Boulenger, J.P., Loch, C., Maziere, B., Caillard, V., Loo, H. & Syrota, A. (1990). Striatal $D_2$ dopaminergic receptors assessed with positron emission tomography and [76Br] bromospiperone in untreated schizophrenic patients. *American Journal of Psychiatry,* 147, 44–50.

Masters, W. & Johnson, V. (1970; amer. Originalausg. 1966). *Die sexuelle Reaktion.* Reinbek: Rowohlt.

Mathalon, D.H., Sullivan, E.V., Lim, K.O. & Pfefferbaum, A. (2001). Progressive brain volume changes and the clinical course of schizophrenia in men. A longitudinal magnetic resonance imaging study. *Archives of General Psychiatry,* 58, 148–157,

Mathalon, D.H., Faustman, W.O. & Ford, J.M. (2002). N400 and automatic semantic processing abnormalities in patients with schizophrenia. *Archives of General Psychiatry,* 59, 641–648.

Mathew, S.J., Coplan, J.D. & Gorman, J.M. (2001). Neurobiological mechanisms of social anxiety disorder. *American Journal of Psychiatry,* 158, 1558–1567.

Matochik, J.A., Nordahl, T.E., Gross, M., Semple, W.E., King, A.C., Cohen, R.M. & Zametkin, A.J. (1993). Effects of acute stimulant medication on cerebral metabolism in adults with hyperactivity. *Neuropsychopharmacology,* 8, 377–386.

Matochik, J.A., Liebenauer, L.L., King, A.C., Szymanski, H.V., Cohen, R.M. & Zametkin, A.J. (1994). Cerebral glucose metabolism in adults with attention deficit hyperactivity disorder after chronic stimulant treatment. *American Journal of Psychiatry,* 151, 658–664.

Matthews, R.T. & German, D.C. (1984). Electrophysiological evidence for excitation of rat ventral tegmental area dopamine neurons by morphine. *Neuroscience,* 11, 617–625.

Mattick, R.P., Ali, R., White, J.M., O'Brien, S., Wolk, S. & Danz, C. (2003). Buprenorphine versus metadon maintenance therapy: a randomized double-blind trial with 405 opioid-dependent patients. *Addiction,* 98, 441–452.

Matussek, N. (1991). Katecholamin-Hypothese. In: Beckmann, H. & Osterheider, M. (Hrsg.) *Neurotransmitter und psychische Erkrankungen.* Berlin: Springer, S. 21–27.

Mavissakalian, M. & Perel, J.M. (1992). Clinical experiments in maintenance and discontinuation of imipramine therapy in panic disorder with agoraphobia. *Archives of General Psychiatry,* 49, 318–323.

Mayer, G. & Kotterba, S. (2004). Parasomnien im Erwachsenenalter. *Deutsches Ärzteblatt,* 101, C1878–C1884.

McBride, P.A., Anderson, G.M., Hertzig, M.E., Sweeney, J.A., Kream, J., Cohen, D.J. & Mann, J.J. (1989). Serotonergic responsivity in male young adults with autistic disorder: results of a pilot study. *Archives of General Psychiatry,* 46, 213–221.

McBride, P.A., Anderson, G.M., Khait, V.D., Sunday, S.R. & Halmi, K.A. (1991). Serotonergic responsivity in eating disorders. *Psychopharmacology Bulletin,* 27, 365–372.

McCall, W.V. & Edinger, J.D. (1992). Subjective total insomnia: an example of sleep state misperception. *Sleep*, 15, 71–73.

McCance-Katz, E.F., Kosten, T.R. & Jatlow, P. (1998). Chronic disulfiram treatment effects on intranasal cocaine administration: initial results. *Biological Psychiatry*, 43, 540–543.

McCann, U.D., Ricaurte, G.A. & Molliver, M.E. (2001). "Ecstasy" and serotonin neurotoxicity: new findings raise more questions. *Archives of General Psychiatry*, 58, 907–908.

McCarley, R.W., Wible, C.G., Frumin, M., Hirayasu, Y., Levitt, J.J., Fischer, I.A. & Shenton, M.E. (1999). MRI anatomy of schizophrenia. *Biological Psychiatry*, 45, 1099–1119.

McCreadie, R.G., Thara, R., Padmavati, R., Srinivasan, T.N. & Jaipurkar, S.D. (2002). Structural brain differences between never-treated patients with schizophrenia, with and without dyskinesia, and normal control subjects. *Archives of General Psychiatry*, 59, 332–336.

McDougle, C.J., Black, J.E., Malison, R.T., Zimmermann, R.C., Kosten, T.R., Heninger, G.R. & Price, L.H. (1994). Noradrenergic dysregulation during discontinuation of cocaine use in addicts. *Archives of General Psychiatry*, 51, 713–719.

McDougle, C.J., Naylor, S.T., Cohen, D.J., Aghajanian, G.K., Heninger, G.R. & Price, L.H. (1996a). Effects of tryptophan depletion in drug-free adults with autistic disorder. *Archives of General Psychiatry*, 53, 993–1000.

McDougle, C.J., Naylor, S.T., Cohen, D.J., Volkmar, F.R., Heninger, G.R. & Price, L.H. (1996b). A double-blind, placebo-controlled study of fluvoxamine in adults with autistic disorder. *Archives of General Psychiatry*, 53, 1001–1008.

McGlashan, T.H. (1988). A selective review of recent North American long-term followup studies of schizophrenia. *Schizophrenia Bulletin*, 14, 515–542.

McGlashan, T.H. & Fenton, W.S. (1992). The positive-negative distinction in schizophrenia. *Archives of General Psychiatry*, 49, 63–72.

McGuffin, P. & Thapar, A. (1992). The genetics of personality disorder. *British Journal of Psychiatry*, 160, 12–23.

McGuffin, P., Katz, R., Watkins, S. & Rutherford, J. (1996). A hospital-based twin register of the heritability of DSM-IV unipolar depression. *Archives of General Psychiatry*, 53, 129–136.

McMahon, F.J., Simpson, S.G., McInnis, M.G., Badner, J.A., MacKinnon, D.F. & DePaulo, J.R. (2001). Linkage of bipolar disorder to chromosome 18q and the validity of bipolar II disorder. *Archives of General Psychiatry*, 58, 1025–1031.

McNamara, E., Reynolds, C.F., Soloff, P.H., Mathias, R., Rossi, A., Spiker, D., Coble, P.A. & Kupfer, D.J. (1984). EEG sleep evaluation of depression in borderline patients. *American Journal of Psychiatry*, 141, 182–186.

McNeal, E.T. & Cymbolic, P. (1986). Antidepressants and biochemical theories of depression. *Psychological Bulletin*, 99, 361–374.

Meana, J.J., Barturen, F. & Garcia-Sevilla, J.A. (1992). Alpha$_2$-adrenoreceptors in the brain of suicide victims: increased receptor density associated with major depression. *Biological Psychiatry*, 31, 471–490.

Mednick, S.A., Gabrielli, W.F. & Hutchings, B. (1984). Genetic influences in criminal convictions: evidence from an adoption cohort. *Science*, 224, 891–894.

Mednick, S.A., Machon, R.A., Hottunen, M.O. & Bonett, D. (1988). Adult schizophrenia following prenatal exposure to an influenza epidemic. *Archives of General Psychiatry*, 45, 189–192.

Meesters, Y., Jansen, J.H.C., Beersma, D.G.M., Bouhuys, A.L. & van den Hoofdacker, R.H. (1994). An attempt to prevent winter depression by light exposure at the end of September. *Biological Psychiatry*, 35, 284–286.

Meier-Ewert, K. (1989). *Tagesschläfrigkeit: Ursachen, Differentialdiagnose, Therapie*. Weinheim: VCH Verlagsgesellschaft.

Meltzer, H.Y. (1990). Role of serotonin in depression. *Annals of the New York Academy of Science* 600, 486–499.

Meltzer, H.Y. (1991). Is there a specific membrane defect in bipolar disorders? *Biological Psychiatry*, 30, 1071–1074.

Meltzer, H.Y. & McGurk, S.R. (1999). The effects of clozapine, risperidone, and olanzapine on cognitive functioning in schizophrenia. *Schizophrenia Bulletin*, 25, 233–255.

Meltzer, H.Y., Alphs, L., Green, A.I., Altamura, A.C., Anand, R., Bertoldi, A., Bourgeois, M., Chouinard, G., Islam, M.Z., Kane, J., Krishnan, R., Lindenmayer, J.P. & Potkin, S. (2003). Clozapine treatment for suicidality in schizophrenia: International Suicide Prevention Trial (InterSePT). *Archives of General Psychiatry*, 60, 82–91.

Mendels, J., Stinnett, J.L., Burns, D. & Frazer, A. (1975). Amine precursors and depression. *Archives of General Psychiatry*, 32, 22–30.

Mendlewicz, J., Simon, P., Sevy, S., Charon, F., Brocas, H., Legros, S. & Vassart, G. (1987). Polymorphic DNA marker on X-chromosome and manic depression. *Lancet*, i, 1230–1232.

Menon, V., Anagnoson, R.T., Glover, G.H. & Pfefferbaum, A. (2001). Functional magnetic resonance imaging evidence for disrupted basal ganglia function in schizophrenia. *American Journal of Psychiatry*, 158, 646–649.

Merikangas, K.R. & Kupfer, D.J. (1995). Mood disorders: genetic aspects. In: Kaplan, H.I. & Sadock, B.J. (eds.) *Comprehensive textbook of psychiatry*. 6th edition. Baltimore: Williams & Wilkins, pp. 1102–1116.

Meston, C.M. & Frohlich, P.F. (2000). The neurobiology of sexual function. *Archives of General Psychiatry*, 57, 1012–1030.

Meyer, J.K. (1995). Paraphilias. In: Kaplan, H.I. & Sadock, B.J. (eds.) *Comprehensive textbook of psychiatry*. 6th edition. Baltimore: Williams & Wilkins, pp. 1334–1347.

Meyer-Bahlburg, H.F.L. (1979). Sex hormones and female homosexuality: a critical examination. *Archives of Sexual Behavior*, 8, 101–119.

Meyer-Bahlburg, H.F.L. (1984). Psychoendocrine research, on sexual orientation. Current status and future options. *Progress in Brain Research*, 61, 375–398.

Mihic, S.J. & Harris, R.A. (1997). GABA and the $GABA_A$ receptor. *Alcohol Health & Research, World* 21, 127–131.

Mikkelsen, E.J., Detlor, J. & Cohen, D.J. (1981). School avoidance and social phobia triggered by haloperidol in patients with Tourette's disorder. *American Journal of Psychiatry*, 138, 1572–1576.

Miller, N.S., Summers, G.L. & Gold, M.S. (1993). Cocaine dependence: alcohol and other drug dependence and withdrawal characteristics. *Journal of Addictive Diseases*, 12, 25–35.

Minderaa, R.B., Anderson, G.M., Volkmar, F.R., Akkerhuis, G.W. & Cohen, D.J. (1994). Noradrenergic and adrenergic functioning in autism. *Biological Psychiatry*, 36, 237–241.

Mirow, A.L., Kristbjanarson, H., Egeland, J.A., Shilling, P., Helgason, T., Gillin, J.C., Hirsch, S. & Kelsoe, J.R. (1994). A linkage study of distal chromosome 5q and bipolar disorder. *Biological Psychiatry*, 36, 223–229.

Missale, C., Nash, S.R., Robinson, S.W., Jaber, M. & Caron, M.G. (1998). Dopamine receptors: from structure to function. *Physiological Reviews*, 78, 189–225.

Mitchell, J.E. & Pomeroy, C. (1989). Medizinische Komplikationen der Bulimia nervosa. In: Fichter, M.M. (Hrsg.) *Bulimia nervosa: Grundlagen und Behandlung*. Stuttgart: Enke, S. 51–61.

Mitchell, J.E., Pyle, R.L., Hatsukami, D. & Boutacoff, L.I. (1984). The dexamethasone suppression test in patients with bulimia. *Journal of Clinical Psychiatry*, 45, 508–511.

Moffitt, T.E., Brammer, G.L., Caspi, A., Fawcett, J.P., Raleigh, M., Yuwiler, A. & Silva, P. (1998). Whole blood serotonin relates to violence in an epidemiological study. *Biological Psychiatry*, 43, 446–457.

Mohamed, S., Paulsen, J.S., O'Leary, D., Arndt, S. & Andreasen, N. (1999) Generalized cognitive deficits in schizophrenia: a study of first-episode patients. *Archives of General Psychiatry*, 56, 749–754.

Moldin, S.O., Reich, T. & Price, J.P. (1991). Current perspectives on the genetics of unipolar depression. *Behavior Genetics*, 21, 211–242.

Moll, G.H., Hüther, G. & Rothenberger, A. (1999). Neurobiologische Modellvorstellungen zu Entstehung und Aufhebung von Zwängen/Zwangsstörungen. *Verhaltenstherapie und Verhaltensmedizin*, 20, 449–463.

Möller, H.J. (1997). *Psychiatrie. Ein Leitfaden für Klinik und Praxis*. 3. Auflage. Stuttgart: Kohlhammer.

Möller, H.J., Müller, W.E. & Volz, H.P. (2000). *Psychopharmakotherapie. Ein Leitfaden für Klinik und Praxis*. 2. Auflage. Stuttgart: Kohlhammer.

Monteiro, W., Marks, I.M., Noshirvani, H. & Checkley, S. (1986). Normal dexamethasone suppression test in obsessive-compulsive disorder. *British Journal of Psychiatry*, 148, 326–329.

Morgenstern, H. & Glazer, W.M. (1993). Identifying risk factors for tardive dyskinesia among long-term chronic outpatients maintained with neuroleptic medications: results of the Yale Tardive Dyskinesia Study. *Archives of General Psychiatry*, 50, 723–733.

Morley, J.E. & Blundell, J.E. (1988). The neurobiological basis of eating disorders: some formulations. *Biological Psychiatry*, 23, 53–78.

Morrison, J.R. & Stewart, M.A. (1973). The psychiatric status of the legal families of adopted hyperactive children. *Archives of General Psychiatry*, 28, 888–891.

Moss, H.B., Yao, J.K. & Panzak, G.L. (1990). Serotonergic responsivity and behavioral dimensions in antisocial personality disorder with substance abuse. *Biological Psychiatry*, 28, 325–338.

Mukherjee, S., Sackeim, H.A. & Schnur, D.B. (1994). Electroconvulsive therapy of acute manic episodes: a review of 50 years' experience. *American Journal of Psychiatry*, 151, 169–176.

Müller, W.E. (1991). Cholinerge und GABAerge Mechanismen. In: Beckmann, H. & Osterheider, M. (Hrsg.). *Neurotransmitter und psychische Erkrankungen*. Berlin: Springer, S. 45–56.

Müller-Oerlinghausen, B. & Ringel, I. (2002). Medikamente als Verursacher sexueller Dysfunktionen. *Deutsches Ärzteblatt*, 99, C2452–C2457.

Mumenthaler, M. & Mattle, H. (2002). *Neurologie*. 11. Auflage. Stuttgart: Thieme.

Mundo, E., Walker, M., Cate, T., Macciardi, F. & Kennedy, J.L. (2001). The role of serotonin transporter protein gene in antidepressant-induced mania in bipolar disorder. Preliminary findings. *Archives of General Psychiatry*, 58, 539–544.

Murken, J. & Cleve, H. (Hrsg.) (1996). *Humangenetik*. 6. Auflage. Stuttgart: Enke.

Murphy, D.G.M., Mentis, M.J., Pietrini, P., Grady, C., Daly, E., Haxby, J.V., De La Granja, M., Allen, G., Largay, K., White, B.J., Powell, C.M., Horwitz, B., Rapoport, S.I. & Schapiro, M.B. (1997). A PET study of Turner's syndrome: effects of sex steroids and the X chromosome on brain. *Biological Psychiatry*, 41, 285–298.

Murphy, D.G.M., Critchley, H.D., Schmitz, N., McAlonan, G., van Amelsvoort, T., Robertson, D., Daly, E., Rowe, A., Russell, A., Simmons, A., Murphy, K.C. & Howlin, P. (2002). Asperger syndrome: a proton magnetic resonance spectroscopy study of brain. *Archives of General Psychiatry*, 59, 885–891.

Muscettola, G., Potter, W.Z., Pickar, D. & Goodwin, F.K. (1984). Urinary 3-methoxy-4-hydroxyphenylglycol and major affective disorders. a replication and new findings. *Archives of General Psychiatry*, 41, 337–342.

Nace, E.P. (1992). Alcoholism and the borderline patient. In: Silver, D. & Rosenbluth. M. (eds.) *Handbook of borderline disorders*. Madison: International Universities Press, pp. 599–610.

Najavits, L.M., Gastfriend, D.R., Barber, J.P., Reif, S., Muenz, L.R., Blaine, J., Frank, A., Crits-Christoph, P., Thase, M. & Weiss, R.D. (1998). Cocaine dependence with and without PTSD among subjects in the National Institute on Drug Abuse Collaborative Cocaine Treatment Study. *American Journal of Psychiatry*, 155, 214–219.

Nakanishi, S. (1992). Molecular diversity of glutamate receptors and implications for brain functions. *Science*, 258, 597–603.

Narayan, M., Srinath, S., Anderson, G.M. & Meundi, D.B. (1993). Cerebrospinal fluid levels of homovanillic acid and 5-hydroxyindoleacetic acid in autism. *Biological Psychiatry*, 33, 630–635.

Narr, K.L., Thompson, P.M., Sharma, T., Moussai, J., Zoumalan, C., Rayman, J. & Toga, A.W. (2001). Three-dimensional mapping of gyral shape and cortical surface asymmetries in schizophrenia: gender effects. *American Journal of Psychiatry*, 158, 244–255.

Nash, J.F. & Meltzer, H.Y. (1991). Neuroendocrine studies in psychiatric disorders: The role of serotonin. In: Brown, S.L. & van Praag, H.M. (eds.) *The role of serotonin in psychiatric disorders*. New York: Brunner/Mazel, pp. 57–90.

Nelson, M.D., Saykin, A.J., Flashman, L.A. & Riordan, H.J. (1998). Hippocampal volume reduction in schizophrenia as assessed by magnetic resonance imaging: a meta-analytic study. *Archives of General Psychiatry*, 55, 433–440.

Nemeroff, C.B., Evans, D.L., Gyulai, L., Sachs, G.S., Bowden, C.L., Gergel, I.P., Oakes, R. & Pitts, C.D. (2001). Double-blind, placebo-controlled comparison of imipramine and paroxetine in the treatment of bipolar depression. *American Journal of Psychiatry*, 158, 906–912.

Nemets, B., Stahl, Z. & Belmaker, R.H. (2002). Addition of omega-3 fatty acid to maintenance medication treatment for recurrent unipolar depressive disorder. *American Journal of Psychiatry*, 159, 477–479.

Netter, P. (2005). Endokrine Systeme und Persönlichkeit. In: Hennig, J. & Netter, P. (Hrsg.) *Biopsychologische Grundlagen der Persönlichkeit*. Heidelberg: Spektrum (Elsevier), S. 293–395.

Neumaier, J.F., Petty, F., Kramer, G.L., Szot, P. & Hamblin, M.W. (1997). Learned helplessness increases 5-hydroxytryptamine1B receptor mRNA levels in the rat dorsal raphe nucleus. *Biological Psychiatry*, 41, 668–674.

Neumeister, A., Praschak-Rieder, N., Heßelman, B., Vitouch, O., Rauh, M., Barocka. A., Tauscher, J. & Kasper, S. (1998). Effects of tryptophan depletion in drug-free depressed patients who responded to total sleep deprivation. *Archives of General Psychiatry*, 55, 167–172.

Newcomer, J.W., Selke, G., Melson, A.K., Hershey, T., Craft, S., Richards, K. & Alderson, A.L. (1999). Decreased memory performance in healthy humans induced by stress-level cortisol treatment. Archives of General Psychiatry, 56, 527–533.

Nicolini, H., Cruz, C., Camarena, Bb; Paez, F. & De la Fuente, J.R. (1999). Understanding the genetic basis of obsessive-compulsive disorder. *CNS Spectrums*, 4, 32–48.

Niesert, W. & Zenz, M. (2005). Prophylaxe chronischer Schmerzen. *Deutsches Ärzteblatt*, 102, C1255–C1262.

Nigg, J.T. & Goldsmith, H.H. (1994). Genetics of personality disorders: perspectives from personality and psychopathology research. *Psychological Bulletin,* 115, 346–380.
de Novaes Soares, C., Almeida, O.P., Joffe, H. & Cohen, L.S. (2001). Efficacy of estradiol for the treatment of depressive disorders in perimenopausal women: a double-blind, randomized, placebo-controlled trial. *Archives of General Psychiatry,* 58, 529–534.
Nobler, M.S., Oquendo, M.A., Kegeles, L.S., Malone, K.M., Campbell, C., Sackeim, H. & Mann, J.J. (2001). Decreased regional brain metabolism after ECT. American Journal of Psychiatry, 158, 305–308.
Nolan, C.L., Moore, G.J., Madden, R., Farchioni, T., Bartoi, M., Lorch, E., Stewart, C.M. & Rosenberg, D.R. (2002). Prefrontal cortical volume in childhood-onset major depression. *Archives of General Psychiatry,* 59, 173–179.
Norris, P.D., O'Malley, B.P. & Palmer, R.L. (1985). The TRH test in bulimia and anorexia nervosa: A controlled study. *Journal of Psychiatric Research,* 19, 215–219.
Northoff, G., Demisch, L., Wenke, J. & Pflug, B. (1996). Plasma homovanillic acid concentrations in catatonia. *Biological Psychiatry,* 39, 436–443.
Nöthen, M.M., Rietschel, M., Propping, P. & Maier, W. (2004). Fortschritte in der Ursachenforschung affektiver und schizophrener Störungen. *Deutsches Ärzteblatt,* 101, C2680–C2683.
Nurnberger, J.I. & Berrettini, W. (1998). *Psychiatric Genetics.* London: Chapman & Hall.
Nurnberger, J.I., Sitaram, N., Gershon, E.S. & Gillin, J.C. (1983). A twin study of cholinergic REM induction. *Biological Psychiatry,* 18, 1161–1165.
Nurnberger, J.I., Foroud, T., Flury, L., Su, J., Meyer, E.T., Hu, K., Crowe, R., Edenberg, H., Goate, A., Bierut, L., Reich, T., Schuckit, M. & Reich, W. (2001). Evidence for a locus on chromosome 1 that influences vulnerability to alcoholism and affective disorder. *American Journal of Psychiatry,* 158, 718–724.
Nutt, D. & Lawson, C. (1992). Panic attacks: a neurochemical overview of models and mechanisms. *British Journal of Psychiatry,* 160, 165–178.
Obrocki, J., Andresen, B., Schmoldt, A. & Thomasius, R. (2001). Anhaltende neurotoxische Schäden durch Ecstasy. *Deutsches Ärzteblatt,* 98, C2462–C2466.
O'Donohue, W. & Geer, J.H. (eds.) (1993). *Handbook of sexual dysfunctions: Assessment and treatment.* Boston: Allyn and Bacon.
O'Keane, V., Moloney, E., O'Neill, H., O'Connor, A., Smith, C. & Dinan, T.G. (1992). Blunted prolactin responses to d-fenfluramine in sociopathy: Evidence for subsensitivity of central serotonergic function. *British Journal of Psychiatry,* 160, 643–646.
Olney, J.W., Newcomer, J.W. & Farber, N.B. (1999). NMDA receptor hypofunction model of schizophrenia. *Journal of Psychiatric Research,* 33, 523–533.
Oreland, L., Ekblom, J., Garpenstrand, H. & Hallman, J. (1998). Biological markers, with special regard to platelet monoamine oxidase (trbc-MAO)., for personality and personality disorders. *Advances in Pharmacology* 42, 301–304.
Oren, D.A. & Rosenthal, N.E. (1992). Saisonal affective disorders. In: Paykel, E.S. (ed.) *Handbook of affective disorders.* 2nd edition. Edinburgh: Churchill Livingstone, pp. 551–567.
Orth, D.N., Shelton, R.C., Nicholson, W.E., Beck-Peccoz, P., Tomarken, A.J., Persani, L. & Loosen, P.T. (2001). Serum thyrotropin concentrations and bioactivity during sleep deprivation in depression. *Archives of General Psychiatry,* 58, 77–83.
Ortmann, O. & König, K. (2005). Hormontherapie im Klimakterium und in der Postmenopause. *Deutsches Ärzteblatt,* 102, C116 – C119.
Paige, S.R., Reid, G.M., Allen, M.G. & Newton, J.E.O. (1990). Psychophysiological correlates of posttraumatic stress disorder in Vietnam veterans. *Biological Psychiatry,* 27, 419–430.
Panksepp, J. (1979). A neurochemical theory of autism. *Trends in Neurosciences,* 2, 174–177.
Papp, L.A., Gorman, J.M., Liebowitz, M.R., Fyer, A.J., Cohen, B. & Klein, D.F. (1988). Epinephrine infusions in patients with social phobia. *American Journal of Psychiatry,* 145, 733–736.
Papp, L.A., Klein, D.F. & Gorman, J.M. (1993). Carbon dioxide hypersensitivity, hyperventilation, and panic disorder. *American Journal of Psychiatry,* 150, 1149–1157.
Parekh, P.I., Ketter, T.A., Altshuler, L., Frye, M.A., Callahan, A., Marangell, L. & Post, R.M. (1998). Relationships between thyroid hormone and antidepressant responses to total sleep deprivation in mood disorder patients. *Biological Psychiatry,* 43, 392–394.
Parnefjord, R. (2000). *Das Drogentaschenbuch.* 2. Auflage. Stuttgart: Thieme.
Pato, M.T., Pigott, T.A., Hill, J.L., Grover, G.N., Bernstein, S. & Murphy, D.L. (1991). Controlled comparison of buspirone and clomipramine in obsessive-compulsive disorder. *American Journal of Psychiatry,* 148, 127–129.
Pauls, D.L. & Alsobrook, J.P. (1999). The inheritance of obsessive-compulsive disorder. *Child and Adolescent Psychiatric Clinic of North America,* 8, 481–496.

Pauls, D.L., Towbin, K.E., Leckman, J.F., Zahner, G.E.P. & Cohen, D.J. (1986). Gilles de la Tourette's syndrome and obsessive-compulsive disorder: evidence supporting a genetic relationship. *Archives of General Psychiatry,* 43, 1180–1182.

Paykel, E.S. (ed.) (1992). *Handbook of affective disorders.* 2nd edition. Edinburgh: Churchill Livingstone.

Pearlson, G.D. & Schlaepfer, T.E. (1995). Brain imaging in mood disorders. In: Bloom, F.E. & Kupfer, D.J. (eds.) *Psychopharmacology: the fourth generation of progress.* New York: Raven Press, pp. 1019–1028.

Pechnik, R.N. & Ungerleider, J.T. (1997). Hallucinogens. In: Lowinson, J.H., Ruiz, P., Millmann, R.B. & Langrod, J.G. (eds.) *Substance abuse: a comprehensive textbook.* 3rd edition. Baltimore: Williams & Wilkins, pp. 230 – 238.

Perkonigg, A., Beloch, E., Garzynski, E., Nelson, C.B., Pfister, H. & Wittchen, H.U. (1997). Prävalenz von Drogenmissbrauch und -abhängigkeit bei Jugendlichen und jungen Erwachsenen: Gebrauch, Diagnosen und Auftreten erster Missbrauchs- und Abhängigkeitsmerkmale. *Zeitschrift für Klinische Psychologie,* 26, 247–257.

Perlstein, W.M., Carter, C.S., Noll, D.C. & Cohen, J.D. (2001). Relation of prefrontal cortex dysfunction to working memory and symptoms in schizophrenia. *American Journal of Psychiatry,* 158, 1105–1113.

Peroutka, S.J. & Sleight, A.J. (1991). Central serotonin receptors: functional correlates and clinical evidence. In: Brown, S.L. & van Praag, H.M. (eds.) *The role of serotonin in psychiatric disorders.* New York: Brunner/Mazel, pp. 8–26.

Perry, B.D., Southwick, S.M., Yehuda, R. & Giller, E.L. (1990). Adrenergic regulation in posttraumatic stress disorder. In: Giller, E.L. (ed.) *Biological assessment and treatment of posttraumatic stress disorder.* Washington, D.C.: American Psychiatric Press, pp. 89–114.

Perry, P.J., Alexander, B. & Liskow, B.L. (1997). *Psychotropic drug handbook.* 7th edition. Washington, D.C.: American Psychiatric Press.

Petit, E., Herault, J., Raynaud, M., Cherpi, C., Perrot, A., Barthelemy, C., Lelord, G. & Müh, J.P. (1996). X chromosome and infantile autism. *Biological Psychiatry,* 40, 457–464.

Petty, R.G. (1999). Structural asymmetries of the human brain and their disturbance in schizophrenia. *Schizophrenia Bulletin,* 25, 121–139.

Pfefferbaum, A., Rosenbloom, M., Deshmukh, A. & Sullivan, E.V. (2001). Sex differences in the effects of alcohol on brain structure. *American Journal of Psychiatry,* 158, 188–197.

Picciotto, M. (2003). Nicotine as a modulator of behavior: beyond the inverted U. *Trends in Pharmacological Sciences,* 24, 493–499.

Pine, D.S., Coplan, J.D., Papp, L.A., Klein, R.G., Martinez, J.M., Kovalenko, P., Tancer, N., Moreau, D., Dummit, E.S., Shaffer, D., Klein, D.F. & Gorman, J.M. (1998). Ventilatory physiology of children and adolescents with anxiety disorders. *Archives of General Psychiatry,* 55, 123–129.

Pinel, J.P. (2001; amer. Originalausg. 1997). *Biopsychologie.* 2. Auflage. Heidelberg: Spektrum.

Pinter, J.D., Eliez, S., Schmitt, J.E., Capone, G.T. & Reiss, A.L. (2001). Neuroanatomy of Down's syndrome: a high-resolution MRI study. *American Journal of Psychiatry,* 158, 1659–1665.

Piomelli, D., Giuffrida, A. Calignano, A. & Rodríguez de Fonseca, F. (2000). The endocannabinoid system as a target for therapeutic drugs. *Trends in Pharmacological Sciences,* 21, 218–224.

Pirke, K.M., Pahl, J., Schweiger, U. & Warnhoff, M. (1985). Metabolic and endocrine indices of starvation in bulimia: a comparison with anorexia nervosa. *Psychiatry Research,* 15, 33–39.

Pirke, K.M., Vandereyken, W. & Ploog, D. (eds.) (1988). *The psychobiology of bulimia nervosa.* Heidelberg: Springer.

Pitman, R.K. (1992). Biological findings in posttraumatic stress disorder: implications for DSM-IV classification. In: Davidson, J.R.T. & Foa, E.B. (eds.) *Posttraumatic stress disorder: DSM-IV and beyond.* Washington, D.C.: American Psychiatric Press, pp. 173–189.

Pitman, R.K. & Orr, S.P. (1990). Twenty-four hour urinary cortisol and catecholamine excretion in combat-related posttraumatic stress disorder. *Biological Psychiatry,* 27, 245–247.

Pizzagalli, D., Pascual-Marqui, R.D., Nitschke, J.B., Oakes, T.R., Larson, C.L., Abercrombie, H.C., Schaefer, S.M., Koger, J.V., Benca, R.M. & Davidson, R.J. (2001). Anterior cingulate activity as a predictor of degree of treatment response in major depression: evidence from brain electrical tomography analysis. *American Journal of Psychiatry,* 158, 405–415.

Ploog, D. & Pirke, K.M. (1987). Psychobiology of anorexia nervosa. *Psychological Medicine,* 17, 843–859.

Pohl, R.B., Wolkow, R.M. & Clary, C.M. (1998). Sertraline in the treatment of panic disorder: a double-blind multicenter trial. *American Journal of Psychiatry,* 155, 1189–1195.

Poland, R.E., Rubin, R.T., Lesser, I.M., Lane, L.A. & Hart, P.J. (1987). Neuroendocrine aspects of primary endogenous depression. II. Serum dexamethasone concentrations and hypothalamic-pituitary-adrenal cortical activity as determinants of the dexamethasone suppression test response. *Archives of General Psychiatry*, 44, 790–796.

Pope, H.G., Gruber, A.J., Hudson, J.I., Huestis, M.A. & Yurgelun-Todd, D. (2001). Neuropsychological performance in long-term cannabis users. *Archives of General Psychiatry*, 58, 909–915.

Post, R.M. (1995). Mood disorders: somatic treatment. In: Kaplan, H.I. & Sadock, B.J. (eds.) *Comprehensive textbook of psychiatry*. 6th edition. Baltimore: Williams & Wilkins, pp. 1152–1178.

Post, R.M., Fink, E., Carpenter, W.T. & Goodwin, F.K. (1975). Cerebrospinal fluid amine metabolites in acute schizophrenia. *Archives of General Psychiatry*, 32, 1063–1069.

Post, R.M., Lake, C.R., Jimerson, D.C., Bunney, W.E., Wood, J.H., Ziegler, M.G. & Goodwin, F.K. (1978). Cerebrospinal fluid norepinephrine in affective illness. *American Journal of Psychiatry*, 135, 907–912.

Potkin, S.G., Alva, G., Fleming, K., Anand, R., Keator, D., Carreon, D., Doo, M., Jin, Y., Wu, J.C. & Fallon, J.H. (2002). A PET study of the pathophysiology of negative symptoms in schizophrenia. *American Journal of Psychiatry*, 159, 227–237.

Potts, N.L., Book, S. & Davison, J.R. (1996). The neurobiology of social phobia. *International Clinical Psychopharmacology*, 11 (supplement 3), 43–48.

Pouwels, P.J. & Frahmn J. (1998). Regional metabolite concentrations in human brain as determined by quantitative localized proton MRS. *Magnetic Resonance Medicine*, 39, 28–33.

Prange, A.J., Wilson, I.C., Lynn, C.W., Alltop, L.B. & Stikeleather, R.A. (1974). L-Tryptophan in mania: contribution to a permissive hypothesis of affective disorders. *Archives of General Psychiatry*, 30, 56–62.

Price, L.H. (1990). Serotonin reuptake inhibitors in depression and anxiety: an overview. *Annals of Clinical Psychiatry*, 2, 165–172.

Prins, A., Kaloupek, D.G. & Keane, T.M. (1995). Psychophysiological evidence for autonomic arousal and startle in traumatized adult populations. In: Friedman, M.J., Charney, D.S. & Deutch, A.Y. (eds.) *Neurobiological and clinical consequences of stress: from normal adaptation to post-traumatic stress disorder*. Hagerston: Lipincott-Raven, pp. 291–314.

Prinz, R.J., Roberts, W.A. & Hartman, E. (1980). Dietary correlates of hyperactive behavior in children. *Journal of Consulting and Clinical Psychology*, 48, 760–769.

Propping, P. (1989). *Psychiatrische Genetik – Befunde und Konzepte*. Berlin: Springer.

Purdon, S.E., Jones, B,D., Stip, E., Labelle, A., Addington, D., David, S.R., Breier, A. & Tollefson, G.D. (2000). Neuropsychological change in early phase schizophrenia during 12 months of treatment with olanzapine, risperidone, or haloperidol. *Archives of General Psychiatry*, 57, 249–258.

Raemaekers, M., Jansma, J.M., Cahn, W., Van der Geest, J.N., van der Linden, J.A., Kahn, R.S. & Ramsey, N.F. (2002). Neuronal substrate of the saccadic inhibition deficit in schizophrenia investigated with 3-dimensional event-related functional magnetic resonance imaging. *Archives of General Psychiatry*, 59, 313–320.

Raine, A., Lencz, T. & Benishay, D.S. (1995). Schizotypal personality and skin conductance orienting. In: Raine, A., Lencz, T. & Mednick, S.A. (eds.) *Schizotypal personality*. Cambridge: Cambridge University Press, pp. 219–249.

Raine, A., Lencz, T., Bihrle, S., LaCasse, L. & Colletti, P. (2000). Reduced prefrontal gray matter volume and reduced autonomic activity in antisocial personality disorder. *Archives of General Psychiatry*, 57, 119–127.

Rapoport, S.I. (1995). Anatomic and functional brain imaging in Alzheimer's disease. In: Bloom, F.E. & Kupfer, D.J. (eds.) *Psychopharmacology: the fourth generation of progress*. New York: Raven Press, pp. 1401–1415.

Rapoport, S.I. & Bosetti, F. (2002). Do lithium and anticonvulsants target the brain arachidonic acid cascade in bipolar disorder? *Archives of General Psychiatry*, 59, 592–596.

Räsänen, P., Hakko, H., Isohanni, M., Järvelin, M.R. & Tiihonen, J. (1999). Maternal smoking during pregnancy and risk of criminal behavior in the Northern Finland 1966 birth cohort. *American Journal of Psychiatry*, 156, 857–862.

Rauch, S.L., Jenike, M.A., Alpert, N.M., Baer, L., Breiter, H.C.R., Savage, C.R. & Fischman, A.J. (1994). Regional cerebral blood flow measured during symptom provocation in obsessive-compulsive disorder using oxygen 15-labeled carbon dioxide and positron emission tomography. *Archives of General Psychiatry*, 51, 62–70.

Ray, O. & Ksir, C. (1993). *Drugs, society, & human behavior*. 6th edition. St. Louis: Mosby.

Reiman, E.M., Raichle, M.E., Robins, E., Butler, F.K., Herscovitch, P., Fox, P. & Perlmutter, J. (1986). The application of positron emission tomography to the study of panic disorder. *American Journal of Psychiatry,* 143, 469–477.

Reinecker, H. (1993). *Phobien. Agoraphobien, soziale und spezifische Phobien.* Göttingen: Hogrefe.

Reinecker, H. (1994a). *Zwänge. Diagnose, Theorien und Behandlung* 2. Auflage. Bern: Huber.

Reinecker, H. (1994b). Agoraphobien und Panikanfälle. In: Reinecker, H. (Hrsg.) *Lehrbuch der Klinischen Psychologie.* 2. Auflage. Göttingen: Hogrefe, S. 91–115.

Reist, C., Haier, R.J., DeMet, E. & Chicz-DeMet, A. (1990). Platelet MAO activity in personality disorders and normal controls. *Psychiatry Research,* 33, 221–227.

Remschmidt, H. & Heiser, P. (2004). Differenzierte Diagnostik und multimodale Therapie hyperkinetischer Störungen. *Deutsches Ärzteblatt,* 101, C1992–C1999.

Reneman, L., Lavalaye, J., Schmand, B., de Wolff, F.A., van den Brink, W., den Heeten, G.J. & Booij, J. (2001). Cortical serotonin transporter density and verbal memory in individuals who stopped using 3,4 methylenedioxymethamphetamine (MDMA or „ecstasy"). *Archives of General Psychiatry,* 58, 901–906.

Reynolds, C.F. & Kupfer, D.J. (1987). State-of-the-art review: sleep research in affective illness: state of the art circa 1987. *Sleep,* 10, 199–215.

Reynolds, C.F., Kupfer, D.J., Buysse, D.J., Coble, P.A. & Yeager, A. (1991). Subtyping DSM-III-R primary insomnia: a literature review by the DSM-IV Work Group on sleep disorders. *American Journal of Psychiatry,* 148, 432–438.

Reynolds, C.F., Buysse, D.J. & Kupfer, D.J. (1995). Developmental and biosocial perspectives on the diagnosis and treatment of persistent insomnia. In: Bloom, F.E. & Kupfer, D.J. (eds.) *Psychopharmacology: the fourth generation of progress.* New York: Raven Press, pp. 1617–1629.

Rezvani, A.H. & Levin, E.D. (2001). Cognitive effects of nicotine. *Biological Psychiatry,* 49, 258–267.

Ribeiro, S.C.M., Tandon, R., Grunhaus, L. & Greden, J.F. (1993). The DST as a predictor of outcome in depression: a meta-analysis. *American Journal of Psychiatry,* 150, 1618–1629.

Richter-Unruh, A. (2005). Leydigzell-Hypoplasie und Testotoxikose – wenig bekannte Krankheitsbilder. *Deutsches Ärzteblatt,* 102, C529–C534.

Riemann, D. & Voderholzer, U. (2003). *Der gestörte Schlaf: Via regia zum Verständnis depressiver Erkrankungen.* Bremen: Uni-MED.

Riemann, R. & Spinath, F.M. (2005). Genetik und Persönlichkeit. In: Hennig, J. & Netter, P. (Hrsg.) *Biopsychologische Grundlagen der Persönlichkeit.* Heidelberg: Spektrum (Elsevier), S. 538–628.

Riess, O., Krüger, R., Schöls, L., Kösel, S. & Graeber, M.B. (1999). Zur Genetik und Pathogenese des Morbus Parkinson. *Deutsches Ärzteblatt,* 96, C2007–C2013.

Rimm, E.B., Klatsky, A., Grobbee, D. & Stampfer, M.J. (1996). Review of moderate alcohol consumption and reduced risk of coronary heart disease: is the effect due to beer, wine or spirits? *British Medical Journal,* 313, 731–736.

Rinne, T., van den Brink, W., Wouters, L. & van Dyck, R. (2002). SSRI treatment of borderline personality disorder: a randomized, placebo-controlled clinical trial for female patients with borderline personality disorder. *American Journal of Psychiatry,* 159, 2048–2054.

Ritvo, E.R., Freeman, B.J., Pingree, C., Mason-Brothers, A., Jorde, L., Jenson, W.R., McMahon, W.M., Petersen, P.B., Mo, A. & Ritvo, A. (1989). The UCLA-University of Utah Epidemiologic Survey of Autism: prevalence. *American Journal of Psychiatry,* 146, 194–199.

Ritzmann, R.F. & Tabakoff, B. (1976). Dissociation of alcohol tolerance and dependence. *Nature,* 263, 418–419.

Roberts, A.J. & Koob, G.F. (1997). The neurobiology of addiction: an overview. *Alcohol Health & Research World,* 21, 101–106.

Robinson, T.E. & Berridge, K.C. (1993). The neural basis of drug craving: an incentive-sensitization theory of addiction. *Brain Research Reviews,* 18, 247–291.

Roitman, S.E.L., Cornblatt, B.A., Bergman, A., Obuchowski, M., Mitropoulou, V., Keefe, R.S.E., Silverman, J.M. & Siever, L.J. (1997). Attentional functioning in schizotypal personality disorder. *American Journal of Psychiatry,* 154, 655–660.

Rose, R.J. (1995). Genes and human behavior. *Annual Review of Psychology,* 46, 625–654.

Rosenberg, D.R., Keshavan, M.S., O'Hearn, K.M., Dick, E.L., Bagwell, W.W., Seymour, A.B., Montrose, D.M., Pierri, J.N. & Birmaher, B. (1997). Frontostriatal measurement in treatment-naive children with obsessive-compulsive disorder. *Archives of General Psychiatry,* 54, 824–830.

Rosenheck, R., Cramer, J., Xu, W., Thomas, J., Henderson, W., Frisman, L., Fye, C. & Charney, D. (1997). A comparison of clozapine and haloperidol in hospitalized patients with refractory schizophrenia. *New England Journal of Medicine*, 337, 809–815.

Rosenthal, D., Wender, P.H., Kety, S.S., Welner, J. & Schulsinger, F. (1980). The adopted-away offsprings of schizophrenics. *American Journal of Psychiatry*, 128, 87–91.

Rosenthal, N.E., Sack, D.A., Gillin, J.C., Lewy, A.J., Goodwin, F.K., Davenport, Y., Mueller, P.S., Newsome, D.A. & Wehr, T.A. (1984). Seasonal affective disorder: a description of the syndrome and preliminary findings with light therapy. *Archives of General Psychiatry*, 41, 72–80.

Rosenthal, N.E., Sack, D.A., Carpenter, C.J., Parry, B.L., Mendelson, W.B. & Wehr, T.A. (1985). Antidepressant effects of light in seasonal affective disorder. *American Journal of Psychiatry*, 142, 163–170.

Ross, D.E., Kirkpatrick, B., Karkowski, L.M., Straub, R.E., MacLean, C.J., O'Neill, F.A., Compton, A.D., Murphy, B., Walsh, D. & Kendler, K.S. (2000). Sibling correlation of deficit syndrome in the Irish Study of High-Density Schizophrenia Families. *American Journal of Psychiatry*, 157, 1071–1076.

Roth, W.T., Margraf, J., Ehlers, A., Taylor, C.B., Maddock, R.J., Davies, S. & Agras, W.S. (1992). Stress test reactivity in panic disorder. *Archives of General Psychiatry*, 49, 301–310.

Royston, M.C., Rothwell, N.J. & Roberts, G.W. (1992). Alzheimer's disease: pathology to potential treatments? *Trends in Pharmacological Sciences*, 13, 131–133.

Rubin, R.T., Villanueva-Meyer, J., Ananth, J., Trajmar, P.G. & Mena, I. (1992). Regional Xenon 133 cerebral blood flow and cerebral Technetium 99m uptake in unmedicated patients with obsessive-compulsive disorder and matched normal control subjects: determination by high-resolution single-photon emission computed tomography. *Archives of General Psychiatry*, 49, 695–702.

Russ, M.J., Roth, S.D., Lerman, A., Kakuma, T., Harrison, K., Shindledecker, R.D., Hull, J. & Mattis, S. (1992). Pain perception in self-injurious patients with borderline personality disorder. *Biological Psychiatry*, 32, 501–511.

Russ, M.J., Roth, S.D., Kakuma, T., Harrison, K. & Hull, J.W. (1994). Pain perception in self-injurious borderline patients: naloxone effects. *Biological Psychiatry*, 35, 207–209.

Sabri, O., Erkwoh, R., Schreckenberger, M., Owega, A., Saß, H. & Buell, U. (1997). Correlation of positive symptoms exclusively to hyperperfusion or hypoperfusion of cerebral cortex in never-treated schizophrenics. *Lancet*, 349, 1735–1739.

Sachdev, P. & Hay, P. (1996). Site and size of lesion and psychosurgical outcome in obsessive-compulsive disorder: a magnetic resonance imaging study. *Biological Psychiatry*, 39, 739–742.

Sackeim, H.A. (2000). Memory and ECT: from polarization to reconciliation. *Journal of ECT*, 16, 87–96.

Sackeim, H.A. (2001). Functional brain circuits in major depression and remission. *Archives of General Psychiatry*, 58, 649–650.

Sackeim, H.A., Devanand, D.P. & Nobler, M.S. (1995). Electroconvulsive therapy. In: Bloom, F.E. & Kupfer, D.J. (eds.) *Psychopharmacology: the fourth generation of progress*. New York: Raven Press, pp. 1123–1141.

Sadock, V.A. (1995). Normal human sexuality and sexual dysfunctions. In: Kaplan, H.I. & Sadock, B.J. (eds.) *Comprehensive textbook of psychiatry*. 6th edition. Baltimore: Williams & Wilkins, pp. 1295–1321.

Salomon, R.M., Delgado, P.L., Licinio, J., Krystal, J.H., Heninger, G.R. & Charney, D.S. (1994a). Effects of sleep deprivation on serotonin function in depression. *Biological Psychiatry*, 36, 840–846.

Salomon, R.M., Mazure, C.M., Delgado, P.L., Mendia, P. & Charney, D.S. (1994b). Serotonin function in aggression: the effect of acute plasma tryptophan depletion in aggressive patients. *Biological Psychiatry*, 35, 570–572.

Samson, H.H. & Harris, R.A. (1992). Neurobiology of alcohol abuse. *Trends in Pharmacological Sciences*, 13, 206–211.

Sandberg, S. (ed.) (2002). *Hyperactivity and attention deficit disorders in childhood*. Cambridge: Cambridge University Press.

Sanderson, W.C. & Wetzler, S. (1990). Five percent carbon dioxide challenge: valid analogue and marker of panic disorder? *Biological Psychiatry*, 27, 689–701.

Sass, H., Soyka, M., Mann, K. & Zieglgänsberger, W. (1996). Relapse prevention by acamprosate: results from a placebo-controlled study on alcohol dependence. *Archives of General Psychiatry*, 53, 673–680.

Saß, H., Wittchen, H.-U. & Zaudig, M. (Hrsg.) (1996; amer. Originalausg. 1994). *Diagnostisches und Statistisches Manual Psychischer Störungen DSM-IV*. Göttingen: Hogrefe.

Sauer, H. & Lauter, H. (1987). Elektrokrampftherapie. *Nervenarzt,* 58, 201–218.
Savage, C.R., Weilburg, J.B., Duffy, F.H., Baer, L., Shera, D.M. & Jenike, M.A. (1994). Low-level sensory processing in obsessive-compulsive disorder: an evoked potential study. *Biological Psychiatry,* 35, 247–252.
Schatzberg, A.F. & Schildkraut, J.J. (1995). Recent studies on norepinephrine systems in mood disorders In: Bloom, F.E. & Kupfer, D.J. (eds.) *Psychopharmacology: the fourth generation of progress.* New York: Raven Press, pp. 911–920.
Scheepers, F.E., Gispen de Wied, C.C., Hulshoff Pol, H.E. & Kahn, R.S. (2001). Effect of clozapine on nucleus caudatus volume in relation to symptoms of schizophrenia. *American Journal of Psychiatry,* 158, 644–646.
Scheffer, K.G. (1982). Coca in Südamerika. In: Völger, G. & von Welck, K. (Hrsg.) *Rausch und Realität. Drogen im Kulturvergleich.* Reinbek: Rowohlt Taschenbuch Verlag, S. 754–769.
Schildkraut, J.J. (1965). The catecholamine hypothesis of affective disorders: a review of supporting evidence. *American Journal of Psychiatry,* 122, 509–522.
Schmidbauer, W. & vom Scheidt, J. (1998). *Handbuch der Rauschdrogen.* Frankfurt/Main: Fischer Taschenbuch Verlag.
Schmidt, G. & Schorsch, E. (1981). Psychosurgery of sexual deviant patients: review and analysis of new empirical findings. *Archives of Sexual Behavior,* 10, 301–323.
Schmidt, L. (1997). *Alkoholkrankheit und Alkoholmissbrauch.* 4. Auflage. Stuttgart: Kohlhammer.
Schneier, F.R., Goetz, D., Campeas, R., Fallon, B., Marshall, R. & Liebowitz, M.R. (1998). Placebo-controlled trial of moclobemid in social phobia. *British Journal of Psychiatry,* 172, 70–77.
Schneier, F.R., Liebowitz, M.R., Abi-Dargham, A., Zea-Ponce, Y., Lin, S.H.& Laruelle, M. (2000). Low dopamine $D_2$ receptor binding in social phobia. *American Journal of Psychiatry,* 157, 457–459.
Schönbrunn, E., Riemann, D. & Berger, M. (1991). Diagnose und Differentialdiagnose der idiopathischen ZNS-Hypersomnie. *Aktuelle Neurologie,* 18, 100–104.
Schopohl, J., Haen, E., Ullrich, T. & Gärtner, R. (2000). Sildenafil (Viagra). *Deutsches Ärzteblatt,* 97, C244–C248.
Schou, M. (1997). Forty years of lithium treatment. *Archives of General Psychiatry,* 54, 9–13.
Schuckit, M.A. & Gold, E.O. (1988). A simultaneous evaluation of multiple markers of ethanol/placebo challenges in sons of alcoholics and controls. *Archives of General Psychiatry,* 45, 211–216.
Schuckit, M.A. & Smith, T.L. (1996). An 8-year follow-up of 450 sons of alcoholic and control subjects. *Archives of General Psychiatry,* 53, 202–210.
Schulter, G. & Neubauer, A. (2005). Zentralnervensystem und Persönlichkeit. In: Hennig, J. & Netter, P. (Hrsg.) *Biopsychologische Grundlagen der Persönlichkeit.* Heidelberg: Spektrum (Elsevier), S. 35–190.
Schultes, R.E. (1982). Einführung in die Botanik der wichtigsten pflanzlichen Drogen. In: Völger, G. & von Welck, K. (Hrsg.) *Rausch und Realität. Drogen im Kulturvergleich.* Reinbek: Rowohlt Taschenbuch Verlag, S. 46–73.
Schwartz, J.H. (1991a). Chemical messengers: small molecules and peptides. In: Kandel, E.R., Schwartz, J.H. & Jessell, T.M. (eds.) *Principles of neural science.* New Jersey: Prentice Hall, pp. 213–224.
Schwartz, J.H. (1991b). Synaptic vesicles. In: Kandel, E.R., Schwartz, J.H. & Jessell, T.M. (eds.) *Principles of neural science.* New Jersey: Prentice Hall, pp. 225–234.
Schwartz, J.H. & Kandel, E.R. (1991). Synaptic transmission mediated by second messengers. In: Kandel, E.R., Schwartz, J.H. & Jessell, T.M. (eds.) *Principles of neural science.* New Jersey: Prentice Hall, pp. 173–193.
Schwartz, J.M., Stoessel, P.W., Baxter, L.R., Martin, K.M. & Phelps, M.E. (1996). Systematic changes in cerebral glucose metabolic rate after successful behavior modification treatment of obsessive-compulsive disorder. *Archives of General Psychiatry,* 53, 109–113.
Seeman, P. (1993). Schizophrenia as a brain disease. The dopamine receptor story. *Archives of Neurology,* 50, 1093–1095.
Seeman, P. & Van Tol, H.H.M. (1994). Dopamine receptor pharmacology. *Trends in Pharmacological Sciences,* 15, 264–270.
Seeman, P., Guan, H.C. & Van Tol, H.H.M. (1993). Dopamine D4 receptors elevated in schizophrenia. *Nature,* 365, 441–445.
Segraves, R.T. (1989). Effects of psychotropic drugs on human erection and ejaculation. *Archives of General Psychiatry,* 46, 275–284.

Segraves, R.T. & Segraves, K.B. (1993). Medical aspects of orgasm disorder. In: O'Donohue, W. & Geer, J.H. (eds.) *Handbook of sexual dysfunctions: assessment and treatment*. Boston: Allyn and Bacon, pp. 225–252.

Seidman, S.N. (2000). Hormonal aspects of sexual dysfunction: the therapeutic use of exogenous androgens in men and women. *Current Psychiatry Reports*, 2, 215–222.

Seifritz, E., Dürsteler-Mac Farland, K.M. & Stohler, R. (2001). Is prefrontal cortex thinning specific for antisocial personality disorder? *Archives of General Psychiatry*, 58, 402.

Selemon, L.D., Kleinman, J.E., Herman, M.M. & Goldman-Rakic, P.S. (2002). Smaller frontal gray matter volume in postmortem schizophrenic brains. *American Journal of Psychiatry*, 159, 1983–1991.

Shader, R.I. & Greenblatt, D.J. (1995). The pharmacotherapy of acute anxiety: a mini-update. In: Bloom, F.E. & Kupfer, D.J. (eds.) *Psychopharmacology: the fourth generation of progress*. New York: Raven Press, pp. 1341–1348.

Shaffer, D. (1994). Attention deficit hyperactivity disorder in adults. *American Journal of Psychiatry*, 151, 633–638.

Shalev, A.Y., Orr, S.P., Peri, T., Schreiber, S. & Pitman, R.K. (1992). Physiologic responses to loud tones in Israeli patients with posttraumatic stress disorder. *Archives of General Psychiatry*, 49, 870–875.

Shamir, E., Barak, Y., Shalman, I., Laudon, M., Zisapel, N., Tarrasch, R., Elizur, A. & Weizman, R. (2001). Melatonin treatment for tardive dyskinesia: a double-blind, placebo-controlled, crossover study. *Archives of General Psychiatry*, 58, 1049–1052.

Shapiro, R.M. (1993). Regional neuropathology in schizophrenia: where are we? Where are we going? *Schizophrenia Research*, 10, 187–239.

Sharma, T., Lancaster, E., Sigmundsson, T., Lewis, S., Takei, N., Gurling, H., Barta, P., Pearlson, G. & Murray, R. (1999). Lack of normal pattern of cerebral asymmetry in familial schizophrenic patients and their relatives – the Maudsley Familiy Study. *Schizophrenia Research*, 40, 111–120.

Sharp, C.W. & Freeman, C.P.L. (1993). The medical complications of anorexia nervosa. *British Journal of Psychiatry*, 162, 452–462.

Sheard, M.H., Marini, J.L., Bridges, C.I. & Wagner, E. (1976). The effect of lithium on impulsive aggressive behavior in man. *American Journal of Psychiatry*, 133, 1409–1413.

Shelton, R.C., Hollon, S.D., Purdon, S.E. & Loosen, P.T. (1991). Biological and psychological aspects of depression. *Behavior Therapy*, 22, 201–228.

Shenton, M.E., Dickey, C.C., Frumin, M. & McCarley, R.W. (2001). A review of MRI findings in schizophrenia. *Schizophrenia Research*, 49, 1–52.

Sher, K.J. & Trull, T.J. (1994). Personality and disinhibitory psychopathology: alcoholism and antisocial personality disorder. *Journal of Abnormal Psychology*, 103, 92–102.

Sherrington, R., Brynjolfsson, J., Petursson, H., Potter, M., Dudleston, K., Barraclough, B., Wasmuth, J., Dobbs, M. & Gurling, H. (1988). Localization of a susceptibility locus for schizophrenia on chromosome 5. *Nature*, 336, 164–167.

Shihabuddin, L., Buchsbaum, M.S., Hazlett, E.A., Silverman, J., New, A., Brickman, A.M., Mitropoulou, V., Nunn, M., Fleischman, M.B., Tang, C. & Siever, L.J. (2001). Striatal size and relative glucose metabolic rate in schizotypal personality disorder and schizophrenia. *Archives of General Psychiatry*, 58, 877–884.

Shoghi-Jadid, K., Small, G.W., Agdeppa, E.D., Kepe, V., Ercoli, L.M., Siddarth, P., Read, S., Satyamurthy, N., Petric, A., Huang, S.C. & Barrio, J.R. (2002). Localization of neurofibrillary tangles (NFTs) and beta-amyloid plaques (APs) in the brains of living patients with Alzheimer's disease. *American Journal of Geriatric Psychiatry*, 10, 24–35.

Siever, L.J. (1995). Brain structure/function and the dopamine system in schizotypal personality disorder. In: Raine, A., Lencz, T. & Mednick, S.A. (eds.) *Schizotypal personality*. Cambridge: Cambridge University Press, pp. 272–286.

Siever, L.J. & Davis, K.L. (1985). Overview: toward a dysregulation hypothesis of depression. *American Journal of Psychiatry*, 142, 1017–1031.

Siever, L.J. & Davis, K.L. (1991). A psychobiological perspective on the personality disorders. *American Journal of Psychiatry*, 148, 1647–1658.

Siever, L.J., Amin, F., Coccaro, E.F., Bernstein, D., Kavoussi, R.J., Kalus, O., Horvath, T.B., Warne, P., Davidson, M. & Davis, K.L. (1991). Plasma homovanillic acid in schizotypal personality disorder. *American Journal of Psychiatry*, 148, 1246–1248.

Siever, L.J., Amin, F., Coccaro, E.F., Trestman, R., Silverman, J., Horvath, T.B., Mahon, T.R., Knott, P., Altstiel, L., Davidson, M. & Davis, K.L. (1993). CSF homovanillic acid in schizotypal personality disorder. *American Journal of Psychiatry*, 150, 149–151.

Sigel, E. & Buhr, A. (1997). The benzodiazepine binding site of $GABA_A$ receptors. *Trends in Pharmacological Sciences,* 18, 425–429.

Sigmundsson, T., Suckling, J., Maier, M., Williams, S.C.R., Bullmore, E.T., Greenwood, K.E., Fukuda, R., Ron, M.A. & Toone, B.K. (2001). Structural abnormalities in frontal, temporal and limbic regions and interconnecting white matter tracts in schizophrenic patients with prominent negative symptoms. *American Journal of Psychiatry,* 158, 234–243.

Silberman, E.K. (1994). Pharmacotherapy of anxiety disorders. In: Wolman, B.B. & Stricker, G. (eds.) *Anxiety and related disorders: a handbook.* New York: Wiley, pp. 318–339.

Silbernagel, S. & Despopoulos, A. (2001). *Taschenatlas der Physiologie.* 5. Auflage. Stuttgart: Thieme.

Silverman, D.H.S. & Small, G.W. (2002). Prompt identification of Alzheimer's disease with brain PET imaging of a woman with multiple previous diagnoses of other neuropsychiatric conditions. *American Journal of Psychiatry,* 159, 1482–1488.

Silverman, J.M., Smith, C.J., Marin, D.B., Mohs, R.C. & Propper, C.B. (2003). Familial patterns of risk in very late-onset Alzheimer disease. *Archives of General Psychiatry,* 60, 190–197.

Simonato, M. (1996). The neurochemistry, of morphine addiction in the neocortex. *Trends in Pharmacological Sciences,* 17, 410–415.

Sitaram, N., Weingartner, H. & Gillin, J.C. (1978). Human serial learning: Enhancement with arecholine and choline and impairment with scopolamine. *Science,* 201, 274–276.

Sitaram, N., Dube, S., Keshavan, M., Davies, A. & Reynal, P. (1987). The association of supersensitive cholinergic REM-induction and affective illness within pedigrees. *Journal of Psychiatric Research,* 21, 487–497.

Sivisaari, J.M., Haukka, J.K. & Lönnqvist, J.K. (2001). Season of birth among patients with schizophrenia and their siblings: evidence for the procreational habits hypothesis. *American Journal of Psychiatry,* 158, 754–757.

Sjostrom, R. (1973). 5-Hydroxyindole acetic acid and homovanillic acid in cerebrospinal fluid in manic-depressive psychosis and the effect of probenecid treatment. *European Journal of Clinical Pharmacology,* 6, 75–80.

Smalley, S.L., Asarnow, R.F. & Spence, A. (1988). Autism and genetics: a decade of research. *Archives of General Psychiatry,* 45, 953–961.

Smart, D. & Lambert, D.G. (1996). The stimulatory effects of opioids and their possible role in the development of tolerance. *Trends in Pharmacological Sciences,* 17, 264–269.

Smith, S.S., Newman, J.P., Evans, A., Pickens, R., Wydeven, J., Uhl, G.R. & Newlin, D.B. (1993). Comorbid psychopathy is not associated with increased $D_2$ dopamine receptor TaqI A or B gene marker frequencies in incarcerated substance abusers. *Biological Psychiatry,* 33, 845–848.

Smith, K.A., Fairburn, C.G. & Cowen, P.J. (1999). Symptomatic relapse in bulimia nervosa following acute tryptophan depletion. *Archives of General Psychiatry,* 56, 171–176.

Smith, R.E., Haroutunian, V., Davis, K.L. & Meador-Woodruff, J.H. (2001). Expression of excitatory amino acid transporter transcripts in the thalamus of subjects with schizophrenia. *American Journal of Psychiatry,* 158, 1393–1399.

Snyder, S.H. (1978). Neuroleptic drugs and neurotransmitter receptors. *Journal of Clinical and Experimental Psychiatry,* 133, 197–202.

Snyder, S.H. (1994; amer. Originalausg. 1986). *Chemie der Psyche. Drogenwirkungen im Gehirn.* Heidelberg: Spektrum.

Snyder, S.H. & Pasternak, G.W. (2003). Historical review: opioid receptors. *Trends in Pharmacological Sciences,* 24, 198–205.

Soares, J.C. & Innis, R.B. (2000). Brain imaging findings in bipolar disorders. In: Soares, J.C. & Gershon, S. (eds.). *Bipolar disorders.* New York: Marcel Dekker, pp. 227–252.

Soares, J.C. & Mallinger, A.G.. (2000).Intracellular signal transduction dysfunction in bipolar disorder. In: Soares, J.C. & Gershon, S. (eds.). *Bipolar disorders.* New York: Marcel Dekker, pp. 179–199.

Soares, J.C. & Mann, J.J. (1997). The anatomy of mood disorders – review of structural neuroimaging studies. *Biological Psychiatry,* 41, 86–106.

Sokoloff, P., Giros, B., Martres, M.P., Bouthenet, M.L. & Schwartz, J.C. (1990). Molecular cloning and characterization of a novel dopamine receptor (D3). as a target for neuroleptics. *Nature,* 347, 146–151.

Soloff, P.H., Cornelius, J., George, A., Nathan, S., Perel, J.M. & Ulrich, R.F. (1993). Efficacy of phenelzine and haloperidol in borderline personality disorder. *Archives of General Psychiatry,* 50, 377–385.

Sommer, I.E.C., Ramsey, N.F. & Kahn, R.S. (2001). Language lateralisation in schizophrenia, an fMRI study. *Schizophrenia Research,* 52, 57–67.

Southwick, S.M., Krystal, J.H., Morgan, C.A., Johnson, D., Nagy, L.M., Nicolaou, A., Heninger, G.R. & Charney, D.S. (1993). Abnormal noradrenergic function in posttraumatic stress disorder. *Archives of General Psychiatry,* 50, 266–274.
Southwick, S.M., Krystal, J.H., Bremner, J.D., Morgan, C.A., Nicolaou, A.L., Nagy, L.M., Johnson, D.R., Heninger, G.R. & Charney, D.S. (1997). Noradrenergic and serotonergic function in posttraumatic stress disorder. *Archives of General Psychiatry,* 54, 749–758.
Southwick, S.M., Bremner, J.D., Rasmusson, A., Morgan, C.A., Arnsten, A. & Charney, D.S. (1999). Role of norepinephrine in the pathophysiology and treatment of posttraumatic stress disorder. *Biological Psychiatry,* 46, 1192–1204.
Soyka, M. (1994). Sucht und Schizophrenie. Nosologische, klinische und therapeutische Fragestellungen. 1. Alkoholismus und Schizophrenie. *Fortschritte der Neurologie und Psychiatrie,* 62, 71–87.
Soyka, M. (1995). *Die Alkoholkrankheit – Diagnose und Therapie.* London: Chapman und Hall.
Spalter, A.R., Gwirtsman, H.E., Demitrack, M.A. & Gold, P.W. (1993). Thyroid function in bulimia nervosa. *Biological Psychiatry,* 33, 408–414.
Spencer, T., Biedermann, J., Wilens, T., Faraone, S., Prince, J., Gerard, K., Doyle, R., Parekh, A., Kagan, J. & Bearman, S.K. (2001). Efficacy of a mixed amphetamine salts compound in adults with attention-deficit/hyperactivity disorder. *Archives of General Psychiatry,* 58, 775–782.
Sperling, H., Hartmann, U., Weidner, W. & Stief, C.G. (2005). Erektile Dysfunktion. Pathophysiologie, Diagnostik und Therapie. *Deutsches Ärzteblatt,* 102, C1318–C1323.
Stanley, M., Mann, J.J. & Cohen, L.S. (1986). Serotonin and serotonergic receptors in suicide. *Annals of the New York Academy of Science,* 487, 122–127.
Starkstein, S.E., Fedoroff, P., Berthier, M.L. & Robinson, R.G. (1991). Manic-depressive and pure manic states after brain lesions. *Biological Psychiatry,* 29, 149–158.
Steffenburg, S., Gillberg, C., Hellgren, L., Andersson, L., Gillberg, I.C., Jakobsson, G. & Bohman, M. (1989). A twin study of autism in Denmark, Finland, Iceland, Norway and Sweden. *Journal of Child Psychology and Psychiatry,* 30, 405–416.
Steffens, D.C., Tupler, L.A. & Krishnan, K.R.R. (1993). The neurostructural/neurofunctional basis of depression/mania. *Current Opinion in Psychiatry,* 6, 22–26.
Stein, D.J., Hollander, E., DeCaria, C.M., Simeon, D., Cohen, L. & Aronowitz, B. (1996). m-Chlorophenylpiperazine challenge in borderline personality disorder: relationship of neuroendocrine response, behavioral response, and clinical measures. *Biological Psychiatry,* 40, 508–513.
Stein, M.B. & Asmundson, G.J.G. (1994). Autonomic function in panic disorder: cardiorespiratory and plasma catecholamine responsivity to multiple challenges of the autonomic nervous system. *Biological Psychiatry,* 36, 548–558.
Stein, M.B., Tancer, M.E. & Uhde, T.W. (1992). Heart rate and plasma norepinephrine responsivity to orthostatic challenge in anxiety disorders: comparison of patients with panic disorder and social phobia and normal subjects. *Archives of General Psychiatry,* 49, 311–317.
Stein, M.B., Yehuda, R., Koverola, C. & Hanna, C. (1997). Enhanced dexamethasone suppression of plasma cortisol in adult women traumatized by childhood sexual abuse. *Biological Psychiatry,* 42, 680–686.
Stein, M.B., Chartier, M.J., Hazen, A.L., Kozak, M.V., Tancer, M.E., Lander, S., Furer, P., Chubaty, D. & Walker, J.R. (1998). A direct-interview family study of generalized social phobia. *American Journal of Psychiatry,* 155, 90–97.
Stein, M.B., Sareen, J., Hami, S. & Chao, J. (2001). Pindolol potentation of paroxetine for generalized social phobia: a double-blind, placebo-controlled, crossover study. *American Journal of Psychiatry,* 158, 1725–1727.
Stein, M.B., Goldin, P.R., Sareen, J., Zorrilla, L. & Brown, G.B. (2002a). Increased amygdala activation to angry and contemptuous faces in generalized social phobia. *Archives of General Psychiatry,* 59, 1027–1034.
Stein, D.J., Versiani, M., Hair, T. & Kumar, R. (2002b). Efficacy of paroxetine for relapse prevention in social anxiety disorder: a 24-week study. *Archives of General Psychiatry,* 59, 1111–1118.
Stevens, C.F. (1991). New recruit to the magnificent seven. *Current Biology,* 1, 20–22.
Stevens, J.R., Denney, D. & Szot, P. (1997). Sensitization with clozapine: beyond the dopamine hypothesis. *Biological Psychiatry,* 42, 771–780.
Stewart, R.B. & Li, T.K. (1997). The neurobiology of alcoholism in genetically selected rat models. *Alcohol Health & Research World,* 21, 169–176.
Stief, C.G., Truss, M.C., Becker, A.J., Kuczyk, M. & Jonas, U. (2000). Pharmakologische Therapiemöglichkeiten der Erektionsstörung. *Deutsches Ärzteblatt,* 97, C367–C370.

Stine, S.M. & Kosten, T.R. (1995). Complications of chemical abuse and dependency. In: Friedman, M.J., Charney, D.S. & Deutch, A.Y. (eds.) *Neurobiological and clinical consequences of stress: from normal adaptation to post-traumatic stress disorder.* Hagerston: Lipincott-Raven, pp. 447–464.
Stoll, A.L., Renshaw, P.F., Yurgelun-Todd, D.A. & Cohen, B.M. (2000). Neuroimaging in bipolar disorder: what have we learned? *Biological Psychiatry,* 48, 505–517.
Strange, P.G. (1992). *Brain biochemistry, and brain disorders.* Oxford: Oxford University Press.
Strauß, B. (1996). Sexuelle Störungen. In: Freyberger, H.J. & Stieglitz, R.D. (Hrsg.) *Kompendium der Psychiatrie und Psychotherapie.* 10. Auflage. Basel: Karger, S. 201–216.
Streissguth, A.P., Aase, J.M., Clarren, S.K., Randels, S.P., LaDue, R.A. & Smith, D.F. (1991). Fetal alcohol syndrome in adolescents and adults. *Journal of the American Medical Association,* 265, 1961–1967.
Su, Y., Burke, J., O'Neill, A., Murphy, B., Nie, L., Kipps, B., Bray, J., Shinkwin, R., Nuallain, M.N., MacLean, C.J., Walsh, D., Diehl, S.R. & Kendler, K.S. (1993). Exclusion of linkage between schizophrenia and the $D_2$ dopamine receptor gene region of chromosome 11q :n 112 Irish multiplex families. *Archives of General Psychiatry,* 50, 205–211.
Suhara, T., Okubo, Y., Yasuno, F., Sudo, Y., Inoue, M., Ichimiya, T., Nakashima, Y., Nakayama, K., Tanada, S., Suzuki, K., Halldin, C. & Farde, L. (2002). Decreased dopamine $D_2$ receptor binding in the anterior cingulated cortex in schizophrenia. *Archives of General Psychiatry,* 59, 25–30.
Sumiyoshi, T., Matsui, M., Nohara, S., Yamashita, I., Kurachi, M., Sumiyoshi, C., Jayathilake, K. & Meltzer, H.Y. (2001). Enhancement of cognitive performance in schizophrenia by addition of tandospirone to neuroleptic treatment. *American Journal of Psychiatry,* 158, 1722–1725.
Sunderland, T., Molchan, S.E. & Zubenko, G.S. (1995). Biological markers in Alzheimer's disease. In: Bloom, F.E. & Kupfer, D.J. (eds.) *Psychopharmacology: the fourth generation of progress.* New York: Raven Press, pp. 1389–1399.
Susser, E., Lin, S.P., Brown, A.S., Lumey, L.H. & Erlenmeyer-Kimling, L. (1994). No relation between risk of schizophrenia and prenatal exposure to influenza in Holland. *American Journal of Psychiatry,* 151, 922–924.
Susser, E., Neugebauer, R., Hock, H.W., Brown, A.S., Lin, S., Labovitz, D. & Gorman, J.M. (1996). Schizophrenia after prenatal famine: further evidence. *Archives of General Psychiatry,* 53, 25–31.
Suvisaari, J.M., Haukka, J.K. & Lönnqvist, J.K. (2001). Season of birth among patients with schizophrenia and their siblings: evidence for the procreational habits hypothesis. *American Journal of Psychiatry,* 158, 754–757.
Swaab, D.F. & Fliers, E. (1985). A sexually dimorphic nucleus in the human brain. *Science,* 228, 1112–1115.
Swaab, D.F. & Hofman, M.A. (1990). An enlarged suprachiasmatic nucleus in homosexual men. *Brain Research,* 537, 141–148.
Swedo, S.E., Pietrini, P., Leonard, H.L., Shapiro, M.B., Rettew, D.C., Goldberger, E.L., Rapoport, S.I., Rapoport, J.L. & Grady, C.L. (1992a). Cerebral glucose metabolism in childhood-onset obsessive-compulsive disorder: Revisualization during pharmacotherapy. *Archives of General Psychiatry,* 49, 690–694.
Swedo, S.E., Leonard, H.L., Kruesi, M.J.P., Rettew, D.C., Listwak, S.J., Berrettini, W., Stipetic, M., Hamburger, S., Gold, P.W., Potter, W.Z. & Rapoport, J.L. (1992b). Cerebrospinal fluid neurochemistry, in children and adolescents with obsessive-compulsive disorder. *Archives of General Psychiatry,* 49, 29–36.
Syndulko, K. (1978). Electrocortical investigations of sociopathy. In: Hare, R.D. & Schalling, D. (eds.). *Psychopathic behaviour: approaches to research.* New York: Wiley, pp. 145–156.
Szeszko, P.R., Strous, R.D., Goldman, R.S., Ashtari, M., Knuth, K.H., Lieberman, J.A. & Bilder, R.M. (2002). Neuropsychological correlates of hippocampal volumes in patients experiencing a first episode of schizophrenia. *American Journal of Psychiatry,* 159, 217–226.
Szegedi, A., Kohnen, R., Dienel, A. & Kieser, M. (2005). Acute treatment of moderate to severe depression with hypericum extract WS 5570 (St John's wort); randomised controlled double blind non-inferiority trial versus paroxetine. *British Medical Journal,* 350, 503–506.
Szymanski, S., Kane, J.M. & Lieberman, J.A. (1991). A selective review of biological markers in schizophrenia. *Schizophrenia Bulletin,* 17, 99–111.
Tabakoff, B. & Hoffman, P.L. (1996). Effect of alcohol on neurotransmitters and their receptors and enzymes. In: Begleiter, H. & Kissin, B. (eds.) *The pharmacology of alcohol and alcohol dependence.* New York: Oxford University Press, pp. 356–430.
Tager-Flussberg, H. (ed.) (1999). *Neurodevelopmental disorders.* Cambridge, Mass. MIT Press.

Takei, N., Mortensen, P.B., Klaening, U., Murray, R.M., Sham, P.C., O'Callaghan, E. & Munk-Jorgensen, P. (1996). Relationship between in utero exposure to influenza epidemics and risk of schizophrenia in Denmark. *Biological Psychiatry*, 40, 817–824.

Talley, N.J. (2001). Serotoninergic neuroenteric modulators. *Lancet*, 358, 2061–2068.

Tancer, M.E., Stein, M.B., Gelernter, C.S. & Uhde, T.W. (1990). The hypothalamic-pituitary-thyroid axis in social phobia. *American Journal of Psychiatry*, 147, 929–933.

Tancer, M.E., Stein, M.B. & Uhde, T.W. (1993a). Growth hormone response to intravenous clonidine in social phobia: Comparison to patients with panic disorder and healthy volunteers. *Biological Psychology* 34, 591–595.

Tancer, M.E., Stein, M.B., Black, B. & Uhde, T.W. (1993b). Blunted growth hormone responses to growth hormone-releasing factor and to clonidine in panic disorder. *American Journal of Psychiatry*, 150, 336–337.

Tapert, S.F., Cheung, E.H., Brown, G.G., Frank, L.R., Paulus, M.P., Schweinsburg, A.D., Meloy, M.J. & Brown, S.A. (2003). Neural response to alcohol stimuli in adolescents with alcohol use disorder. *Archives of General Psychiatry*, 60, 727–735.

Tauscher, J., Kapur, S., Verhoeff, P., Hussey, D.F., Daskalakis, Z.J., Tauscher-Wisniewski, S., Wilson, A.A., Houle, S., Kasper, S. & Zipursky, R.B. (2002). Brain serotonin 5-HT$_{1A}$ receptor binding in schizophrenia measured by positron emission tomography and [$^{11}$C]WAY-100635. *Archives of General Psychiatry*, 59, 514–520.

Taylor, D.P. (1990). Serotonin agents in anxiety. *Annals of the New York Academy of Science*, 600, 545–556.

Tebbe, J. & Arnold, R. (2004). Serotonin und Serotoninrezeptoren. *Deutsches Ärzteblatt*, 101, C759–C765.

Tek, C., Gold, J., Blaxton, T., Wilk, C., McMahon, R.P. & Buchanan, R.W. (2002). Visual perceptual and working memory impairments in schizophrenia. *Archives of General Psychiatry*, 59, 146–153.

Terman, M., Terman, J.S., Quitkin, F.M., McGrath, P.J., Stewart, J.W. & Rafferty, B. (1989). Light therapy for seasonal affective disorder: a review of efficacy. *Neuropsychopharmacology*, 2, 1–22.

Thapar, A., Holmes, J., Poulton, K. & Harrington, R. (1999). Genetic basis of attention deficit and hyperactivity. *British Journal of Psychiatry*, 174, 105–111.

Thase, M.E., Fasiczka, A.L., Berman, S.R., Simons, A.D. & Reynolds, C.F. (1998). Electroencephalographic sleep profiles before and after cognitive behavior therapy of depression. *Archives of General Psychiatry*, 55, 138–144.

Thase, M.E., Rush, A.J., Howland, R.H., Kornstein, S.G., Kocsis, J.H., Gelenberg, A.J., Schatzberg, A.F., Koran, L.M., Keller, M.B., Russell, J.M., Hirschfeld, R., LaVange, L.M., Klein, D.N., Fawcett, J. & Harrison, W. (2002). Double-blind switch study of imipramine or sertraline treatment of antidepressant-resistant chronic depression. *Archives of General Psychiatry*, 59, 233–239.

Thayer, J.F., Friedman, B.H. & Borkovec, T.D. (1996). Autonomic characteristics of generalized anxiety disorder and worry. *Biological Psychiatry*, 39, 255–266.

Théberge, J., Bartha, R., Drost, D.J., Menon, R.S., Malla, A., Takhar, J., Neufeld, R.W., Rogers, J., Pavlosky, W., Schaefer, B., Densmore, M., Al-Semaan, Y. & Williamson, P.C. (2002). Glutamate and glutamine measured with 4.0 T proton MRS in never-treated patients with schizophrenia and healthy volunteers. *American Journal of Psychiatry*, 159, 1944–1946.

Thibaut, F., Ribeyre, J.M., Dourmap, N., Menard, J.F., Dollfus, S. & Petit, M. (1998). Plasma 3-methoxy-4-hydroxyphenylglycol and homovanillic acid measurements in deficit and nondeficit forms of schizophrenia. *Biological Psychiatry*, 43, 24–30.

Thomas, K.M., Drevets, W.C., Dahl, R.E., Ryan, N.D., Birmaher, B., Eccard, C.H., Axelson, D., Whalen, P.J. & Casey, B.J. (2001). Amygdala response to fearful faces in anxious and depressed children. *Archives of General Psychiatry*, 58, 1057–1063.

Thomas, A.J., O'Brien, J.T., Davis, S., Ballard, C., Barber, R., Kalaria, R.N. & Perry, R.H. (2002). Ischemic basis for deep white matter hyperintensities in major depression: a neuropathological study. *Archives of General Psychiatry*, 59, 785–792.

Thomasius, R., Schmolke, M. & Kraus, D. (1997). MDMA („Ecstasy")-Konsum – ein Überblick zu psychiatrischen und medizinischen Folgen. *Fortschritte der Neurologie und Psychiatrie*, 65, 49–61.

Thompson, J.W., Weiner, R.D. & Myers, C.P. (1994). Use of ECT in the United States in 1975, 1980, and 1986. *American Journal of Psychiatry*, 151, 1657–1661.

Thomson, G.O.B., Raab, G.M., Hepburn, W.S., Hunter, R., Fulton, M. & Laxen, D.P.H. (1989). Blood-lead levels and children's behaviour – Results from the Edinburgh Lead Study. *Journal of Child Psychology and Psychiatry*, 30, 515–528.

Thoren, P., Asberg, M., Bertilsson, L., Mellström, B., Sjöqvist, F. & Träskman, L. (1980). Clomipramine treatment of obsessive-compulsive disorder: II. Biochemical aspects. *Archives of General Psychiatry,* 37, 1289–1294.
Thun, M.J., Peto, R., Lopez, A.D., Monaco, J.H., Henley, S.J., Heath, C.W. & Doll, R. (1997). Alcohol consumption and mortality among middle-aged and elderly U.S. adults. *New England Journal of Medicine,* 337, 1705–1714.
Thune, J.J., Uylings, H.B.M., & Pakkenberg, B. (2001). No deficit in total number of neurons in the prefrontal cortex in schizophrenics. *Journal of Psychiatric Research,* 35, 15–21.
Tiihonen, J., Kuikka, J., Bergstrom, K., Lepola, U., Koponen, H.& Leinonen, E. (1997). Dopamine reuptake site densities in patients with social phobia. *American Journal of Psychiatry,* 154, 239–242.
Tiraboschi, P., Hansen, L.A., Alford, M., Merdes, A., Masliah, E., Thal, L.J. & Corey-Bloom, J. (2002). Early and widespread cholinergic losses differentiate dementia with Lewy bodies from Alzheimer disease. *Archives of General Psychiatry,* 59, 946–951.
Tohen, M., Baker, R.W., Altshuler, L.L., Zarate, C.A., Suppes, T., Ketter, T.A., Milton, D.R., Risser, R., Gilmore, J.A., Breier, A. & Tollefson, G.A. (2002). Olanzapine versus divalproex in the treatment of acute mania. *American Journal of Psychiatry,* 159, 1011–1017.
Toomey, R., Lyons, M.J., Eisen, S.A., Xian, H., Chantarujikapong, S., Seidman, L., Faraone, S. & Tsuang, M.T. (2003). A twin study of the neuropsychological consequences of stimulant abuse. *Archives of General Psychiatry,* 60, 303–310.
Torgersen, S. (1983). Genetic factors in anxiety disorders. *Archives of General Psychiatry,* 40, 1985–1089.
Torgersen, S. (1984). Genetic and nosological aspects of schizotypal and borderline personality disorders: a twin study. *Archives of General Psychiatry,* 41, 546–554.
Törk, I. (1990). Anatomy of the serotonergic system. *Annals of the New York Academy of Science,* 600, 9–35.
Torrey, E.F., Bowler, A.E., Rawlings, R. & Terrazas, A. (1993). Seasonality of schizophrenia and stillbirths. *Schizophrenia Bulletin,* 19, 557–562.
Torrey, E.F., Miller, J., Rawlings, R. & Yolken, R.H. (1997). Seasonality of births in schizophrenia and bipolar disorder: a review of the literature. *Schizophrenia Research,* 28, 1–38.
Towey, J., Bruder, G., Holander, E., Friedman, D., Erhan, H., Liebowitz, M. & Sutton, S. (1990). Endogenous event-related potentials in obsessive-compulsive disorder. *Biological Psychiatry,* 28, 92–98.
Trimble, M.R. (1988). *Biological psychiatry.* Chichester: Wiley.
True, W.R., Rice, J.R., Eisen, S.A., Heath, A.C., Goldberg, J., Lyons, M.J. & Nowak, J. (1993). A twin study of genetic and environmental contributions to liability for posttraumatic stress symptoms. *Archives of General Psychiatry,* 50, 257–264.
Truelsen, T., Grœnbæk, M., Schnohr, P. & Boysen, G. (1998). Intake of beer, wine, and spirits and risk of stroke. *Stroke,* 29, 2467–2472.
Truelsen, T., Thudium, D.& Grœnbæk, M. (2002). Amount and type of alcohol and risk of dementia. The Copenhagen City Heart Study. *Neurology,* 59, 1313–1319.
Tsai, G., van Kammen, D., Chen, S., Kelley, M., Grier, A. & Coyle, J. (1998). Glutamatergic neurotransmission involves structural and clinical deficits of schizophrenia. *Biological Psychiatry,* 44, 667–674.
Tsuang, M.T. & Faraone, S.V. (1990). *The genetics of mood disorders.* Baltimore: Johns Hopkins University Press.
Turrone, P., Kapur, S., Seeman, M.V. & Flint, A.J. (2002). Elevation of prolactin levels by atypical antipsychotics. *American Journal of Psychiatry,* 159, 133–135.
Unis, A.S., Cook, E.H., Vincent, J.G., Gjerde, D.K., Perry, B.D., Mason, C. & Mitchell, J. (1997). Platelet serotonin measures in adolescents with conduct disorder. *Biological Psychiatry,* 42, 553–559.
Valenzuela, C.F. (1997). Alcohol and neurotransmitter interactions. *Alcohol Health & Research World,* 21, 144–148.
Van Ameringen, M.A., Lane, R.M., Walker, J.R., Bowen, R.C., Chokka, P.R., Goldner, E.M., Johnston, D.G., Lavallee, Y.J., Nandy, S., Pecknold, J.C., Hadrava, V. & Swinson, R.P. (2001). Sertraline treatment of generalized social phobia: a 20-week, double-blind, placebo-controlled study. *American Journal of Psychiatry,* 158, 275–281.
Van der Does, A.J.W. (2001). The mood-lowering effect of tryptophan depletion: possible explanation for discrepant findings. *Archives of General Psychiatry,* 58, 200–201.
van der Kolk, B.A. & Saporta, J. (1993). Biological response to psychic trauma. In: Wilson, J.P. & Raphael, B. (eds.) *International handbook of traumatic stress syndromes.* New York: Plenum Press, pp. 25–33.

van Praag, H.M., Kahn, R.S., Asnis, G.M., Wetzler, S., Brown, S.L., Bleich, A. & Korn, M.L. (1987). Denosologization of biological psychiatry, or the specificity of 5-HT disturbances in psychiatric disorders. *Journal of Affective Disorders*, 13, 1–8.
Verghese, C., DeLeon, J., Nair, C. & Simpson, G.M. (1996). Clozapine withdrawal effects and receptor profiles of typical and atypical neuroleptics. *Biological Psychiatry*, 39, 135–138.
Verkes, R.J., Pijl, H., Meinders, A.E. & van Kempen, G.M.J. (1996). Borderline personality, impulsiveness, and platelet monoamine measures in bulimia nervosa and recurrent suicidal behavior. *Biological Psychiatry*, 40, 173–180.
Vetulani, J. & Sulser, F. (1975). Action of various antidepressant treatments reduces reactivity of noradrenergic cyclic AMP-generating system in limbic forebrain. *Nature*, 257, 495–496.
Vincent, J.B., Masellis, M., Lawrence, J., Choi, V., Gurling, H.M.D., Parikh, S.V. & Kennedy, J.L. (1999). Genetic association analysis of serotonin system genes in bipolar affective disorder. *American Journal of Psychiatry*, 156, 136–138.
Virkkunen, M., Rawlings, R., Tokola, R., Poland, R.E., Guidotti, A., Nemeroff, C., Bissette, G., Kalogeras, K., Karonen, S.L. & Linnoila, M. (1994). CSF biochemistries, glucose metabolism, and diurnal activity rhythms in alcoholic, violent offenders, fire setters, and healthy volunteers. *Archives of General Psychiatry*, 51, 20–27.
Virkkunen, M., Goldman, D., Nielsen, D.A. & Linnoila, M. (1995). Low brain serotonin turnover rate (low CSF 5-HIAA) and impulsive violence. *Journal of Psychiatry & Neuroscience*, 20, 271–275.
Vogel, G.W., Vogel, F., McAbee, R.S. & Thurmond, A.J. (1980). Improvement of depression by REM sleep deprivation. *Archives of General Psychiatry*, 37, 247–253.
Voglmaier, M.M., Seidman, L.J., Salisbury, D. & McCarley, R.W. (1997). Neuropsychological dysfunction in schizotypal personality disorder: a profile analysis. *Biological Psychiatry*, 41, 530–540.
Voglmaier, M.M., Seidman, L.J., Niznikiewicz, M.A., Dickey, C.C., Shenton, M.E. & McCarley, R.W. (2000). Verbal and nonverbal neuropsychological test performance in subjects with schizotypal personality disorder. *American Journal of Psychiatry*, 157, 787–793.
Volavka, J., Czobor, P., Sheitman, B., Lindenmayer, J.P., Citrome, L., McEvoy, J.P., Cooper, T.B., Chakos, M. & Lieberman, J.A. (2002). Clozapine, olanzapine, risperidone, and haloperidol in the treatment of patients with chronic schizophrenia and schizoaffective disorder. *American Journal of Psychiatry*, 159, 255–262.
Volk, D.W., Austin, M.C., Pierri, J.N., Sampson, A.R. & Lewis, D.A. (2001). GABA transporter-1 mRNA in the prefrontal cortex in schizophrenia: decreased expression in a subset of neurons. *American Journal of Psychiatry*, 158, 256–265.
Volpicelli, J.R., Alterman, A.I., Hayashida, M. & O'Brien, C.P. (1992). Naltrexone in the treatment of alcohol dependence. *Archives of General Psychiatry*, 49, 876–880.
Volpicelli, J.R., Rhines, K.C., Rhines, J.S., Volpicelli, L.A., Alterman, A.I. & O'Brien, C. (1997). Naltrexone and alcohol dependence. Role of subject compliance. *Archives of General Psychiatry*, 54, 737–742.
vom Scheidt, J. (1982). Kokain. In: Völger, G. & von Welck, K. (Hrsg.) *Rausch und Realität. Drogen im Kulturvergleich*. Reinbek: Rowohlt Taschenbuch Verlag, S. 682–691.
Wahlbeck, K., Forsén, T., Osmond, C., Barker, D.J.P. & Eriksson, J.G. (2001). Association of schizophrenia with low maternal body mass index, small size at birth, and thinness during childhood. *Archives of General Psychiatry*, 58, 48–52.
Waldinger, M.D., Hengeveld, M.W. & Zwinderman, A.H. (1994). Paroxetine treatment of premature ejaculation: a double-blind, randomized,placebo-controlled study. *American Journal of Psychiatry*, 151, 1377–1379.
Walker, E.F. & Gale, S. (1995). Neurodevelopmental processes in schizophrenia and schizotypal personality disorder. In: Raine, A., Lencz, T. & Mednick, S.A. (eds.) *Schizotypal personality*. Cambridge: Cambridge University Press, pp. 56–75.
Waller, D.A., Sheinberg, A.L., Gullion, C., Moeller, F.G., Cannon, D.S., Petty, F., Hardy, B.W., Orsulak, P. & Rush, A.J. (1996). Impulsivity and neuroendocrine response to buspirone in bulimia nervosa. *Biological Psychiatry*, 39, 371–374.
Walsh, A.E.S., Oldman, A.D., Franklin, M., Fairburn, C.G. & Cowen, P.J. (1995). Dieting decreases plasma tryptophan and increases the prolactin response to d-fenfluramine in women but not men. *Journal of Affective Disorders*, 33, 89–97.
Walsh, B.T. & Devlin, M.J. (1995). Psychopharmacology of anorexia nervosa, bulimia nervosa, and binge eating. In: Bloom, F.E. & Kupfer, D.J. (eds.) *Psychopharmacology: the fourth generation of progress*. New York: Raven Press, pp. 1581–1589.

Walsh, B.T., Katz, J.L., Levin, J., Kream, J., Fukushima, D.K., Hellman, L.D., Weiner, H. & Zumoff, B. (1978). Adrenal activity in anorexia nervosa. *Psychosomatic Medicine*, 40, 499–506.
Walter, H. (1978). *Sexual- und Entwicklungsbiologie des Menschen*. Stuttgart: Thieme.
Walter, H., Wundelich, A.P., Blankenhorn, M., Schafer, S., Tomczak, R., Spitzer, M. & Gron, G. (2003). No hypofrontality, but absence of prefrontal lateralization comparing verbal and spatial memory in schizophrenia. *Schizophrenia Research*, 61, 175–184.
Wang, Y. & Li, S.J. (1998). Differentiation of metabolic concentrations between gray matter and white matter of human brain by *in vivo* $^1$H magnetic resonance spectroscopy. *Magnetic Resonance Medicine*, 39, 28–33.
Wang, Z.W., Black, D., Andreasen, N.C. & Crowe, R.R. (1993). A linkage study of chromosome 11q in schizophrenia. *Archives of General Psychiatry*, 50, 212–216.
Warren, S.T. & Nelson, D.L. (1994). Advances in molecular analysis of fragile X syndrome. *Journal of the American Medical Association*, 271, 536–542.
Weinberger, D.R. (1987). Implications of normal brain development for the pathogenesis of schizophrenia. *Archives of General Psychiatry*, 44, 660–669.
Weinberger, D.R., Berman, K.F. & Zec, R.F. (1986). Physiologic dysfunction of dorsolateral prefrontal cortex in schizophrenia. I. Regional cerebral blood flow evidence. *Archives of General Psychiatry*, 43, 114–124.
Weis, S. (1997a). Neuropathologie des Morbus Alzheimer. In: Weis, S. & Weber, G. (Hrsg.) *Handbuch Morbus Alzheimer: Neurobiologie, Diagnose, Therapie*. Weinheim: Psychologie Verlags Union, S. 163–196.
Weis, S. (1997b). Pathogenese: Hypothesen – Trends – Spekulationen. In: Weis, S. & Weber, G. (Hrsg.) *Handbuch Morbus Alzheimer: Neurobiologie, Diagnose, Therapie*. Weinheim: Psychologie Verlags Union, S. 529–614.
Weiss, J.M., Goodman, P.A., Losito, B.G., Corrigan, S., Charry, J.M. & Bailey, W.H. (1981). Behavioral depression produced by an uncontrollable stressor: relationship to norepinephrine, dopamine, and serotonin levels in various regions of the rat brain. *Brain Research Reviews*, 3, 167–205.
Weissman, M.M. (2002). Juvenile-onset major depression includes childhood- and adult-onset depression and may be heterogeneous. *Archives of General Psychiatry*, 59, 223–224.
Wender, P.H. (1987). *The hyperactive child, adolescent, and adult: attention deficit disorder through the lifespan*. New York: Oxford University Press.
Wender, P.H., Kety, S.S., Rosenthal, D., Schulsinger, F., Ortmann, J. & Lunde, I. (1986). Psychiatric disorders in the biological and adoptive families of adopted individuals with affective disorders. *Archives of General Psychiatry*, 43, 923–929.
Werneke, U., Horn, O. & Taylor, D.M. (2004). How effective is St John's wort? The evidence revisited. *Journal of Clinical Psychiatry*, 65, 611–617.
Whitaker-Azmitia, P.M. & Peroutka, S.J. (eds.) (1990). *The neuropharmacology of serotonin*. New York: New York Academy of Science.
Widerlov, E. (1988). A critical appraisal of CSF monoamine metabolite studies in schizophrenia. *Annals of the New York Academy of Science*, 537, 309–323.
Wiegand, M., Berger, M., Zulley, J., Lauer, C. & von Zerssen, D. (1987). The influence of daytime naps on the therapeutic effect of sleep deprivation. *Biological Psychiatry*, 22, 386–389.
Wigg, K., Zai, G., Schachar, R., Tannock, R., Roberts, W., Malone, M., Kennedy, J.L. & Barr, C.L. (2002). Attention deficit hyperactivity disorder and the gene for dopamine beta-hydroxylase. *American Journal of Psychiatry*, 159, 1046–1048.
Wilens, T.E. & Spencer, T.J. (2000). The stimulants revisited. *Child and Adolescent Psychiatric Clinic of North America*, 9, 573–603.
Wilens, T.E., Spencer, T.J., Biederman, J., Girard, K., Doyle, R., Prince, J., Polisner, D., Solhkhah, R., Comeau, S., Monuteaux, M.C. & Parekh, A. (2001). A controlled clinical trial of bupropion for attention deficit hyperactivity disorder in adults. *American Journal of Psychiatry*, 158, 282–288.
Willemsen-Swinkels, S.H.N., Buitelaar, J.K. & van Engeland, H. (1996). The effects of chronic naltrexone treatment in young autistic children: a double-blind placebo-controlled crossover study. *Biological Psychiatry*, 39, 1023–1031.
Williams, R.L., Karacan, I., Moore, C.A. & Hirshkowitz, M. (1995). Sleep disorders. In: Kaplan, H.I. & Sadock, B.J. (eds.) *Comprehensive textbook of psychiatry*. 6th edition. Baltimore: Williams & Wilkins, pp. 1373–1408.
Willner, P. (1991). Animal models as simulations of depression. *Trends in Pharmacological Sciences*, 12, 131–136.

Willner, P. (1995). Dopaminergic mechanisms in depression and mania. In: Bloom, F.E. & Kupfer, D.J. (eds.) *Psychopharmacology: the fourth generation of progress*. New York: Raven Press, pp. 921–931.

Windgassen, K. & Bick, O. (2004). Fortschritte in der neuroleptischen Schizophreniebehandlung. *Deutsches Ärzteblatt*, 101, C2626–C2631.

Wing, L. (1989). *Diagnosis and treatment of autism*. New York: Plenum Press.

Wolffgramm, J. (1995). Abhängigkeitsentwicklung im Tiermodell. *Zeitschrift für Klinische Psychologie*, 24, 107–117.

Wolkin, A., Sanfilipo, M., Wolf, A.P., Angrist, B., Brodie, J.D. & Rotrosen, J. (1992). Negative symptoms and hypofrontality in chronic schizophrenia. *Archives of General Psychiatry*, 49, 959–965.

Wolkin, A., Sanfilipo, M., Angrist, B., Duncan, E., Wieland, S., Wolf, A.P., Brodie, J.D., Cooper, T.B., Laska, E. & Rotrosen, J.P. (1994). Acute d-amphetamine challenge in schizophrenia: effects on cerebral glucose utilization and clinical symptomatology. *Biological Psychiatry*, 36, 317–325.

Wolraich, M., Milich, R., Stumbo, P. & Schultz, F. (1985). Effects of sucrose ingestion on the behavior of hyperactive boys. *Journal of Pediatrics*, 106, 675–682.

Wong, D.F. (2002). In vivo imaging of $D_2$ dopamine receptors in schizophrenia: the ups and downs in neuroimaging research. *Archives of General Psychiatry*, 59, 31–34.

Woodruff, P.W.R., Wright, I.C., Bullmore, E.T., Brammer, M., Howard, R.J., Williams, S.C.R., Shapleske, J., Rossell, S., David, A.S., McGuire, P.K. & Murray, R.M. (1997). Auditory hallucinations and the temporal cortical response to speech in schizophrenia: a functional magnetic resonance imaging study. *American Journal of Psychiatry*, 154, 1676–1682.

Woolverton, W.L. & Johnson, K.M. (1992). Neurobiology of cocaine abuse. *Trends in Pharmacological Sciences*, 13, 1993–2000.

Wright, P. & Murray, R.M. (1993). Schizophrenia: prenatal influenza and autoimmunity. *Annals of Medicine*, 25, 497–502.

Wright, I.C., Rabe-Hesketh, S., Woodruff, P.W.R., David, A.S., Murray, R.M. & Bullmore, E.T. (2000). Meta-analysis of regional brain volumes in schizophrenia. *American Journal of Psychiatry*, 157, 16–25.

Wright, P., Birkett, M., David, S.R., Meehan, K., Ferchland, I., Alaka, K.J., Saunders, J.C., Krueger, J., Bradley, P., San, L., Bernardo, M., Reinstein, M. & Breier, A. (2001). Double-blind, placebo-controlled comparison of intramuscular olanzapine and intramuscular haloperidol in the treatment of acute agitation in schizophrenia. *American Journal of Psychiatry*, 158, 1149–1151.

Wu, J.C. & Bunney, W.E. (1990). The biological basis of an antidepressant response to sleep deprivation and relapse: review and hypothesis. *American Journal of Psychiatry*, 147, 14–21.

Wu, J.C., Amen, D. & Bracha, H.S. (2000). Neuroimaging in clinical practice. In: Sadock, B.J. & Sadock, V.A. (eds.) *Kaplan's and Sadock's comprehensive textbook of psychiatry*. 7th edition. New York: Williams & Wilkins, pp. 373–385.

Wyatt, R.J., Kirch, D.G. & Egan, M.F. (1995). Schizophrenia: Neurochemical, viral, and immunological studies. In: Kaplan, H.I. & Sadock, B.J. (eds.) *Comprehensive textbook of psychiatry*. 6th edition. Baltimore: Williams & Wilkins, pp. 927–942.

Xu, X.J., Colpaert, F. & Wiesenfeld-Hallin, Z. (2003). Opioid hyperalgesia and tolerance versus $5-HT_{1A}$ receptor-mediated inverse tolerance. *Trends in Pharmacological Sciences*, 24, 634–639.

Yaryura, J.A. & Neziroglu, F.A. (1997). *Obsessive-compulsive disorder spectrum: pathogenesis, diagnosis, and treatment*. Washington, D.C.: American Psychiatric Press.

Yates, W.R. (2000). Testosterone in psychiatry: risks and benefits. *Archives of General Psychiatry*, 57, 155–156.

Yehuda, R, Southwick, S.M., Edell, W.S. & Giller, E.L. (1989). Low platelet monoamine oxidase activity in borderline personality disorder. *Psychiatry Research*, 30, 265–273.

Yehuda, R., Southwick, S.M., Nussbaum, G., Wahby, V., Giller, E.L. & Mason, J.W. (1990). Low urinary cortisol excretion in patients with posttraumatic stress disorder. *Journal of Nervous and Mental Disease*, 178, 366–369.

Yehuda, R., Southwick, S.M., Krystal, J.H., Bremner, D., Charney, D.S. & Mason, J.W. (1993). Enhanced suppression of cortisol following dexamethasone administration in posttraumatic stress disorder. *American Journal of Psychiatry*, 150, 83–86.

Yehuda, R., Teicher, M.H., Trestman, R.L., Levengood, R.A. & Siever, L. (1996). Cortisol regulation in posttraumatic stress disorder and major depression: a chronobiological analysis. *Biological Psychiatry*, 40, 79–88.

Yeragani, V.K., Srinivasan, K., Balon, R., Ramesh, C. & Berchou, R. (1994). Lactate sensitivity and cardiac cholinergic function in panic disorder. *American Journal of Psychiatry,* 151, 1226–1228.
Young, S.N., Smith, S.E., Pihl, R.O. & Ervin, F.R. (1985). Tryptophan depletion causes a rapid lowering of mood in normal subjects. *Psychopharmacology,* 87, 173–177.
Young, L.T., Warsh, J.J., Kish, S.J., Shannak, K. & Hornykeiwicz, O. (1994). Reduced brain 5-HT and elevated NE turnover and metabolites in bipolar affective disorder. *Biological Psychiatry,* 35, 121–127.
Young, E.A., Lopez, J.F., Murphy-Weinberg, V., Watson, S.J. & Akil, H. (2003). Mineralocorticoid receptor function in major depression. *Archives of General Psychiatry,* 60, 24–28.
Zametkin, A.J., Nordahl, T.E., Gross, M., King, C., Semple, W.E., Rumsey, J., Hamburger, S. & Cohen, R.M. (1990). Cerebral glucose metabolism in adults with hyperactivity of childhood onset. *New England Journal of Medicine,* 323, 1361–1366.
Zametkin, A.J., Liebenauer, L.L., Fitzgerald, G.A., King, A.C., Minkunas, D.V., Herscovitch, P., Yamada, E.M. & Cohen, R.M. (1993). Brain metabolism in teenagers with attention-deficit hyperactivity disorder. *Archives of General Psychiatry,* 50, 333–340.
Zigler, E. & Hodapp, R.M. (1991). Behavioral functioning in individuals with mental retardation. *Annual Review of Psychology,* 42, 29–50.
Zito, K.A., Vickers, G. & Roberts, D.C.S. (1985). Disruption of cocaine and heroin self-administration following kainic acid lesions of the nucleus accumbens. *Pharmacology, Biochemistry, and Behavior,* 23, 1029–1036.
Zohar, J. & Insel, T.R. (1987). Obsessive-compulsive disorder: psychobiological approaches to diagnosis, treatment, and pathophysiology. *Biological Psychiatry,* 22, 667–687.
Zohar, J. & Zohar-Kadouch, R.C. (1991). Is there a specific role for serotonin in obsessive compulsive disorder? In: Brown, S.L. & van Praag, H.M. (eds.) *The role of serotonin in psychiatric disorders*. New York: Brunner/Mazel, pp. 161–182.
Zohar, J., Mueller, E.A., Insel, T.R., Zohar-Kadouch, R.C. & Murphy, D.L. (1987). Serotonergic responsivity in obsessive-compulsive disorder: comparison of patients and healthy controls. *Archives of General Psychiatry,* 44, 946–951.
Zola-Morgan, S. & Squire, L.R. (1993). Neuroanatomy of memory. *Annual Review of Neuroscience,* 16, 547–563.

# Stichwortverzeichnis

Abhängigkeit, s. einzelne psychotrope Substanzen
Abhängigkeitssyndrom 58
Acamprosat 63, 95
Acetaldehyd 55, 59, 62, 95
Acetylcholin 15, 17, 89 f., 149, s. auch cholinerges System
  A.-Hypothese der Alzheimer-Demenz 41 ff.
  A.cholinesterase 20 f., 43
  A.cholinesterasehemmstoffe 20 f., 43 f., 49
  A.cholinrezeptoren 19, 24 ff., 41 f., 99, 157 ff.
ACTH (adrenocorticotropes Hormon) 140, 152, 189
Addison-Krankheit 131, 140
Adenosin 15, 25 ff.
Adenylylcyclase (Adenylatcyclase) 18, 69, 143, 150, 157
ADH (Alkoholdehydrogenase) 34, 55, 59
ADHD (attention-deficit hyperactivity disorder), s. hyperkinetische Störungen
Adrenalin 15 ff., 26, 144
adrenocorticotropes Hormon, s. ACTH
adrenogenitales Syndrom 234
affektive Störungen 129 ff., s. auch Depression, depressives Syndrom, Manie, manisches Syndrom
  biologische Befunde 135 ff.
  biologische Erklärungsansätze 143 ff.
  biologische Therapien 153 ff.
  bipolare 132, 161 f., 164
  Epidemiologie 134
  Erstmanifestationsalter 133
  familiäre Häufung 134 f.
  Prophylaxe 161 ff.
  Symptomatik 129 ff.
  unipolare, s. Depression
  Unterformen 131 ff.
  Vererbung 134 f.
  Verlauf 133 f.
Aggressivität, aggressiv-impulsives Verhalten 54, 73, 78, 82, 93, 99, 225 ff., 228 ff.
agitierte Depression, s. Depression, agitierte
Agoraphobie 168 ff., 191, s. auch unter Phobien
Agranulozytose 124 f., 128
Ahornsirupkrankheit 247
AIDS, AIDS-Demenz 38 f., 80
Akathisie 122
Akinesie (Akinese) 48, 113, 122, 128
akute Belastungsreaktion 168
akzessorische Symptome (d. Schizophrenie) 101
Aldehyddehydrogenase, s. ALDH
ALDH (Aldehyddehydrogenase) 53, 59, 62 f.
Alkaloide 64, 77, 89, 98
Alkohol, alkoholisch 52 ff., 94 f., 207, 211
  Abbau 52
  Abhängigkeit 58 ff., 95
  Aufnahme 52 f.
  A.dehydrogenase, s. ADH
  Demenz 48, 50
  Eifersuchtswahn 61, 95
  Embryopathie 62, 95, 248, 260

Alkohol, alkoholisch
  Entzugssymptomatik 23, 56 ff., 71
  Folgeschäden 37, 50, 60 ff., 95
  Gehalt im Blut 53 f.
  Halluzinose 61, 95
  Herstellung 52
  Intoxikation 54 ff.
  Missbrauch 58 ff., 95, 169, 173, 187, 194
  Toleranz 56 ff., 59
  Wirkmechanismen 54 ff., 94 f.
  Wirkungen 54 ff., 94 f., 207, 211
Alkoholismus, s. A.abhängigkeit, A.missbrauch
alpha-Rezeptoren 20, 56
alpha-Wellen 32
Alprazolam 176 f.
Aluminium 42
Alzheimer-Fibrillen 39 ff., 49
Alzheimer-Krankheit (Morbus Alzheimer; DAT) 17, 20, 23, 36, 39 ff., 49
  biologische Befunde 36, 40 ff.
  biologische Erklärungsansätze 23, 42
  biologische Therapie 17, 20, 43 f., 49
  Definition 39
  Diagnostik 40
  Epidemiologie 40
  Ersterkrankungsalter 40
  familiäre Häufung 40, 42
  vom präsenilen Typ 39
  vom senilen Typ (SDAT) 39
  Symptomatik 39 f.
  Typ 1 und Typ 2 39
  Vererbung 40, 42
  Verlauf 39 f.
Amanita muscaria (Fliegenpilz) 87
Amenorrhö 196
Aminosäuren 15 ff.
Aminosäuretransmitter 15, s. auch GABA, Glutamat
Aminpräkursoren 17, 146 ff., 159
Amisulprid 116, 121 ff., 128
Amitriptylin 155 ff., 186
amnestisches Syndrom 37, 61, 81, 94
amotivationales Syndrom 85, 98
Amphetamine 19, 77, 97, 111 f., 146, 211
  Abhängigkeit 83
  Derivate 81
  Entzugssymptomatik 82
  Intoxikation 82
  Missbrauch 83
  Toleranz 82
  Verwandte 81
  Wirkmechanismen 19, 82, 97
  Wirkungen 82, 97, 146, 211
Amphetaminpsychosen 82, 97, 112, 114
Amygdala 74, 116, 144, 171, 174, 179, 189
Amyloid, Amyloid-Plaques 41 f.
Amyloid-Prekursor-Protein (APP) 41 f.
Analgesie, Analgetika 65 f., 86, 95, 189
Anandamid 15, 84
Androgen-Insensitivitätssyndrom 234
Androgene 211

„angel dust", s. Phencyclidin
Angstattacke, s. Panikattacke
Angstneurose 178
Angststörungen 168 ff., s. auch generalisierte Angststörung, Panikstörung, Phobien
Anorexia nervosa 196 ff., 217 f.
 biologische Befunde 198 ff., 217
 biologische Erklärungsansätze 201 f., 218
 biologische Therapie 202, 218
 Epidemiologie 198
 Ersterkrankungsalter 197 f.
 familiäre Häufung 198
 Folgekrankheiten 197 f.
 Symptomatik 196 f., 217
 Vererbung 198, 217
 Verlauf 197 f., 217
Anorgasmie, s. Orgasmusstörungen
Antiandrogene 212, 219
anticholinerg, Anticholinergika 25 ff., 44, 48, 87, 122 ff., 128, 149, 156 ff.
Anti-Craving-Mittel 62 f., 95
Antidementiva 43 f., 49 f.
Antidepressiva 25, 30, 44, 154 ff.
 A. der ersten, der zweiten Generation 155
 Einteilung 155
 heterozyklische 155, 157 f.
 Indikationen 44, 154 ff., 172, 190 ff.
 Nebenwirkungen 28, 156 ff.
 tetrazyklische 155, 157 f.
 trizyklische 155 ff., 172, 176 f., 191
 Wirkmechanismen 25, 30, 154 ff.
Antihistaminika 72, 121
antikonvulsiv, Antikonvulsiva 57, 73 f., 96, 153 f., 162 ff., 228
Antioxidantien 44, 62
Antipsychotika, s. Neuroleptika
antisoziale Persönlichkeitsstörung, s. dissoziale Persönlichkeitsstörung
Antriebslosigkeit 85, 100, 127
Antriebssteigerung 78, 82, 93, 99, 156 ff.
anxiety neurosis, s. Angstneurose
Anxiolyse, anxiolytisch 55, 71 ff., 96, 172 ff., 192
Anxiolytika 71 ff., s. auch Benzodiazepine, Hypnotika, Sedativa
Apomorphin 212 f.
APP, s. Amyloid-Prekursor-Protein
APP-Gen 42
Appetenzphase 208 f.
Appetenzstörungen 210 f., 219
Appetitzügler 81, 97, 196 ff.
Area postrema 67, 90
Arecolin 29, 41, 142 f.
Arteriosklerose 45
Aspartat (Asparaginsäure) 110
Asperger-Syndrom 252
Ataraktika, s. Sedativa
Atemdepression 67 f., 70
Atemzentrum 67, 96, 174 ff., 191
Äthanol, Äthylalkohol, s. Alkohol
Atropin 26, 29, 87
attention-deficit hyperactivity disorder (ADHD), s. hyperkinetische Störungen
atypische Neuroleptika, s. Neuroleptika
Aufmerksamkeitsdefizit-Hyperaktivitätsstörung, s. hyperkinetische Störungen
Augmentation 159, 162
Autismus 100, 250 ff., s. auch frühkindlicher Autismus, Kanner'sches Autismus-Syndrom
Autorezeptoren, s. präsynaptische A.
Azapirone 70, 178

Bahnensysteme, s. cholinerges, dopaminerges, noradrenerges, serotonerges System
Barbiturate 37, 54, 71 ff., 96, 207
Basalganglien 22, 80, 106 ff., 136 ff., 144, 181 ff., 193, 224
Basalganglien-Hypothese von Zwangsstörungen 184 ff., 193
Belastungsstörungen, s. akute Belastungsreaktion, posttraumatische Belastungsstörung
Belohnungssystem 22 ff., 55, 84
Benzodiazepine 54, 56 f., 71 ff., 96, 176 ff., 190, 206, 219
 Abbau 73
 Abhängigkeit 76 f.
 Antagonisten 74
 Aufnahme 73
 endogene 74
 Entzugssymptomatik 75 f.
 Indikationen 73, 176 ff., 206
 Missbrauch 76 f.
 Rezeptoren 54 ff., 73 f., 96, 178 f.
 Toleranz 54, 75 f.
 Wirkmechanismen 54, 73 ff.
 Wirkungen 54, 73
Benzpyrene 92
Beruhigungsmittel, s. Anxiolytika, Sedativa
Betablocker (beta-Blocker) 26, 29, 72, 77, 123, 176 f., 190, 192, 194
beta-A-Protein (ßA-Protein) 41
beta-Rezeptoren 20, 26, 29, 56
beta-Wellen 32
„bewusstseinserweiternde" Drogen, s. Halluzinogene
bildgebende Verfahren 30 f., 40 f., 105 f., 136 f.
biologische Befunde bei psychischen Störungen, s. unter einzelnen Störungsbildern
biologische Erklärungsansätze psychischer Störungen, s. unter einzelnen Störungsbildern
biologische Rhythmen 151, 203
biologische Therapien psychischer Störungen, s. unter einzelnen Störungsbildern
Biperiden 48, 122 f.
bipolare Störungen, s. affektive Störungen
Bipolar I und Bipolar II-Störung 132
Bleiexposition 258
Bleuler, E. 100 f.
Blut-Hirn-Schranke 17, 25, 32
Blutalkoholspiegel, s. Alkohol, Gehalt im Blut
Body-Mass-Index 197
Borderline-Persönlichkeitsstörung 225 ff., 239 f.
 biologische Befunde 226 f., 232, 239
 biologische Erklärungsansätze 227 f., 239
 biologische Therapie 228, 240
 Epidemiologie 226
 familiäre Häufung 226, 239
 Symptomatik 225 f., 239
 Vererbung 226, 239
Borderline-Schizophrenie 104
Bradykinin 65
Bromharnstoffderivate 71
Bromocriptin 48
BSE (bovine spongiforme Enzephalopathie) 47
Bulimia nervosa 196 ff., 217
 biologische Befunde 198 ff., 217
 biologische Erklärungsansätze 201 f., 217 f.
 biologische Therapie 202, 218

Bulimia nervosa
  Epidemiologie 198
  Ersterkrankungsalter 198, 216
  familiäre Häufung 198
  Symptomatik 197, 217
  Vererbung 198
  Verlauf 198, 217
Buprenorphin 66, 70, 96
Bupropion 91
Buspiron 71 f., 175 ff., 186 f., 192
Butyrophenone 57, 113 ff., 121 f.

cAMP 18 f., 150
Cannabinoid(e), Cannabis 15, 83 ff., 97, 111
  Abhängigkeit 84
  endogene 84
  Entzugssymptomatik 84
  Intoxikation 83 f.
  Missbrauch 84
  Rezeptoren 84, 98
  Toleranz 84
  Wirkmechanismen 84
  Wirkungen 83 f., 211
Cannabis sativa 83, 97
Carbamazepin 57, 153 f., 162 ff., 187 ff., 228 ff.
Cardiazol 161
Carrierproteine 21, 144 ff.
CAT (computerisierte axiale Tomographie), s. CT
Caudatum (Kaudatum) 106 ff., 136 ff., 161, 181 ff., 193, 224
CB1, CB2, s. Cannabinoidrezeptoren
Cerebellum, s. Kleinhirn
Ceroid-Lipofuszinosen 38
Charakterneurose 222
childhood-onset schizophrenia 102
Chloralhydrat 71 f., 207
Chloridionenkanäle (Chloridkanäle) 18, 74, 99, 179 f., 207
Chlorpromazin 13, 121
Cholecystokinin 15, 174, 179, 196
Cholin 15 ff., 41, 108, 137
Cholinacetyltransferase 17, 41, 49
Cholinagonisten 17, 20, 26 ff., 43 f., 91, 149
cholinerges System 23, 41 ff., 57, 87, 142 f., 149 f., 204
Cholinesterasehemmer, s. Acetylcholinesterasehemmstoffe
Cholinomimetika 28 ff., 149
Chorea Huntington, s. Huntington-Krankheit
Chorea minor (Chorea Sydenham) 184
Chromosomenaberrationen, Chromosomenstörungen 245 ff.
Cingulotomie 119, 185 f.
Clomethiazol 57, 62 f., 71 f., 76, 95
Clomipramin 155 ff., 176 f., 183 ff., 193
Clonidin 20, 29, 58, 69, 91, 138, 141, 171, 174 f., 188, 190 f., 202
Clozapin 19, 113 ff., 118, 121 ff., 128
$CO_2$-Atmung 173 f., 191
Cocablätter, Cocapflanze 77 f., 97
Cocapaste 78
Cocain, s. Kokain
Cocaismus 78
Codein 64, 95
„cold turkey" 68
Commissura anterior 237
computerisierte axiale Tomographie (CAT), s. CT

Computertomographie, s. CT
COMT (Katecholamin-O-Methyltransferase) 21, 143
Corpora cavernosa 208 ff.
Corpus callosum 136 ff., 186
Corpus spongiosum 208
corticotropin releasing factor (corticotropin releasing hormone), s. CRH
Cortisol 33, 42, 140 f., 152, 160
Cowpersche Drüsen 208
Crack 78 ff., 97
Craving 60, 63, 92
Creutzfeldt-Jakob-Krankheit 39, 42, 47, 50
CRF (corticotropin releasing factor), s. CRH
CRF-Test, s. CRH-Test
CRH (corticotropin releasing hormone, corticotropin releasing factor) 140 f., 152
CRH-Test (CRF-Test) 141, 175, 182, 189
Cri-du-chat-Syndrom 247, 249
CT (computerisierte Tomographie) 30 f., 40, 45, 136 ff.
Cushing-Syndrom 131, 140
Cyproheptadin 202
Cyproteronacetat 235, 241

D-Rezeptoren, s. Dopaminrezeptoren
DAT (Demenz vom Alzheimer-Typ), s. Alzheimer-Krankheit
Debilität 243
delirantes Syndrom, Delir 37, 57, 76, 94 ff.
Delirium tremens 57
delta-Wellen 32, 203, 207
Dementia praecox 100
Demenz vom Alzheimer-Typ, s. Alzheimer-Krankheit
demenzielles Syndrom, Demenz 37 ff., 61
Depersonalisation 88, 223
Depolarisation 14, 17, 33
Depression (depressive Störung) 33, 129 ff., 177, 180, 197, 211
  agitierte 130
  ängstlich-agitierte 130
  biologische Befunde 33, 135 ff., 165 f.
  biologische Erklärungsansätze 143 ff., 167 f.
  biologische Therapie 153 ff., 167 ff.
  Definition 129 f.
  endogene D. 130 ff., 134, 164
  Epidemiologie 134, 167
  Ersterkrankungsalter 133, 165
  familiäre Häufung 134 f.
  gehemmte 130
  late-onset 133
  neurotische 132
  Prophylaxe 161 ff.
  psychotische 133
  reaktive 132
  rezidivierende depressive Störung 132, 164 f.
  saisonal abhängige 133 f.
  sekundäre 131, 138
  Spätdepression 133
  vaskuläre Hypothese 153, 167
  Vererbung 134 f., 165
  Verlauf 133 f., 165
depressive Episode 129 ff.
depressiver Stupor 130
depressives Syndrom 129 f., 164
Derealisation 88, 223
Designerdrogen 86
Desipramin 155 ff., 183, 186

Dexamethason, D.-Suppressionstest 33, 137 ff., 166, 175, 182 f., 188 f., 194, 199 ff., 217, 227
Diabetes mellitus 45, 212 f.
Diazepam 71 ff.
Diphenylbutylpiperidene 121
Disinhibition 54 f., 94
dissoziale Persönlichkeitsstörung (antisoziale Persönlichkeitsstörung) 228 ff., 240
   biologische Befunde 229 ff., 240
   biologische Erklärungsansätze 231, 240
   biologische Therapie 231, 240
   Epidemiologie 229
   familiäre Häufung 229, 240
   Symptomatik 228 f., 240
   Vererbung 229, 240
Disulfiram 62, 81
DNA (DNS, Desoxyribonukleinsäure) 35 f.
Donepezil 43
Dopamin 15 ff., 23 f., 66, 79, 82, 90, 110, 143 f., 171, 225, s. auch dopaminerges System
Dopaminagonisten 48, 79, 82, 212
Dopaminantagonisten 17, 113, 122 ff.
dopaminerges System 22 ff., 57 ff., 84, 87, 97, 108 ff., 188 ff., 191 f., 194, 225
Dopaminhypothese der Schizophrenie 13, 32, 79, 113 ff., 127 f.
Dopaminrezeptoren 17, 19 f., 33, 59, 104, 108 f., 113 ff., 127 f., 171, 188 f., 194
Dopaminrezeptor-Gene 188
Dopamintransporter 34, 79 f., 171
down-regulation 76, 80, 82, 97, 149, 157 ff., 167, 186
Down-Syndrom 40, 42, 243, 259 f.
Doxepin 91, 155 ff.
Drogen, s. psychotrope Substanzen
Durchblutungsstörungen im Gehirn, s. zerebrale Ischämien
Durchschlafstörungen, s. Schlafstörungen
Dysbindin, Dysbindin-Gen 104 f.
Dyspareunie 214 ff., 220
Dysregulationsmodelle 149, 167
Dyssomnien 204, 207
Dysthymia 132, 160, 164

Ecgonin 77
Ecstasy 86 ff., 98, 111 f.
EDA, s. elektrodermale Aktivität
Edward-Syndrom 244
EEG (Elektroenzephalographie) 32, 143, 203, 226, 229
Einschlafstörungen, s. Schlafstörungen
Ejaculatio praecox 210, 215, 220
Ejakulation 27, 208 ff.
elektrodermale Aktivität (EDA) 143, 224, 229
Elektroenzephalographie, s. EEG
Elektrokrampftherapie 100, 120, 153, 161 ff., 167
Elektroschock, s. Elektrokrampftherapie
Emission 208
emotional instabile Persönlichkeitsstörung vom Borderline-Typus, s. Borderline-Persönlichkeitsstörung
Encephalitis lethargica Economo 184
endogene Benzodiazepine, s. Benzodiazepine
Endocannabinoidsystem 84
endogene Depression, s. Depression
endogene Opioide, s. Opioide
Endometriose 215
Endorphine 15, 64
Engelstrompete 87

Enkephaline 64, 227
Entaktogene, entaktogen 87 ff.
Entwicklungsstörungen 242 ff.
Enzephalopathie (hepatische) 60
Eosinophilie-Myalgie-Syndrom 159, 207
Ephedrin 81
Epilepsie, epileptische Anfälle 57, 61, 71, 74, 76, 79, 83, 95 f., 226, 228
episodisch paroxysmale Angst, s. Panikstörung
ereigniskorrelierte Potentiale 32
erektile Dysfunktion (e. Impotenz) 60, 210 ff., 219
Erektion 208 ff.
Erektionszentrum 208
erregende und hemmende Transmitter, s. Transmitter
Erregungsphase (sexuelle) 208 f.
Erregungsstörungen (sexuelle) 211 ff.
Erregungsübertragung (an Synapsen) 24 f.
Essattacken 197
Essigsäure (Acetat) 17, 55, 64
Essstörungen, s. Anorexia nervosa u. Bulimia nervosa
Ethanol, s. Alkohol
Euphorisierung 23 f., 55, 66 f., 73, 79 f., 81 f., 83, 90, 93 ff.
evozierte Potentiale 32, 143, 182, 229
Extinktion 189, 194
extrapyramidal-motorische Symptome 47 f., 50, 80, 113, 122 f., 128
eye tracking dysfunction 112, 182, 224

febrile Katatonie, s. perniziöse Katatonie
Feingold-Diät 259, 261
Fenfluramin 33, 81, 141, 171, 196, 201, 227, 230
fetales Alkoholsyndrom 62
Fettleber 60
Fibrinogenspiegel 91
flashback 88, 98, 187, 190, 193
Fliegenpilz 87
floppy infant-Syndrom 77
flüchtige Lösungsmittel, s. Lösungsmittel
Fluoxetin 155, 158, 186, 202, 214, 254
Fluvoxamin 155, 158, 186, 254
fMR-Tomographie, s. funktionelle Kernspintomographie
formale Denkstörungen 100 f., 127
fragiles X 147, 254, 260
„freebase" 78
Fresszentrum 196
Freud, S. 13, 78
Frontallappen 182, 224, s. auch präfrontaler Kortex
frontotemporale Demenz 38
Frühdyskinesien 122
frühkindlicher Autismus 250 ff., 260 f.
funktionelle Kernspintomographie 31
funktionelle Toleranz, s. Toleranz
Funktionsstörungen, sexuelle, s. sexuelle Funktionsstörungen

G-Proteine 18 f., 68, 143, 162
G-Protein-gebundene Rezeptoren, s. Rezeptoren
GABA (Gamma-Aminobuttersäure) 15 f., 20, 43 f., 54, 71 ff., 93 ff., 99, 163, 179 f., 184, 192
$GABA_A$-Benzodiazepin-Rezeptorkomplex 18, 54 ff., 71 ff., 95 f., 179 f.
$GABA_A$-Rezeptor 18 ff., 54 f., 73 f.
$GABA_B$-Rezeptor 19 f., 73

GABAerge Hemmung 54, 61, 71 ff., 179 f., 207, 219
GABAerges System 41, 43, 54, 176 ff., 192
Galaktorrhö 124
Galaktosämie 247
Galantamin 43
gamma-amino-butyric acid (Gamma-Aminobuttersäure), s. GABA
GBH (Gamma-Hydroxy-Buttersäure), s. Liquid Ecstasy
Gedächtnis 23, 37 ff., 41, 85, 89, 112
Gegenreaktion (konditionierte) 69
gehemmte Depression, s. Depression
geistige Behinderung, s. Intelligenzminderung
generalisierte Angststörung 177 ff., 191
    biologische Befunde 178, 191
    biologische Erklärungsansätze 178 f., 191 f.
    biologische Therapie 179 f., 191 f.
    Epidemiologie 177
    Ersterkrankungsalter 177
    familiäre Häufung 177, 191
    Symptomatik 177
    Vererbung 177 f.
    Verlauf 177
Gen(e) 34 f.
Genexpression 15, 34 f.
Genkartierung 35
Geschichte der biologischen Psychiatrie 13
gesteigertes sexuelles Verlangen 210
GH (growth hormone), s. STH
Gilles de la Tourette-Syndrom 184
Ginkgo (biloba) 43 f.
Globus pallidus, s. Pallidum
Glucocorticoide 42, 140 f.
Glukose-6-Phosphatdehydrogenase-Mangel 248
Glutamat 15 f., 20, 41, 44, 49, 54, 56, 65, 87, 95, 109 f., 117 f., 163, 189
Glutamatagonisten 118, 124
Glutamatantagonisten 44, 49, 118
glutamaterges System 49, 117 f.
Glutamathypothese der Schizophrenie 110, 117 f., 128
Glutamatrezeptoren 20, 44, 49, 54, 62
Glutamin 15
Glycin 15 f.
Grippeepidemien 110 f., 127
Größenwahn 100, 130
growth hormone (GH, Wachstumshormon), s. STH
Grundsymptome (d. Schizophrenie) 101
Guthrie-Test 247
Gynäkomastie 124
Gyrus cinguli 66, 105, 109, 116, 119, 144, 182 ff.
Gyrus parahippocampalis 105

Habituation 112
Halbwertszeit 73
Halluzinationen 37, 57, 61, 78, 84, 88, 94, 97 f., 100 f., 111 ff., 127, 205, 223
Halluzinogene 86 ff., 111
    Abhängigkeit 89
    Arten von H. 86 f.
    Entzugssymptomatik 89
    Missbrauch 89
    Toleranz 89
    Wirkmechanismen 88
    Wirkungen 88
Haloperidol 57, 118

Hanf, Hanfpflanze 83, 97
Hangover 71, 207
Haschisch 83, 97, s. auch Cannabinoide
hebephrene Schizophrenie 102 f., 126 f.
Hemisphärenasymmetrie 106 f., 137
Hepatitis 60 f., 70, 80, 96
hepatolentikuläre Degeneration, s. Morbus Wilson
heredo-degenerative Krankheiten 46
Heroin 23, 64, 66, 79, 82, 95, s. auch Opioide
Heterosexualität 236 ff.
Heterozygotie 34
heterozyklische Antidepressiva, s. Antidepressiva
HIAA (5-Hydroxy-Indolessigsäure) 21, 138 ff., 144 ff., 165, 182 f., 200, 226, 230
High-risk-Personen 105
Hippocampus 41, 105 f., 144, 174
Hippokrates 13
Hirnatrophie 40 f., 105, 107, 198 f., 217, 229
Hirnstamm 23, 79
Histamin 13 f., 65, 72
Histaminrezeptoren 42, 72, 157 ff., 207
HIV-Erkrankung 39, 48, 50, 96
HLA DR-Faktor 205
Homosexualität, Homosexuelle 236 ff., 241
    biologische Befunde 237
    Definition 236
    Vererbung 236 f.
Homovanillinsäure (homovanillic acid, HVA) 21, 32, 110, 114, 127, 139, 225
Homozygotie 32
Horrortrip 88
Hormone 64, 131, s. auch Glucocorticoide, Schilddrüsenhormone
5-HT (5-Hydroxy-Tryptamin), s. Serotonin
5-HT-Rezeptoren 19 f., 125, 138 f., 175 ff., 192, s. auch Serotoninrezeptoren
Huntington-Krankheit 37, 39, 47, 50, 131
HVA (homovanillic acid), s. Homovanillinsäure
5-Hydroxy-Indolessigsäure (5-hydroxyindoleacetic acid), s. HIAA
5-Hydroxy-Tryptamin, s. Serotonin
5-Hydroxy-Tryptophan 16, 71, 146 ff., 159
Hydrozephalus 248
Hypericum, s. Johanniskraut
hyperkinetische Störungen 81, 97, 255 ff., 261
Hyperpolarisation 14, 17
Hypersomnien 204 f.
Hyperthyreose 131
Hyperventilation, H.tetanie 175, 191
Hypnotika, 71 ff., 96, 207, s. auch Sedativa, Benzodiazepine
Hypofrontalität 102, 105, 108, 117, 127, 225
Hypofrontalitätshypothese der Schizophrenie 117
hypoglykämisches Koma 120
Hypokapnie 175
Hypomanie 130, 132
Hypophyse 22, 33, 64, 124, 136 ff., 230
Hypothalamus 22, 33, 124, 189, 196 ff., 203 f.
Hypothalamus-Hypophyse-Nebennierenrinde, s. System Hypothalamus-Hypophyse-Nebennierenrinde
Hypothyreose 131, 249

„ice" 82
ichdystone Sexualorientierung 236
Ichstörungen 100, 127
Ideenflucht 130
Idiotie 243

Imbezillität 243
Imipramin 13, 146, 153 ff., 176 ff., 183, 186
Impotenz, impotentia coeundi, s. erektile Dysfunktion
Induratio penis plastica 212
Inhalanzien, s. Lösungsmittel
inhaltliche Denkstörungen 100, 127
Inkohärenz 100
Insomnien, s. Schlafstörungen
Insulin-Koma-Therapie (Insulinschock) 119, 153
Intelligenzminderung 243 ff.
    Definition 243
    Epidemiologie 244
    familiäre Häufung 244 f.
    Formen 243
    Ursachen 245 ff.
Intoxikation, s. einzelne psychotrope Substanzen
intrakranielle Selbstreizung 23
intrauterine Infektionen u. Schädigungen 248
Ionenkanal-gekoppelte Rezeptoren, s. Rezeptoren
Iproniazid 146, 153
Isoniazid 146

Johanniskraut 155, 159

Kainat-Rezeptor (für Glutamat) 109
Kanner-Syndrom (Kannersches Autismus-Syndrom) 250 ff.
Kardiomyopathie 60, 95
Kastration 235
Katalepsie 100
kataleptogene Wirkung 113
kataplektische Attacken 205
katatone Schizophrenie 102 f., 127, 161
katatoner Stupor 100, 102, 118, 127
Katatonie 100 f., 127
Katecholamine 145 ff.
Katecholamin-O-Methyltransferase, s. COMT
Katecholaminhypothesen affektiver Störungen 145 ff.
Katecholaminmangelhypothese der Depression 13, 145 ff.
Kaudatum, s. Caudatum
Kernspintomographie 30 f., 40, 136 ff.
Kernsymptome (der Depression) 129
Ketamin 87, 109, 111 f., 117 f.
Khat 81
„kindling" 57, 190
Kleinhirn (Cerebellum) 136 ff.
klimakterische Depression 131
Klinefelter-Syndrom 210, 234, 246, 260
klitoraler Orgasmus 209
Klitoris, K.schwellung 208 f.
Koffein 81, 183
Kohlenmonoxid 16
Kokain 23, 77 ff., 97, 111 f., 131, 146, 211 f.
    Abhängigkeit 80 f.
    Aufnahme 78
    Embryopathie 80 f., 97, 248
    Entzugssymptomatik 79 f.
    Gewinnung 78
    K.hydrochlorid 78, 97
    Intoxikation 78 f.
    Missbrauch 80 f.
    Toleranz 79 f., 97
    Wirkmechanismen 23, 79, 97
    Wirkungen 78 f., 97, 131, 146, 211 f.
Kokainismus 78

Konditionierbarkeit, Konditionierung 69, 189 f., 194
konditionierte Gegenreaktion 69
Konfabulationen 37, 61
kongenitale virilisierende adrenale Hyperplasie 234
Kontrollzwänge 181
Koppelungsstudien 35
Korsakow-Syndrom 37, 48, 61, 95
Kraepelin, E. 100, 111, 129
Krampfanfälle, s. Epilepsie
Kreuztoleranz 54, 76, 88
Kryptorchismus 210 f.
Kupferspeicherkrankheit, s. Morbus Wilson
Kuru 42

Lamotrigin 154, 163
Lateralisation (kortikale) 106 f.
Lactatinfusionen 173 f., 191
late-onset depression, s. Depression
L-Dopa (Levodopa) 16 f., 48, 114, 143
Lebensmittelzusätze 259
Leberzirrhose 60 f.
Lesch-Nyhan-Syndrom 247
Leukotomie 119, 161, 185
Levodopa, s. L-Dopa
Levomethadon, s. Methadon
Lewy-Körper 38, 48
Lewy-Körper-Demenz 38
Leydigzell-Hypoplasie 234
Libidoverlust 130
Lichttherapie 134, 153, 160 f., 167
Liganden 17, 57
limbisches System 22, 66 f., 74, 95, 174, 225 ff.
Linkage-Studien 35
Liquid Ecstasy 87
Liquorgängigkeit 17, s. auch Blut-Hirn-Schranke
Lithium 18, 132, 150, 154, 162 ff., 187, 190, 228, 231
L-Methadon, s. Methadon
Lobotomie 161
Locus caeruleus (coeruleus) 23, 43, 57, 68 f., 79, 144, 147, 173 f., 176, 189 ff.
Löschung, s. Extinktion
lösliche Gase 15
Lösungsmittel (flüchtige) 92 f., 99
LSD (Lysergsäurediäthylamid) 86 ff., 98, s. auch Halluzinogene
L-Tryptophan, s. Tryptophan
L-Tyrosin, s. Tyrosin
Lubrikation 208, 213 f., 219 f.
Lysergsäurediäthylamid, s. LSD

Magnet Resonanz Spektroskopie, s. MRS
magnetic resonance imaging, s. Kernspintomographie
major depression, s. Depression
Manie 129 ff.
    biologische Befunde 135 ff.
    biologische Erklärungsansätze 143 ff.
    biologische Therapie 163 f.
    Epidemiologie 134
    Ersterkrankungsalter 133
    familiäre Häufung 134
    Prophylaxe 161 ff.
    Symptomatik 130
    Vererbung 133 f.
    Verlauf 133
manisch-depressives Irresein 129

manische Episode 132
manische Symptomprovokation 156
manisches Syndrom 130, 164
MAO (Monoaminoxidase) 15, 21, 82, 97, 144, 225
MAO$_A$ (MAO-A) 144, 158, 229
MAO$_A$-Hemmer 21, 144, 158 f.
MAO$_B$ (MAO-B) 91, 144, 158
MAO$_B$-Hemmer 44
MAO-Hemmer 144, 153 ff., 172, 177
Maprotilin 155 ff.
Marihuana 83, 97, 211, s. auch Cannabinoide
Marker X-Syndrom 247
Martin-Bell-Syndrom 247
MCD (minimale cerebrale Dysfunktion) 255
m-CPP (m-Chlorophenylpiperazin) 33, 178, 182 f., 191, 200 f., 227, 230
Melancholie 13, 134, 164, s. auch Depression
Melatonin 72, 123, 152, 161, 207
Memantine 44
Meningozele, Meningomyelozele 248
MEOS (mikrosomales alkoholoxidierendes System) 54, 56
Meprobamat 71 ff.
Meskalin 86 ff., 98
mesokortikale Bahnen 22
mesolimbische Bahnen 22, 66 f., 80, 90, 113 ff., 127
Methadon 63, 66, 95 f.
Methadonsubstitution 70
Methamphetamin 82, s. auch Psychostimulanzien
Methanol 52
Methaqualon 71
Methoden der biologischen Psychiatrie 30 ff.
Methoxyamphetamine 86 f., s. auch unter Psychostimulanzien
3-Methoxy-4-Hydroxy-Phenylglycol, s. MHPG
Methylalkohol, s. Methanol
Methylendioxyamphetamine 86 ff.
3-Methylendioxy-N-methylamphetamin (MDMA), s. Ecstasy
(alpha-)Methyltyrosin 146
Methylphenidat 81, 97, 207, 258 f., 261
Meynert, Th. 13
MHPG (3-Methoxy-4-Hydroxy-Phenylglycol) 21, 32, 138 ff., 165, 171
Mianserin 155 ff.
mikrosomales alkoholoxidierendes System, s. MEOS
Mikrozephalie 248
minimale cerebrale Dysfunktion 255
Minussymptomatik, s. Negativsymptomatik
Mirtazepin 155 ff.
Moclobemid 155, 158 f., 172
Modellpsychosen 114
molekulargenetische Methoden 35 f.
Mongolismus, s. Down-Syndrom
Monoamine 15 f., 143 ff., s. auch Adrenalin, Dopamin, Noradrenalin, Serotonin
Monoaminhypothesen affektiver Störungen 138 ff., 143 ff., 166 f.
Monoaminoxidase (Monoaminooxidase), s. MAO
Morbus Alzheimer, s. Alzheimer-Krankheit
Morbus Parkinson, s. Parkinson-Krankheit
Morbus Wilson 48, 247
Morgentief 130, 164
Morphin 63 f., 95

motorische Nebenwirkungen, s. extrapyramidal-motorische Symptome
MRI (magnetic resonance imaging), s. Kernspintomographie
MRS (Magnet Resonanz Spektroskopie) 33
MRT (Magnetresonanztomographie), s. Kernspintomographie
Multiinfarktdemenz 45
multiple Sklerose 32, 212 ff.
Muscimol 87
Musculus bulbocavernosus 208
Muskarin 19
muskarinerge (muskarinische) Acetycholinrezeptoren 19, 24 f., 41, 109, 124, 149, 157 ff., 182
Muskelrelaxation 74 f., 96
Mutterkornalkaloide 86
N-Methyl-D-Aspartat, s. NMDA-Rezeptor
N200-Welle 182 f.
Nachttherapie, s. Schlafentzug
Naloxon 65, 68 f.
Naltrexon 62 f., 65, 69
Narkolepsie 81, 97, 204 f., 207, 218
Nebennierenmark 26
Nebennierenrinde 33, 131
Negativsymptomatik 22, 101, 117 ff., 127 f.
nervöse Magersucht, s. Anorexia nervosa
Neurofibrillen 40 f., 49
Neuroleptika 17, 19, 113 ff., 163, 211
  atypische 113 ff., 121 ff., 163
  Einteilung 121 f.
  Indikationen 120 ff., 163, 190
  klassische 113 ff., 121 ff.
  Nebenwirkungen 113 ff., 211
  Wirkmechanismen 17, 19, 114 f., 122 ff.
neuroleptische Potenz 113, 121 f.
Neuronendegeneration 48
Neurosen (neurotische Störungen) 168
neurotische Depression 132
Neurotransmission, s. synaptische Übertragung
Neurotransmitter, s. Transmitter
Nicergolin 44
Nicht-Benzodiazepinhypnotika 71 f., 207, 219
nichtsteroidale Antirheumatika 42
Nicotin, s. Nikotin
Nicotiana tabacum 89
nigrostriatale Bahnen, nigrostriatales System 22, 113 f., 122 f., 128, 225
Nikotin 17, 19, 25 ff., 89 ff., 98 f., 135
  Abhängigkeit 92
  Aufnahme 89
  Entzugssymptomatik 91 f.
  Folgekrankheiten 92, 135
  N.kaugummi 92
  Missbrauch 92
  N.pflaster 90, 92
  Toleranz 91 f.
  Wirkmechanismen 17, 25 ff., 90
  Wirkungen 90 f., 135
nikotinerge (nikotinische) Acetycholinrezeptoren 19, 25 ff., 90 f., 99
Nimodipin 44, 46
Nitrosamine 92
NMDA-Rezeptor 20, 44, 49, 54 ff., 61, 63, 87, 95, 109, 117 f., 124, 128, 189
NMR (nuclear magnetic resonance), s. Kernspintomographie
nociceptives System, n. Bahnen, s. „Schmerzbahnen"
non-REM-System 206, 218

Nootropika 43 f., 49
Noradrenalin 15 ff., 25 ff., 56, 68, 79, 138 f., 143 ff., 170 f., 188 ff., 196 ff., s. auch noradrenerges System
Noradrenalinagonisten (N.agonismus) 20, 28 f., 79, 190
Noradrenalinantagonisten (N.antagonismus) 20, 28 f., 69
Noradrenalinmangelhypothese der Depression 145 ff.
Noradrenalinrezeptoren 20, 25 ff., 138 f., 143 ff., 171, 188 f., 191 f., 196 ff.
noradrenerges System 23, 80, 97, 138 ff., 143 ff., 175 f., 188 ff., 191 f., 194, 196 ff.
nuclear magnetic resonance-Tomographie, s. Kernspintomographie
Nucleus accumbens 22 ff., 55, 59, 66, 90, 95 ff., 116
Nucleus basalis Meynert 23, 41, 48
Nucleus caudatus, s. Caudatum
Nucleus paraventricularis 196
Nucleus suprachiasmaticus 203
numbing 190
numerische Aberration, s. Chromosomenstörungen

obsessive-compulsive disorder (OCD), s. Zwangsstörung
Obstipation 27, 156
OCD (obsessive-compulsive disorder), s. Zwangsstörung
Olanzapin 116, 121 ff., 128
Oligophrenie, s. Intelligenzminderung
Opiatantagonisten 62 f., 65, 68, 96, 202
Opiate, s. Opioide
Opioide 63 ff., 84, 95 f.
   Abbau 65
   Abhängigkeit 70
   Arten von O. 63 ff.
   Aufnahme 65
   endogene 15, 55, 60, 63 f., 95, 171, 189 f., 194, 227
   Entzugsymptomatik 68 f.
   Intoxikation 65 f.
   Missbrauch 69 f.
   Rezeptoren 65 ff., 84
   Toleranz 68
   Wirkmechanismen 65 ff.
   Wirkungen 65 ff.
Opioidhypothese des frühkindlichen Autismus 253
Opium 63
orbitofrontaler Kortex (Orbitofrontalregion) 183 ff., 193
organisches Psychosyndrom 37
Orgasmusphase 208 f.
Orgasmusstörungen 214 ff.
orgastische Manschette 209
Orientierungsreaktion 112
Ösophagusvarizen 60
Östrogene 42, 60, 159, 213 ff., 219 f.

P300-Welle 32, 182 f.
Pädophilie 235, 241
Pallidum 106, 181, 184
Panikanfall (Panikattacke) 23, 169, 191 f.
Panikstörung 168, 173 ff., 191 ff.
   biologische Befunde 172 ff.
   biologische Erklärungsansätze 23, 176

Panikstörung
   biologische Therapie 176 f.
   Epidemiologie 173
   Ersterkrankungsalter 173
   familiäre Häufung 173
   Symptomatik 173
   Vererbung 173
   Verlauf 173
Parametropathia spastica 215
Paranoia 100
paranoide Persönlichkeitsstörung 223
paranoide Schizophrenie 102 f., 126
Paraphilien 232 ff.
Parasomnien 204, 218
parasympathisches Nervensystem, Parasympathikus 24 ff., 43, 90 f., 208
parasympatholytisch, Parasympatholytika 28 f., s. auch Anticholinergika
parasympathomimetisch, Parasympathomimetika 28 f.
Parkinson-Krankheit (Morbus P., Parkinson'sche Erkrankung) 17, 37 f., 48, 50, 113 ff., 131
Parkinson-Syndrom (Parkinsonoid) 48, 113 ff., 122 f., 128
Paroxetin 155, 158, 190, 215
Pätau-Syndrom 245
pathologischer Rausch 56
Pavor nocturnus 204
PCP, s. Phencyclidin
Penisprothesen 213, 220
Peptide, P.transmitter 15, 196
„permissive"-Hypothese 150
perniziöse Katatonie 100, 120, 161
Persönlichkeitsstörungen, s. auch Borderline-P., dissoziale P., schizotypische P.
Perversionen, s. Paraphilien
PET (Positronen-Emissions-Tomographie) 31, 40, 137 f.
Peyote-Kaktus 86
Peyronie-Krankheit 212
Pfortader 60
Phencyclidin (PCP) 87, 109, 111 f., 117 f.
Phenothiazine 113 ff., 121 f.
Phentolamin 212 f.
Phenylalaninhydroxylase 34, 247
Phenylketonurie 34, 247, 260
Phobien 168 ff., 191
   biologische Befunde 170 f., 191
   biologische Erklärungsansätze 172, 191
   biologische Therapie 172, 191
   Epidemiologie 169 f.
   Ersterkrankungsalter 169
   familiäre Häufung 170, 191
   Symptomatik 168 f., 191
   Unterformen 169, 191
   Vererbung 170, 191
   Verlauf 169
Phosphodiesterase, P.hemmer 18 f., 212, 219
Pick-Krankheit 39, 46, 50
Piracetam 43, 46, 49
Plaques (senile), s. Amyloid-Plaques
Plasmacortisolspiegel 140 f., 152, 175, 186, 194, 199
Plussymptomatik, s. Positivsymptomatik
Polyneuropathie (alkoholische) 61 f., 95
Polyphenole 61
Pons 23
Positivsymptomatik 22, 101, 113 ff., 127, 223
Positronenemissionstomographie, s. PET

posttraumatische Belastungsstörung 187 ff., 193 f.
  biologische Befunde 188 f., 194
  biologische Erklärungsansätze 189 f., 194
  biologische Therapie 190, 194
  Epidemiologie 187
  Ersterkrankungsalter 187
  familiäre Häufung 187 f., 194
  Symptomatik 187, 193
  Vererbung 187 f.
  Verlauf 187, 194
präfrontaler Kortex 108, 110, 112, 117, 138, 182, 229
präfrontale Leukotomie 119
prämenstruelles Syndrom 131
pränatale Risikobedingungen 110 f.
präsenile Demenz vom Alzheimer-Typ, s. Alzheimer-Krankheit
präsynaptische Autorezeptoren 19, 138 f., 143 ff., 157 ff.
präsystemische Elimination 55, 65, 70, 95
Prionen 46, 50
Produktivsymptomatik, s. Positivsymptomatik
Prolactin, P.ausschüttung 22, 33, 124 f., 128, 141, 200, 211, 219
Prostaglandine 65, 212 f.
Prostata 208 ff.
Proteine 17 ff.
Provokationsmethoden 33, 171
Psilocin 86 ff., s. auch Halluzinogene
Psilocybe mexicana 86
Psilocybin 86 ff., 98, s. auch Halluzinogene
Psychedelika, psychedelisch 67 f., 84, 86, 93, 98, s. auch Halluzinogene
psychochirurgische Eingriffe 119, 161, 184 f., 193, 231
Psychodysleptika, s. Halluzinogene
psychomotorische Agitiertheit 130
psychomotorische Hemmung 130
psychomotorische Symptome 100 f., 127
Psychopath, Psychopathie 222
Psychostimulanzien, 77, 97, 131, 146, 205, 212, s. auch Amphetamine
  Abhängigkeit 83
  Arten von P. 77
  Aufnahme 81 f.
  Entzugssymptomatik 82
  Intoxikation 82
  Missbrauch 83
  Toleranz 82
  Wirkmechanismen 82
  Wirkungen 82, 131, 146, 205, 212
psychotische Symptome 78, 81, 85, 88, 94, 98, 111 ff., 130
Psychotomimetika, s. Halluzinogene
psychotrope Substanzen 51 ff., s. auch einzelne psychotrope Substanzen
  Definition 51
  Einteilung 51
  Klassifikation assoziierter Störungen nach ICD-10 51
  psychische Störungen bei Einnahme 51
Putamen 108, 137, 181 ff.
Pyritinol 43 f.

Quetelet-Index 197
Quetiapin 116, 121 ff., 128

Raphe-Kerne 23, 66, 203 f.
Rapid cyclers, rapid cycling 132, 163
Rausch, s. Intoxikation unter den einzelnen Substanzen
Rauwolfia serpentina 120, 145
(alpha-)Reduktase 234
Rebound-Effekte 80, 97
Refraktärperiode (R.phase) 208 f.
Regulation des Essverhaltens 196 ff.
REM (rapid eye movements) 71 ff., 142 ff.
  Induktion 142, 149
  Latenz 142 f., 149, 151, 182, 226
  Phasen 71, 75, 142 f., 151, 160, 203 ff., 219
  Schlaf 75, 142 f., 188, 203, 207
Reserpin 29, 114, 120, 131, 145 f.
reserpininduzierte Depression 131
Resorption 52 f.
Resorptionsverlust 52 f.
respiratorische Alkalose 175
Restriktionsendonukleasen 35
Restriktionsgenkartierung 36
Retroflexio uteri 215
Reuptake 19 ff., 143 ff.
Reuptake-Hemmung 19, 79, 82, 97, 146 ff., 156 ff.
Rezeptorbindungsstudien 31, 33, 108 ff., 138
Rezeptorblockade 17, 114 ff.
Rezeptoren 17 ff.
  Arten von R. 17 ff.
  G-Protein-gebundene R. 17 ff., 68, 143
  Ionenkanal-gebundene R. 17 ff.
  ionotrope R., s. Ionenkanal-gebundene R.
  metabotrope R., s. G-Protein-gebundene R.
  second-messenger-gekoppelte, s. G-Protein-gebundene R.
Rhesusunverträglichkeit 248
Rigor 48, 113, 122, 128
Risperidon 116, 121 ff., 128
Rivastigmin 29, 43
Rötelnembryopathie 248, 260

saisonal abhängige affektive Störungen 133 f., 167
Salicylate 259
Samenbläschen 208 f.
Sättigungszentrum 196
Schädel-Hirn-Traumen 42, 111, 248
schädlicher Gebrauch, s. unter Missbrauch bei einzelnen psychotropen Substanzen
Schilddrüsenhormone 159, 197, 199
schizoide Persönlichkeitsstörung 223
schizophrenes Residuum 102, 126
Schizophrenia simplex 101 f., 126
Schizophrenie 22, 85, 100 ff.
  biologische Befunde 105 ff., 127
  biologische Erklärungsansätze 22, 113 ff., 127 f.
  biologische Therapie 119 ff., 128
  Epidemiologie 103
  Ersterkrankungsalter 102 f., 127
  familiäre Häufung 103 f., 127
  Symptomatik 100 f., 126
  Unterformen 101 f., 126
  Vererbung 103 ff., 127
  Verlauf 102 f., 127
Schizophreniespektrumsstörungen 104, 127, 223
schizotype Störung, Schizotypie, s. schizotypische Persönlichkeitsstörung

schizotypische Persönlichkeitsstörung 223 ff., 238 f.
   biologische Befunde 224 f., 238
   biologische Erklärungsansätze 225, 239
   biologische Therapie 225, 239
   Epidemiologie 223 f., 238
   familiäre Häufung 224, 238
   Symptomatik 223
   Vererbung 224
Schlaf 32, 71 ff., 96, 188, 203 ff., s. auch REM-Schlaf, Tiefschlaf
   Ablauf 203
   Anfälle 204 f.
   Apnoe 205
   Entzug, s. Schlafentzug
   Mittel, s. Hypnotika, Sedativa
   Regulation d. S. 203
   Stadien 203
   Störungen, s. Schlafstörungen
   S.Wandeln 204
Schlafentzug 151, 153, 160, 167
Schlafstörungen 203 ff.
Schlaganfälle, s. zerebrale Ischämien
„Schmerzbahnen" 23, 65 f., 86, 95
Schneider, K. 101
Schnüffelstoffe, s. Lösungsmittel
Schwachsinn, s. Intelligenzminderung
Schwellkörper 27, 208
Scopolamin 29, 41, 87
SDAT (senile Demenz vom Alzheimer-Typus), s. Alzheimer-Krankheit
second-messenger-gekoppelte Rezeptoren, s. Rezeptoren
Sedativa 71 ff.
   Einteilung 71 f.
   Entzugssymptomatik 75 f.
   Indikationen 71 f.
   Missbrauch 76 f., 190
   Nebenwirkungen 75
   Toleranz 75 f.
   Wirkmechanismen 71 f.
   Wirkungen 71 ff.
Sedierung 55, 67, 71 ff., 90, 93, 156 ff.
sekundäre Depressionen 131, 140, 164
sekundäre Manien 131
selektive Serotonin-Wiederaufnahmehemmer (selektive Serotonin-Rückaufnahme-Inhibitoren; SSRI) 155, 158 ff., 172, 176 f., 183 ff., 190, 202, 212 ff., 228
senile Demenz vom Alzheimer-Typus, s. Alzheimer-Krankheit
senile Plaques, s. Amyloid-Plaques
Sensitivierung 80, 82, 89, 97, 189 f., 194
Septum pellucidum 136
serotonerges System 23, 41, 55, 86 ff., 138 ff., 143 ff., 175 ff., 182 ff., 193, 196 ff., 223 ff.
Serotonin 15 ff., 55, 57, 65, 86 ff., 138 f., 143, 175 ff., 182 ff., 193, 196 ff., 223 ff.
Serotoninagonisten 20, 71 f., 81, 88, 98, 182 ff., 193, 196 ff., 217, 227
Serotoninantagonisten 20, 196 ff.
Serotoninhypothese der Zwangsstörungen 183 ff., 193
Serotoninhypothesen psychischer Störungen 143 ff., 183 ff., 193
Serotoninmangelhypothese der Depression 143 ff.
Serotoninpräkursoren 71, 146 ff., 207

Serotoninrezeptoren 19 f., 30, 117, 125, 135, 138 f., 143 ff., 175 ff., 182 ff., 193, 197 ff., 217, 223 ff., s. auch 5-HT-Rezeptoren
Serotonintransporter 135, 179
Serotonin-Wiederaufnahmehemmung 21, 183 ff., s. auch selektive Serotonin-Wiederaufnahmehemmer
Sertralin 155, 186
Sexualhormone 199 f.
sexuelle Aversion 210, 219
sexuelle Funktionsstörungen 207 ff.
sexueller Funktionszyklus 208 ff., 219
sexuelle Orientierung 236 ff.
Signaltransduktion 18, 68 f., 84, 143, 149, 150, 157, 162
Sildenafil 18, 212, 219
Single Photon Emission Computerized Tomography, s. SPECT
somatisches Syndrom 130, 164
Somatotropin, s. STH
soziale Phobien 168 ff., 191, s. auch Phobien
Soziopath, Soziopathie 222
Spätdyskinesien 122 f., 128
SPECT (single photon emission computerized tomography) 31, 137 f.
speedball 79
Spektrumsstörungen, s. Schizophreniespektrumsstörungen
spezifische (isolierte) Phobien, s. Phobien
Spina bifida 248
SSRI (selektive Serotonin-Reuptake-Inhibitoren), s. selektive Serotonin-Wiederaufnahmehemmer
Stammganglien, s. Basalganglien
stereotaktische Operationen 161, 185, 193
Steroide, Steroidhormone 131, s. auch Cortisol, Cortison, Glucocorticoide
STH (somatotropes Hormon, Wachstumshormon), 33, 138, 141, 160, 175, 178
Stickoxid 16
Störungen der Geschlechtsidentität 233 ff.
Störungen der Sexualpräferenz 235
Stress 151 f.
stressinduzierte Analgesie 189, 194
Striatum 22, 41, 47, 80, 106 ff., 113 ff., 122 f., 171
strukturelle Aberrationen, s. Chromosomenstörungen
subkaudale Traktotomie (Subkaudatumtraktotomie) 161, 186
Substantia nigra 22, 47 f., 50, 113
Substanz P 15, 65
Substitutionstherapien, s. unter biologische Therapie bei einzelnen psychotropen Substanzen
Sucht, s. unter Abhängigkeitssyndrom und Abhängigkeit bei psychotropen Substanzen
Suizid, S.gedanken 129, 138 ff., 141, 158, 162, 198, 217, 225
Sulpirid 121
Switchers, switching 132
sympathisches Nervensystem, Sympathikus 24 ff., 79 ff., 88 ff., 95, 170 f., 178, 188 ff., 208
Sympatholytika, sympatholytisch 28 f.
Sympathomimetika, sympathomimetisch 28 f., 82
Synapsen 14 ff.
   Aufbau 14 f.
   chemische S. 14 f.
   elektrische S. 14
   erregende S. 16
   hemmende S. 16, 74 f.

synaptische Übertragung 14 ff.
Synästhesien 88
System Hypothalamus-Hypophyse-
  Nebennierenrinde 33, 131, 136 ff., 140 ff., 151,
  171, 175, 199, 201
System Hypothalamus-Hypophyse-Schilddrüse
  151, 199

Tabak 60, 89 ff., 98 f.
tardive Dyskinesien, s. Spätdyskinesien
Tegmentum 22 f., 66, 95, 116, 144
testikuläre Feminisierung 234
Testosteron 159, 211, 218, 230
Tetrahydrocannabinol, s. THC
tetrazyklische Antidepressiva, s. Antidepressiva
Thalamus 41, 66, 95, 106 f., 109, 136 ff., 184 ff.
THC (Tetrahydrocannabinol) 83 f., 97, 202
therapeutische Breite 70 f., 75, 96, 162, 207
theta-Wellen 32, 203
Thioxanthene 121 f.
Thrombozytenaggregation 54, 91 f.
Thymoleptika, s. Antidepressiva
thyreoideastimulierendes Hormon, s. TSH
Tiaprid 123
tiefgreifende Entwicklungsstörungen 242, 250 ff.
Tiefschlaf 32, 75, 142 f., 203 f., 219
Toleranz 56, 68, 76, 91, s. auch Stichworte zu
  einzelnen psychotropen Substanzen
  funktionelle 56, 68, 76
  metabolische 56, 75, 91
  zelluläre, s. funktionelle
Tollkirsche 87
Toxoplasmose 248 f.
Tranquilizer, s. Anxiolytika, Sedativa
Translokationen, s. Chromosomenstörungen
Transmitter 14 ff., s. auch unter Acetylcholin,
  Dopamin, GABA, Glutamat, Noradrenalin, Se-
  rotonin
  Agonismus 17 f.
  Antagonismus 17 f.
  Arten 15 ff.
  erregende T. 16
  Freisetzung 15
  hemmende T. 16
  Inaktivierung 20
  Koexistenz 15
  Metaboliten 21, 32
  Produktion, s. Synthese
  Synthese 15 ff.
Transporterproteine, s. Carrierproteine
Transsexualismus 233 ff., 240 f.
Tremor 18, 48, 57, 113, 122, 128
TRH (thyrotropin releasing hormone), TRH-Test
  33, 141 f., 163, 166, 171, 199, 227
Triplo-X 246
Trisomie 13 245
Trisomie 18 245
Trisomie 21 40, 245, 260, s. auch Down-
  Syndrom
trizyklische Antidepressiva, s. Antidepressiva
Tryptamine 86 ff.
Tryptophan 16 f., 139, 144, 146 ff., 155, 159,
  175, 196, 200, 207, 230 f.
Tryptophanhydroxylase 16 f., 231
TSH (thyreoideastimulierendes Hormon) 33, 141,
  160
tuberoinfundibuläre dopaminerge Bahnen 22,
  124 f.

Typ-I- und Typ-II-Schizophrenie 101 ff., 127
Tyramin 144, 158
Tyrosin 16 f., 143
Tyrosinhydroxylase 16, 143

Ullrich-Turner-Syndrom 246, 260
unipolare affektive Störungen, s. affektive Störungen, Depression
uteriner Orgasmus 209

vaginale Manschette 209
vaginaler Orgasmus 209
Valproinsäure (Valproat) 154, 162, 228
vaskuläre Demenz 39, 45 f., 49
vasoaktive Substanzen 43 ff.
vegetatives Nervensystem 24 ff., 43, 89 ff., 98,
  170 f., 188 ff., 193 f., s. auch Parasympathikus,
  Sympathikus
Venlafaxin 155 ff.
Ventrikelerweiterung 40
Vergärung 52
Verteilungsfaktor 53
verzögerte Ejakulation 214, 220
Vesikel 15
Viagra, s. Sildenafil
Viloxazin 155 ff.
vorzeitiger Samenerguss, s. Ejaculatio praecox
Vulvaorgasmus 209

Wachstumshormon (growth hormone; Somato-
  tropin), s. STH
Wachtherapie, s. Schlafentzug
Wahn 94, 100 f., 110 ff., 126, 130
Wahrnehmungsveränderungen 83 f., 88, 97 f.
Waschzwänge 181
Weckamine 81, 97
Wernicke-Enzephalopathie 61 f., 95
Wernicke-Korsakow-Syndrom 61 f.
Wiederaufnahmehemmung, s. Reuptake-
  Hemmung
Wochenbett 131

XTC, s. Ecstasy

Yohimbin 20, 171, 174 f., 183, 188, 212 f., 219

Zeitgeber 152, 161, 203 f.
Zerebellum, s. Kleinhirn
zerebrale Ischämien 45, 131, 133, 153
Zerfahrenheit 100 f., 127
Zuckerzufuhr 258
Zwangsgedanken 168 f., 180, 192
Zwangshandlungen 168 f., 180, 192
Zwangsstörungen 168 f., 180 ff., 192 f.
  biologische Befunde 181 ff., 193
  biologische Erklärungsansätze 183 ff., 193
  biologische Therapie 185 ff., 193
  Epidemiologie 181
  Ersterkrankungsalter 181
  familiäre Häufung 181
  Symptomatik 180
  Vererbung 181, 193
  Verlauf 181, 193
Zwei-Typen-Theorie der Depression 148
Zyklothymia 132
Zytomegalie 248 f., 254

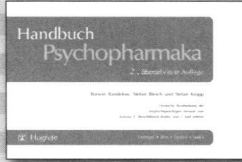

Borwin Bandelow
Stefan Bleich
Stefan Kropp

## Handbuch Psychopharmaka

2., überarbeitete
Auflage 2004,
351 Seiten, Großformat,
Spiralbindung,
€ 39,95 / sFr. 67,–
ISBN 3-8017-1720-8

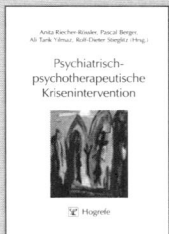

Anita Riecher-Rössler
Pascal Berger / Ali Tarik Yilmaz
Rolf-Dieter Stieglitz (Hrsg.)

## Psychiatrisch-psychotherapeutische Krisenintervention

*Grundlagen, Techniken und Anwendungsgebiete*

2004, 362 Seiten,
€ 39,95 / sFr. 69,90
ISBN 3-8017-1649-X

Das Handbuch stellt kompakte und klare Informationen zu allen in Deutschland, Österreich und der Schweiz erhältlichen Psychopharmaka zur Verfügung. Dank der Übersichtlichkeit und leichten Zugänglichkeit der Informationen stellt das Handbuch ein praxisorientiertes und aktuelles Nachschlagewerk für alle im psychiatrischen Bereich tätigen Berufsgruppen dar.

Die Grundlagen der psychiatrisch-psychotherapeutischen Krisenintervention sollte jeder Therapeut beherrschen. Eine effektive Krisenintervention stellt jedoch höchste Anforderungen an das Können des Therapeuten. Das Buch vermittelt einen praxisorientierten Leitfaden für den Umgang mit Menschen in Krisen, für das Krisenassessment und für verschiedene Aspekte der psychiatrisch-psychotherapeutischen Krisenintervention.

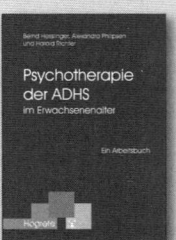

Bernd Hesslinger
Alexandra Philipsen
Harald Richter

## Psychotherapie der ADHS im Erwachsenenalter

*Ein Arbeitsbuch*

(Reihe: »Therapeutische Praxis«)
2004, 106 Seiten, Großformat,
€ 24,95 / sFr. 43,90
ISBN 3-8017-1856-5

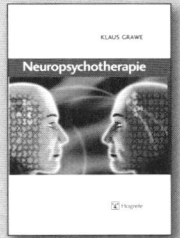

Klaus Grawe

## Neuropsychotherapie

2004, 509 Seiten, geb.,
€ 39,95 / sFr. 69,90
ISBN 3-8017-1804-2

Der Band gibt einen Überblick über den Kenntnisstand zur ADHS im Erwachsenenalter und formuliert an den Leitlinien zur ADHS im Erwachsenenalter orientierte Empfehlungen zur Diagnostik und Behandlung. Ausführlich wird ein störungsspezifisches, symptomorientiertes Psychotherapiekonzept für Erwachsene beschrieben. Die Therapieelemente und ihre Anwendung sowie alle Arbeitsmaterialien, die zur Durchführung des Programms nötig sind, werden vorgestellt.

Welche Schlussfolgerungen ergeben sich für die Praxis der Psychotherapie, wenn man ihre Problemstellungen und den therapeutischen Veränderungsprozess aus einer neurowissenschaftlichen Perspektive betrachtet? Die relevanten Erkenntnisse der Neurowissenschaften werden in diesem Buch aufgezeigt und damit das erforderliche Know-how für eine professionelle, neurowissenschaftlich fundierte Therapiepraxis vermittelt.

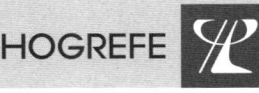

Besuchen Sie uns im Internet:
**www.hogrefe.de**

**HOGREFE**

Hogrefe Verlag GmbH & Co. KG
Rohnsweg 25 · 37085 Göttingen · Tel: (0551) 49609-0 · Fax: -88
E-Mail: verlag@hogrefe.de · Internet: www.hogrefe.de

# Fortschritte der Psychotherapie

hrsg. von Dietmar Schulte, Klaus Grawe, Kurt Hahlweg und Dieter Vaitl

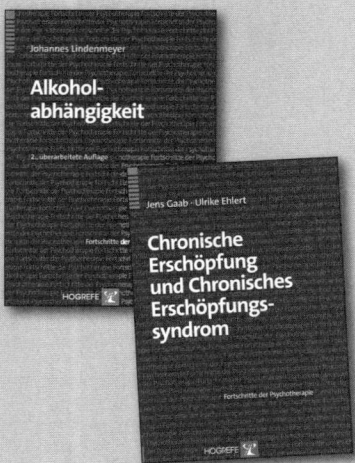

**Band 6** Lindenmeyer
**Alkoholabhängigkeit**
2., überarbeitete Auflage 2005
ISBN 3-8017-1916-2

**Band 26** Gaab/Ehlert
**Chronische Erschöpfung und Chronisches Erschöpfungssyndrom**
ISBN 3-8017-1608-2

**Band 25** Becker/Hoyer
**Generalisierte Angststörung**
ISBN 3-8017-1426-8

Der Preis pro Band beträgt € 19,95 / sFr. 34,90. Wenn Sie die »Fortschritte der Psychotherapie« zur Fortsetzung bestellen, erhalten Sie alle Bände automatisch nach Erscheinen (3-4 Bände jährlich) zum Vorzugspreis von je € 15,95 / sFr. 28,50, Sie sparen 20% gegenüber dem Einzelpreis.

**Weitere Bände der Reihe:**

**Band 1** Rief/Hiller: Somatisierungsstörung und Hypochondrie • **Band 2** Hahlweg/Dose: Schizophrenie • **Band 3** Schneider/Margraf: Agoraphobie und Panikstörung • **Band 4** Hautzinger: Depression • **Band 5** Petermann: Asthma bronchiale • **Band 6** Lindenmeyer: Alkoholabhängigkeit • **Band 7** Backhaus/Riemann: Schlafstörungen • **Band 8** Ehlers: Posttraumatische Belastungsstörung • **Band 9** Kockott/Fahrner: Sexualstörungen des Mannes • **Band 10** Kröner-Herwig: Rückenschmerz • **Band 11** Emmelkamp/van Oppen: Zwangsstörungen • **Band 12** Elsesser/Sartory: Medikamentenabhängigkeit • **Band 13** Vaitl: Hypertonie • **Band 14** Bohus: Borderline-Störung • **Band 15** Stangier: Hautkrankheiten und Körperdysmorphe Störung • **Band 16** Gromus: Sexualstörungen der Frau • **Band 17** Fiedler: Dissoziative Störungen • **Band 18** Jungnitsch: Rheumatische Erkrankungen • **Band 19** Pudel: Adipositas • **Band 20** Goebel: Tinnitus und Hyperakusis • **Band 21** Moggi/Donati: Psychische Störungen und Sucht: Doppeldiagnosen • **Band 22** Bischoff/Traue: Kopfschmerzen • **Band 23** Znoj: Komplizierte Trauer • **Band 24** Jacobi/Paul/Thiel: Essstörungen

Besuchen Sie uns im Internet:
**www.hogrefe.de**

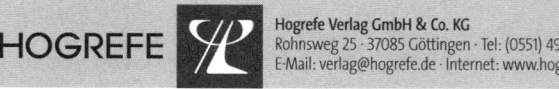

HOGREFE
Hogrefe Verlag GmbH & Co. KG
Rohnsweg 25 · 37085 Göttingen · Tel: (0551) 49609-0 · Fax: -88
E-Mail: verlag@hogrefe.de · Internet: www.hogrefe.de